2019
宁夏肿瘤登记年报

2019 NINGXIA CANCER REGISTRY ANNUAL REPORT

杨 艺　马 芳　　编著

黄河出版传媒集团
阳　光　出　版　社　出版发行

图书在版编目（CIP）数据

2019宁夏肿瘤登记年报 / 杨艺，马芳编著. --银川：阳光出版社，2022.9
ISBN 978-7-5525-6472-3

Ⅰ. ①2… Ⅱ. ①杨… ②马… Ⅲ. ①肿瘤－卫生统计－宁夏－2019－年报 Ⅳ. ①R73-54

中国版本图书馆CIP数据核字(2022)第161515号

2019宁夏肿瘤登记年报　　杨艺　马芳　编著

责任编辑　马　晖
封面设计　黄　容
责任印制　岳建宁

黄河出版传媒集团
阳光出版社　出版发行

出 版 人　薛文斌
地　　址　宁夏银川市北京东路139号出版大厦（750001）
网　　址　http：//www.ygchbs.com
网上书店　http：//shop129132959.taobao.com
电子信箱　yangguangchubanshe@163.com
邮购电话　0951-5014139
经　　销　全国新华书店
印刷装订　宁夏润丰源印业有限公司
印刷委托书号　（宁）0024433

开　　本　880mm×1230mm　1/16
印　　张　12.75
字　　数　200千字
版　　次　2022年9月第1版
印　　刷　2022年9月第1次印刷
书　　号　ISBN 978-7-5525-6472-3
定　　价　130元

《2019 宁夏肿瘤登记年报》编委会

前　言

肿瘤登记是一项系统性、经常性搜集、储存、整理、统计分析和评价肿瘤发病、死亡和生存资料的统计制度，是肿瘤防治工作中最基本，也是最重要的工作之一。通过分析肿瘤登记数据，了解恶性肿瘤在不同时间、空间以及人群的分布特征，为肿瘤预防与控制、肿瘤病因学研究、防癌健康教育、癌症早诊早治干预措施的实施及预防效果的评价、健康期望寿命等指标测算提供科学依据。

宁夏肿瘤登记工作自 2009 年开展以来，逐年扩大肿瘤登记覆盖范围，截至 2016 年，已覆盖全区 11 个县（市、区），县域覆盖达到 50%。各肿瘤登记地区认真贯彻落实《肿瘤登记管理办法》，不断提高肿瘤登记工作质量。2016 年，宁夏疾病预防控制中心收集了宁夏 11 个县（市、区）的肿瘤登记数据，经过 2017、2018、2019 年的进一步数据补充、整理、审核，兴庆区、西夏区、金凤区、贺兰县、大武口区、惠农区、平罗县、青铜峡市、沙坡头区、中宁县等 10 个县（市、区）的数据符合全国肿瘤登记中心数据质量要求，现将符合数据质量要求的肿瘤登记地区数据合并编写成《2019 宁夏肿瘤登记年报》。

《2019 宁夏肿瘤登记年报》共 7 个部分，包括概述、方法和指标、数据来源及质量评价、恶性肿瘤的发病与死亡、各部位恶性肿瘤的发病与死亡、各肿瘤登记地区主要恶性肿瘤发病与死亡、附录。

《2019 宁夏肿瘤登记年报》的顺利出版标志着宁夏肿瘤登记工作迈上了新的台阶，同时也凝结着宁夏各肿瘤登记地区工作人员的辛勤劳动，在此表示衷心感谢。

本书的出版得到宁夏自然科学基金项目“基于伤残权重调查的健康期望寿命研究”（编号：2020AAC03436）的资助。

目　录

第一章 概 述

恶性肿瘤是全球共同抗击的人类重大疾病，也是影响我国居民生命健康的重大公共卫生问题。肿瘤登记是系统性、经常性收集有关肿瘤及肿瘤病人信息的统计制度。目的是了解城乡居民癌症发病、死亡情况和生存状态，掌握癌症的疾病负担、变化趋势以及在不同地区和人群中的分布特征，为卫生行政部门制定癌症防治策略、规划与计划，为癌症基础研究及临床研究提供基本信息，为监测和评价恶性肿瘤控制措施的效果提供数据支持。

第一节 宁夏肿瘤登记工作进展

2008 年，原国家卫生部设立“肿瘤登记随访项目”，在全国 31 个省（自治区、直辖市）逐步开展以人群为基础的肿瘤发病、死亡和生存的信息收集工作。2009 年，依托中央转移支付项目，原宁夏卫生厅在宁夏原州区和沙坡头区 2 个县（区）开展了肿瘤随访登记工作，2010 年新增兴庆区、西夏区、金凤区、大武口区、平罗县、惠农区，2012 年新增青铜峡市、中宁县，2014 年新增贺兰县。截至 2016 年，项目覆盖全区 5 市 11 个县（市、区），其中城市地区 6 个，分别为兴庆区、西夏区、金凤区、大武口区、原州区、沙坡头区；农村地区 5 个，分别为贺兰县、惠农区、平罗县、青铜峡市、中宁县（表 1-1）。

表 1-1 宁夏肿瘤登记地区基本情况

地区	所在机构	成立时间
原州区	原州区疾病预防控制中心	2009 年
沙坡头区	中卫市疾病预防控制中心	2009 年
兴庆区	兴庆区疾病预防控制中心	2010 年
西夏区	西夏区疾病预防控制中心	2010 年
金凤区	金凤区疾病预防控制中心	2010 年
大武口区	石嘴山市疾病预防控制中心	2010 年
惠农区	惠农区疾病预防控制中心	2010 年

续表

地区	所在机构	成立时间
平罗县	平罗县疾病预防控制中心	2010 年
青铜峡市	青铜峡市疾病预防控制中心	2012 年
中宁县	中宁县疾病预防控制中心	2012 年
贺兰县	贺兰县疾病预防控制中心	2014 年

第二节 2019 年宁夏肿瘤登记年报主要结果

一、肿瘤登记数据的时间范围

本年报收集宁夏登记覆盖范围内 2016 年 1 月 1 日至 2016 年 12 月 31 日期间全部恶性肿瘤、中枢神经系统良性肿瘤及动态未定或未知肿瘤病例的发病、死亡及相关人口资料。

二、肿瘤登记数据的覆盖地区

本年报收集了宁夏 10 个肿瘤登记地区上报的 2016 年宁夏恶性肿瘤发病、死亡及人口数据，分别为兴庆区、西夏区、金凤区、贺兰县、大武口区、惠农区、平罗县、青铜峡市、沙坡头区、中宁县，其中城市地区 5 个，农村地区 5 个，覆盖面积达 21 201 平方千米，约占宁夏的 31.93%。

三、肿瘤登记数据的覆盖人口

宁夏 10 个肿瘤登记地区 2016 年登记覆盖户籍人口 3 283 468 人，男性 1 658 132 人，女性 1 625 336 人；城市 1 951 083 人，农村 1 332 385 人。

四、恶性肿瘤发病死亡总体情况

2016 年，宁夏肿瘤登记地区共报告恶性肿瘤新发病例 7 581 例，报告发病率为 230.88/10 万，男性 230.26/10 万，女性 231.52/10 万，中标率为 180.47/10 万，低于 2016 年全国恶性肿瘤中标发病率 187.48/10 万。2016 年宁夏恶性肿瘤发病居第 1 位的是女性乳腺癌，其次是肺癌、胃癌、肝癌、子宫颈癌、结直肠癌、脑瘤、子宫体癌、食管癌、甲状腺癌，占全部恶性肿瘤发病的 75.48%。与 2016 年全国主要恶性肿瘤中标发病率比较，宁夏女性乳腺癌、胃癌、子宫颈癌、脑瘤、子宫体癌中标发病率均高于全国平均水平，肺癌、结直肠癌、食管癌、甲状腺癌中标发病率均低于全国平均水平，肝癌中标发病率接近全国平均水平（表 1-2、表 1-3，图 1-1）。

2016 年，宁夏肿瘤登记地区共报告恶性肿瘤死亡病例 3 726 例，报告死亡率为 113.48/10 万，男性 135.94/10 万，女性 90.57/10 万，中标率为 85.85/10 万，低于 2016 年全国恶性肿瘤中标死亡率 105.32/10 万。2016 年宁夏恶性肿瘤死亡居第 1 位的是肺癌，其次是肝癌、胃癌、结直肠癌、女性乳腺癌、食管癌、胰腺癌、脑瘤、子宫颈癌、前列腺癌，占全部恶性肿瘤死亡的 81.30%。与 2016 年全国主要恶性肿瘤中标死亡率相比，宁夏肺癌、肝癌、结直肠癌、女性乳腺癌、食管癌中标死亡率均低于全国平均水平，胃癌、胰腺癌、脑瘤、子宫颈癌、前列腺癌中标死亡率均接近全国平均水平（表1-2、表1-3，图1-2）。

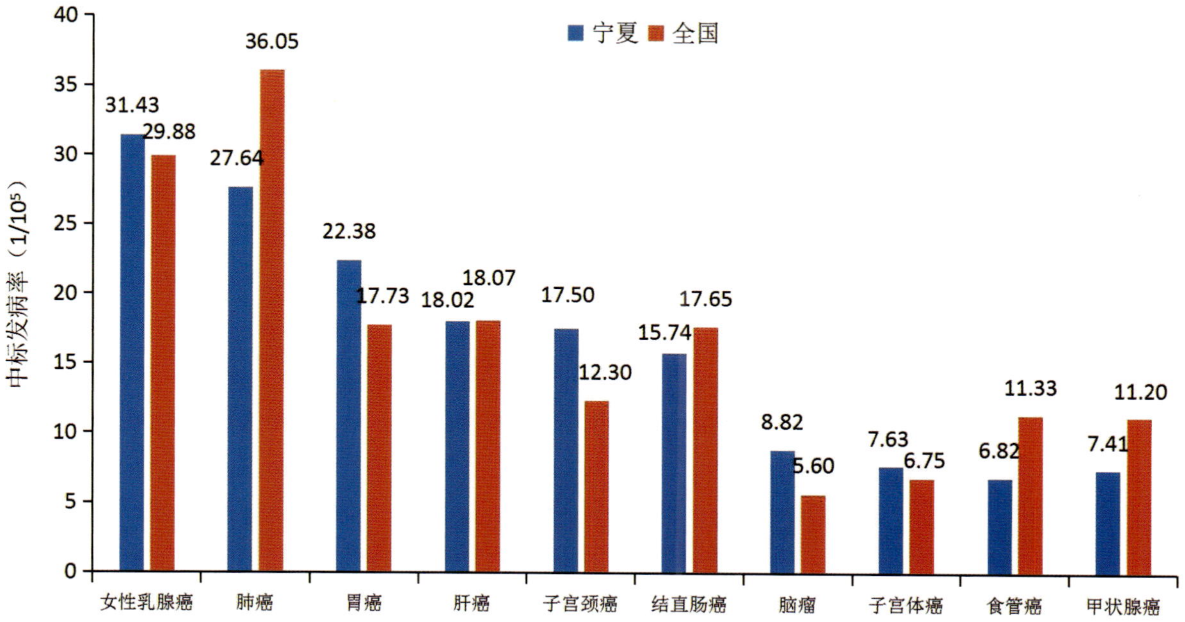

图 1-1 2016 年宁夏主要恶性肿瘤中标发病率与全国同期水平比较

表 1-2 2016 年宁夏恶性肿瘤发病率和死亡率与全国同期水平比较

地区	性别	发病率 $(1/10^5)$	中标发病率 $(1/10^5)$	死亡率 $(1/10^5)$	中标死亡率 $(1/10^5)$
全国	合计	291.13	187.48	177.05	105.32
	男性	318.76	205.74	222.08	137.71
	女性	262.67	171.14	130.66	74.42
宁夏	合计	230.88	180.47	113.48	85.85
	男性	230.26	182.95	135.94	105.30
	女性	231.52	179.40	90.57	67.30

表 1-3 2016 年宁夏前 10 位恶性肿瘤发病和死亡中标率与全国同期水平比较

顺位	癌种	中标发病率（1/10⁵）		癌种	中标死亡率（1/10⁵）	
		宁夏	全国		宁夏	全国
1	女性乳腺癌	31.43	29.88	肺癌	19.28	27.95
2	肺癌	27.64	36.05	肝癌	13.66	15.45
3	胃癌	22.38	17.73	胃癌	12.79	12.52
4	肝癌	18.02	18.07	结直肠癌	6.62	7.99
5	子宫颈癌	17.50	12.30	女性乳腺癌	5.07	6.41
6	结直肠癌	15.74	17.65	食管癌	4.65	8.46
7	脑瘤	8.82	5.60	胰腺癌	3.53	3.65
8	子宫体癌	7.63	6.75	脑瘤	3.34	2.94
9	食管癌	6.82	11.33	子宫颈癌	3.00	3.52
10	甲状腺癌	7.41	11.20	前列腺癌	2.59	2.58

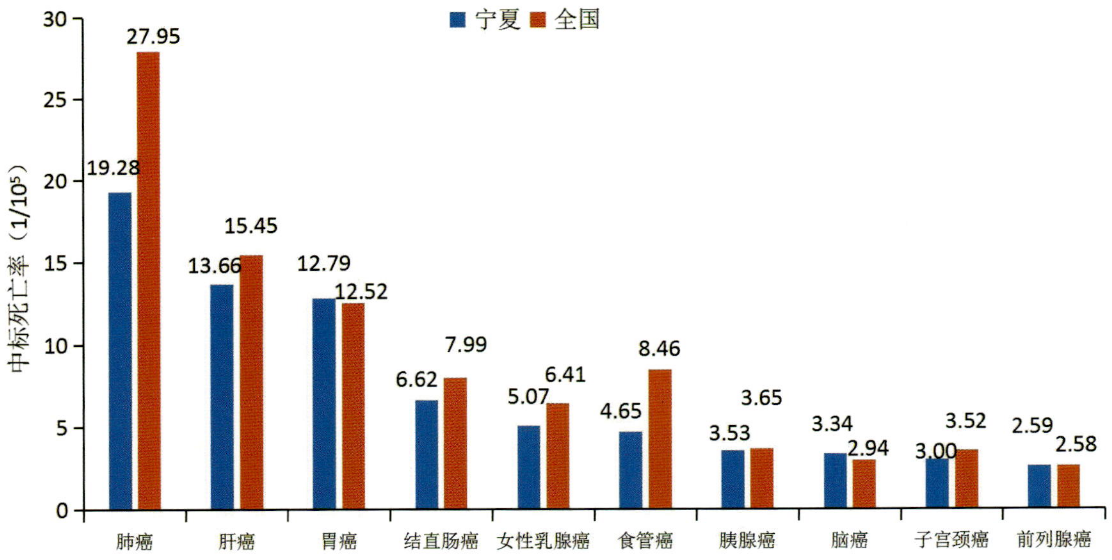

图 1-2 2016 年宁夏主要恶性肿瘤中标死亡率与全国同期水平比较

第二章

方法和指标

第一节 登记资料收集方法

肿瘤登记资料的收集分为被动收集和主动收集两种方法。被动收集是由各医疗机构定期报送肿瘤登记卡片到肿瘤登记办公室（在各级疾病预防控制中心设置）。主动收集是肿瘤登记办公室从人口死亡信息管理系统中获取肿瘤患者死亡信息，登记员到各医疗单位、医疗保险机构查阅新增肿瘤病例的诊疗病史、摘录肿瘤病历信息或通过主动随访获取患者的生存信息。

一、建立信息收集渠道

肿瘤登记地区需要从相关部门收集辖区内肿瘤新发病例、死亡病例、生存信息和相关人口资料。病例资料的收集渠道包括登记地区各级医疗机构、医疗保险数据库、死因监测数据库、新型农村合作医疗数据库等。人口资料的来源包括人口普查资料和公安、统计部门有关资料（图 2-1）。

二、开展病例核实工作

肿瘤登记地区负责肿瘤病例的建卡和分类编码，并以身份证号作为标识，通过核对死因监测数据库，对遗漏病例进行补充建卡，对重复病例进行剔除。

三、开展随访工作

随访工作的开展采用被动随访和主动随访相结合的方式进行。肿瘤登记处首先将肿瘤发病库与全死因登记库进行匹配，未匹配上的病例采用定期访视、电话、书信、电子邮件等方式，通过社区居委会、基层医疗卫生机构开展主动随访，获取病例的生存情况(图 2-2)。

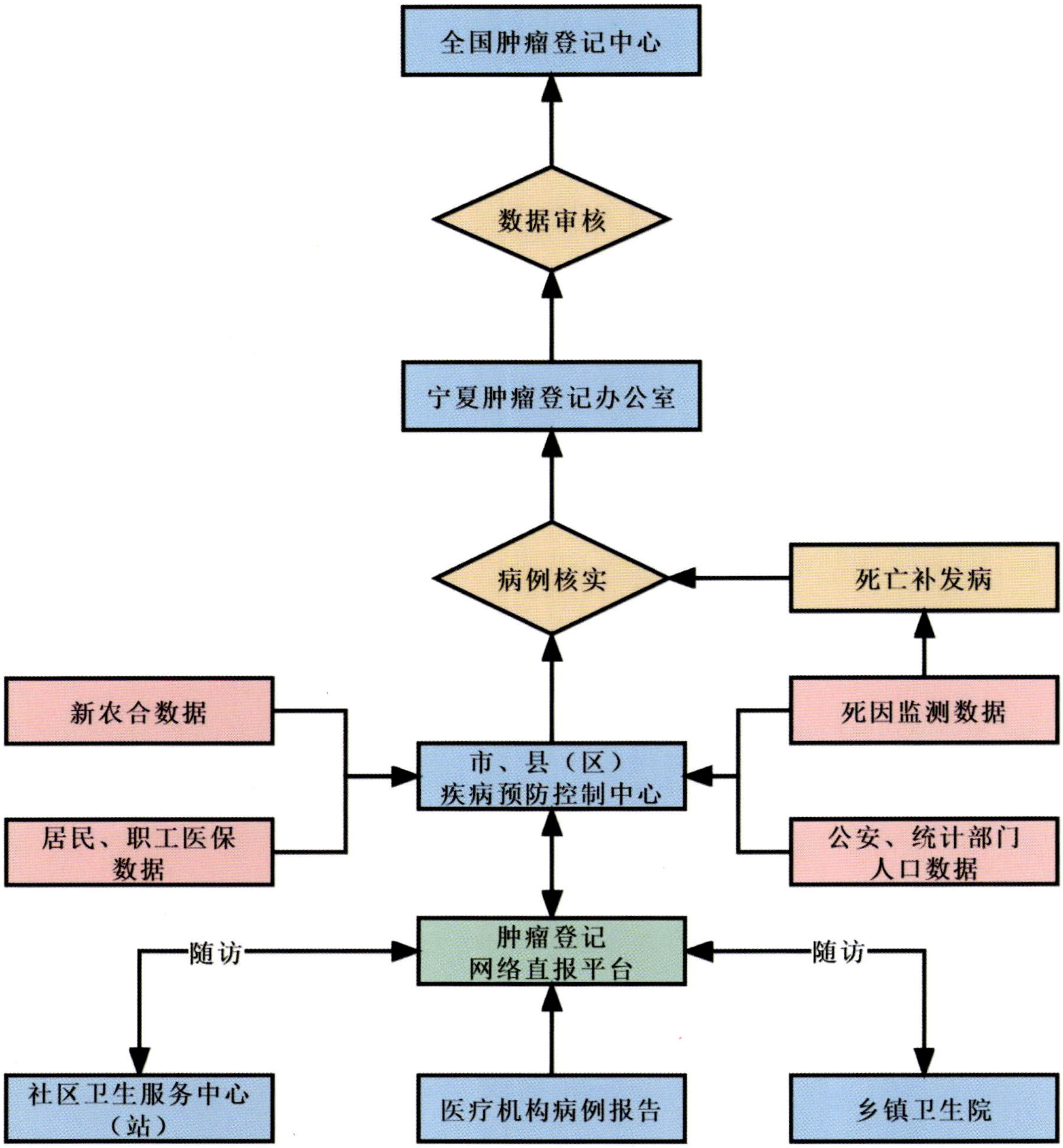

图 2–1 宁夏肿瘤随访登记工作流程

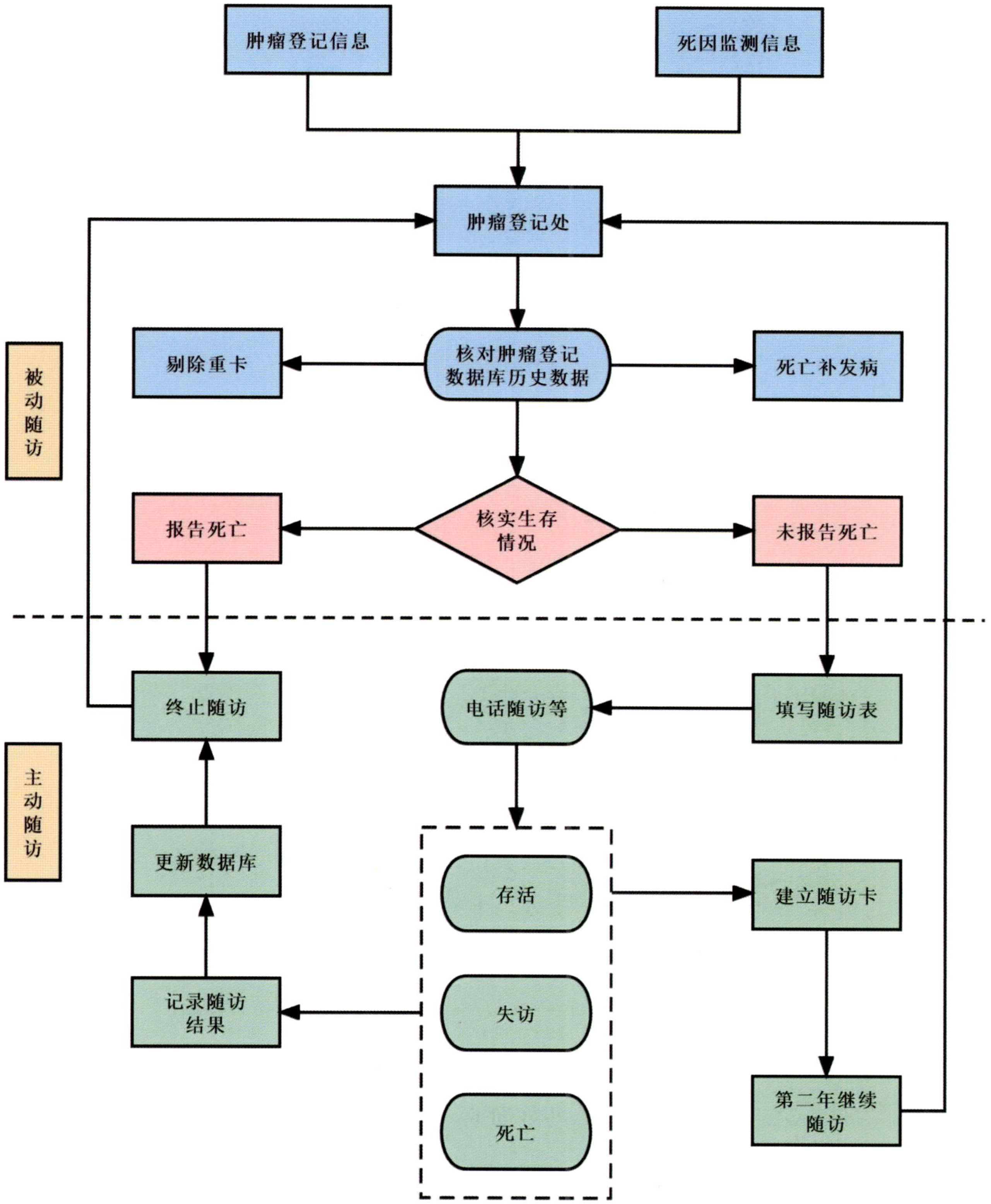

图 2-2 肿瘤随访工作流程

第二节 登记资料收集内容

肿瘤登记主要收集登记覆盖范围内全部恶性肿瘤和中枢神经系统良性肿瘤及动态未定或未知肿瘤病例的发病、死亡和生存状态，以及登记覆盖地区的相关人口资料。

一、新发病例资料

个人信息包括姓名、性别、出生日期、年龄、身份证号码、住址、出生地、民族、婚姻状况、职业等；肿瘤信息包括发病日期、解剖学部位(亚部位)、组织学类型、诊断依据、病理和临床分期、治疗方法等；报告单位信息包括报告日期、诊断单位、报告单位、报告医生等。

二、死亡资料

肿瘤死亡资料来源于全人口死因登记报告，包括根本死因为非肿瘤原因的肿瘤病例的死亡资料。除发病信息外，还应包括死亡日期、死亡原因分类、根本死因编码、死亡地点等。

三、随访资料

肿瘤病例随访资料包括最后接触时间、生存状态、是否失访、失访原因等。

四、人口资料

人口资料来源于人口普查资料和公安、统计部门逐年提供的人口资料，包括居民人口总数及其性别、年龄别人口数或构成。年龄组按 0～岁、1～4 岁、5～9 岁、10～14 岁……75～79 岁、80～84 岁、85 岁及以上分组。为计算恶性肿瘤相对生存率，还需收集相应年份的寿命表。

第三节 肿瘤登记流程

参加报告的单位包括肿瘤登记县（市、区）所属辖区内所有具有诊断和收治肿瘤患者条件的医疗机构，如：省、市、县（区）级综合医院，医学院校附属医院、专科医院、专业防治院所、职工医院、大型工矿医院、民办综合医院，及对地方居民开放的部队医院等；此外，街道医院、卫生院、社区卫生服务中心、社区卫生服务站、村卫生室也需开展肿瘤病例报告，帮助提供患者名单。

一、肿瘤登记地区辖区内所有医疗机构

建立健全医疗机构内部报告制度，保证本单位医务人员及时报告其所诊治的肿瘤病例。

（一）由 1 名业务院长分管并协调单位内的肿瘤报告工作，指定保健科（或防保科、信息科、病案室等）负责执行。

（二）门诊各相关科室（内科、外科、妇科、儿科、肿瘤科的门诊、病理科、检验科、内镜室、放射科、超声科、CT 室等）发现新诊断的宁夏户籍肿瘤病例时，负责诊治的医生及时填写肿瘤报告卡，并在患者病历上注明“肿瘤已报”；门诊护士在每天门诊结束整理病历时，如发现病例漏报应及时补报，并登记在门诊肿瘤病例登记报告册上备查，若发现原诊断有更新时，需做更正报告。

（三）病案室是医院内最重要的肿瘤病例资料保存和减少肿瘤病例漏报的部门。医院负责肿瘤报告的部门和病案室工作人员要定期查阅病历，检查漏报情况。

（四）保健科（或防保科、信息科、病案室等）安排专人具体负责病例报告资料的汇集、登记、上报、质量控制等工作。接到肿瘤报告卡后，在“肿瘤登记册”上进行登记，经质量审核后，将肿瘤报告卡集中送往所在辖区疾病预防控制中心。

二、基层卫生服务机构

（一）社区卫生服务站 / 村卫生室：指定 1 名工作人员负责肿瘤登记工作，凡属所在地区的肿瘤新发、死亡病例，经核实基本情况后，填写“肿瘤病例报告卡”，并于指定的日期报告至社区卫生服务中心、乡镇卫生院。对现存活肿瘤患者填写“肿瘤病例随访表”，报告至社区卫生服务中心、乡镇卫生院。

（二）社区卫生服务中心 / 乡镇卫生院：责任医生每月召开 1 次肿瘤登记工作人员例会，形成制度；收集辖区社区卫生服务站 / 村卫生室及本单位门诊、病房报告的“肿瘤病例报告卡”，经质量审核后，将肿瘤报告卡录入肿瘤登记平台。

（三）市、县(区)疾病预防控制中心：配备专/兼职人员负责整理资料、报告卡审核；对辖区各医疗卫生机构人员进行肿瘤登记工作经常性的指导、检查及业务培训；收集或摘录所辖地区各医疗机构病案室病例记录资料（或由病案室按月报告）；对于不是直接由社区/乡镇报告的肿瘤资料，经归类整理后，要及时反馈给病例户籍所在地区进行核对，并补充到肿瘤登记册中。

此外，市、县(区)疾病预防控制中心人员应定期通过人口死亡信息管理系统进行死亡补发病工作。定期到新型农村合作医疗保险、城镇职工医保中心收集肿瘤患者相关信息。

第四节 质量控制

质量控制贯穿肿瘤登记工作的全过程。根据《中国肿瘤登记工作指导手册》对肿瘤登记质量的有关要求，宁夏疾病预防控制中心对各肿瘤登记地区的原始登记资料进行审核、整理，对资料的完整性和可靠性进行评估，在审核过程中发现质量问题时，及时反馈给各登记点，并根据各登记点再次提交的数据重新进行整理和审核。

一、登记资料审核流程

宁夏疾病预防控制中心收到各肿瘤登记处上报资料后，首先检查资料的完整性，一是检查上报材料是否包括了“上报要求”所列全部资料；二是检查数据库是否包含了全部关键变量。

在确认资料完整后，使用 IARC/IACR 工具软件中的 Check 程序逐一检查所有记录的变量是否完整、有效，并对不同变量之间是否合乎逻辑的一致性进行检查。按照上述步骤同时检查登记地区的死亡资料和人口资料。

经过上述步骤，使用 SAS 软件生成统一表格，对登记资料的完整性和可靠性做出评估。各登记地区根据评估结果，对登记资料进行核实、补充与修改，将修改后的资料再次上报宁夏肿瘤登记办公室。宁夏肿瘤登记办公室将各县（市、区）数据进行汇总后，上报全国肿瘤登记中心，全国肿瘤登记中心对各县（市、区）数据再次进行审核，并与各县（市、区）历史数据和全国其他登记地区的数据进行比对分析，将结果反馈给宁夏肿瘤登记办公室，经各县（市、区）再次修改完善后，形成最终数据库，上报全国肿瘤登记中心，同时分析产生年度数据结果报告（图 2-3）。

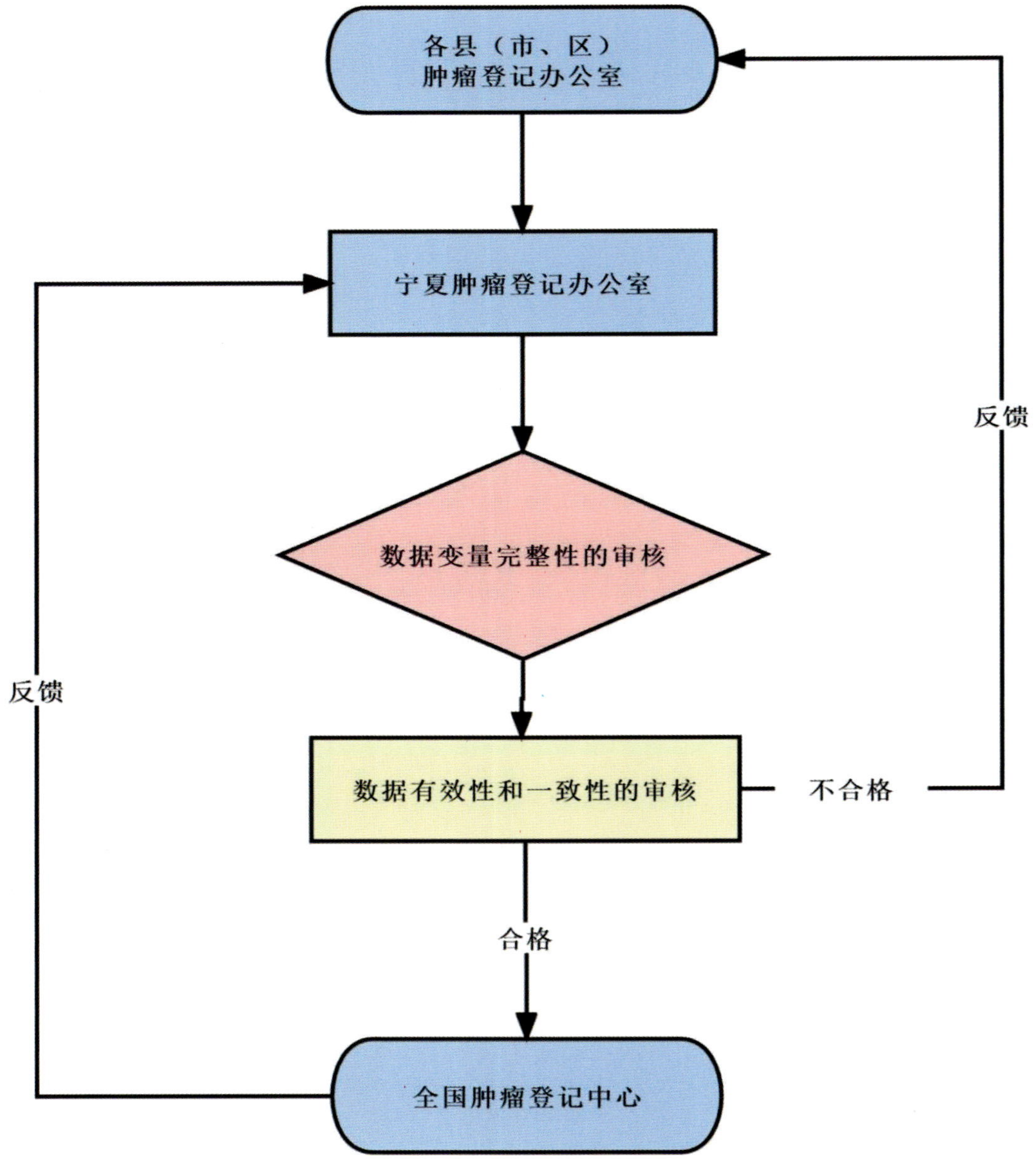

图 2-3 肿瘤登记资料审核流程图

二、质量控制指标

（一）死亡发病比（M/I）

死亡发病比（M/I)是指同期恶性肿瘤死亡病例数与同期恶性肿瘤发病病例数的比值，既是评价完整性的指标，也是评价可靠性的重要指标，理论上，M/I=1-5年生存率。M/I介于0.6~0.8，小于0.6提示死亡可能漏报，大于0.8提示发病可能漏报。预后较好的肿瘤如甲状腺癌、乳腺癌等，M/I较小；预后较差的恶性肿瘤如肝癌、肺癌、胰腺癌、食管癌等，M/I接近于1。

$$M/I=\frac{\text{同期恶性肿瘤死亡病例数}}{\text{同期恶性肿瘤发病病例数}}$$

（二）组织学诊断比例（MV%）

组织学诊断比例（MV%)是指依据组织学诊断的病例（包括诊断依据为“5.细胞学/血片、6.病理（继发）、7.病理（原发）、8.尸检（有病理）”的病例）占全部发病病例的百分比，在各类诊断依据中组织学诊断可靠性最高，是评价登记资料完整性和有效性的重要指标。一般该指标应介于66%~95%。过高的MV%提示登记处的病例来源过度依赖组织学、细胞学及血液学诊断，缺乏从其他途径发现病例。过低的MV%提示上报单位报告流程欠完善或报告卡填写不认真。MV%可因原发肿瘤的部位而异，对于乳腺癌、子宫颈癌、食管癌等容易得到组织学诊断的肿瘤，MV%较高；对于肝癌、肺癌等肿瘤，MV%常常较低。MV%也受登记地区诊疗水平的影响。

$$MV(\%)=\frac{\text{最高诊断依据为5、6、7、8的例数}}{\text{报告肿瘤病例总例数}}\times 100$$

（三）仅有死亡医学证明书比例（DCO%）

仅有死亡医学证明书比例，指仅有死亡医学证明书而无任何其他诊断依据资料的死亡补发病例占全部发病病例的百分比。该指标过低，表明一些未经治疗的肿瘤病例或不在当地治疗的肿瘤病例没被登记，造成漏报；该指标过高说明肿瘤登记报告的全面性差，死亡补发病流程不完善，肿瘤死亡病例追溯有效性差。一般该指标应小于15%。

$$DCO(\%)=\frac{\text{仅有死亡医学证明书病例数}}{\text{报告肿瘤病例总例数}}\times 100$$

（四）部位不明所占比例（O&U%）

部位不明所占比例，指诊断不明确的发病病例占全部发病病例的百分比，部位不明的恶性肿瘤包括C26(消化器官的其他和不明确恶性肿瘤）、C39(呼吸和胸腔内器官的其他和部位不明确恶性肿瘤）、C48(腹膜后和腹膜恶性肿瘤）、C76(其他和不明确部位的恶性肿瘤）、C77(淋巴结继发性和未特指的恶性肿瘤）、C78(呼吸和消化器官的继发性恶性肿瘤）、C79(其他部位的继发性恶性肿瘤）、C80(未特指部位的恶性肿瘤）、C97(独立的多个部位原发恶性肿瘤）。该指标较高，说明登记资料质量较差，反映患者可能未得到良好的诊治或病例报告填写不规范。

$$O\&U(\%) = \frac{\text{编码为 C26+C39+C48+C76~80+C97 病例数}}{\text{报告肿瘤病例总例数}} \times 100$$

三、质量分级标准

按照《中国肿瘤登记年报》中数据质量分级标准（表 2-1），对登记地区数据进行质量分级。

表 2-1 中国肿瘤登记年报数据质量分级标准

A 级（纳入）	B 级（纳入）	D 级（不纳入）
覆盖全部人口	覆盖全部人口或特定人口	覆盖人口不明确
有可靠的人口数据来源		
已建立完善规范的全死因监测系统	死因监测系统不够完善，数据质量较差	无死因资料或死因资料不完整
诊断依据不明比例＜10%	诊断依据不明比例＜20%	
0＜DCO%＜10%	DCO%＜20%	DCO%≥20%
O&U%＜10%	O&U%＜20%	O&U%≥20%
0.60＜M/I＜0.80，主要癌症 M/I 合理	0.55＜M/I＜0.85，主要癌症 M/I 合理	M/I≤0.55 或 M/I≥0.85 主要癌症 M/I 不合理
66%＜MV%＜85%	55%＜MV%＜95%	MV%≤55%或 MV%≥95%
肿瘤变化趋势稳定，水平合理	肿瘤变化趋势相对稳定，水平比较合理	肿瘤变化趋势不稳定，水平不合理
死亡率不低于 120/10 万	死亡率不低于 100/10 万	

第五节 统计分类

一、恶性肿瘤分类

参照国际上常用的恶性肿瘤 ICD-10 分类统计表，根据 ICD-10 前三位“C”类编码，将恶性肿瘤细分类为 59 个部位、25 个大类，其中脑和神经系统包括良性及良恶性未定肿瘤(D32-33,D42-43)。真性红细胞增多症(D45)、骨髓增生异常综合征(D46)、淋巴造血和有关组织动态未定肿瘤(D47)归入髓样白血病（表 2-2、表 2-3）。

二、自然地区分类

根据国家标准 GB/T 2260－2019，将地级市所辖区归于城市地区，县及县级市归于农村地区，同时综合考虑地区经济及生活方式等因素进行城、乡分类。

宁夏肿瘤登记城市地区包括：银川市兴庆区、西夏区、金凤区，石嘴山市大武口区，中卫市沙坡头区。

宁夏肿瘤登记农村地区包括：银川市贺兰县，石嘴山市惠农区、平罗县，吴忠市青铜峡市，中卫市中宁县。

表 2-2 常用恶性肿瘤分类统计表（细分类）

部位	ICD10 编码	部位	ICD10 编码
唇	C00	阴道	C52
舌	C01-02	子宫颈	C53
口	C03-06	子宫体	C54
唾液腺	C07-08	子宫，部位不明	C55
扁桃腺	C09	卵巢	C56
其他的口咽	C10	其他的女性生殖器	C57
鼻咽	C11	胎盘	C58
喉咽	C12-13	阴茎	C60
咽，部位不明	C14	前列腺	C61
食管	C15	睾丸	C62
胃	C16	其他的男性生殖器	C63
小肠	C17	肾	C64
结肠	C18	肾盂	C65
直肠	C19-20	输尿管	C66
肛门	C21	膀胱	C67
肝脏	C22	其他的泌尿器官	C68
胆囊及其他	C23-24	眼	C69
胰腺	C25	脑，神经系统	C70-72，D32-33，D42-43
鼻，鼻窦及其他	C30-31	甲状腺	C73
喉	C32	肾上腺	C74
气管，支气管，肺	C33-34	其他的内分泌腺	C75
其他的胸腔器官	C37-38	霍奇金病	C81
骨	C40-41	非霍奇金淋巴瘤	C82-85，C96
皮肤的黑色素瘤	C43	免疫增生性疾病	C88
其他的皮肤	C44	多发性骨髓瘤	C90
间皮瘤	C45	淋巴样白血病	C91
卡波氏肉瘤	C46	髓样白血病	C92-94，D45-47
周围神经，结缔、软组织	C47，C49	白血病，未特指	C95
乳房	C50	其他的或未指明部位	O&U
外阴	C51	所有部位合计	C00-96

表 2-3 常用恶性肿瘤分类统计表（大分类）

部位全称	部位缩写	ICD10 编码
口腔和咽喉(除外鼻咽)	口腔	C00-10, C12-14
鼻咽	鼻咽	C11
食管	食管	C15
胃	胃	C16
结直肠肛门	结直肠	C18-21
肝脏	肝	C22
胆囊及其他	胆囊	C23-24
胰腺	胰腺	C25
喉	喉	C32
气管，支气管,肺	肺	C33-34
其他胸腔器官	其他胸腔器官	C37-38
骨	骨	C40-41
皮肤的黑色素瘤	皮肤的黑色素瘤	C43
乳房	乳腺	C50
子宫颈	子宫颈	C53
子宫体及子宫部位不明	子宫体	C54-55
卵巢	卵巢	C56
前列腺	前列腺	C61
睾丸	睾丸	C62
肾及泌尿系统不明	肾	C64-66，C68
膀胱	膀胱	C67
脑,神经系统	脑	C70-72, D32-33, D42-43
甲状腺	甲状腺	C73
淋巴瘤	淋巴瘤	C81-85, C88, C90, C96
白血病	白血病	C91-95，D45-47
不明及其他	其他	Others

第六节 常用的统计学指标

一、年平均人口数

年平均人口数是计算发病(死亡)率指标的分母,精确算法是一年内每一天暴露于发病(死亡)危险的生存人数之和除以年内天数,但实际上很难掌握每一天的生存人数,因而常用年初和年末人口数的算术平均数作为年平均人口数的近似值。

$$\text{年平均人口数（人）}=\frac{\text{年初（上年末）人口数}+\text{年末人口数}}{2}$$

年中人口数指 7 月 1 日零时人口数,如果人口数变化均匀,年中人口数等于年平均人口数,可以用年中人口数代替年平均人口数。

二、性别、年龄别人口数

性别、年龄别人口数是指按男、女性别和不同年龄分组的人口数,建议用“内插法”推算。年龄的分组,规定以 5 岁划分年龄别:0～岁、1～4 岁、5～9 岁、10～14 岁、75～79 岁、80～84 岁、85 岁及以上。

三、发病(死亡)率

发病(死亡)率又称为粗发病(死亡)率,是反映人口发病(死亡)情况最基本的指标,是指某年该地登记的每 10 万人口恶性肿瘤新病例(死亡)数,反映人口发病(死亡)水平。

$$\text{发病（死亡）率（1/10万）}=\frac{\text{某年某地恶性肿瘤新病例（死亡）数}}{\text{某年某地年平均人口数}}\times 10\,0000$$

四、年龄别发病(死亡)率

人口的年龄结构是影响恶性肿瘤发病(死亡)水平的重要因素,年龄别发病(死亡)率是统计研究的重要指标。

$$\text{某年龄组发病（死亡）率（1/10万）}=\frac{\text{某年龄组发病（死亡）人数}}{\text{同年龄组人口数}}\times 10\,0000$$

五、年龄调整率(标准化率)

由于粗发病(死亡)率受人口年龄构成的影响较大,因此在对比分析不同地区的发病(死亡)率或同一地区人群不同时期的发病(死亡)水平时,为消除人口年龄结构对发病(死亡)水平的影响,需要计算按年龄标准化的发病(死亡)率,即指按照某一标准人口的年龄结构所计算的发病(死亡)率。

本年报使用的中国标准人口是 2000 年全国第五次人口普查的人口构成(简称中标率),世界标准人口采用 Segi's 标准人口构成(简称世标率)（表 2-4）。

年龄调整发病(死亡)率的计算(直接法)：

1. 计算年龄组发病(死亡)率；

2. 以各年龄组发病(死亡)率乘以相应的标准人口年龄构成百分比，得到相应的理论发病(死亡)率；

3. 将各年龄组的理论发病(死亡)率相加之和，即是年龄标准化发病(死亡)率。

$$年龄标准化发病（死亡）率（1/10万）=\frac{\sum 标准人口年龄构成\times 年龄别发病（死亡）率}{\sum 标准人口年龄构成}$$

表 2-4 标准人口构成

年龄组/岁	中国 2000 年普查人口	世界标准人口
0～	13 793 799	2 400
1～4	55 184 575	9 600
5～9	90 152 587	10 000
10～14	125 396 633	9 000
15～19	103 031 165	9 000
20～24	94 573 174	8 000
25～29	117 602 265	8 000
30～34	127 314 298	6 000
35～39	109 147 295	6 000
40～44	81 242 945	6 000
45～49	85 521 045	6 000
50～54	63 304 200	5 000
55～59	46 370 357	4 000
60～64	41 703 848	4 000
65～69	34 780 460	3 000
70～74	25 574 149	2 000
75～79	15 928 330	1 000
80～84	7 989 158	500
85+	4 001 925	500
合计	1 242 612 226	100 000

六、分类构成

各类恶性肿瘤发病(死亡)构成比可以反映各类恶性肿瘤对居民健康危害的情况。恶性肿瘤发病(死亡)分类构成比的计算公式如下:

$$某癌症构成比（\%）=\frac{某癌症发病（死亡）人数}{总癌症发病（死亡）人数}\times 100$$

七、累积发病(死亡)率

累积发病(死亡)率是指某病在某一年龄阶段内的按年龄(岁)的发病(死亡)率进行累积的总指标。累积发病(死亡)率消除了年龄构成不同的影响,故不需要标准化便可以于不同地区直接进行比较。恶性肿瘤一般是计算0～74岁的累积发病(死亡)率。

$$累积发病（死亡）率（\%）=[\Sigma（年龄组发病（死亡）率\times 年龄组距）]\times 100$$

八、截缩发病(死亡)率

通常对恶性肿瘤是截取35～64岁这一易发年龄段计算,其标准人口构成是世界人口。

$$截缩发病（死亡）率（1/10万）=\frac{\sum 截缩段各年龄组发病（死亡）率\times 各段标准年龄构成}{\sum 各段标准年龄构成}$$

因为恶性肿瘤在35岁以前是少发的,65岁以后其他疾病发生较多,干扰较大,所以采用35～64岁这一阶段的截缩发病(死亡)率比较确切,便于比较。

第三章 数据来源及质量评价

第一节 数据来源

一、覆盖时间

2016 年 1 月 1 日至 2016 年 12 月 31 日全年的发病和死亡个案数据，以及 2016 年平均户籍人口数据。

二、覆盖地区

2019 年宁夏共向国家癌症中心上报了 11 个县（市、区）2016 年肿瘤登记资料，其中城市地区 6 个，农村地区 5 个。经审核，有 10 个县（市、区）数据质量符合国家要求，纳入本年报，其中城市地区 5 个，农村地区 5 个。

三、覆盖人群

纳入本次年报统计的登记地区覆盖人口 3 283 468 人，男性 1 658 132 人，女性 1 625 336 人；城市 1 951 083 人，农村 1 332 385 人。

第二节 数据质量评价结果

一、肿瘤登记工作基本情况

2016 年，宁夏 10 个肿瘤登记县（市、区）肿瘤随访登记工作在辖区全人群中开展，有可靠的人口数据来源，有完善规范的全死因监测系统。

二、各肿瘤登记地区发病率与死亡率

报告恶性肿瘤发病率为 230.88/10 万，惠农区恶性肿瘤发病率最高，为 295.16/10 万；平罗县最低，为 177.19/10 万。报告恶性肿瘤死亡率为 113.48/10 万，惠农区恶性肿瘤死亡率最高，为 192.97/10 万；西夏区最低，为 62.12/10 万（表 3-1）。

三、各肿瘤登记地区数据质控指标及等级分类

10 个县（市、区）中，数据质量达到 A 级标准的有大武口区、惠农区、中宁县；达到 B 级标准的有兴庆区、西夏区、金凤区、贺兰县、平罗县、青铜峡市、沙坡头区（表 3-2）。

表 3-1 2016 年宁夏各肿瘤登记地区恶性肿瘤发病和死亡情况

地区		人口数	发病数	发病率（1/10⁵）	死亡数	死亡率（1/10⁵）
合计		3 283 468	7 581	230.88	3 726	113.48
城市	兴庆区	736 481	1 520	206.39	562	76.31
	西夏区	238 248	602	252.68	148	62.12
	金凤区	310 993	805	258.85	355	114.15
	大武口区	262 210	743	283.36	445	169.71
	沙坡头区	403 151	1 002	248.54	482	119.56
农村	贺兰县	231 369	536	231.66	281	121.45
	惠农区	175 157	517	295.16	338	192.97
	平罗县	312 087	553	177.19	384	123.04
	青铜峡市	285 320	689	241.48	344	120.57
	中宁县	328 452	614	186.94	387	117.83

表 3-2 2016 年宁夏各肿瘤登记地区数据质量评价指标

登记地区	MV（%）	DCO（%）	M/I
兴庆区	81.97	1.97	0.37
西夏区	43.69	3.32	0.25
金凤区	58.26	0.75	0.44
贺兰县	53.17	0.93	0.52
大武口区	74.70	2.56	0.60
惠农区	72.73	0.39	0.65
平罗县	60.94	0.00	0.69
青铜峡市	66.04	0.00	0.50
沙坡头区	68.56	0.00	0.48
中宁县	79.80	1.30	0.63

四、主要恶性肿瘤质控指标

10 个县（市、区）报告常见恶性肿瘤 MV%、DCO%、M/I 相对合理，其中，乳腺癌 MV% 为 80.69%，DCO% 为 0.45%，M/I 为 0.17；肺癌 MV% 为 61.35%，DCO% 为 2.66%，M/I 为 0.71；

胃癌 MV%为 73.62%,DCO%为 1.04%,M/I 为 0.59;肝癌 MV%为 49.93%,DCO%为 0.78%,M/I 为 0.77;子宫颈癌 MV%为 85.03%,DCO%为 0.56%,M/I 为 0.18(表 3-3)。

表 3-3 2016 年宁夏肿瘤登记地区恶性肿瘤别质量评价

部位	宁夏			城市地区			农村地区		
	MV(%)	DCO(%)	M/I	MV(%)	DCO(%)	M/I	MV(%)	DCO(%)	M/I
口腔	78.08	0.00	0.34	82.35	0.00	0.29	68.18	0.00	0.45
鼻咽	75.00	0.00	0.43	74.07	0.00	0.22	76.92	0.00	0.85
食管	68.81	0.68	0.69	67.83	1.40	0.62	69.74	0.00	0.76
胃	73.62	1.04	0.59	73.84	1.11	0.48	73.33	0.95	0.73
结直肠	76.31	1.80	0.44	77.48	2.48	0.39	73.99	0.45	0.55
肝	49.93	0.78	0.77	48.19	1.13	0.72	52.29	0.31	0.84
胆囊	56.00	1.60	0.64	61.90	1.19	0.56	43.90	2.44	0.80
胰腺	49.54	0.93	0.71	46.38	1.45	0.67	55.13	0.00	0.77
喉	58.54	4.88	0.22	57.69	7.69	0.23	60.00	0.00	0.20
肺	61.35	2.66	0.71	61.50	3.88	0.66	61.12	0.83	0.77
其他胸腔器官	66.67	0.00	0.42	75.00	0.00	0.25	50.00	0.00	0.75
骨	42.55	1.06	0.53	37.50	0.00	0.55	50.00	2.63	0.50
皮肤的黑色素瘤	100.00	0.00	0.57	100.00	0.00	0.50	100.00	0.00	0.67
乳房	80.69	0.45	0.17	81.36	0.45	0.14	79.37	0.45	0.22
子宫颈	84.03	0.56	0.18	86.52	0.87	0.14	79.53	0.00	0.26
子宫体	85.89	0.61	0.19	87.04	0.93	0.17	83.64	0.00	0.24
卵巢	82.01	0.72	0.27	80.43	1.09	0.28	85.11	0.00	0.23
前列腺	70.59	1.47	0.46	81.48	1.23	0.38	54.55	1.82	0.58
睾丸	85.71	0.00	0.00	75.00	0.00	0.00	100.00	0.00	0.00
肾	65.43	1.23	0.29	65.79	1.75	0.24	64.58	0.00	0.42
膀胱	76.92	0.48	0.27	81.48	0.74	0.21	68.49	0.00	0.40
脑	37.75	0.28	0.38	40.29	0.49	0.31	34.23	0.00	0.48
甲状腺	86.60	0.00	0.05	86.30	0.00	0.03	87.50	0.00	0.11
淋巴瘤	91.15	0.88	0.55	92.65	1.47	0.38	88.89	0.00	0.80
白血病	91.53	0.00	0.69	87.72	0.00	0.61	95.08	0.00	0.75
其他	60.66	1.94	0.48	57.39	2.61	0.50	66.41	0.76	0.44
所有部位合计	68.10	1.19	0.49	68.92	1.61	0.43	66.79	0.52	0.60

第四章

宁夏肿瘤登记地区恶性肿瘤的发病与死亡

第一节 宁夏肿瘤登记地区人口覆盖情况

10 个肿瘤登记地区覆盖人口 3 283 468 人，占宁夏户籍人口的 48.8%。其中男性 1 658 132 人，占 50.50%；女性 1 625 336 人，占 49.50%。城市 1 951 083 人，占 59.42%；农村 1 332 385 人，占 40.58%（表 4-1，图 4-1～4-3）。

表 4-1 2016 年宁夏肿瘤登记地区覆盖人口

年龄组	宁夏			城市地区			农村地区		
	合计	男性	女性	合计	男性	女性	合计	男性	女性
0～	39 057	20 424	18 633	24 618	12 827	11 791	14 439	7 597	6 842
1～	150 310	78 322	71 988	92 233	47 779	44 454	58 077	30 543	27 534
5～	192 914	100 275	92 639	116 659	60 508	56 151	76 255	39 767	36 488
10～	193 096	100 408	92 688	114 262	58 898	55 364	78 834	41 510	37 324
15～	205 251	105 702	99 549	118 089	60 561	57 528	87 162	45 141	42 021
20～	243 273	120 909	122 364	145 548	70 964	74 584	97 725	49 945	47 780
25～	280 674	138 169	142 505	179 115	86 802	92 313	101 559	51 367	50 192
30～	271 825	138 671	133 154	176 573	90 108	86 465	95 252	48 563	46 689
35～	280 645	142 640	138 005	176 971	88 805	88 166	103 674	53 835	49 839
40～	287 640	145 101	142 539	169 873	84 544	85 329	117 767	60 557	57 210
45～	300 129	150 573	149 556	171 194	85 817	85 377	128 935	64 756	64 179
50～	226 632	114 559	112 073	129 819	65 790	64 029	96 813	48 769	48 044
55～	175 182	88 587	86 595	96 338	48 466	47 872	78 844	40 121	38 723
60～	137 049	68 887	68 162	72 158	36 466	35 692	64 891	32 421	32 470
65～	104 354	50 606	53 748	55 182	26 251	28 931	49 172	24 355	24 817
70～	80 094	37 555	42 539	46 140	21 242	24 898	33 954	16 313	17 641
75～	59 692	28 469	31 223	34 754	16 695	18 059	24 938	11 774	13 164
80～	34 632	17 345	17 287	20 035	10 324	9 711	14 597	7 021	7 576
85+	21 019	10 930	10 089	11 522	6 231	5 291	9 497	4 699	4 798
合计	3 283 468	1 658 132	1 625 336	1 951 083	979 078	972 005	1 332 385	679 054	653 331

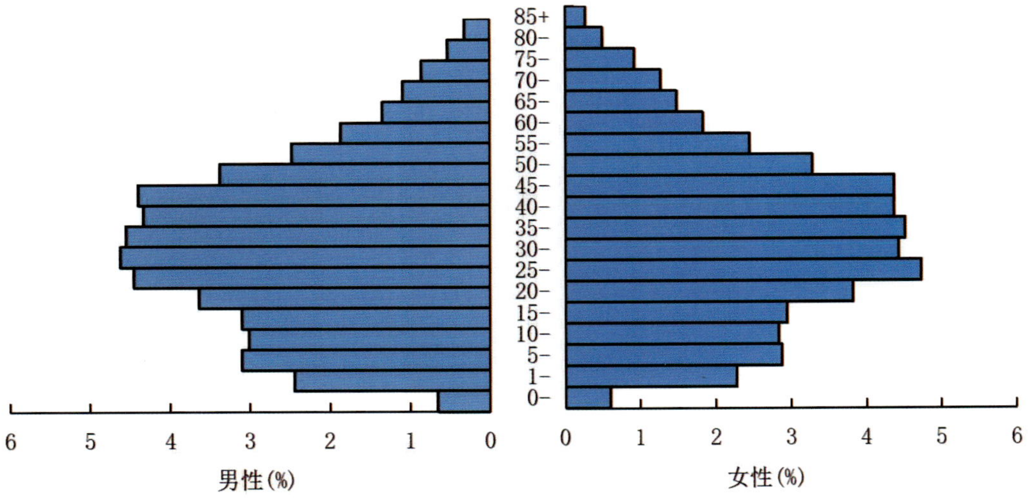

图 4-1　2016 年宁夏肿瘤登记地区人口金字塔

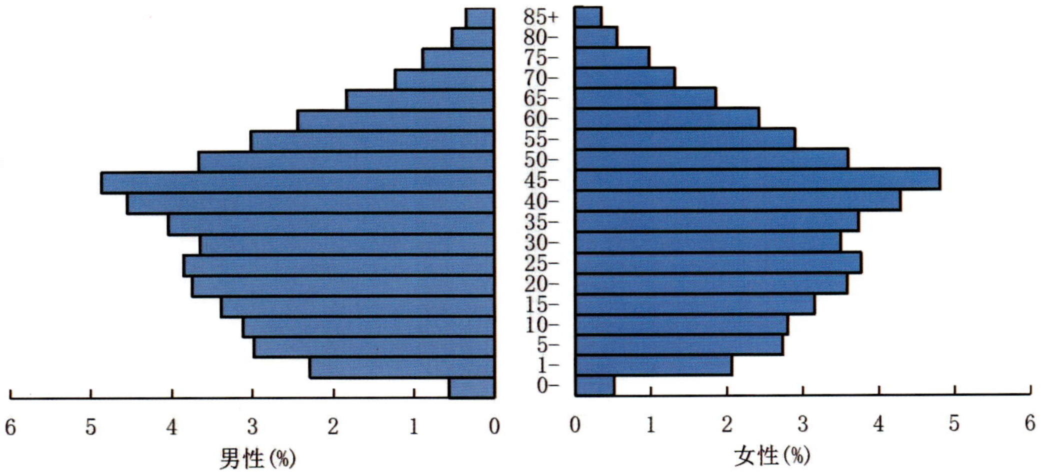

图 4-2　2016 年宁夏城市肿瘤登记地区人口金字塔

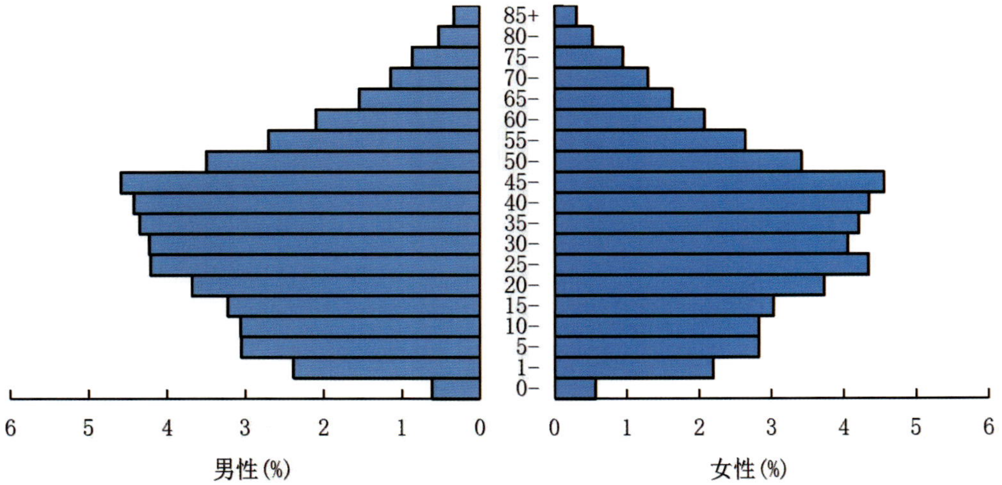

图 4-3　2016 年宁夏农村肿瘤登记地区人口金字塔

第二节 宁夏肿瘤登记地区恶性肿瘤发病与死亡

一、全部恶性肿瘤发病情况

宁夏肿瘤登记地区新发恶性肿瘤病例 7 581 例（男性 3 818 例，女性 3 763 例），其中城市地区 4 672 例，占新发病例数的 61.63%；农村地区 2 909 例，占 38.37%。全区肿瘤登记地区粗发病率为 230.88/10 万（男性 230.26/10 万，女性 231.52/10 万），中标率为 180.47/10 万，世标率为 176.56/10 万，累计率（0～74 岁）为 20.62%（表 4-2）。

城市地区粗发病率为 239.46/10 万（男性 234.30/10 万，女性 244.65/10 万），中标率为 196.97/10 万，世标率为 193.17/10 万，累计率（0～74 岁）为 22.53%（表 4-2）。

农村地区粗发病率为 218.33/10 万（男性 224.43/10 万，女性 211.99/10 万），中标率为 159.97/10 万，世标率为 156.39/10 万，累计率（0～74 岁）为 18.35%。不论男女，城市地区的粗发病率、中标率、世标率、累计率均高于农村地区（表 4-2）。

表 4-2 2016 年宁夏肿瘤登记地区全部恶性肿瘤发病主要指标

地区	性别	发病数	粗发病率 (1/10^5)	中标率 (1/10^5)	世标率 (1/10^5)	累积率 (0～74 岁,%)
宁夏	合计	7 581	230.88	180.47	176.56	20.62
	男性	3 818	230.26	182.95	181.39	21.54
	女性	3 763	231.52	179.40	172.90	19.87
城市	合计	4 672	239.46	196.97	193.17	22.53
	男性	2 294	234.30	195.52	194.67	22.99
	女性	2 378	244.65	199.47	192.48	22.23
农村	合计	2 909	218.33	159.97	156.39	18.35
	男性	1 524	224.43	168.24	166.04	19.94
	女性	1 385	211.99	153.37	148.19	16.91

二、全部恶性肿瘤年龄别发病率

宁夏肿瘤登记地区恶性肿瘤年龄别发病率在 0～39 岁年龄组处于较低水平，40 岁以后发病率快速上升，在 75～岁年龄组达到最高，80 岁以后发病率有所下降。城市地区和农村地区年龄别发病高峰分别出现在 75～岁年龄组和 80～岁年龄组（表 4-3，图 4-4～4-7）。

城市地区和农村地区不同性别年龄别发病率比较，城市地区男性在 0～9 岁、20～39 岁、

70～岁年龄组略低于农村地区，其他各年龄组均高于农村地区；城市地区女性在 0～14 岁、20～岁、80～岁年龄组略低于农村地区，其他各年龄组均高于农村地区。

表 4–3　2016 年宁夏肿瘤登记地区恶性肿瘤年龄别发病率（$1/10^5$）

年龄组	宁夏			城市地区			农村地区		
	合计	男性	女性	合计	男性	女性	合计	男性	女性
0～	10.24	9.79	10.73	4.06	7.80	0.00	20.78	13.16	29.23
1～	7.98	8.94	6.95	5.42	6.28	4.50	12.05	13.10	10.90
5～	6.74	7.98	5.40	4.29	4.96	3.56	10.49	12.57	8.22
10～	5.70	3.98	7.55	6.13	5.09	7.22	5.07	2.41	8.04
15～	10.72	9.46	12.05	12.70	11.56	13.91	8.03	6.65	9.52
20～	16.85	13.23	20.43	15.80	12.68	18.77	18.42	14.02	23.02
25～	19.95	20.99	18.95	18.42	17.28	19.50	22.65	27.25	17.93
30～	48.56	31.73	66.09	50.97	29.96	72.86	44.09	35.01	53.55
35～	71.62	44.17	100.00	76.28	43.92	108.89	63.66	44.58	84.27
40～	139.06	87.53	191.53	147.76	88.71	206.26	126.52	85.87	169.55
45～	227.57	155.41	300.22	253.51	168.96	338.50	193.12	137.44	249.30
50～	364.03	288.93	440.78	387.46	302.48	474.78	332.60	270.66	395.47
55～	393.31	395.09	391.48	460.88	458.05	463.74	310.74	319.03	302.15
60～	756.66	865.19	646.99	874.47	989.96	756.47	625.66	724.84	526.64
65～	859.57	978.14	747.93	967.71	1 093.29	853.76	738.23	854.03	624.57
70～	1 196.09	1 397.95	1 017.89	1 224.53	1 365.22	1 104.51	1 157.45	1 440.57	895.64
75～	1 501.04	1 956.51	1 085.74	1 666.00	2 096.44	1 268.07	1 271.15	1 758.11	835.61
80～	1 365.79	1 539.35	1 191.65	1 377.59	1 588.53	1 153.33	1 349.59	1467.03	1 240.76
85+	1 099.01	1 399.82	773.12	1 223.75	1 508.59	888.30	947.67	1255.59	646.10
合计	230.88	230.26	231.52	239.46	234.30	244.65	218.33	224.43	211.99

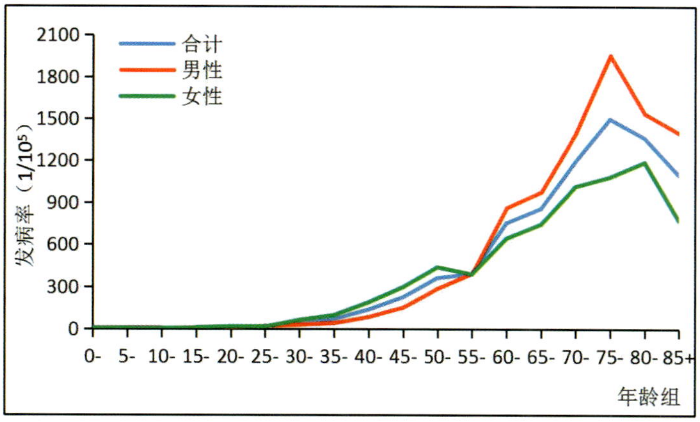

图 4-4 宁夏肿瘤登记地区恶性肿瘤年龄别发病率

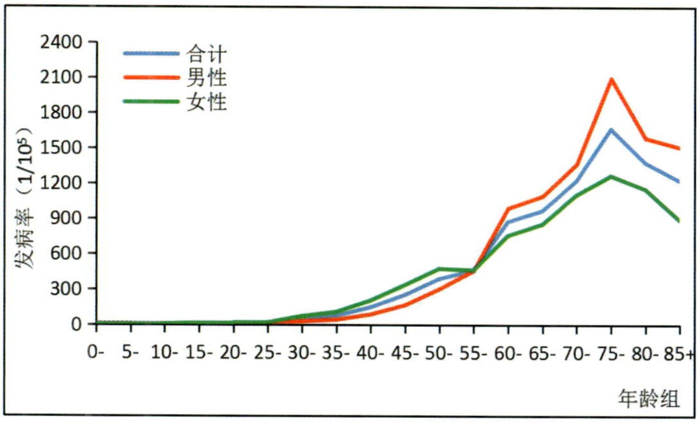

图 4-5 宁夏城市肿瘤登记地区恶性肿瘤年龄别发病率

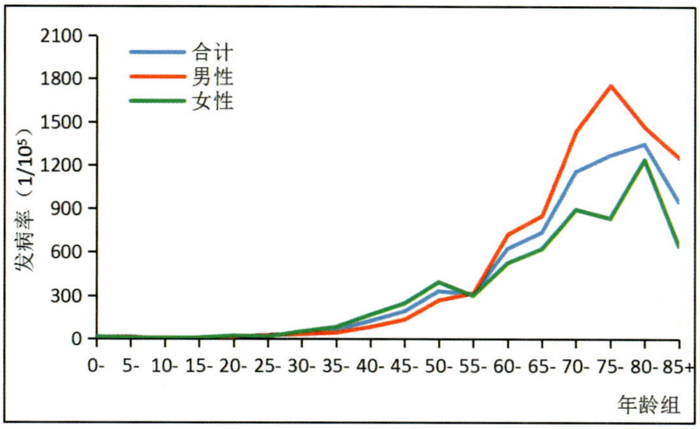

图 4-6 宁夏农村肿瘤登记地区恶性肿瘤年龄别发病率

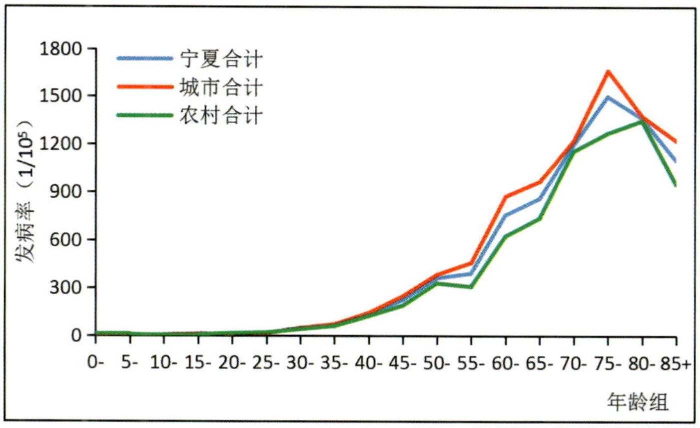

图 4-7 宁夏城市和农村肿瘤登记地区恶性肿瘤年龄别发病率

三、全部恶性肿瘤死亡情况

2016 年报告恶性肿瘤死亡病例 3 726 例（男性 2 254 例，女性 1 472 例），其中城市地区 1 992 例，占死亡病例数的 53.46%；农村地区 1734 例，占死亡病例数的 46.54%。全区肿瘤登记地区粗死亡率为 113.48/10 万(其中男性 135.94/10 万，女性 90.57/10 万)，中标率为 85.85/10 万，世标率为 84.43/10 万，累计率（0～74 岁）为 9.42%（表 4-4）。

城市地区粗死亡率为 102.10/10 万（其中男性 120.52/10 万，女性 83.54/10 万），中标率为 81.12/10 万，世标率为 79.89/10 万，累计率（0～74 岁）为 8.78%（表 4-4）。

农村地区粗死亡率为 130.14/10 万（其中男性 158.16/10 万，女性 101.02/10 万），中标率为 92.39/10 万，世标率为 90.65/10 万，累计率（0～74 岁）为 10.28%。不论男女，城市地区的粗死亡率、中标率、世标率、累计率均低于农村地区（表 4-4）。

四、全部恶性肿瘤年龄别死亡率

宁夏肿瘤登记地区恶性肿瘤年龄别死亡率在 40 岁之前处于较低水平，50 岁以后快速上升，在 80～岁年龄组达到最高，85+年龄组以后死亡率有所下降。城市地区和农村地区的年龄别死亡率变化趋势基本相同，均在 80～岁年龄组达到最高（表 4-5，图 4-8～4-11）。

与农村地区年龄别死亡率比较，城市地区男性在 15～岁、30～岁年龄组死亡率略高于农地区，其他各年龄组死亡率均低于农村地区；城市地区女性在 10～19 岁、50～岁、60～69 岁及 85 岁以上年龄组死亡率高于农村地区，其他各年龄组死亡率均低于农村地区（表 4-5，图 4-8～4-11）。

表 4-4 2016 年宁夏肿瘤登记地区全部恶性肿瘤死亡主要指标

地区	性别	死亡数	粗死亡率 ($1/10^5$)	中标率 ($1/10^5$)	世标率 ($1/10^5$)	累积率 (0～74 岁,%)
宁夏	合计	3 726	113.48	85.85	84.43	9.42
	男性	2 254	135.94	105.30	103.83	11.64
	女性	1 472	90.57	67.30	65.79	7.33
城市	合计	1 992	102.10	81.12	79.89	8.78
	男性	1 180	120.52	97.25	95.75	10.51
	女性	812	83.54	65.71	64.62	7.18
农村	合计	1 734	130.14	92.39	90.65	10.28
	男性	1 074	158.16	115.65	114.18	13.04
	女性	660	101.02	70.17	68.03	7.60

表 4-5 2016 年宁夏肿瘤登记地区恶性肿瘤年龄别死亡率（$1/10^5$）

年龄组	宁夏			城市地区			农村地区		
	合计	男性	女性	合计	男性	女性	合计	男性	女性
0～	2.56	0.00	5.37	0.00	0.00	0.00	6.93	0.00	14.62
1～	1.33	1.28	1.39	0.00	0.00	0.00	3.44	3.27	3.63
5～	1.56	1.99	1.08	0.00	0.00	0.00	3.93	5.03	2.74
10～	4.66	2.99	6.47	4.38	1.70	7.22	5.07	4.82	5.36
15～	2.92	1.89	4.02	4.23	3.30	5.21	1.15	0.00	2.38
20～	3.70	3.31	4.09	3.44	2.82	4.02	4.09	4.00	4.19
25～	8.91	13.75	4.21	5.58	10.37	1.08	14.77	19.47	9.96
30～	9.56	8.65	10.51	9.06	11.10	6.94	10.50	4.12	17.13
35～	13.18	13.32	13.04	9.61	9.01	10.21	19.29	20.43	18.06
40～	35.46	35.15	35.78	30.61	30.75	30.47	42.46	41.28	43.70

续表

年龄组	宁夏			城市地区			农村地区		
	合计	男性	女性	合计	男性	女性	合计	男性	女性
45～	64.64	67.08	62.18	58.41	60.59	56.22	72.90	75.67	70.12
50～	138.55	158.00	118.67	136.34	145.92	126.51	141.51	174.29	108.23
55～	162.69	190.77	133.96	155.70	177.44	133.69	171.22	206.87	134.29
60～	352.43	439.85	264.08	343.69	419.57	266.17	362.15	462.66	261.78
65～	411.10	545.39	284.66	391.43	495.22	297.26	433.17	599.47	269.98
70～	672.96	844.10	521.87	602.51	734.39	490.00	768.69	986.94	566.86
75～	1 070.50	1 419.09	752.65	1 027.22	1 347.71	730.94	1 130.80	1 520.30	782.44
80～	1 180.99	1 412.51	948.69	1 182.93	1 404.49	947.38	1 178.32	1 424.30	950.37
85+	1 018.13	1 326.62	683.91	1 032.81	1 267.85	756.00	1 000.32	1 404.55	604.42
合计	113.48	135.94	90.57	102.10	120.52	83.54	130.14	158.16	101.02

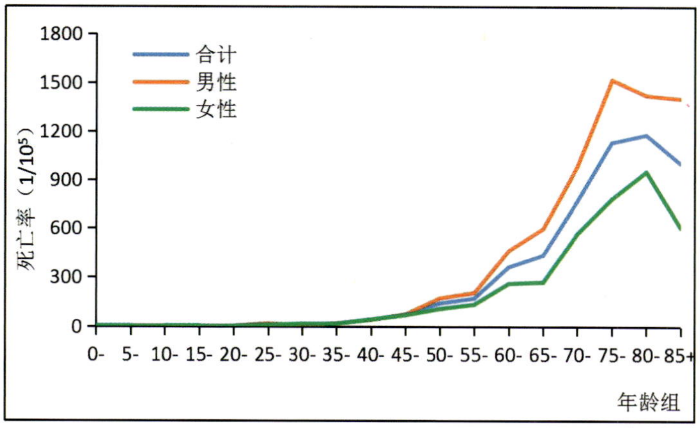

图 4-8 宁夏肿瘤登记地区恶性肿瘤年龄别死亡率

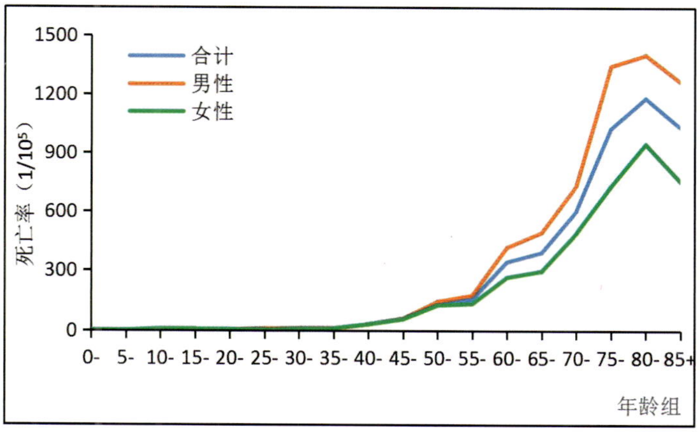

图 4-9 宁夏城市肿瘤登记地区恶性肿瘤年龄别死亡率

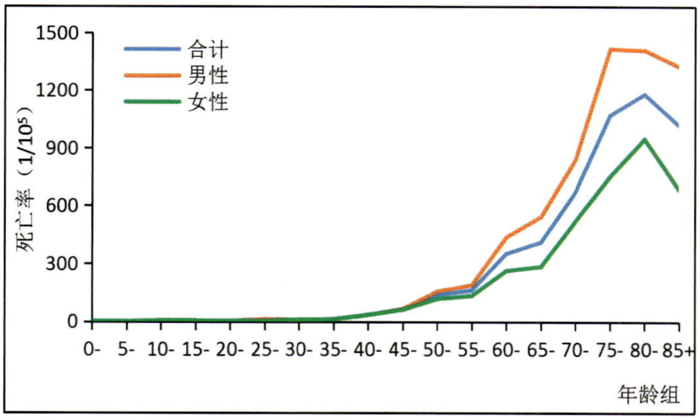

图 4-10 宁夏农村肿瘤登记地区恶性肿瘤年龄别死亡率

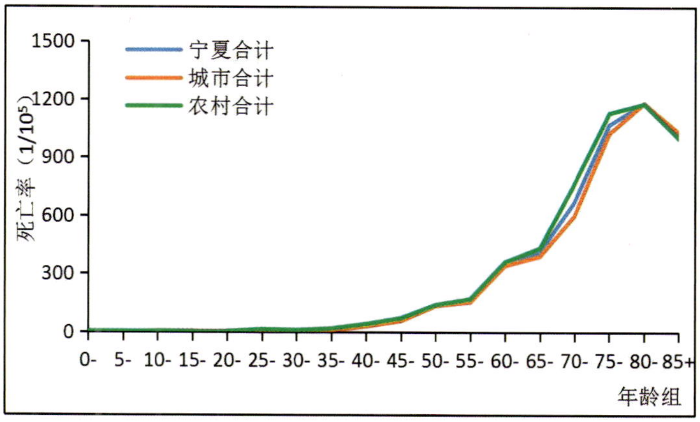

图 4-11 宁夏城市和农村肿瘤登记地区恶性肿瘤年龄死亡率

第三节 宁夏肿瘤登记地区前 10 位恶性肿瘤

一、前 10 位恶性肿瘤发病情况

宁夏肿瘤登记地区恶性肿瘤发病前 10 位依次是女性乳腺癌、肺癌、胃癌、肝癌、子宫颈癌、结直肠癌、脑瘤、子宫体癌、食管癌、甲状腺癌，占全部恶性肿瘤发病的 75.48%（表 4-6，图 4-12～4-17）。

男性恶性肿瘤发病前 10 位依次是肺癌、胃癌、肝癌、结直肠癌、食管癌、脑瘤、膀胱癌、前列腺癌、胰腺癌、肾及泌尿系统不明癌，占男性恶性肿瘤发病的 83.82%（表 4-6，图 4-12～4-17）。

女性恶性肿瘤发病前 10 位依次是乳腺癌、肺癌、子宫颈癌、胃癌、结直肠癌、肝癌、甲状腺癌、脑瘤、子宫体癌、卵巢癌，占女性恶性肿瘤发病的 79.25%（表 4-6，图 4-12～4-17）。

表 4-6　2016 年宁夏肿瘤登记地区前 10 位恶性肿瘤发病主要指标

顺位	合计				男性				女性			
	部位	发病率（$1/10^5$）	构成（%）	中标率（$1/10^5$）	部位	发病率（$1/10^5$）	构成（%）	中标率（$1/10^5$）	部位	发病率（$1/10^5$）	构成（%）	中标率（$1/10^5$）
1	女性乳腺	40.05	8.75	31.43	肺	46.86	20.35	36.64	乳腺	40.05	17.30	31.43
2	肺	36.64	15.87	27.64	胃	40.35	17.52	31.85	肺	26.21	11.32	19.06
3	胃	29.21	12.65	22.38	肝	31.54	13.70	24.83	子宫颈	21.96	9.49	17.50
4	肝	23.42	10.14	18.02	结直肠	22.80	9.90	18.01	胃	17.84	7.71	13.35
5	子宫颈	21.96	4.71	17.50	食管	12.54	5.45	9.74	结直肠	17.78	7.68	13.52
6	结直肠	20.31	8.80	15.74	脑	9.53	4.14	7.74	肝	15.14	6.54	11.27
7	脑	10.81	4.68	8.82	膀胱	9.35	4.06	7.35	甲状腺	13.78	5.95	11.50
8	子宫体	10.03	2.15	7.63	前列腺	8.20	3.56	6.37	脑	12.12	5.24	9.89
9	食管	8.98	3.89	6.82	胰腺	6.39	2.78	5.08	子宫体	10.03	4.33	7.63
10	甲状腺	8.86	3.84	7.41	肾及泌尿系统不明	5.43	2.36	4.21	卵巢	8.55	3.69	6.76

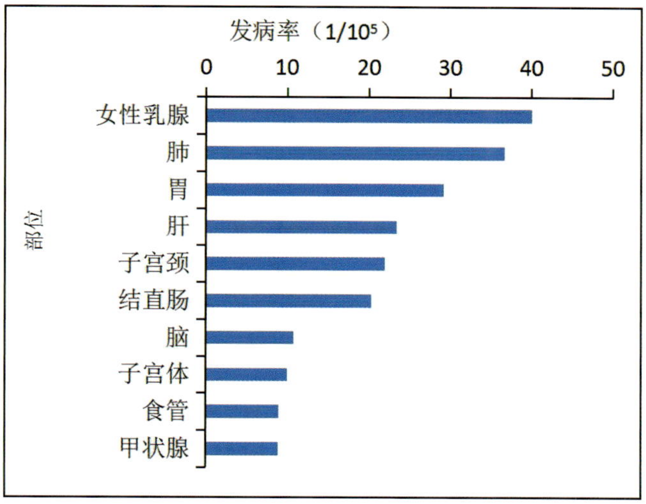

图 4-12 宁夏肿瘤登记地区前 10 位恶性肿瘤发病率

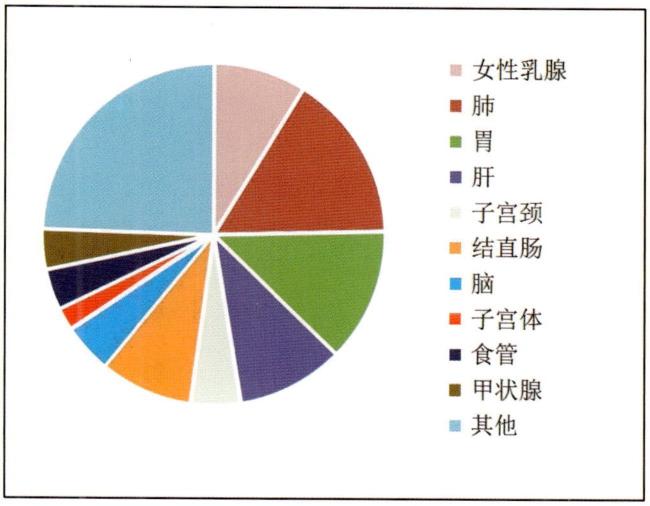

图 4-13 宁夏肿瘤登记地区发病前 10 位恶性肿瘤构成（%）

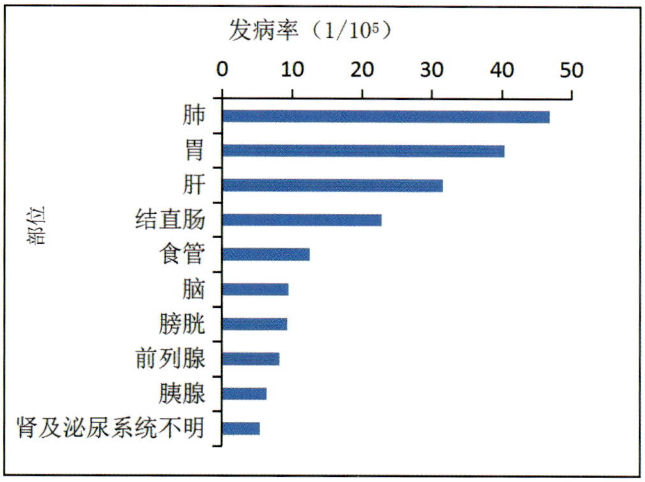

图 4-14 宁夏肿瘤登记地区男性前 10 位恶性肿瘤发病率

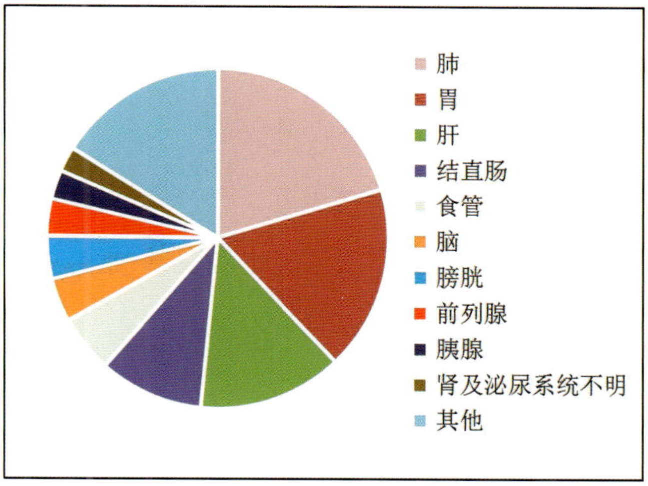

图 4-15 宁夏肿瘤登记地区男性发病前 10 位恶性肿瘤构成（%）

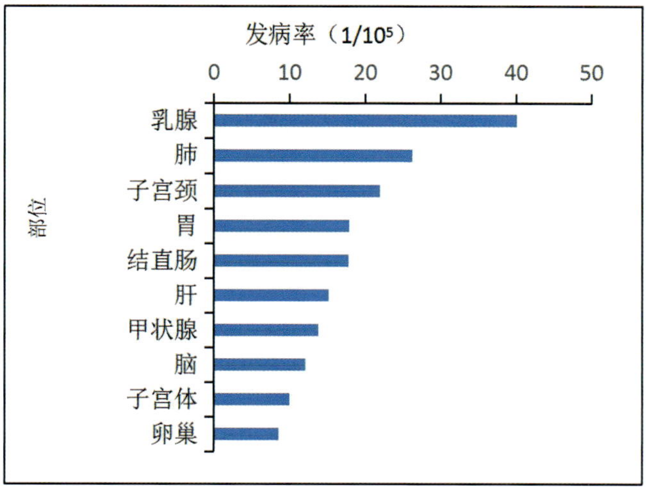

图 4-16 宁夏肿瘤登记地区女性前 10 位恶性肿瘤发病率

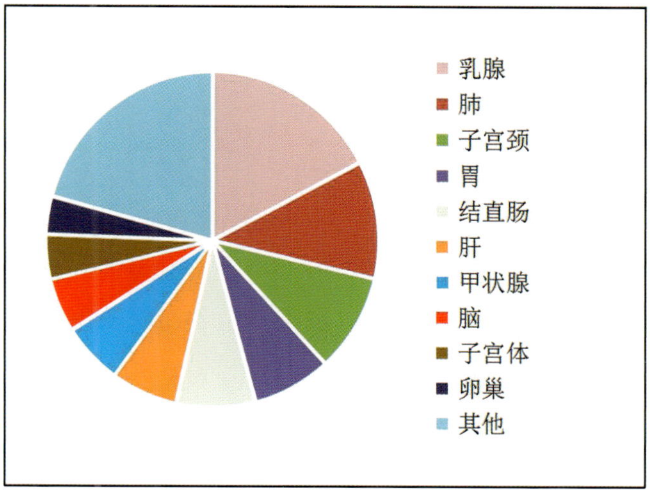

图 4-17 宁夏肿瘤登记地区女性发病前 10 位恶性肿瘤构成（%）

二、前 10 位恶性肿瘤死亡情况

肿瘤登记地区恶性肿瘤死亡前 10 位依次是肺癌、肝癌、胃癌、结直肠癌、女性乳腺癌、食管癌、胰腺癌、脑瘤、子宫颈癌、前列腺癌，占全部恶性肿瘤死亡的 81.30%。

男性恶性肿瘤死亡前 10 位依次是肺癌、肝癌、胃癌、结直肠癌、食管癌、胰腺癌、脑瘤、前列腺癌、白血病、膀胱癌，占男性恶性肿瘤死亡的 87.69%。

女性恶性肿瘤死亡前 10 位依次是肺癌、肝癌、胃癌、结直肠癌、乳腺癌、胰腺癌、脑瘤、子宫颈癌、食管癌、胆囊癌，占女性恶性肿瘤死亡的 80.33%（表 4-7，图 4-18～4-23）。

表 4-7　2016 年宁夏肿瘤登记地区前 10 位恶性肿瘤死亡主要指标

顺位	合计				男性				女性			
	部位	死亡率（$1/10^5$）	构成（%）	中标率（$1/10^5$）	部位	死亡率（$1/10^5$）	构成（%）	中标率（$1/10^5$）	部位	死亡率（$1/10^5$）	构成（%）	中标率（$1/10^5$）
1	肺	25.86	22.79	19.28	肺	33.65	24.76	26.07	肺	17.90	19.77	12.80
2	肝	18.00	15.86	13.66	肝	24.73	18.19	19.17	肝	11.14	12.30	8.21
3	胃	17.21	15.16	12.79	胃	24.00	17.66	18.49	胃	10.27	11.35	7.39
4	结直肠	8.98	7.92	6.62	结直肠	9.77	7.19	7.35	结直肠	8.18	9.04	5.93
5	女性乳腺	6.64	2.98	5.07	食管	8.68	6.39	6.65	乳腺	6.64	7.34	5.07
6	食管	6.18	5.45	4.65	胰腺	5.07	3.73	3.95	胰腺	4.25	4.69	3.10
7	胰腺	4.66	4.11	3.53	脑	3.98	2.93	3.26	脑	4.18	4.62	3.43
8	脑	4.08	3.60	3.34	前列腺	3.80	2.80	2.59	子宫颈	4.00	4.42	3.00
9	子宫颈	4.00	1.74	3.00	白血病	2.83	2.09	2.56	食管	3.63	4.01	2.72
10	前列腺	3.80	1.69	2.59	膀胱	2.65	1.95	1.97	胆囊	2.52	2.79	1.79

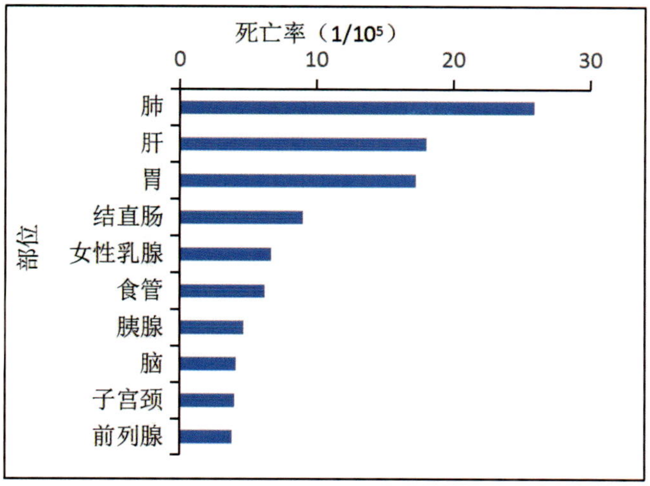

图 4-18 宁夏肿瘤登记地区前 10 位恶性肿瘤死亡率

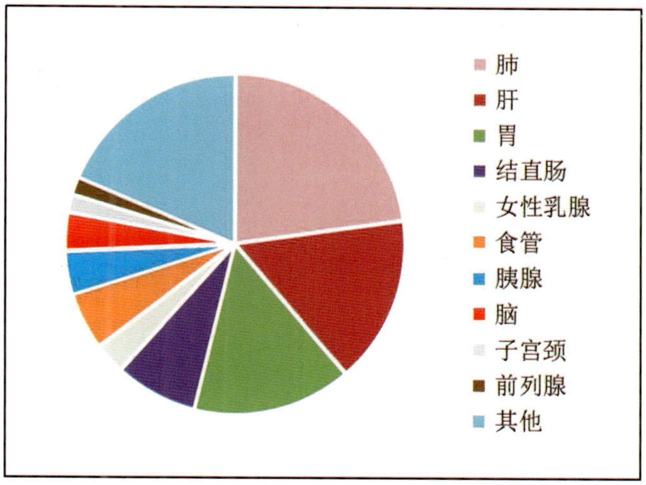

图 4-19 宁夏肿瘤登记地区死亡前 10 位恶性肿瘤构成（%）

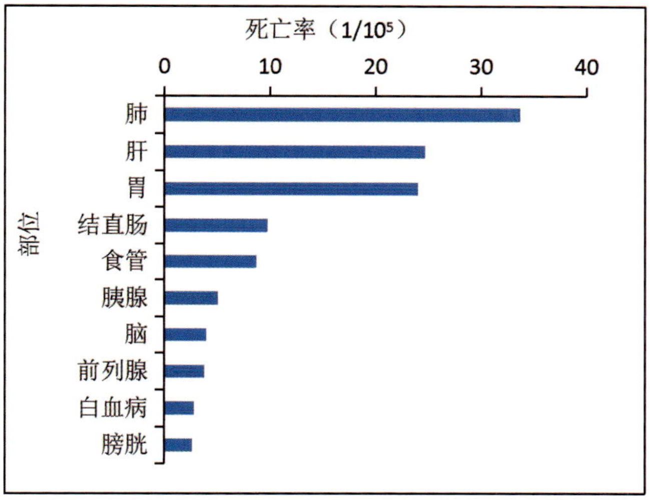

图 4-20 宁夏肿瘤登记地区男性前 10 位恶性肿瘤死亡率

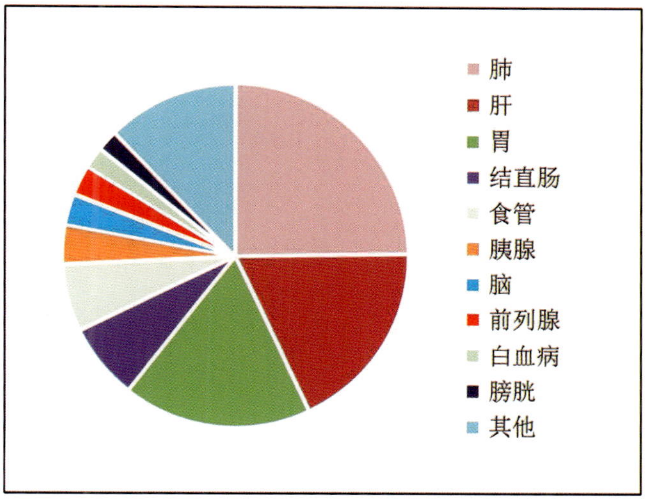

图 4-21 宁夏肿瘤登记地区男性死亡前 10 位恶性肿瘤构成（%）

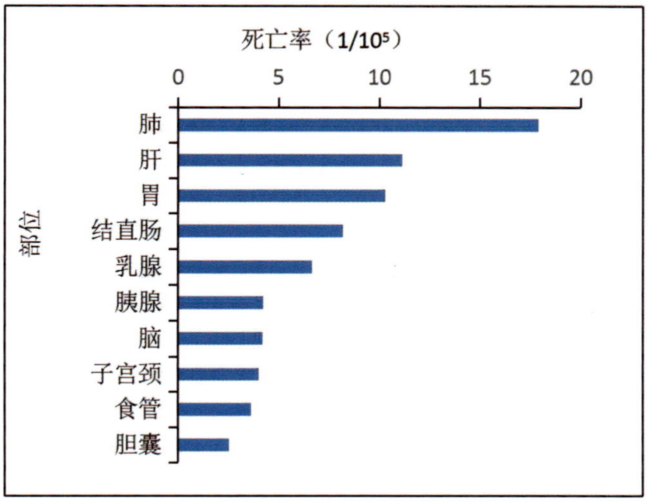

图 4-22 宁夏肿瘤登记地区女性前 10 位恶性肿瘤死亡率

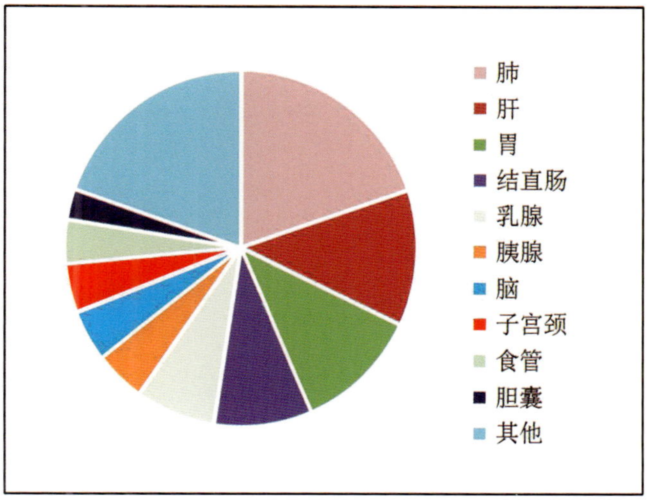

图 4-23 宁夏肿瘤登记地区女性死亡前 10 位恶性肿瘤构成（%）

三、城市地区前 10 位恶性肿瘤发病情况

城市地区恶性肿瘤发病前 10 位依次是女性乳腺癌、肺癌、胃癌、子宫颈癌、结直肠癌、肝癌、甲状腺癌、子宫体癌、脑瘤、卵巢癌，占全部恶性肿瘤发病的 73.67%。

男性恶性肿瘤发病前 10 位依次是肺癌、胃癌、肝癌、结直肠癌、食管癌、膀胱癌、脑瘤、前列腺癌、胰腺癌、肾及泌尿系统不明癌，占男性恶性肿瘤发病的 82.91%。

女性恶性肿瘤发病前 10 位依次是乳腺癌、肺癌、子宫颈癌、结直肠癌、甲状腺癌、胃癌、肝癌、脑瘤、子宫体癌、卵巢癌，占女性恶性肿瘤发病的 79.25%（表 4-8，图 4-24～4-29）。

表 4-8　2016 年宁夏城市肿瘤登记地区前 10 位恶性肿瘤发病主要指标

顺位	合计				男性				女性			
	部位	发病率（1/10⁵）	构成（%）	中标率（1/10⁵）	部位	发病率（1/10⁵）	构成（%）	中标率（1/10⁵）	部位	发病率（1/10⁵）	构成（%）	中标率（1/10⁵）
1	女性乳腺	44.44	9.42	36.31	肺	47.70	20.36	39.28	乳腺	44.44	18.17	36.31
2	肺	37.01	15.45	29.52	胃	38.30	16.35	31.95	肺	26.23	10.72	20.27
3	胃	27.63	11.54	22.50	肝	29.93	12.77	24.75	子宫颈	23.66	9.67	19.63
4	子宫颈	23.66	4.92	19.63	结直肠	26.66	11.38	22.16	结直肠	18.83	7.70	15.40
5	结直肠	22.76	9.50	18.75	食管	10.83	4.62	8.73	甲状腺	16.87	6.90	14.42
6	肝	22.65	9.46	18.46	膀胱	10.21	4.36	8.44	胃	16.87	6.90	13.47
7	甲状腺	11.22	4.69	9.61	脑	9.81	4.18	8.14	肝	15.33	6.27	12.17
8	子宫体	11.11	2.31	8.91	前列腺	8.27	3.53	6.87	脑	11.32	4.63	9.47
9	脑	10.56	4.41	8.81	胰腺	6.33	2.70	5.32	子宫体	11.11	4.54	8.91
10	卵巢	9.46	1.97	7.81	肾及泌尿系统不明	6.23	2.66	5.13	卵巢	9.46	3.87	7.81

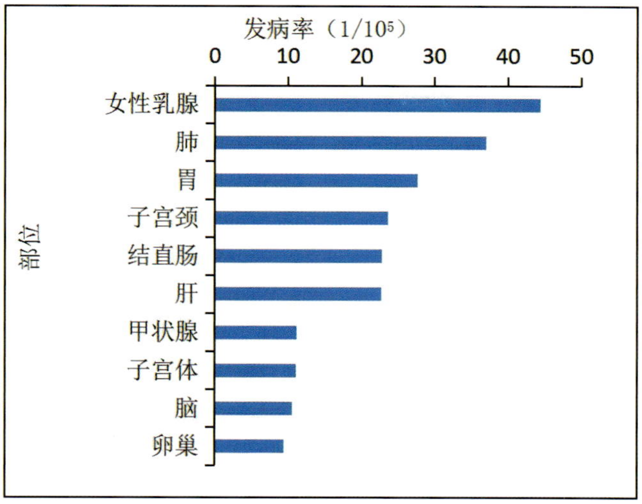

图 4-24 宁夏城市肿瘤登记地区前 10 位恶性肿瘤发病率

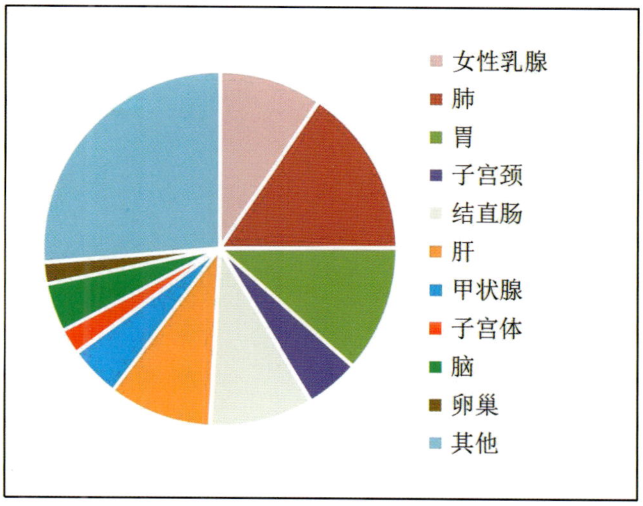

图 4-25 宁夏城市肿瘤登记地区发病前 10 位恶性肿瘤构成（%）

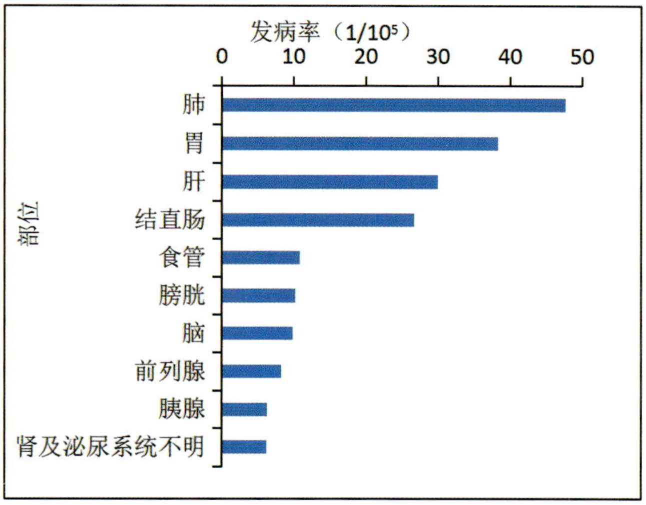

图 4-26 宁夏城市肿瘤登记地区男性前 10 位恶性肿瘤发病率

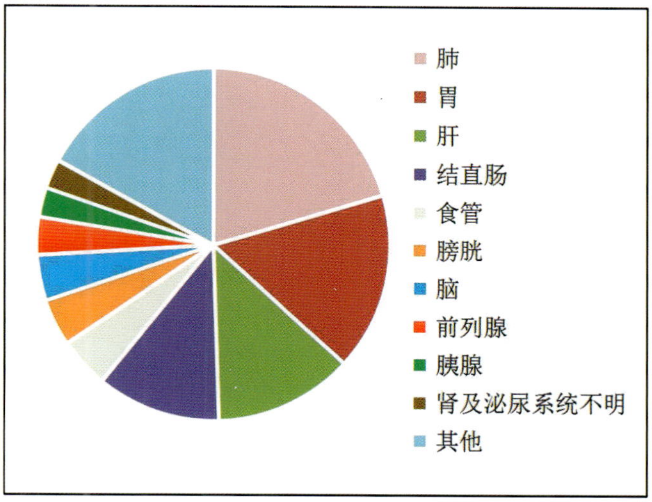

图 4-27 宁夏城市肿瘤登记地区男性发病前 10 位恶性肿瘤构成（%）

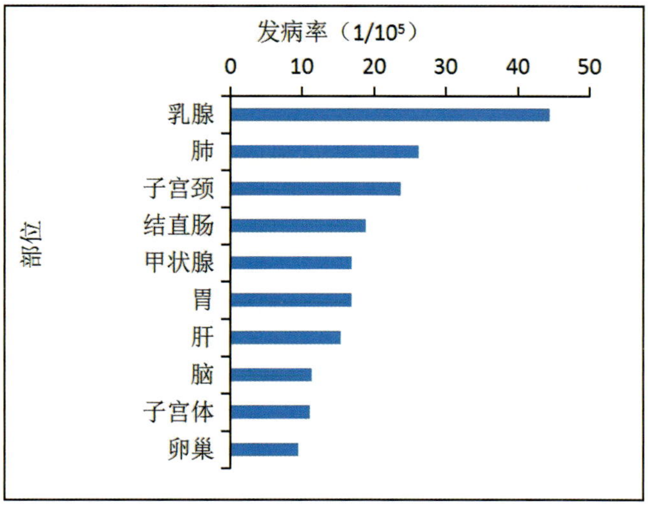

图 4-28 宁夏城市肿瘤登记地区女性前 10 位恶性肿瘤发病率

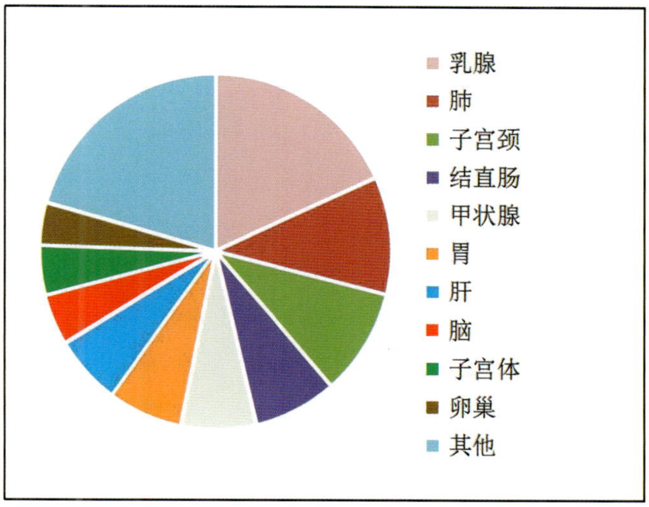

图 4-29 宁夏城市肿瘤登记地区女性发病前 10 位恶性肿瘤构成（%）

四、城市地区前 10 位恶性肿瘤死亡情况

城市地区恶性肿瘤死亡前 10 位依次是肺癌、肝癌、胃癌、结直肠癌、女性乳腺癌、胰腺癌、食管癌、子宫颈癌、脑瘤、前列腺癌，占全部恶性肿瘤死亡的 80.27%。

男性恶性肿瘤死亡前 10 位依次是肺癌、肝癌、胃癌、结直肠癌、食管癌、胰腺癌、脑瘤、前列腺癌、胆囊癌、淋巴瘤，占男性恶性肿瘤死亡的 87.63%。

女性恶性肿瘤死亡前 10 位依次是肺癌、肝癌、结直肠癌、胃癌、乳腺癌、胰腺癌、子宫颈癌、脑瘤、卵巢癌、胆囊癌，占女性恶性肿瘤死亡的 77.71%（表 4-9，图 4-30～4-35）

表 4-9　2016 年宁夏城市肿瘤登记地区前 10 位恶性肿瘤死亡主要指标

顺位	合计				男性				女性			
	部位	死亡率（1/10⁵）	构成（%）	中标率（1/10⁵）	部位	死亡率（1/10⁵）	构成（%）	中标率（1/10⁵）	部位	死亡率（1/10⁵）	构成（%）	中标率（1/10⁵）
1	肺	24.60	24.10	19.31	肺	31.87	26.44	25.85	肺	17.28	20.69	13.20
2	肝	16.25	15.91	12.89	肝	21.96	18.22	17.71	肝	10.49	12.56	8.09
3	胃	13.27	13.00	10.38	胃	19.30	16.02	15.58	结直肠	7.92	9.48	6.03
4	结直肠	8.87	8.68	6.81	结直肠	9.81	8.14	7.61	胃	7.20	8.62	5.43
5	女性乳腺	6.28	3.16	4.97	食管	6.64	5.51	5.23	乳腺	6.28	7.51	4.97
6	胰腺	4.77	4.67	3.88	胰腺	5.00	4.15	4.11	胰腺	4.53	5.42	3.62
7	食管	4.51	4.42	3.57	脑	3.68	3.05	3.06	子宫颈	3.29	3.94	2.63
8	子宫颈	3.29	1.61	2.63	前列腺	3.17	2.63	2.08	脑	2.78	3.33	2.33
9	脑	3.23	3.16	2.70	胆囊	2.35	1.95	2.08	卵巢	2.67	3.20	2.14
10	前列腺	3.17	1.56	2.08	淋巴瘤	1.84	1.53	1.63	胆囊	2.47	2.96	1.83

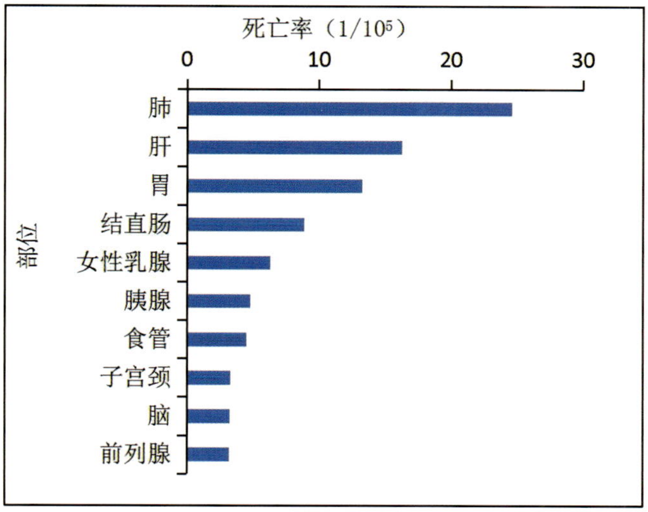

图 4-30 宁夏城市肿瘤登记地区前 10 位恶性肿瘤死亡率

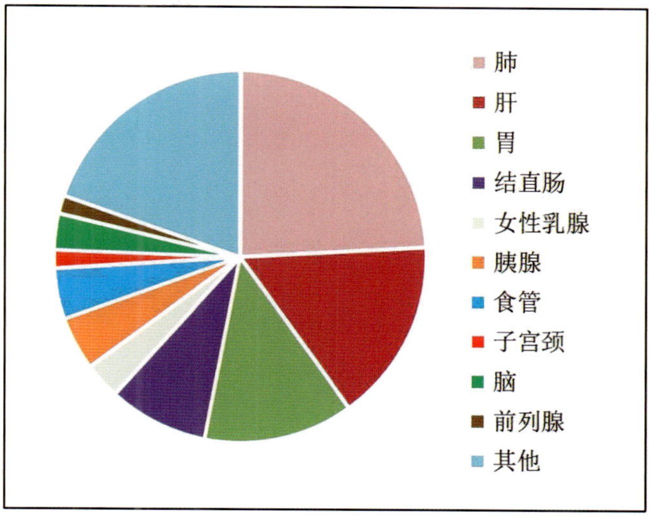

图 4-31 宁夏城市肿瘤登记地区前 10 位恶性肿瘤死亡

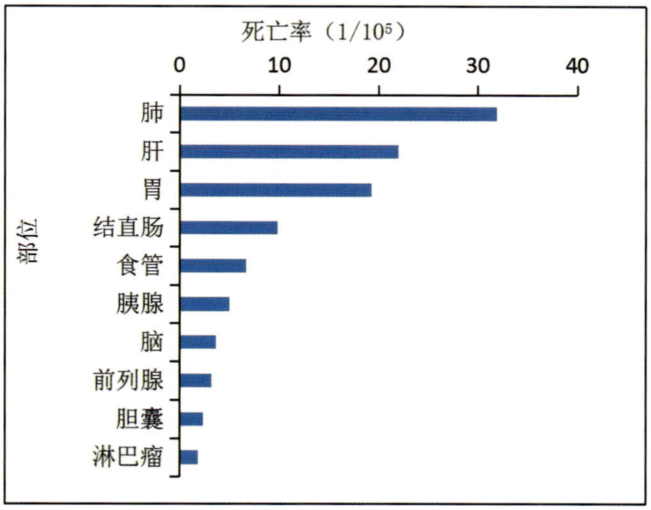

图 4-32 宁夏城市肿瘤登记地区男性前 10 位恶性肿瘤死亡率

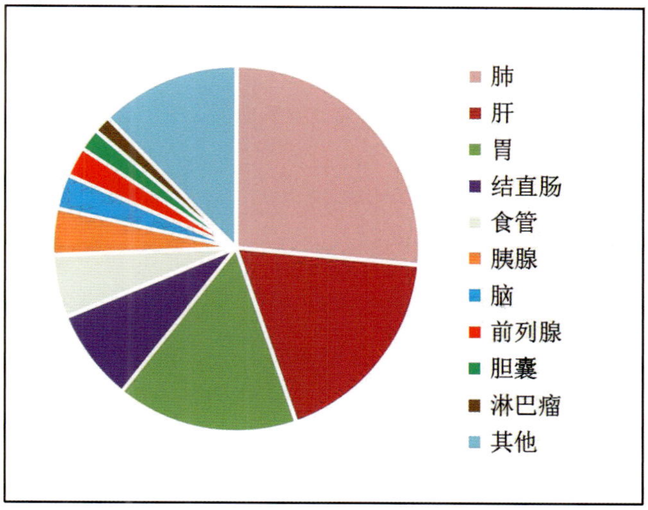

图 4-33 宁夏城市肿瘤登记地区男性死亡前 10 位恶性肿瘤构成（%）

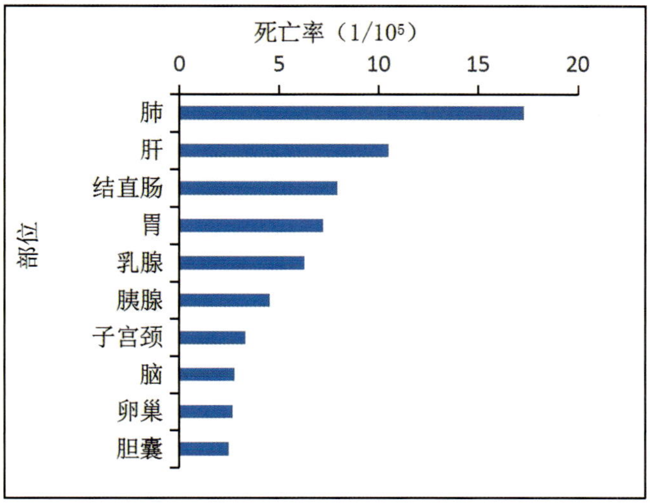

图 4-34 宁夏城市肿瘤登记地区女性前 10 位恶性肿瘤死亡率

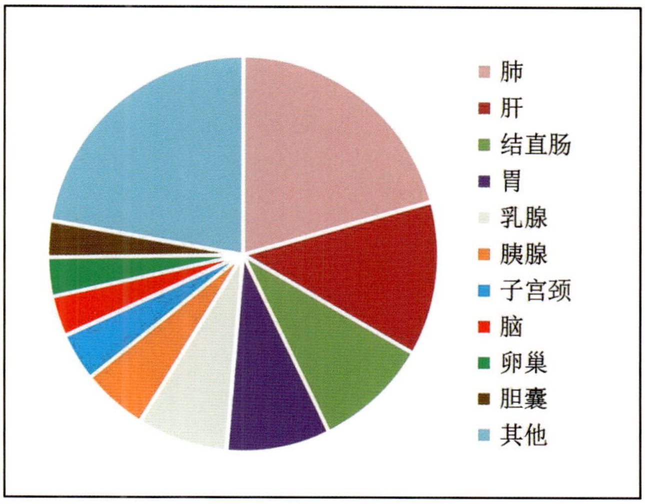

图 4-35 宁夏城市肿瘤登记地区女性死亡前 10 位恶性肿瘤构成（%）

五、农村地区前 10 位恶性肿瘤发病情况

农村地区恶性肿瘤发病前 10 位依次是肺癌、女性乳腺癌、胃癌、肝癌、子宫颈癌、结直肠癌、食管癌、脑瘤、子宫体癌、前列腺癌，占全部恶性肿瘤发病的 76.05%。

男性恶性肿瘤发病前 10 位依次是肺癌、胃癌、肝癌、结直肠癌、食管癌、脑瘤、膀胱癌、前列腺癌、胰腺癌、白血病，占男性恶性肿瘤发病的 85.83%。

女性恶性肿瘤发病前 10 位依次是乳腺癌、肺癌、子宫颈癌、胃癌、结直肠癌、肝癌、脑瘤、甲状腺癌、子宫体癌、食管癌，占女性恶性肿瘤发病的 79.28%（表 4-10，图 4-36～4-41）。

六、农村地区前 10 位恶性肿瘤死亡情况

农村地区恶性肿瘤死亡前 10 位依次是肺癌、胃癌、肝癌、结直肠癌、食管癌、女性乳腺癌、脑瘤、子宫颈癌、前列腺癌、胰腺癌，占全部恶性肿瘤死亡的 82.47%。

男性恶性肿瘤死亡前 10 位依次是肺癌、胃癌、肝癌、食管癌、结直肠癌、胰腺癌、白血病、前列腺癌、脑瘤、膀胱癌，占男性恶性肿瘤死亡的 88.45%。

女性恶性肿瘤死亡前 10 位依次是肺癌、胃癌、肝癌、结直肠癌、乳腺癌、脑瘤、食管癌、子宫颈癌、胰腺癌、胆囊癌，占女性恶性肿瘤死亡的 83.94%（表 4-11，图 4-42～4-47）。

表 4-10　2016 年宁夏农村肿瘤登记地区前 10 位恶性肿瘤发病主要指标

顺位	合计				男性				女性			
	部位	发病率（$1/10^5$）	构成（%）	中标率（$1/10^5$）	部位	发病率（$1/10^5$）	构成（%）	中标率（$1/10^5$）	部位	发病率（$1/10^5$）	构成（%）	中标率（$1/10^5$）
1	肺	36.10	16.53	25.39	肺	45.65	20.34	33.32	乳腺	33.52	15.81	25.17
2	女性乳腺	33.52	7.67	25.17	胃	43.30	19.29	31.96	肺	26.17	12.35	17.75
3	胃	31.52	14.44	22.45	肝	33.87	15.09	24.94	子宫颈	19.44	9.17	14.66
4	肝	24.54	11.24	17.46	结直肠	17.23	7.68	12.85	胃	19.29	9.10	13.41
5	子宫颈	19.44	4.37	14.66	食管	15.02	6.69	11.01	结直肠	16.22	7.65	11.29
6	结直肠	16.74	7.67	12.05	脑	9.13	4.07	7.49	肝	14.85	7.00	10.05
7	食管	11.41	5.23	8.08	膀胱	8.10	3.61	6.02	脑	13.32	6.28	10.72
8	脑	11.18	5.12	9.11	前列腺	8.10	3.61	5.93	甲状腺	9.18	4.33	7.44
9	子宫体	8.42	1.89	5.99	胰腺	6.48	2.89	4.85	子宫体	8.42	3.97	5.99
10	前列腺	8.10	1.89	5.93	白血病	5.74	2.56	4.91	食管	7.65	3.61	5.25

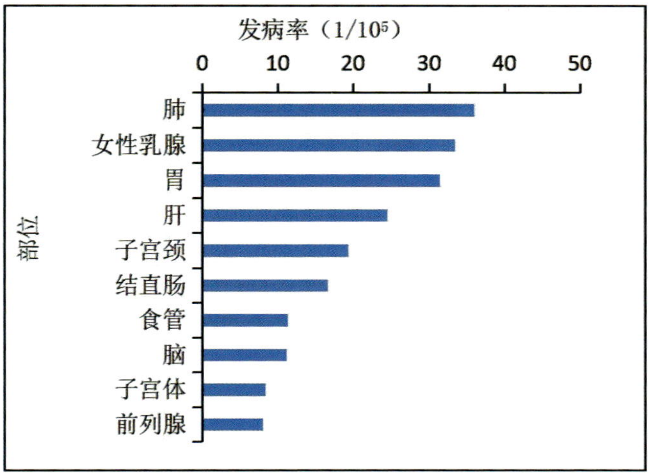

图 4-36 宁夏农村肿瘤登记地区前 10 位恶性肿瘤发病率

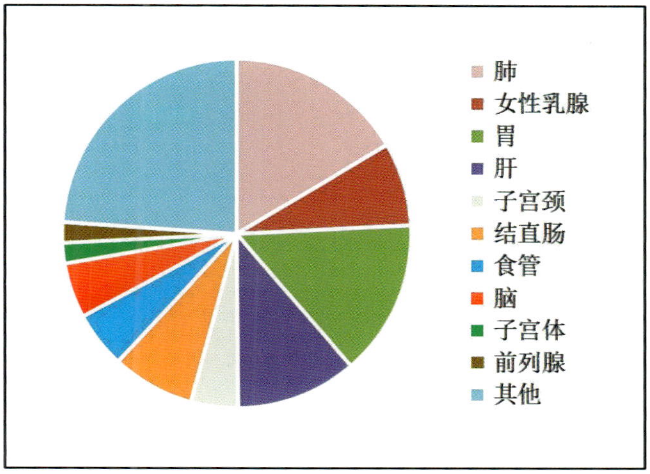

图 4-37 宁夏农村肿瘤登记地区发病前 10 位恶性肿瘤构成（%）

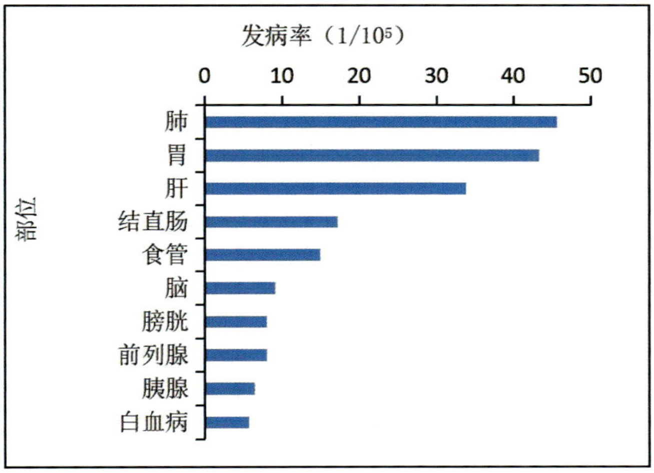

图 4-38 宁夏农村肿瘤登记地区男性前 10 位恶性肿瘤发病率

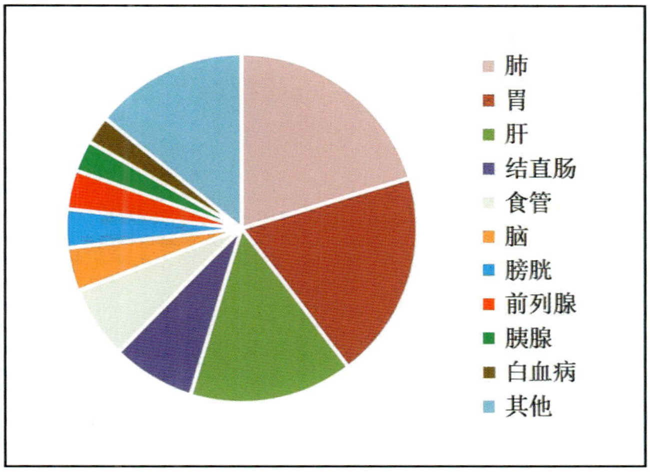

图 4-39 宁夏农村肿瘤登记地区男性发病前 10 位恶性肿瘤构成（%）

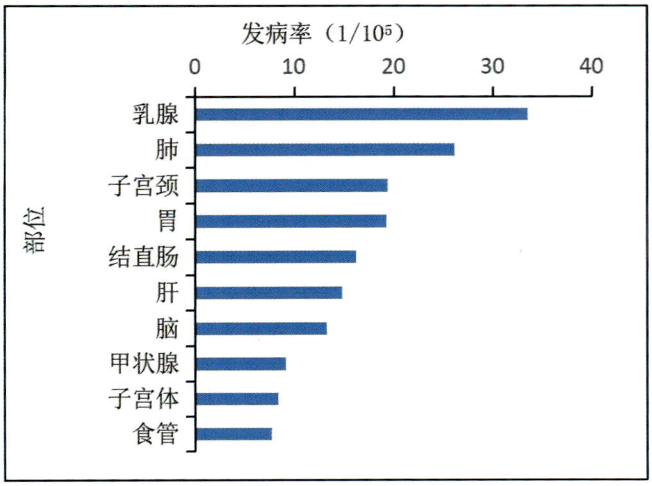

图 4-40 宁夏农村肿瘤登记地区女性前 10 位恶性肿瘤发病率

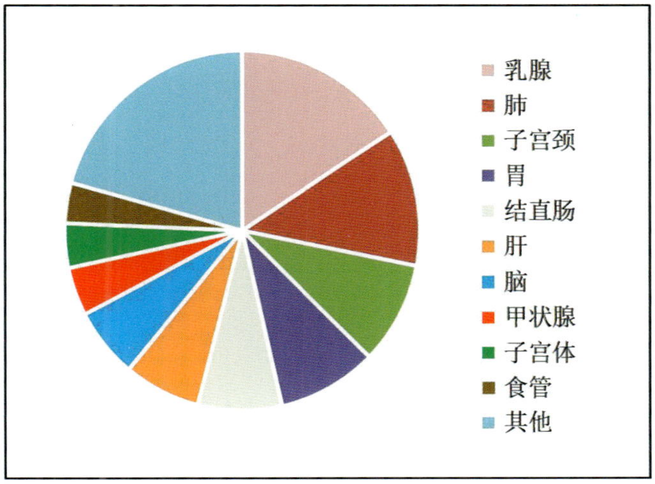

图 4-41 宁夏农村肿瘤登记地区女性发病前 10 位恶性肿瘤构成（%）

表 4–11　2016 年宁夏农村肿瘤登记地区前 10 位恶性肿瘤死亡主要指标

顺位	合计				男性				女性			
	部位	死亡率（1/10⁵）	构成（%）	中标率（1/10⁵）	部位	死亡率（1/10⁵）	构成（%）	中标率（1/10⁵）	部位	死亡率（1/10⁵）	构成（%）	中标率（1/10⁵）
1	肺	27.69	21.28	19.22	肺	36.23	22.91	26.2	肺	18.83	18.64	12.45
2	胃	22.97	17.65	15.99	胃	30.78	19.46	22.22	胃	14.85	14.7	10.14
3	肝	20.56	15.80	14.63	肝	28.72	18.16	20.99	肝	12.09	11.97	8.33
4	结直肠	9.16	7.04	6.39	食管	11.63	7.36	8.52	结直肠	8.57	8.48	5.85
5	食管	8.63	6.63	6.08	结直肠	9.72	6.15	6.94	乳腺	7.19	7.12	5.41
6	女性乳腺	7.19	2.77	5.41	胰腺	5.15	3.26	3.75	脑	6.28	6.21	5.05
7	脑	5.33	4.09	4.24	白血病	4.71	2.98	4.22	食管	5.51	5.45	3.79
8	子宫颈	5.05	1.90	3.46	前列腺	4.71	2.98	3.25	子宫颈	5.05	5.00	3.46
9	前列腺	4.71	1.85	3.25	脑	4.42	2.79	3.48	胰腺	3.83	3.79	2.48
10	胰腺	4.50	3.46	3.12	膀胱	3.83	2.42	2.66	胆囊	2.60	2.58	1.74

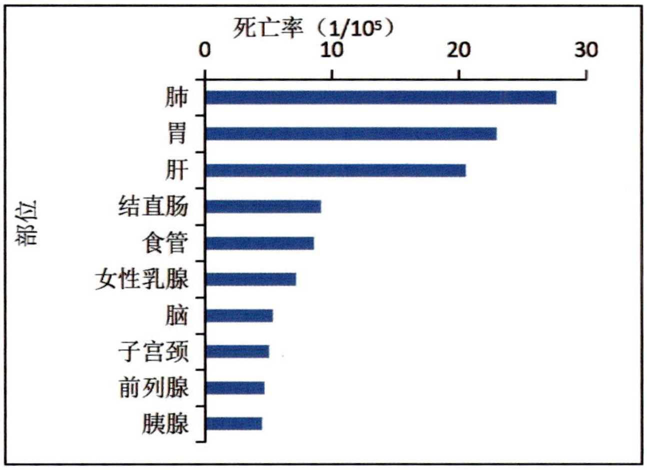

图 4-42 宁夏农村肿瘤登记地区前 10 位恶性肿瘤死亡率

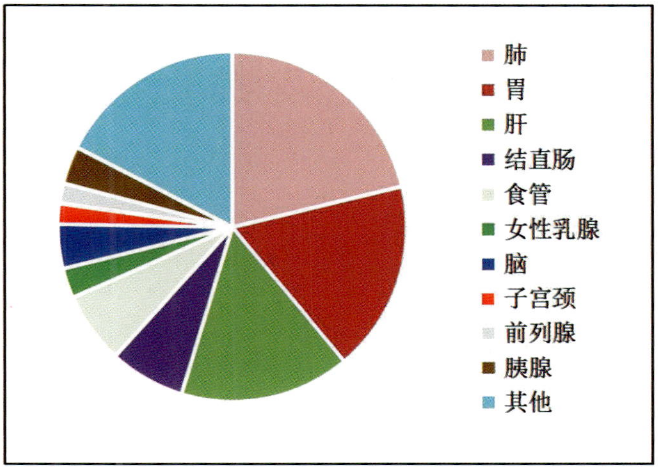

图 4-43 宁夏农村肿瘤登记地区死亡前 10 位恶性肿瘤构成（%）

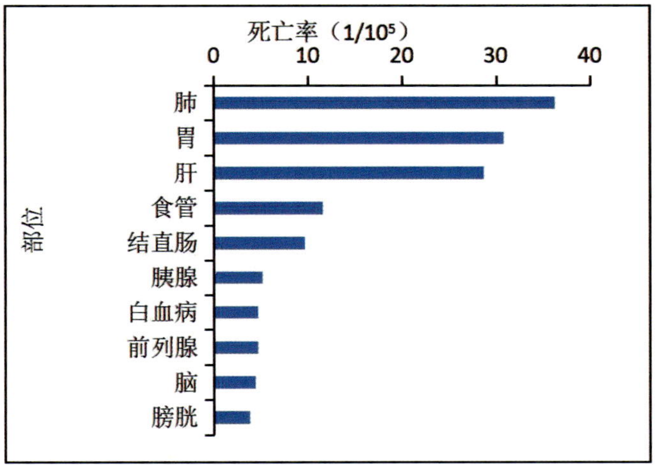

图 4-44 宁夏农村肿瘤登记地区男性前 10 位恶性肿瘤死亡率

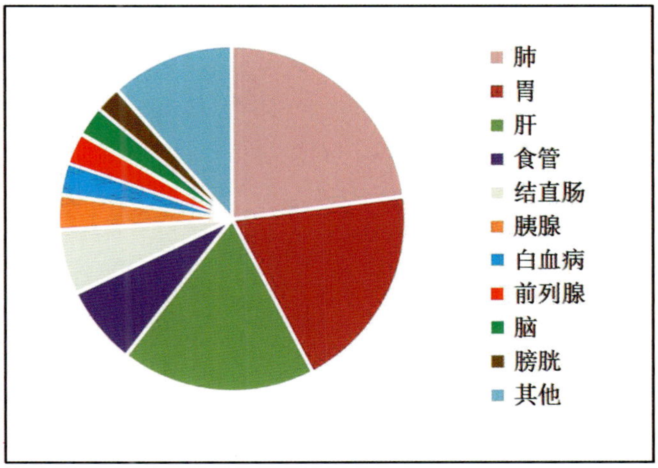

图 4-45 宁夏农村肿瘤登记地区男性死亡前 10 位恶性肿瘤构成（%）

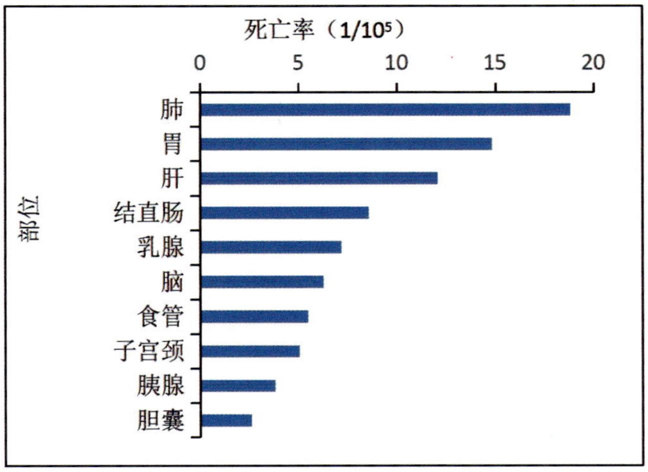

图 4-46 宁夏农村肿瘤登记地区女性前 10 位恶性肿瘤死亡率

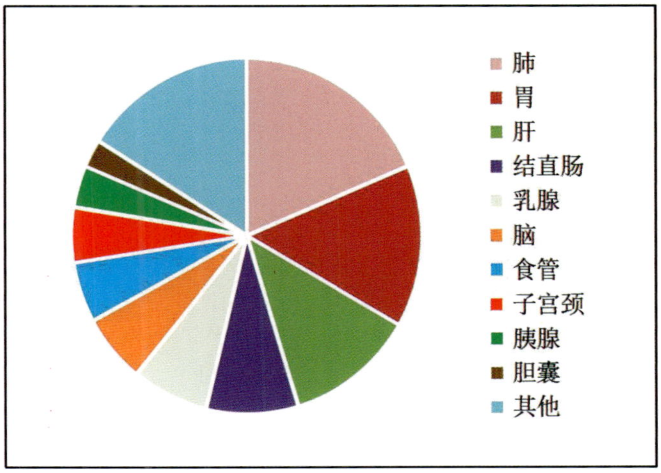

图 4-47 宁夏农村肿瘤登记地区女性死亡前 10 位恶性肿瘤构成（%）

第五章 各部位恶性肿瘤的发病与死亡

第一节 女性乳腺

2016 年，女性乳腺癌位居女性恶性肿瘤发病第 1 位，占全部恶性肿瘤发病的 8.75%。女性乳腺癌发病率为 40.05/10 万，中标率为 31.43/10 万，世标率为 29.37/10 万。城市地区女性乳腺癌发病率为 44.44/10 万，农村地区发病率为 33.52/10 万。城市女性乳腺癌中标发病率为农村的 1.44 倍。0～74 岁女性乳腺癌累积发病率为 3.18%（表 5-1a）。

表 5-1a 2016 年宁夏肿瘤登记地区女性乳腺癌发病情况

地区	病例数	粗率 ($1/10^5$)	构成 (%)	中标率 ($1/10^5$)	世标率 ($1/10^5$)	累积率 (0～74 岁, %)
宁夏	651	40.05	8.75	31.43	29.37	3.18
城市	432	44.44	9.42	36.31	34.29	3.81
农村	219	33.52	7.67	25.17	23.20	2.40

2016 年，宁夏女性乳腺癌位居女性恶性肿瘤死亡第 5 位，占全部恶性肿瘤死亡的 2.98%。女性乳腺癌死亡率为 6.64/10 万，中标率为 5.07/10 万，世标率为 4.83/10 万。城市地区女性乳腺癌死亡率为 6.28/10 万，农村地区死亡率为 7.19/10 万。农村女性乳腺癌中标死亡率为城市的 1.09 倍。0～74 岁年龄组女性乳腺癌累积死亡率为 0.55%(表 5-1b)。

表 5-1b 2016 年宁夏肿瘤登记地区女性乳腺癌死亡情况

地区	病例数	粗率 ($1/10^5$)	构成 (%)	中标率 ($1/10^5$)	世标率 ($1/10^5$)	累积率 (0～74 岁, %)
宁夏	108	6.64	2.98	5.07	4.83	0.55
城市	61	6.28	3.16	4.97	4.85	0.55
农村	47	7.19	7.12	5.41	4.98	0.57

女性乳腺癌年龄别发病率在 25 岁年龄组之前处于较低水平，30 岁年龄组以后逐渐上升，50～岁年龄组达到高峰。城市地区女性乳腺癌各年龄别发病率均明显高于农村地区。

女性乳腺癌年龄别死亡率在 30 岁之前处于较低水平，35 岁后逐渐上升，80～岁年龄组达到高峰；城市地区和农村地区女性乳腺癌死亡率趋势与宁夏整体水平基本一致，均在 80～岁年龄组达高峰（图 5-1a～5-1b）。

10 个肿瘤登记地区中，惠农区女性乳腺癌中标发病率最高，为 44.91/10 万，其次是兴庆区、金凤区，分别为 43.15/10 万、40.38/10 万。

贺兰县女性乳腺癌中标死亡率最高，为 9.61/10 万，其次是兴庆区、惠农区，分别为 7.14/10 万、6.92/10 万（图 5-1c）。

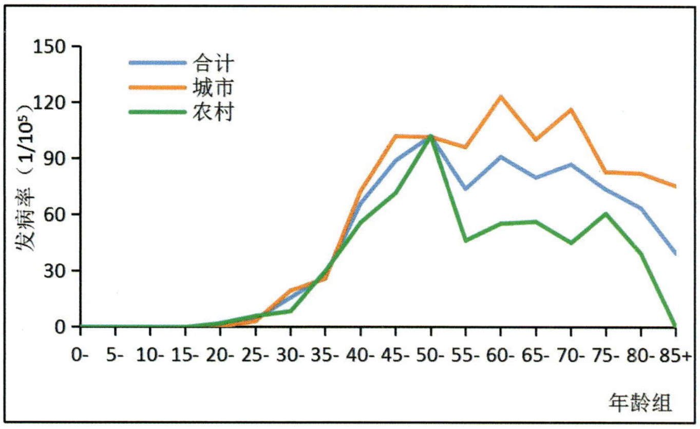

图 5-1a 宁夏城市和农村肿瘤登记地区女性乳腺癌年龄别发病率

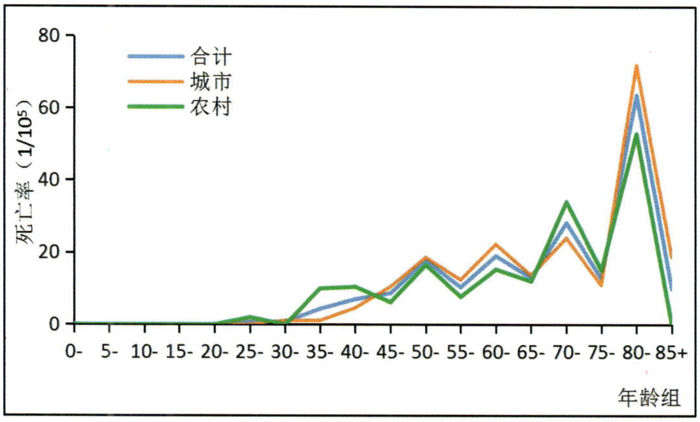

图 5-1b 宁夏城市和农村肿瘤登记地区女性乳腺癌年龄别死亡率

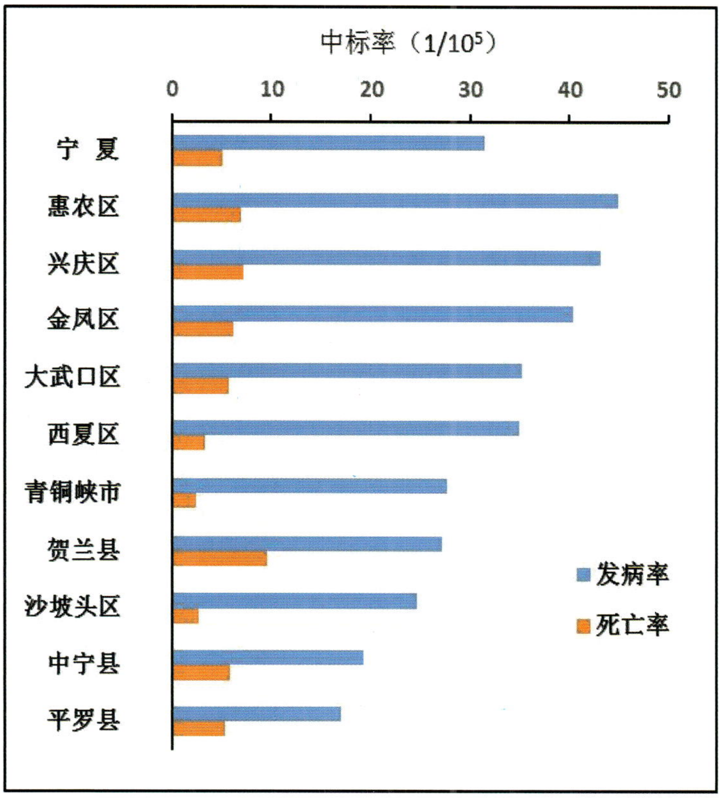

图 5-1c 宁夏肿瘤登记地区女性乳腺癌发病率和死亡率

报告女性乳腺癌病例中，23.20%的病例有明确的亚部位，其中，上外象限占 38.41%，上内象限占 16.56%，下外象限占 15.23%，交搭跨越占 11.92%，中央部占 7.28%，下内象限占 5.96%，乳头和乳晕占 3.97%，腋尾部占 0.66%（图 5-1d）。

女性乳腺癌病例中有明确组织学类型的病例占 68.82%，其中，导管癌占 69.64%，小叶性癌占 3.79%,髓样癌占 2.23%，佩吉特病占 0.89%（图 5-1e）。

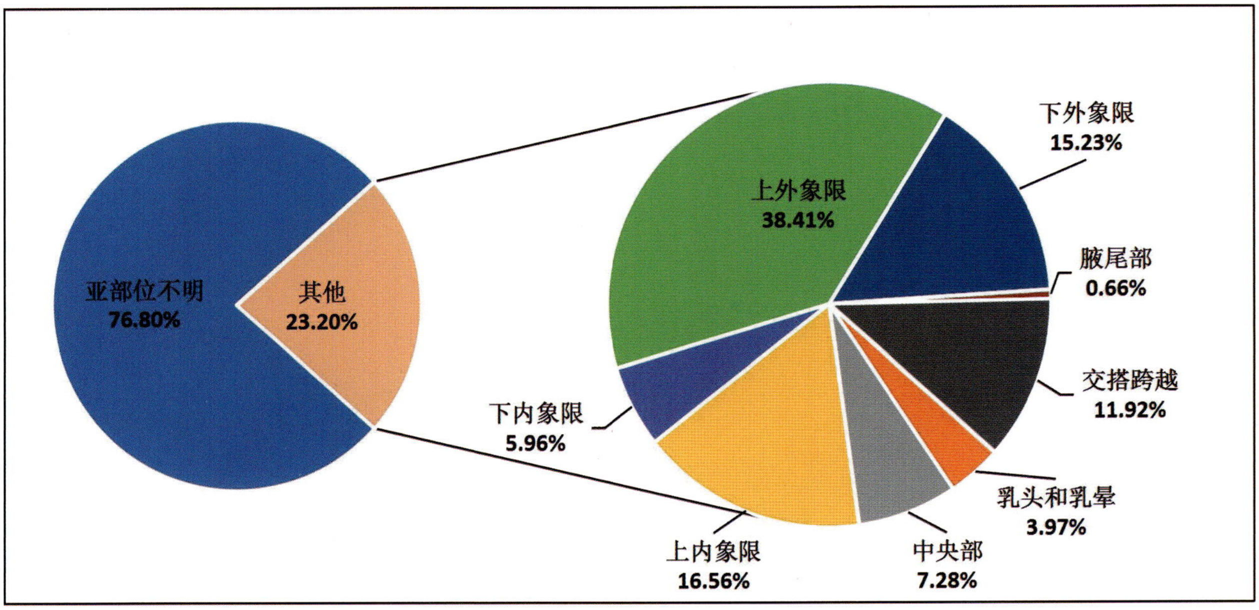

图 5-1d 宁夏肿瘤登记地区女性乳腺癌亚部位分布情况

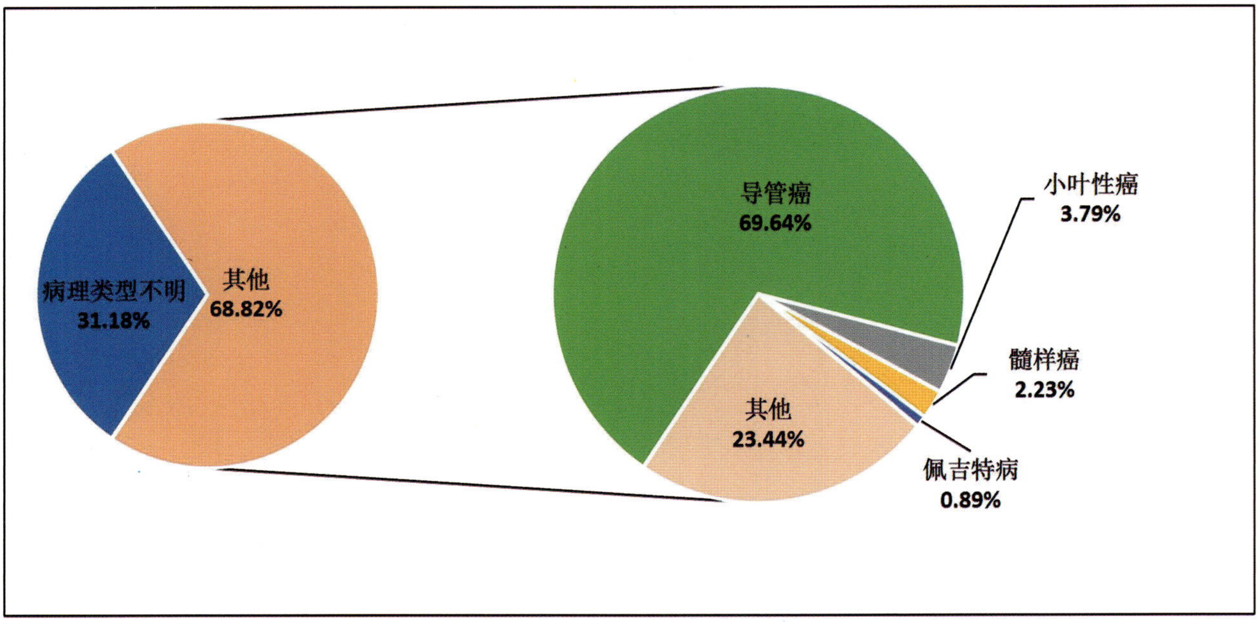

图 5-1e 宁夏肿瘤登记地区女性乳腺癌病理分型情况

第二节 肺

2016 年，肺癌发病位居宁夏恶性肿瘤发病第 2 位，占全部恶性肿瘤发病的 15.87%。共报告新发病例 1 203 例，其中男性 777 例，女性 426 例；城市地区 722 例，农村地区 481 例。肺癌发病率为 36.64/10 万，中标率为 27.64/10 万，世标率为 27.28/10 万。男性肺癌中标发病率为女性的 1.92 倍，城市地区肺癌中标发病率为农村的 1.16 倍。0～74 岁肺癌累积发病率为 3.16%（表 5-2a）。

表 5-2a 2016 年宁夏肿瘤登记地区肺癌发病情况

地区	性别	病例数	粗率 ($1/10^5$)	构成 (%)	中标率 ($1/10^5$)	世标率 ($1/10^5$)	累积率 (0～74 岁,%)
宁夏	合计	1203	36.64	15.87	27.64	27.28	3.16
	男性	777	46.86	20.35	36.64	36.62	4.43
	女性	426	26.21	11.32	19.06	18.30	1.96
城市	合计	722	37.01	15.45	29.52	29.12	3.28
	男性	467	47.70	20.36	39.28	39.13	4.67
	女性	255	26.23	10.72	20.27	19.58	1.99
农村	合计	481	36.10	16.53	25.39	25.10	3.04
	男性	310	45.65	20.34	33.32	33.55	4.15
	女性	171	26.17	12.35	17.75	16.91	1.96

2016 年，肺癌位居宁夏恶性肿瘤死亡第 1 位，占全部恶性肿瘤死亡的 22.79%，共报告肺癌死亡病例 849 例，其中男性 558 例，女性 291 例；城市地区 480 例，农村地区 369 例。肺癌死亡率为 25.86/10 万，中标率为 19.28/10 万，世标率为 19.02/10 万。男性肺癌中标死亡率为女性的 2.04 倍，城市地区肺癌中标死亡率与农村接近，分别为 19.31/10 万和 19.22/10 万。0～74 岁肺癌累积死亡率为 2.13%（表 5-2b）。

表 5-2b　2016 年宁夏肿瘤登记地区肺癌死亡情况

地区	性别	病例数	粗率 (1/10^5)	构成 (%)	中标率 (1/10^5)	世标率 (1/10^5)	累积率 (0~74 岁,%)
宁夏	合计	849	25.86	22.79	19.28	19.02	2.13
	男性	558	33.65	24.76	26.07	25.85	2.99
	女性	291	17.90	19.77	12.80	12.48	1.33
城市	合计	480	24.60	24.10	19.31	18.98	2.06
	男性	312	31.87	26.44	25.85	25.39	2.88
	女性	168	17.28	20.69	13.20	12.97	1.32
农村	合计	369	27.69	21.28	19.22	19.07	2.24
	男性	246	36.23	22.91	26.20	26.30	3.12
	女性	123	18.83	18.64	12.45	12.04	1.37

肺癌年龄别发病率和死亡率在 40 岁之前均处于较低水平，40 岁之后快速上升，在 75～岁年龄组达到高峰，男性上升速度高于女性。40～岁年龄组后，男性各年龄别发病率和死亡率均高于女性。城市地区、农村地区肺癌年龄别发病率和死亡率均在 75～岁年龄组达到高峰（图 5-2a～5-2f）。

10 个肿瘤登记地区中，男性肺癌中标发病率最高的是中宁县，为 45.95/10 万，其次是兴庆区、沙坡头区，分别为 43.99/10 万、42.78/10 万；女性中标发病率最高的是青铜峡市，为 23.56/10 万，其次是大武口区、沙坡头区，分别为 23.30/10 万、22.70/10 万。

男性中标死亡率最高的是大武口区，为 33.30/10 万，其次是中宁县、沙坡头区，分别为 33.08/10 万、31.36/10 万；女性中标死亡率最高的是沙坡头区，为 19.17/10 万，其次是大武口区、中宁县，分别为 18.95/10 万、16.98/10 万（图 5-2g）。

肺癌病例中有明确亚部位的病例占 18.20%，其中，肺上叶占 44.29%，肺下叶占 31.96%，肺中叶占 10.96%，主支气管占 9.59%，交搭跨越占 2.74%，气管占 0.46%（图 5-2h）。

肺癌病例中有明确组织学类型的病例占 45.30%，其中，鳞状细胞癌占 44.04%，腺癌占 39.27%，腺鳞癌占 13.39%（图 5-2i）。

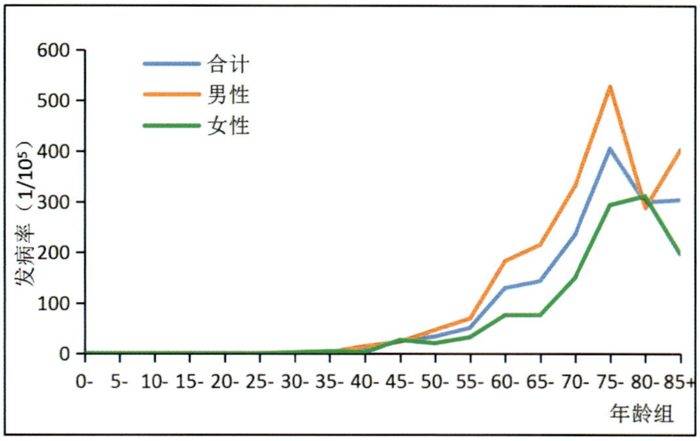

图 5-2a 宁夏肿瘤登记地区肺癌年龄别发病率

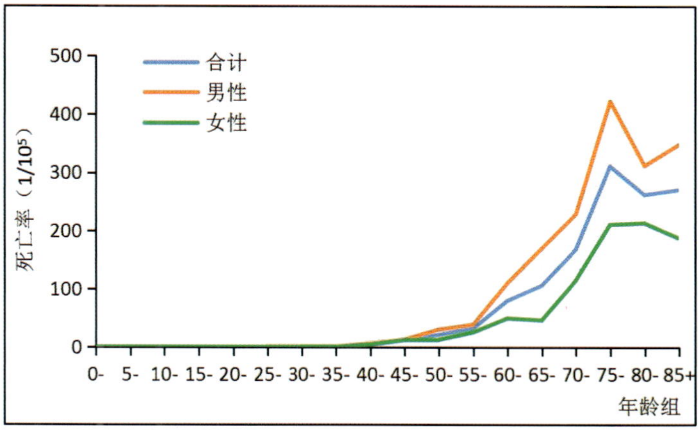

图 5-2b 宁夏肿瘤登记地区肺癌年龄别死亡率

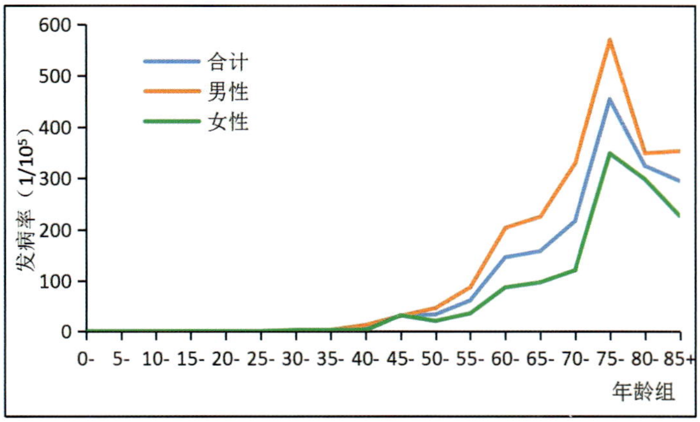

图 5-2c 宁夏城市肿瘤登记地区肺癌年龄别发病率

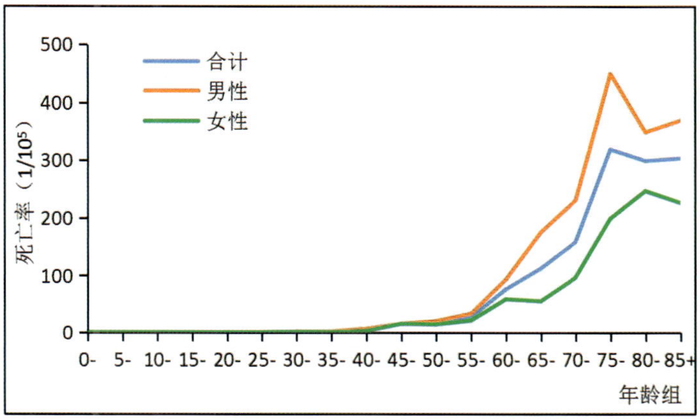

图 5-2d 宁夏城市肿瘤登记地区肺癌年龄别死亡率

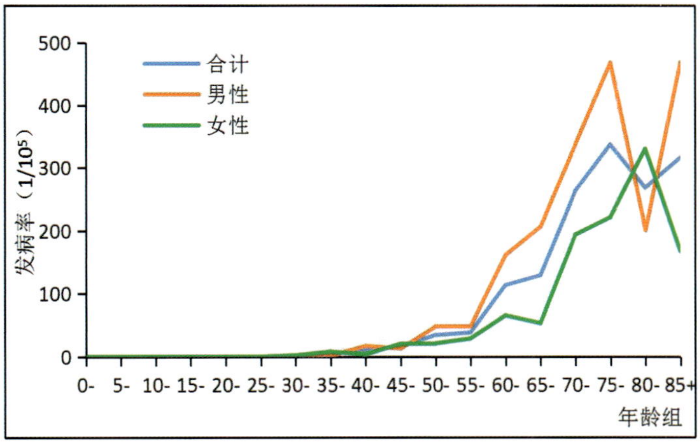

图 5-2e 宁夏农村肿瘤登记地区肺癌年龄别发病率

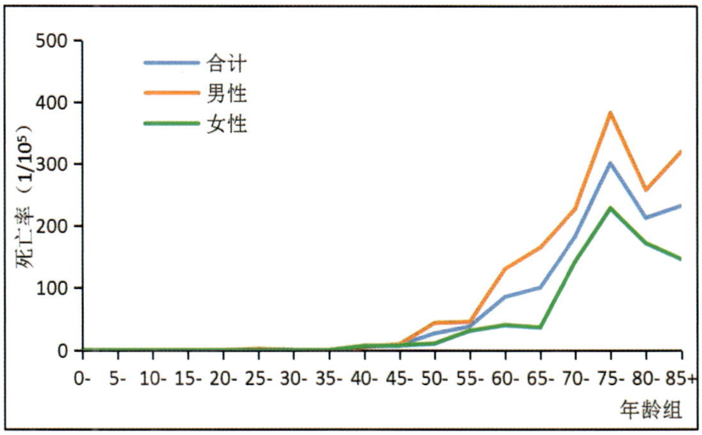

图 5-2f 宁夏农村肿瘤登记地区肺癌年龄别死亡率

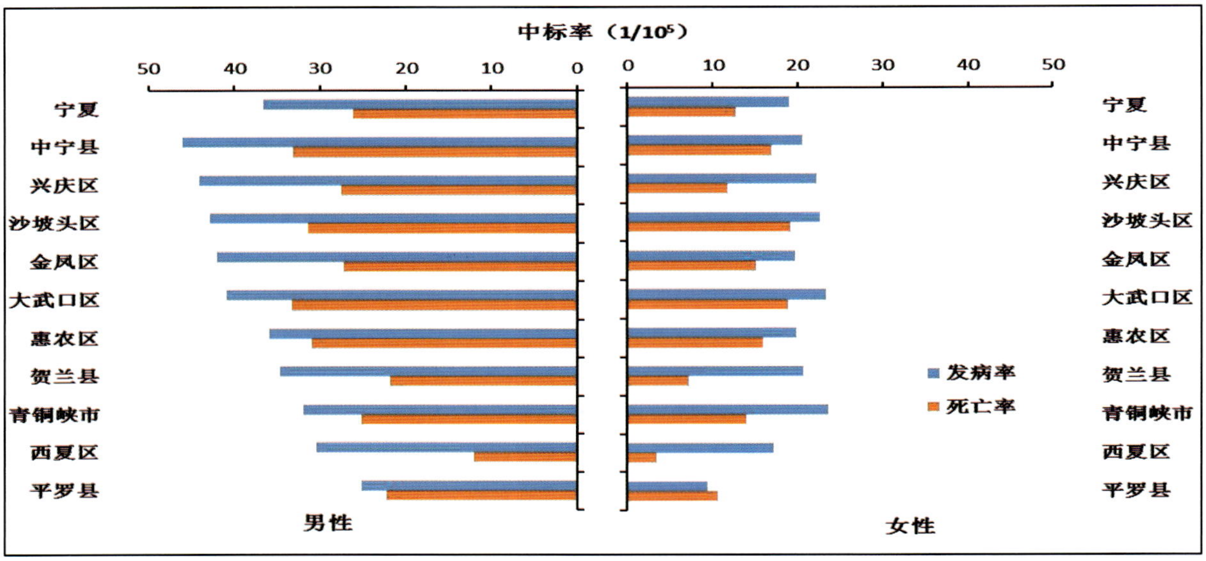

图 5-2g 宁夏肿瘤登记地区肺癌发病率和死亡率

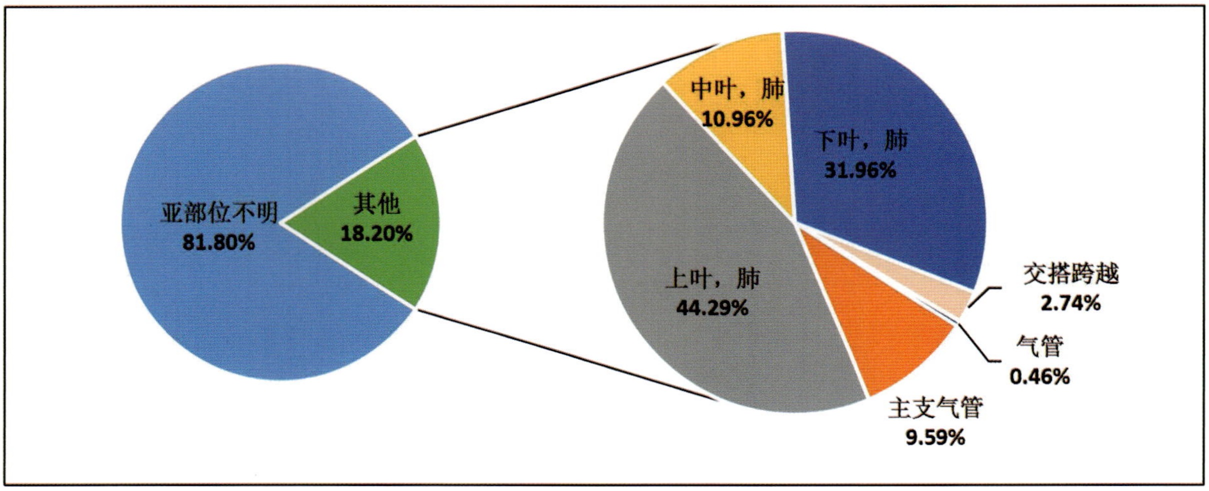

图 5-2h 宁夏肿瘤登记地区肺癌亚部位分布情况

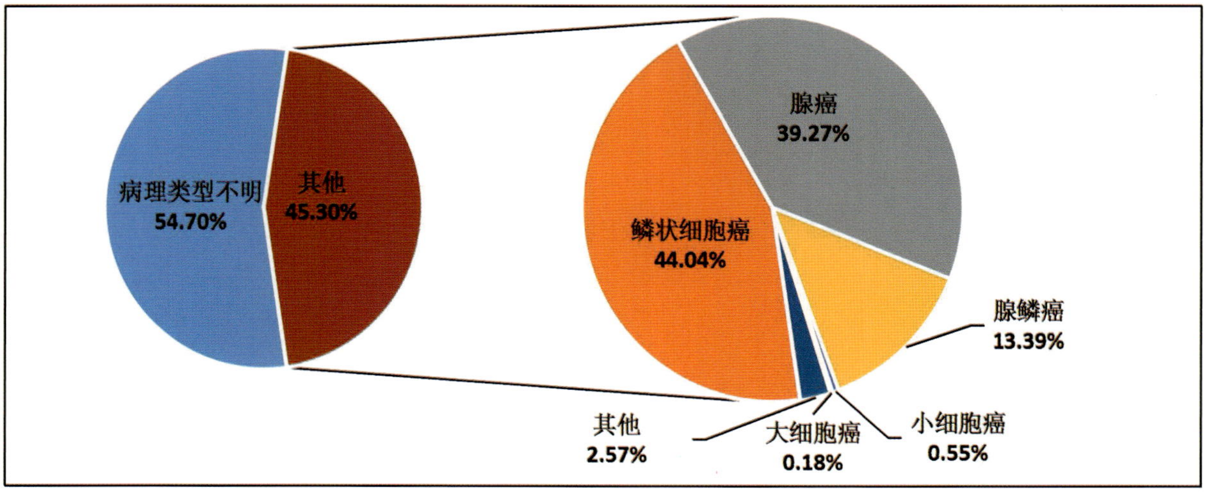

图 5-2i 宁夏肿瘤登记地区肺癌病理分型情况

第三节 胃

2016 年，胃癌位居宁夏恶性肿瘤发病第 3 位，占全部恶性肿瘤发病的 12.65%。共报告新发病例 959 例，其中男性 669 例，女性 290 例；城市地区 539 例，农村地区 420 例。2016 年宁夏肺癌发病率为 29.21/10 万，中标率为 22.38/10 万，世标率为 22.06/10 万；男性肺癌中标发病率为女性的 2.39 倍，城市居民肺癌中标发病率和农村居民接近，分别为 22.50/10 万和 22.45/10 万。0～74 岁肺癌累积发病率为 2.70%（表 5-3a）。

表 5-3a 2016 年宁夏肿瘤登记地区胃癌发病情况

地区	性别	病例数	粗率（$1/10^5$）	构成（%）	中标率（$1/10^5$）	世标率（$1/10^5$）	累积率（0～74 岁,%）
宁夏	合计	959	29.21	12.65	22.38	22.06	2.70
	男性	669	40.35	17.52	31.85	31.45	3.89
	女性	290	17.84	7.71	13.35	13.08	1.57
城市	合计	539	27.63	11.54	22.50	22.37	2.72
	男性	375	38.30	16.35	31.95	31.79	3.90
	女性	164	16.87	6.90	13.47	13.33	1.63
农村	合计	420	31.52	14.44	22.45	21.90	2.69
	男性	294	43.30	19.29	31.96	31.28	3.91
	女性	126	19.29	9.10	13.41	12.92	1.52

2016 年，胃癌位居宁夏恶性肿瘤死亡第 3 位，占全部恶性肿瘤死亡的 15.16%，共报告胃癌死亡病例 565 例，其中男性 398 例，女性 167 例；城市地区 259 例，农村地区 306 例。胃癌死亡率为 17.21/10 万，中标率为 12.79/10 万，世标率为 12.49/10 万；男性胃癌中标死亡率为女性的 2.50 倍，农村居民胃癌中标死亡率为城市居民的 1.54 倍。0～74 岁胃癌累积死亡率为 1.35%（表 5-3b）。

表 5-3b　2016 年宁夏肿瘤登记地区胃癌死亡情况

地区	性别	病例数	粗率 (1/10⁵)	构成 (%)	中标率 (1/10⁵)	世标率 (1/10⁵)	累积率 (0～74 岁,%)
宁夏	合计	565	17.21	15.16	12.79	12.49	1.35
	男性	398	24.00	17.66	18.49	18.04	2.00
	女性	167	10.27	11.35	7.39	7.21	0.74
城市	合计	259	13.27	13.00	10.38	10.21	1.10
	男性	189	19.30	16.02	15.58	15.22	1.68
	女性	70	7.20	8.62	5.43	5.42	0.57
农村	合计	306	22.97	17.65	15.99	15.47	1.66
	男性	209	30.78	19.46	22.22	21.62	2.38
	女性	97	14.85	14.70	10.14	9.65	0.98

胃癌年龄别发病率和死亡率在 40 岁之前均处于较低水平，50 岁之后快速上升，分别于在 75～岁年龄组、85+岁年龄组达到高峰。35～岁年龄组后，男性各年龄别胃癌发病率均高于女性；50～岁年龄组后，男性各年龄别胃癌死亡率均高于女性。城市地区、农村地区胃癌年龄别发病率和死亡率趋势与宁夏总体一致（图 5-3a～5-3f）。

10 个肿瘤登记地区中，男性胃癌中标发病率最高的是沙坡头区，为 56.38/10 万，其次是中宁县和青铜峡市，分别为 50.63/10 万、46.36/10 万；女性中标发病率最高的是金凤区，为 26.29/10 万，其次是沙坡头区和中宁县，分别为 22.84/10 万、21.59/10 万。

男性中标死亡率最高的是中宁县，为 30.99/10 万，其次是青铜峡市、沙坡头区，分别为 29.49/10 万、27.14/10 万；女性中标死亡率最高的是青铜峡市，为 17.82/10 万，其次是中宁县、沙坡头区，分别为 15.78/10 万、9.40/10 万（图 5-3g）。

胃癌病例中有明确亚部位的病例占 45.88%，其中，贲门占 30.45%，胃体占 22.95%，幽门窦占 21.14%，胃底占 11.59%（图 5-3h）。

胃癌病例中有明确组织学类型的病例占 61.00%，其中，腺癌占 86.67%，鳞状细胞癌占 7.85%（图 5-3i）。

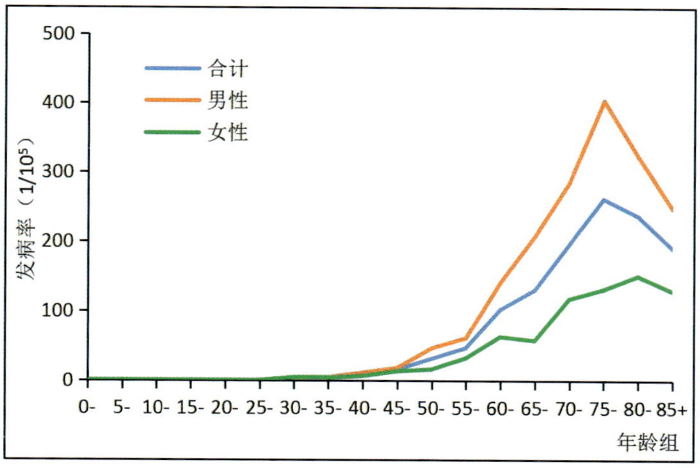

图 5-3a 宁夏肿瘤登记地区胃癌年龄别发病率

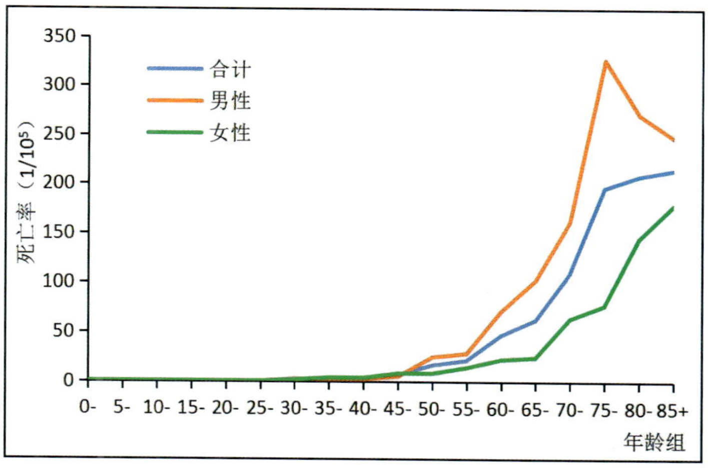

图 5-3b 宁夏肿瘤登记地区胃癌年龄别死亡率

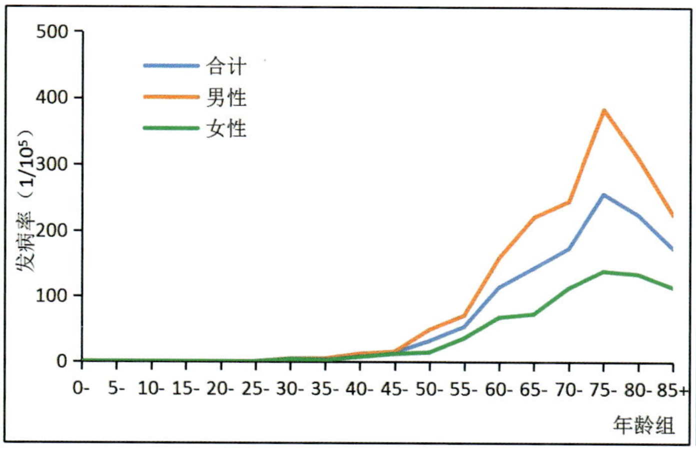

图 5-3c 宁夏城市肿瘤登记地区胃癌年龄别发病率

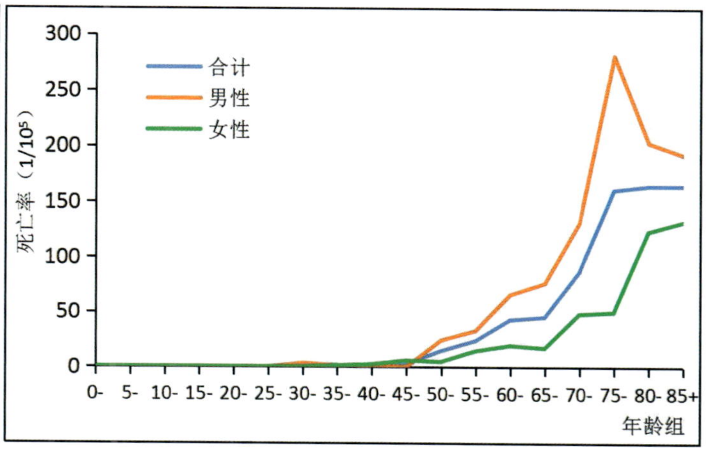

图 5-3d 宁夏城市肿瘤登记地区胃癌年龄别死亡率

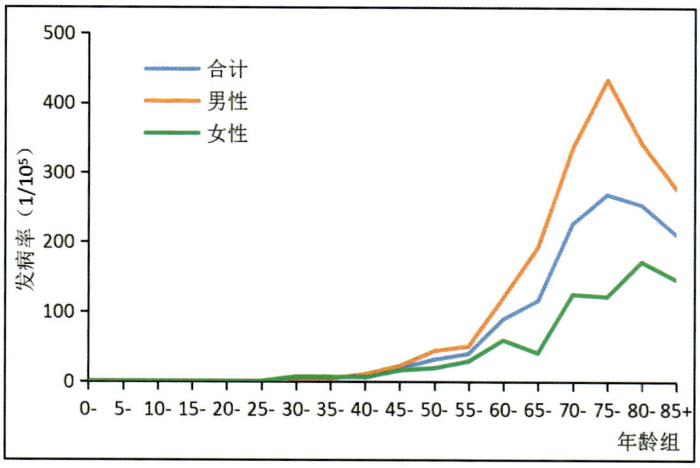

图 5-3e 宁夏农村肿瘤登记地区胃癌年龄别发病率

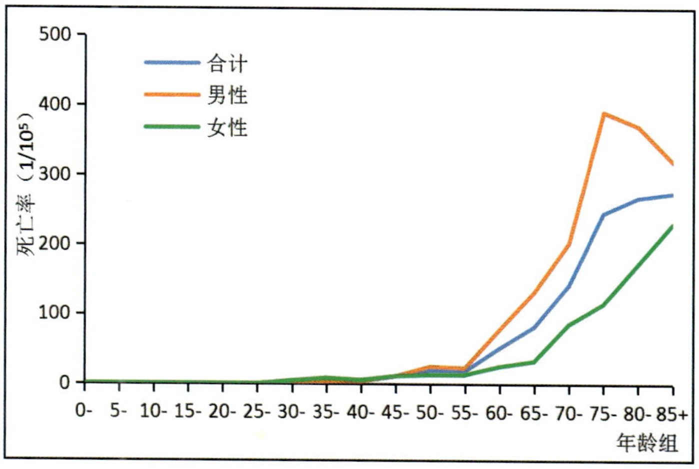

图 5-3f 宁夏农村肿瘤登记地区胃癌年龄别死亡率

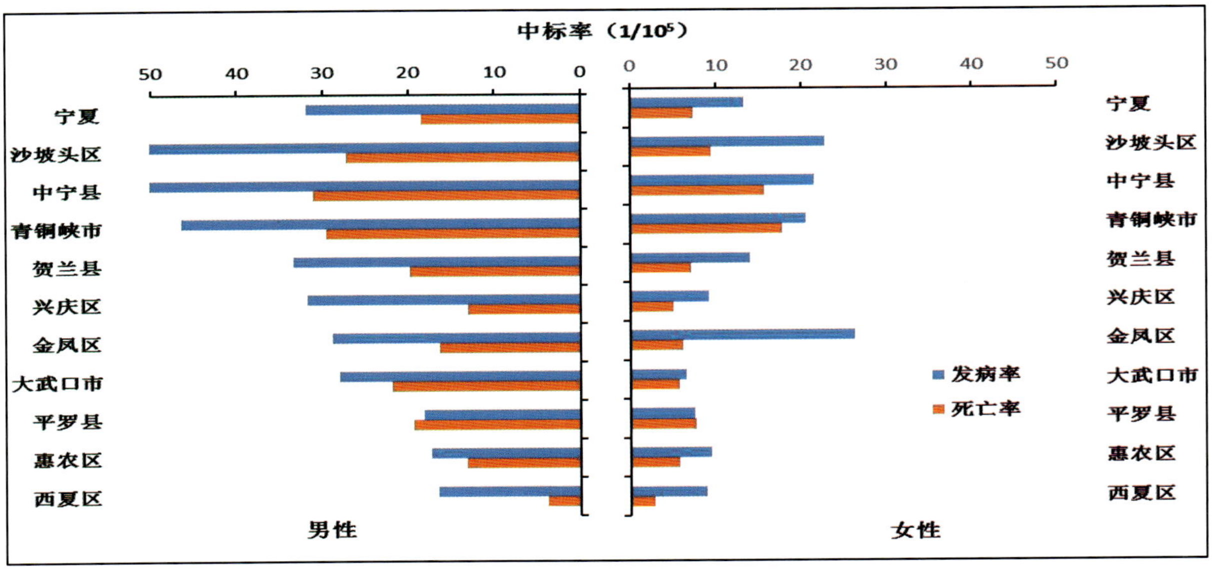

图 5-3g 宁夏肿瘤登记地区胃癌发病率与死亡率

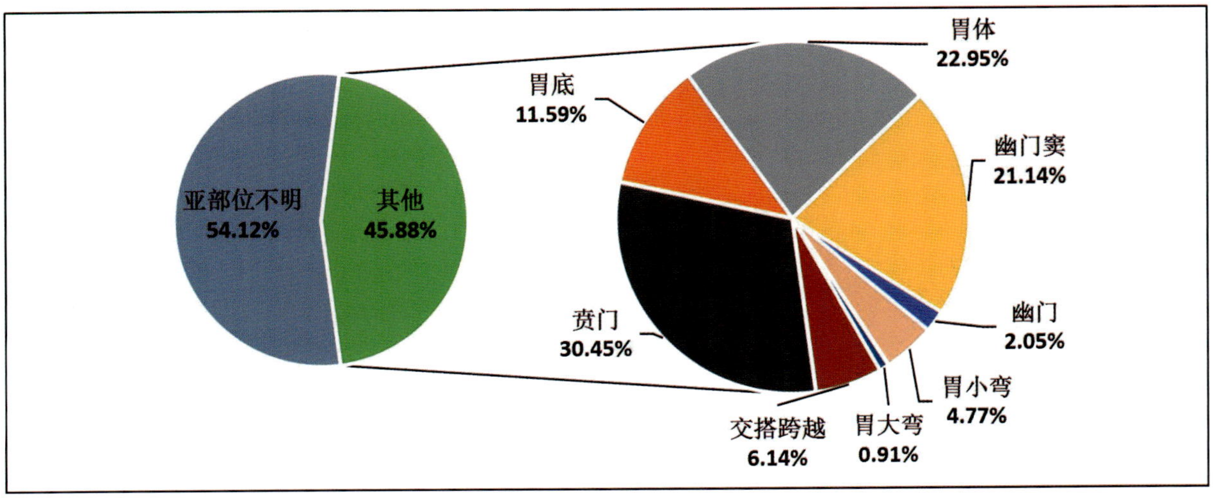

图 5-3h 宁夏肿瘤登记地区胃癌亚部位分布情况

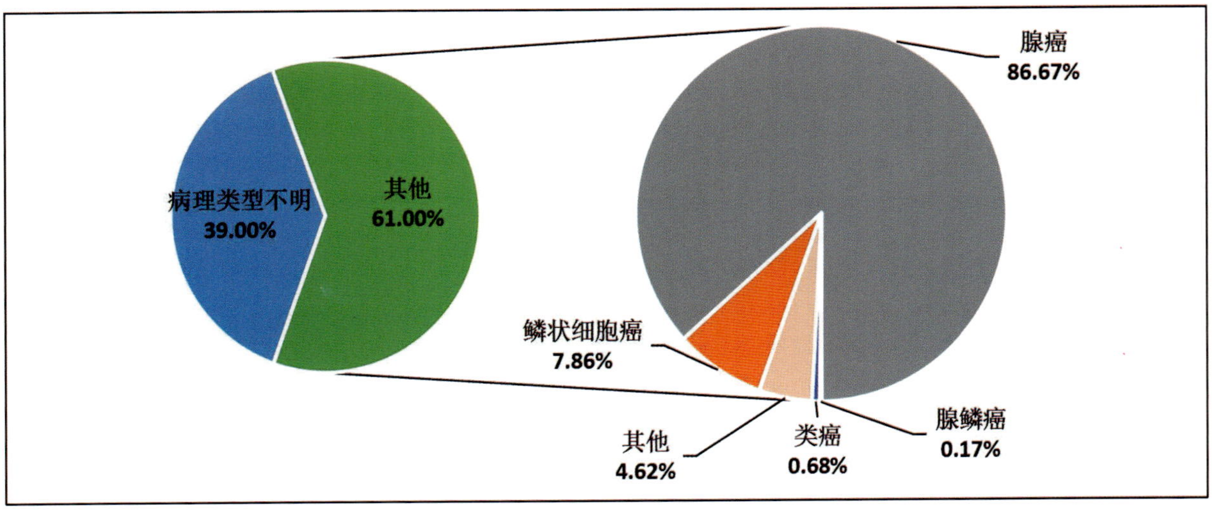

图 5-3j 宁夏肿瘤登记地区肺癌病理分型情况

第四节 肝

2016 年，肝癌位居宁夏恶性肿瘤发病第 4 位，占全部恶性肿瘤发病的 10.14%。共报告新发病例 769 例，其中男性 523 例，女性 246 例；城市地区 442 例，农村地区 327 例。2016 年宁夏肝癌发病率为 23.42/10 万，中标率为 18.02/10 万，世标率为 18.08/10 万；男性肝癌中标发病率为女性的 2.20 倍，城市居民肝癌中标发病率为农村的 1.06 倍。0～74 岁肝癌累积发病率为 2.13%（表 5-4a）。

表 5-4a 2016 年宁夏肿瘤登记地区肝癌发病情况

地区	性别	病例数	粗率 (1/10^5)	构成 (%)	中标率 (1/10^5)	世标率 (1/10^5)	累积率 (0～74 岁,%)
宁夏	合计	769	23.42	10.14	18.02	18.08	2.13
	男性	523	31.54	13.70	24.83	24.86	2.96
	女性	246	15.14	6.54	11.27	11.36	1.32
城市	合计	442	22.65	9.46	18.46	18.48	2.14
	男性	293	29.93	12.77	24.75	24.86	2.89
	女性	149	15.33	6.27	12.17	12.09	1.40
农村	合计	327	24.54	11.24	17.46	17.62	2.13
	男性	230	33.87	15.09	24.94	24.90	3.04
	女性	97	14.85	7.00	10.05	10.40	1.22

2016 年，肝癌位居宁夏恶性肿瘤死亡第 2 位，占全部恶性肿瘤死亡的 15.86%，共报告肝癌死亡病例 591 例，其中男性 410 例，女性 181 例；城市地区 317 例，农村地区 274 例。2016 年宁夏肝癌死亡率为 18.00/10 万，中标率为 13.66/10 万，世标率为 13.63/10 万；男性中标死亡率为女性的 2.33 倍，农村居民肝癌中标死亡率为城市的 1.13 倍。0～74 岁肝癌累积死亡率为 1.57%（表 5-4b）。

表 5-4b 2016 年宁夏肿瘤登记地区肝癌死亡情况

地区	性别	病例数	粗率（$1/10^5$）	构成（%）	中标率（$1/10^5$）	世标率（$1/10^5$）	累积率（0～74 岁,%）
宁夏	合计	591	18.00	15.86	13.66	13.63	1.57
	男性	410	24.73	18.19	19.17	19.19	2.24
	女性	181	11.14	12.30	8.21	8.11	0.92
城市	合计	317	16.25	15.91	12.89	12.91	1.41
	男性	215	21.96	18.22	17.71	17.93	2.02
	女性	102	10.49	12.56	8.09	7.88	0.83
农村	合计	274	20.56	15.80	14.63	14.53	1.78
	男性	195	28.72	18.16	20.99	20.75	2.52
	女性	79	12.09	11.97	8.33	8.35	1.04

2016 年宁夏肝癌年龄别发病率和死亡率在 35 岁之前均处于较低水平，40 岁之后快速上升，在 80～岁年龄组达到高峰。男性各年龄别发病率、死亡率均高于女性。城市地区、农村地区肝癌发病率分别于 75～岁、80～岁年龄组达到高峰；城市地区、农村地区肝癌死亡率分别于 85+ 岁、80～岁年龄组达到高峰（图 5-4a～5-4f）。

10 个肿瘤登记地区中，男性肝癌中标发病率最高的是沙坡头区，为 38.24/10 万，其次是中宁县、青铜峡市，分别为 35.50/10 万、27.54/10 万；女性肝癌中标发病率最高的是沙坡头区，为 16.51/10 万，其次是大武口区、中宁县，分别为 14.38/10 万、14.16/10 万。

男性肝癌中标死亡率最高的是沙坡头区，为 32.04/10 万，其次是中宁县、贺兰县，分别为 23.87/10 万、23.35/10 万；女性肝癌中标死亡率最高的是金凤区，为 12.83/10 万，其次是中宁县、沙坡头区，分别为 10.72/10 万、10.53/10 万（图 5-4g）。

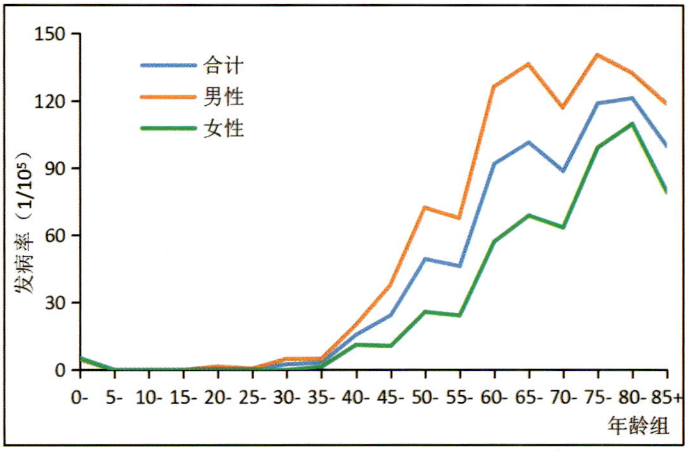

图 5-4a 宁夏肿瘤登记地区肝癌年龄别发病率

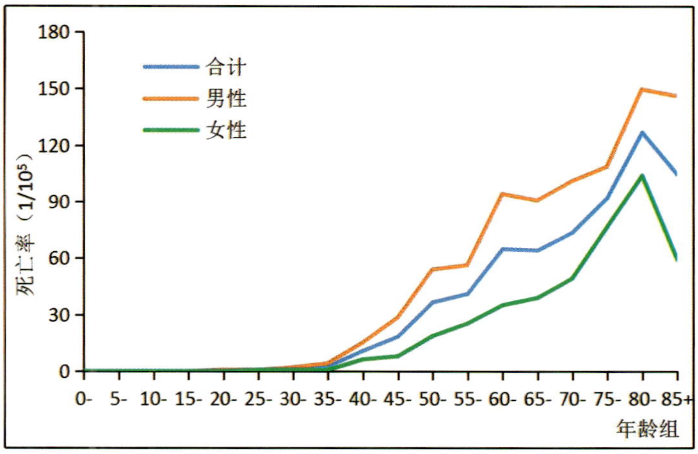

图 5-4b 宁夏肿瘤登记地区肝癌年龄别死亡率

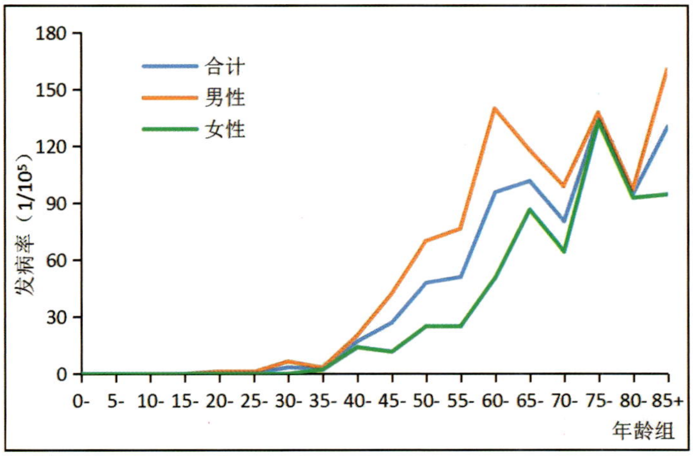

图 5-4c 宁夏城市肿瘤登记地区肝癌年龄别发病率

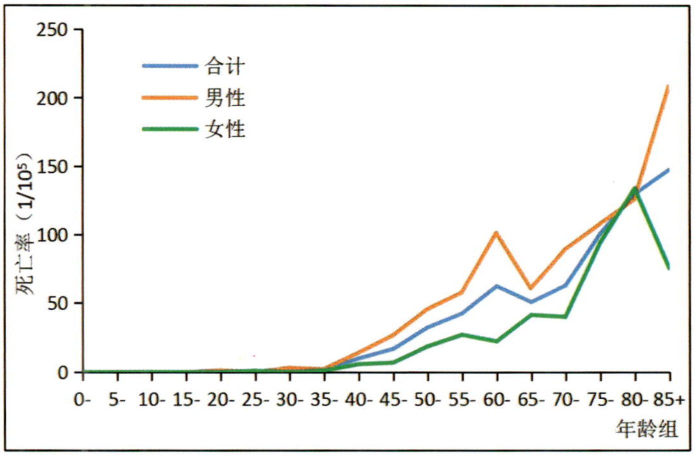

图 5-4d 宁夏城市肿瘤登记地区肝癌年龄别死亡率

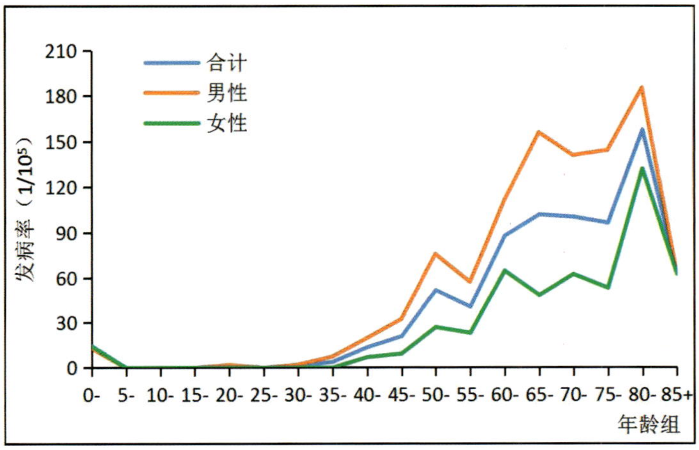

图 5-4e 宁夏农村肿瘤登记地区肝癌年龄别发病率

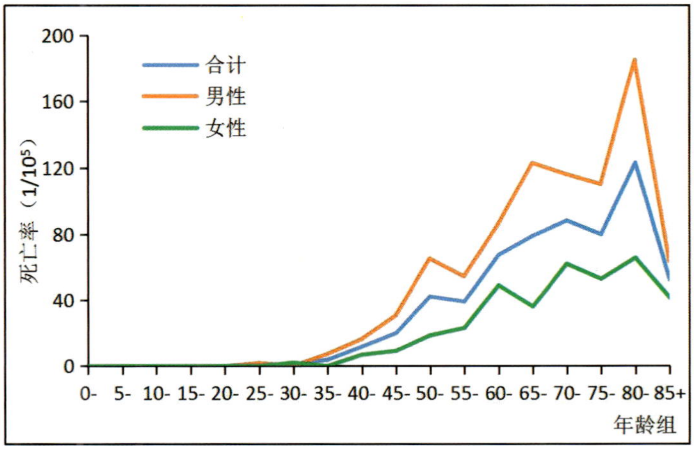

图 5-4f 宁夏农村肿瘤登记地区肝癌年龄别死亡率

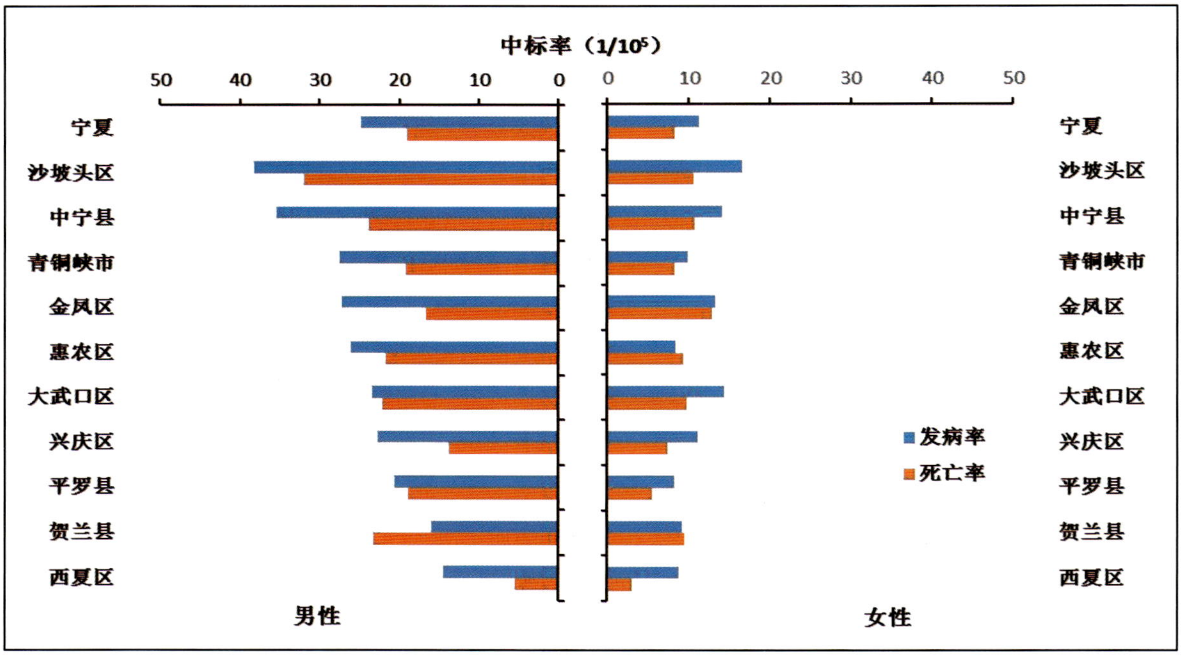

图 5-4g 宁夏肿瘤登记地区肝癌发病率与死亡率

第五节 子宫颈

2016 年，子宫颈癌位居宁夏恶性肿瘤发病第 5 位，占全部恶性肿瘤发病的 4.71%。共报告新发病例 357 例，其中城市地区 230 例，农村地区 127 例。发病率为 21.96/10 万，中标率为 17.50/10 万，世标率为 16.27/10 万。城市地区子宫颈癌发病率为 23.66/10 万，农村地区发病率为 19.44/10 万。城市居民子宫颈癌中标发病率为农村的 1.34 倍。0～74 岁子宫颈癌累积发病率为 1.75%（表 5-5a）。

表 5-5a 2016 年宁夏肿瘤登记地区子宫颈癌发病情况

地区	病例数	粗发病率 $(1/10^5)$	构成 (%)	中标率 $(1/10^5)$	世标率 $(1/10^5)$	累积率 (0～74 岁, %)
宁夏	357	21.96	4.71	17.50	16.27	1.75
城市	230	23.66	4.92	19.63	18.43	2.01
农村	127	19.44	4.37	14.66	13.47	1.42

2016 年，子宫颈癌位居宁夏恶性肿瘤死亡第 9 位，占全部恶性肿瘤死亡的 1.74%。子宫颈癌死亡率为 4.00/10 万，中标率为 3.00/10 万，世标率为 2.93/10 万。其中城市地区子宫颈癌死亡率为 3.29/10 万，农村地区死亡率为 5.05/10 万。农村居民子宫颈癌中标死亡率为城市的 1.32 倍。0～74 岁子宫颈癌累积死亡率为 0.32%(表 5-5b)。

表 5-5b 2016 年宁夏肿瘤登记地区子宫颈癌死亡情况

地区	病例数	粗死亡率 $(1/10^5)$	构成 (%)	中标率 $(1/10^5)$	世标率 $(1/10^5)$	累积率 (0～74 岁, %)
宁夏	65	4.00	1.74	3.00	2.93	0.32
城市	32	3.29	1.61	2.63	2.59	0.31
农村	33	5.05	1.90	3.46	3.33	0.33

子宫颈癌年龄别发病率在 20～岁年龄组之后逐步上升，分别在 50～岁、60～岁、70～岁年龄组出现高峰。除 80～岁年龄组外，城市地区子宫颈癌年龄别发病率均高于农村地区。除 40～岁、50～岁、70～岁年龄组外，农村地区子宫颈癌年龄别死亡率均高于城市地区（图 5-5a～5-5b）。

10 个肿瘤登记地区中，子宫颈癌中标发病率兴庆区最高，为 24.31/10 万，其次是沙坡头区、金凤区，分别为 23.74/10 万、21.41/10 万。子宫颈癌中标死亡率贺兰县最高，为 4.99/10 万，其次是沙坡头区、青铜峡市，分别为 4.75/10 万、3.78/10 万（图 5-5c）。

子宫颈癌病中有明确亚部位的病例占 15.69%，其中外宫颈占 73.21%，宫颈内膜占 23.21%，交搭跨越占 3.57%（图 5-5c）。

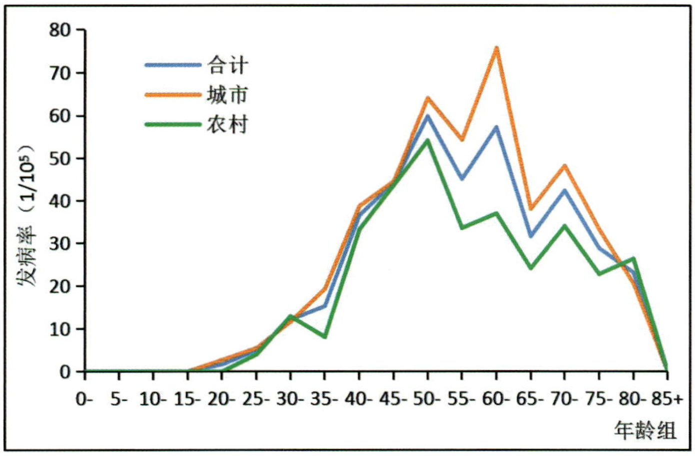

图 5–5a 宁夏城市和农村肿瘤登记地区子宫颈癌年龄别发病率

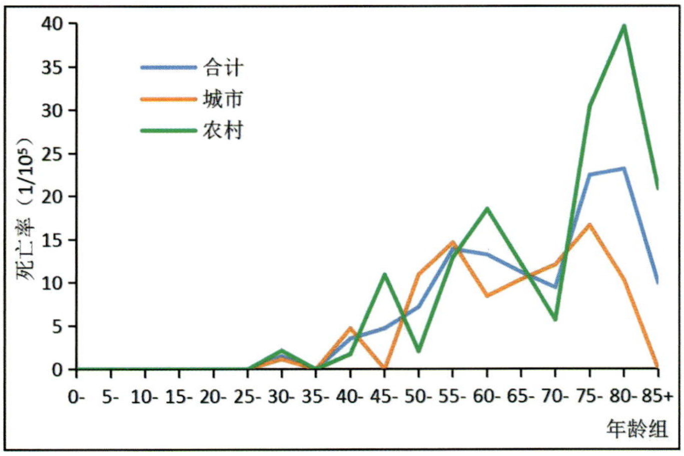

图 5–5b 宁夏城市和农村肿瘤登记地区子宫颈癌年龄别死亡率

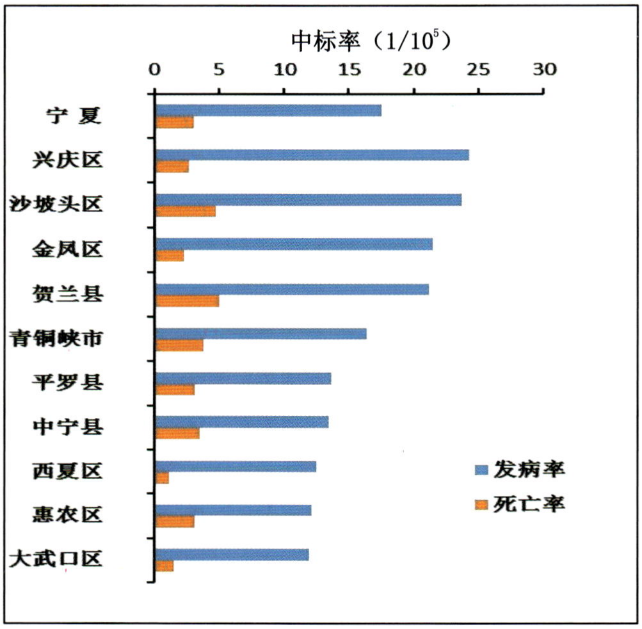

图 5–5c 宁夏肿瘤登记地区子宫颈癌发病率和死亡率

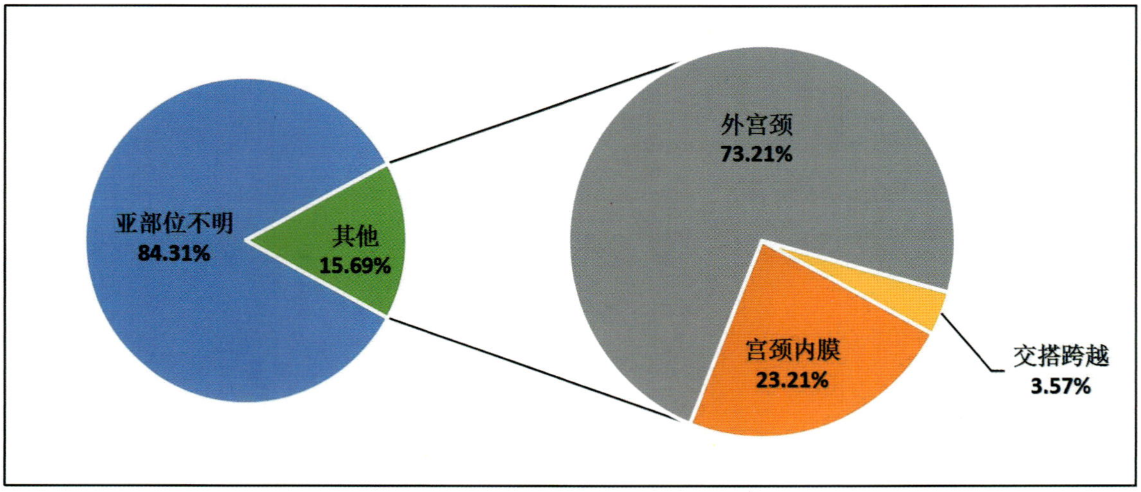

图 5–5d 宁夏肿瘤登记地区子宫颈癌亚部位分布情况

第六节 结直肠

2016 年，结直肠癌位居宁夏恶性肿瘤发病第 6 位，占全部恶性肿瘤发病的 8.80%。共报告新发病例 667 例，其中男性 378 例，女性 289 例；城市地区 444 例，农村地区 223 例。结直肠癌发病率为 20.31/10 万，中标率为 15.74/10 万，世标率为 15.56/10 万；男性结直肠癌中标发病率为女性的 1.33 倍，城市居民结直肠癌中标发病率为农村的 1.56 倍。0～74 岁结直肠癌累积发病率为 1.99%（表 5-6a）。

表 5-6a　2016 年宁夏肿瘤登记地区结直肠癌发病情况

地区	性别	病例数	粗率 ($1/10^5$)	构成 (%)	中标率 ($1/10^5$)	世标率 ($1/10^5$)	累积率 (0～74 岁,%)
宁夏	合计	667	20.31	8.80	15.74	15.56	1.99
	男性	378	22.80	9.90	18.01	17.69	2.15
	女性	289	17.78	7.68	13.52	13.47	1.83
城市	合计	444	22.76	9.50	18.75	18.63	2.41
	男性	261	26.66	11.38	22.16	21.74	2.64
	女性	183	18.83	7.70	15.40	15.54	2.17
农村	合计	223	16.74	7.67	12.05	11.85	1.49
	男性	117	17.23	7.68	12.85	12.72	1.57
	女性	106	16.22	7.65	11.29	11.01	1.41

2016 年，结直肠癌位居宁夏恶性肿瘤死亡第 4 位，占全部恶性肿瘤死亡的 7.92%。共报告死亡病例 295 例，其中男性 162 例，女性 133 例；城市地区 173 例，农村地区 122 例。结直肠癌死亡率为 8.98/10 万，中标率为 6.62/10 万，世标率为 6.32/10 万；男性结直肠癌中标死亡率为女性的 1.24 倍，城市居民结直肠癌中标死亡率为农村的 1.07 倍。0～74 岁结直肠癌累积死亡率为 0.66%（表 5-6b）。

表 5-6b　2016 年宁夏肿瘤登记地区结直肠癌死亡情况

地区	性别	病例数	粗率 (1/10⁵)	构成 (%)	中标率 (1/10⁵)	世标率 (1/10⁵)	累积率 (0～74 岁,%)
宁夏	合计	295	8.98	7.92	6.62	6.32	0.66
	男性	162	9.77	7.19	7.35	7.08	0.73
	女性	133	8.18	9.04	5.93	5.58	0.59
城市	合计	173	8.87	8.68	6.81	6.39	0.64
	男性	96	9.81	8.14	7.61	7.06	0.66
	女性	77	7.92	9.48	6.03	5.72	0.62
农村	合计	122	9.16	7.04	6.39	6.23	0.68
	男性	66	9.72	6.15	6.94	7.05	0.82
	女性	56	8.57	8.48	5.85	5.42	0.55

结直肠癌年龄别发病率和死亡率在 40 岁之前均处于较低水平，45 岁之后快速上升。除 65～岁年龄组外，男性各年龄别结直肠癌发病率均高于女性；除 80～岁年龄组外，男性各年龄别结直肠癌死亡率均高于女性。城市地区、农村地区结直肠癌发病率分别于 75～岁、80～岁年龄组达到高峰；城市地区、农村地区结直肠癌死亡率分别于 75～岁、85+岁年龄组达到高峰（图 5-6a～5-6f）

10 个肿瘤登记地区中，男性结直肠癌中标发病率最高的是兴庆区，为 27.21/10 万，其次是金凤区、沙坡头区，分别为 24.87/10 万、24.44/10 万；女性结直肠癌中标发病率最高的是金凤区，为 20.40/10 万，其次是兴庆区、沙坡头区，分别为 16.11/10 万、15.75/10 万。

男性结直肠癌中标死亡率最高的是贺兰县，为 12.72/10 万，其次是金凤区、大武口区，分别为 9.90/10 万、9.52/10 万；女性结直肠癌中标死亡率最高的是金凤区，为 14.24/10 万，其次是贺兰县、中宁县，分别为 7.02/10 万、6.69/10 万（图 5-6g）。

结直肠癌病例中有明确亚部位的病例占 45.70%，其中，乙状结肠占 48.12%，升结肠占 21.80%，盲肠占 11.28%，横结肠占 6.77%，交搭跨越占 4.51%，降结肠占 3.76%（图 5-6h）。

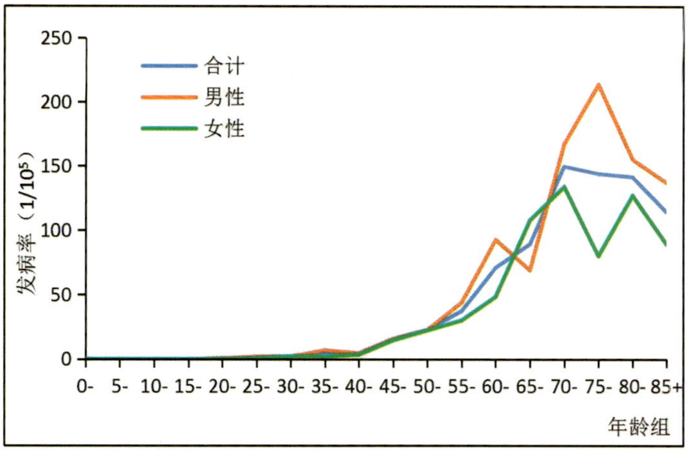

图 5-6a 宁夏肿瘤登记地区结直肠癌年龄别发病率

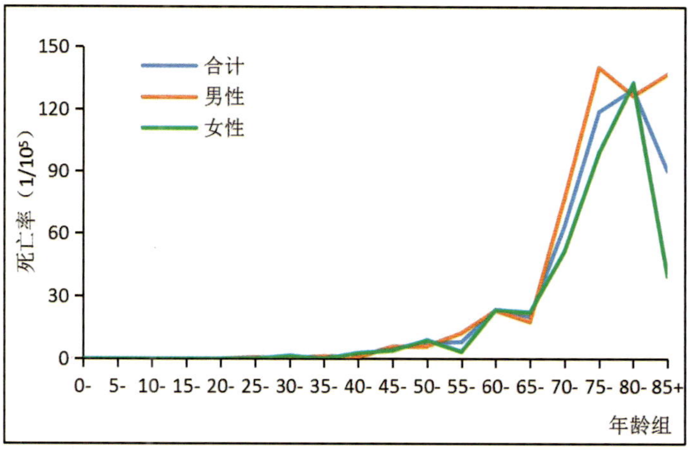

图 5-6b 宁夏肿瘤登记地区结直肠癌年龄别死亡率

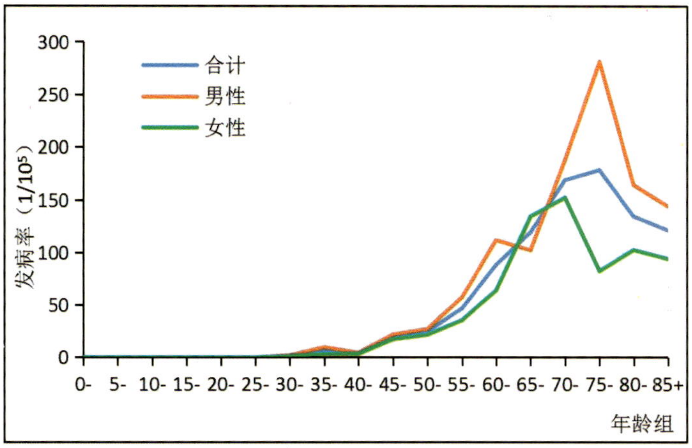

图 5-6c 宁夏城市肿瘤登记地区结直肠癌年龄别发病率

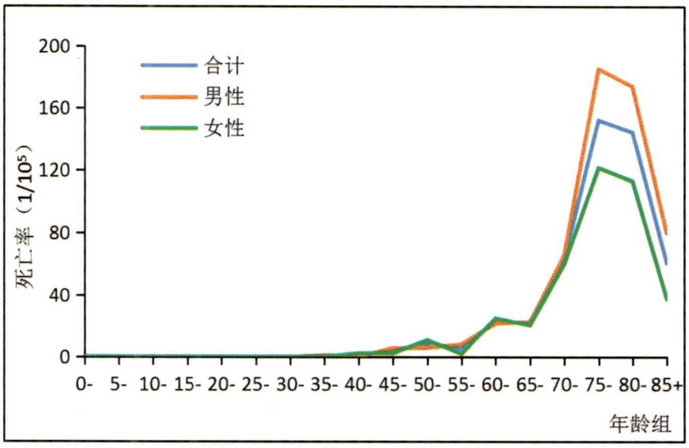

图 5-6d 宁夏城市肿瘤登记地区结直肠癌年龄别死亡率

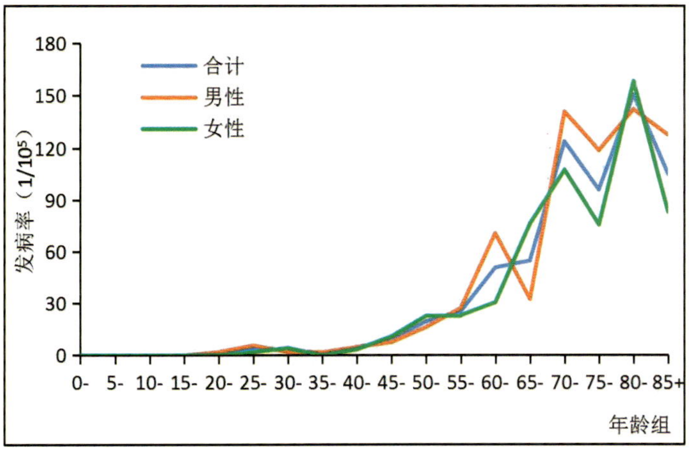

图 5-6e 宁夏农村肿瘤登记地区结直肠癌年龄别发病率

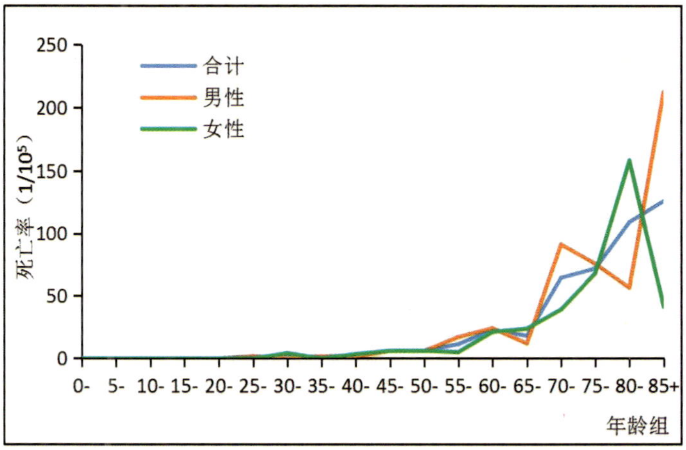

图 5-6f 宁夏农村肿瘤登记地区结直肠癌年龄别死亡率

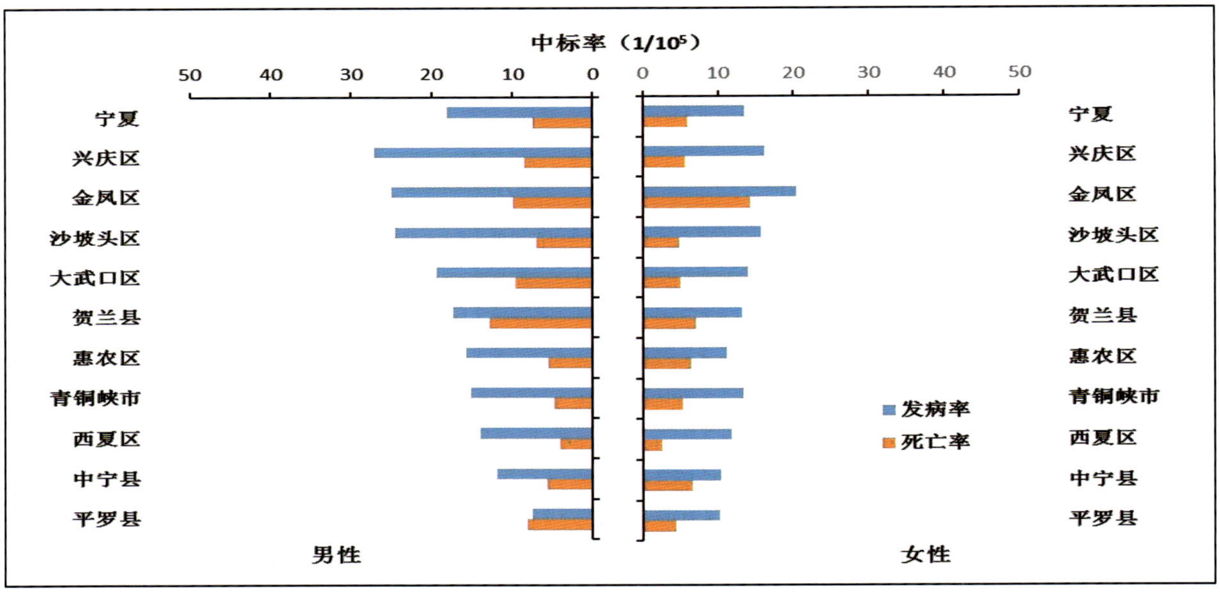

图 5-6g 宁夏肿瘤登记地区结直肠癌发病率与死亡率

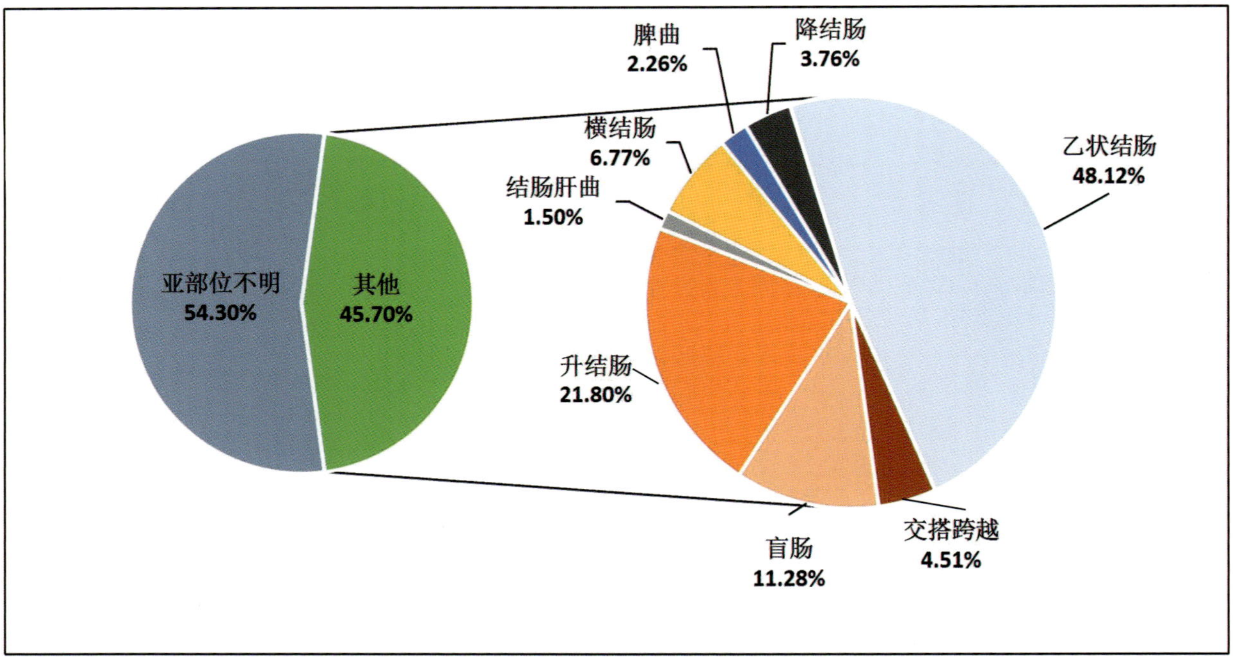

图 5-6h 宁夏肿瘤登记地区结直肠癌亚部位分布情况

第七节 脑

2016 年，脑瘤位居宁夏恶性肿瘤发病第 7 位，占全部恶性肿瘤发病的 4.68%。共报告新发病例 355 例，其中男性 158 例，女性 197 例；城市地区 206 例，农村地区 149 例。脑瘤发病率为 10.81/10 万，中标率为 8.82/10 万，世标率为 8.67/10 万；女性脑瘤中标发病率为男性的 1.28 倍，农村居民脑瘤中标发病率为城市的 1.03 倍。0～74 岁脑瘤累积发病率为 0.98%(表 5-7a)。

表 5-7a 2016 年宁夏肿瘤登记地区脑瘤发病情况

地区	性别	病例数	粗率 (1/10⁵)	构成 (%)	中标率 (1/10⁵)	世标率 (1/10⁵)	累积率 (0～74 岁,%)
宁夏	合计	355	10.81	4.68	8.82	8.67	0.98
	男性	158	9.53	4.14	7.74	7.48	0.81
	女性	197	12.12	5.24	9.89	9.85	1.14
城市	合计	206	10.56	4.41	8.81	8.58	0.96
	男性	96	9.81	4.18	8.14	7.98	0.85
	女性	110	11.32	4.63	9.47	9.15	1.07
农村	合计	149	11.18	5.12	9.11	9.06	1.02
	男性	62	9.13	4.07	7.49	7.06	0.79
	女性	87	13.32	6.28	10.72	11.10	1.25

2016 年，脑瘤位居宁夏恶性肿瘤死亡第 8 位，占全部恶性肿瘤死亡的 4.08%。共报告脑瘤死亡病例 134 例，其中男性 66 例，女性 68 例；城市地区 63 例，农村地区 71 例。脑瘤死亡率为 4.08/10 万，中标率为 3.34/10 万，世标率为 3.31/10 万；女性脑瘤中标死亡率为男性的 1.05 倍，农村居民脑瘤中标死亡率为城市的 1.57 倍。0～74 岁脑瘤累积死亡率为 0.37%（表 5-7b）。

表 5-7b 2016 年宁夏肿瘤登记地区脑瘤死亡情况

地区	性别	病例数	粗率 (1/10⁵)	构成 (%)	中标率 (1/10⁵)	世标率 (1/10⁵)	累积率 (0～74 岁,%)
宁夏	合计	134	4.08	3.60	3.34	3.31	0.37
	男性	66	3.98	2.93	3.26	3.11	0.35
	女性	68	4.18	4.62	3.43	3.53	0.39
城市	合计	63	3.23	3.16	2.70	2.61	0.31
	男性	36	3.68	3.05	3.06	2.86	0.29
	女性	27	2.78	3.33	2.33	2.33	0.32
农村	合计	71	5.33	4.09	4.24	4.32	0.46
	男性	30	4.42	2.79	3.48	3.39	0.41
	女性	41	6.28	6.21	5.05	5.33	0.50

脑瘤年龄别发病率和死亡率分别在 25 岁和 35 岁之前处于较低水平，之后逐步上升，在 70～岁年龄组均达到高峰。女性脑瘤年龄别发病率总体上高于男性。城市地区、农村地区脑瘤发病率分别于 80～岁、70～岁年龄组达到高峰，城市地区、农村地区脑瘤死亡率分别于 80～岁、75～岁年龄组达到高峰（图 5-7a～图 5-7f）。

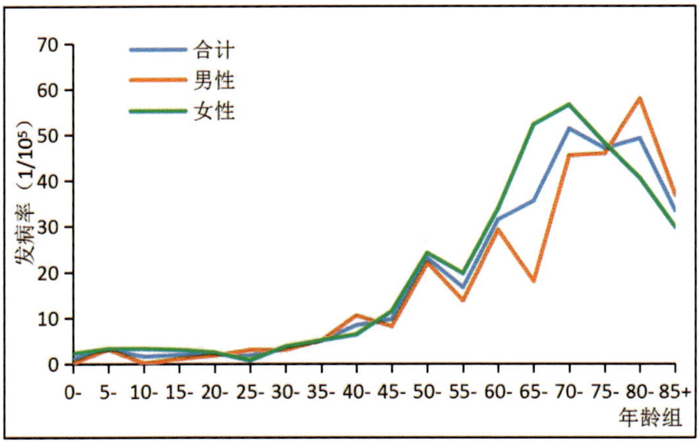

图 5-7a 宁夏肿瘤登记地区脑瘤年龄别发病率

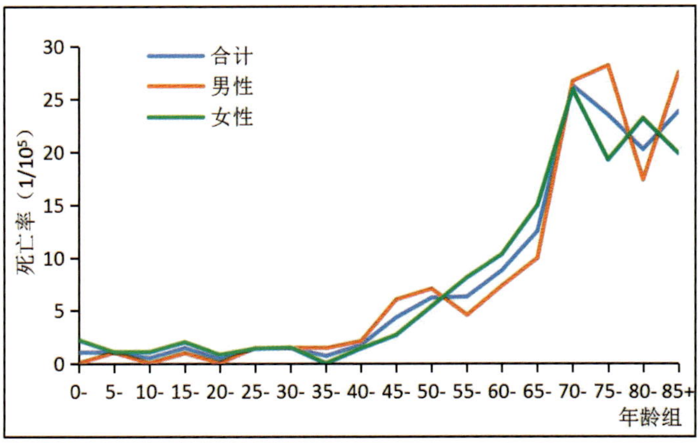

图 5-7b 宁夏肿瘤登记地区脑瘤年龄别死亡率

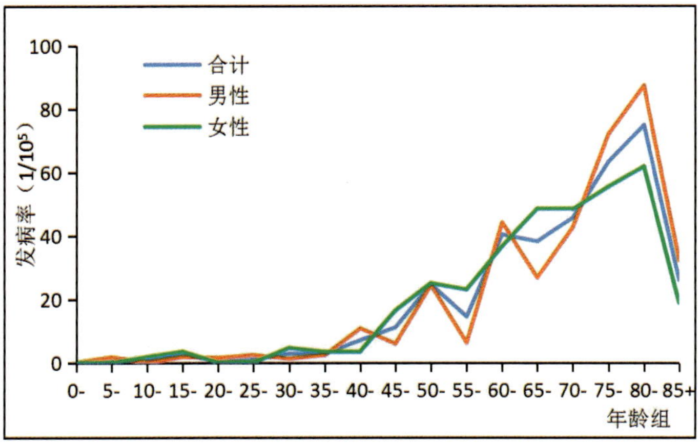

图 5-7c 宁夏城市肿瘤登记地区脑瘤年龄别发病率

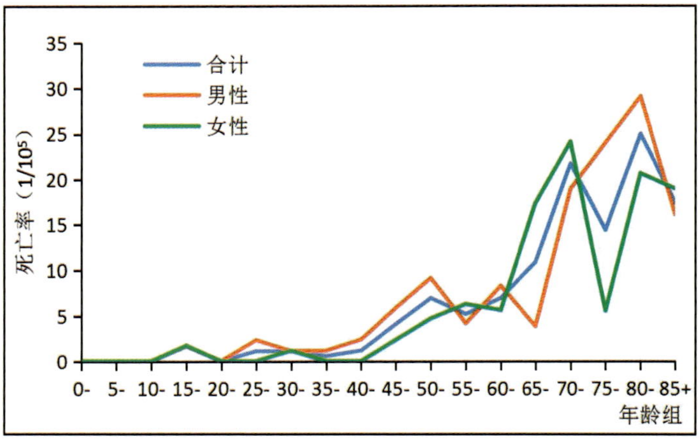

图 5-7d 宁夏城市肿瘤登记地区脑瘤年龄别死亡率

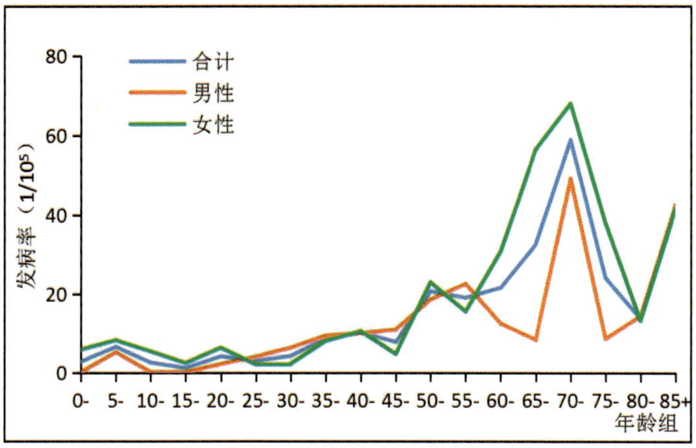

图 5-7e 宁夏农村肿瘤登记地区脑瘤年龄别发病率

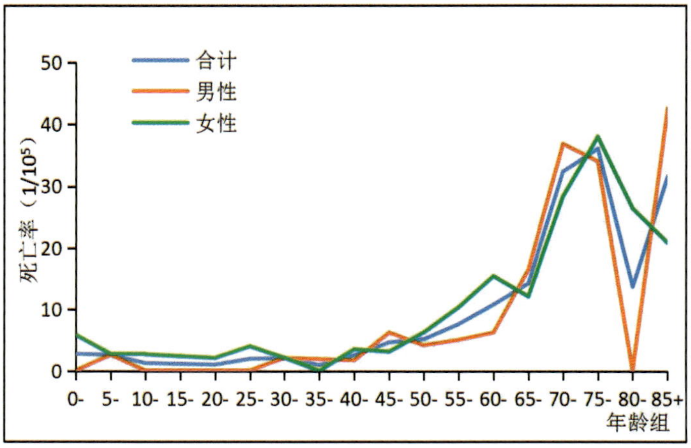

图 5-7f 宁夏农村肿瘤登记地区脑瘤年龄别死亡率

10个肿瘤登记地区中，男性脑瘤中标发病率最高的是青铜峡市，为10.58/10万，其次是贺兰县、沙坡头区，分别为10.37/10万、9.47/10万；女性脑瘤中标发病率最高的是青铜峡市，为19.82/10万，其次是金凤区、贺兰县，分别为12.18/10万、12.17/10万。

男性脑瘤中标死亡率最高的是平罗县，为5.27/10万，其次是中宁县、大武口区，均为5.13/10万；女性脑瘤中标死亡率最高的是青铜峡市，为8.93/10万，其次是贺兰县、平罗县，分别为4.73/10万、4.28/10万（图5-7g）。

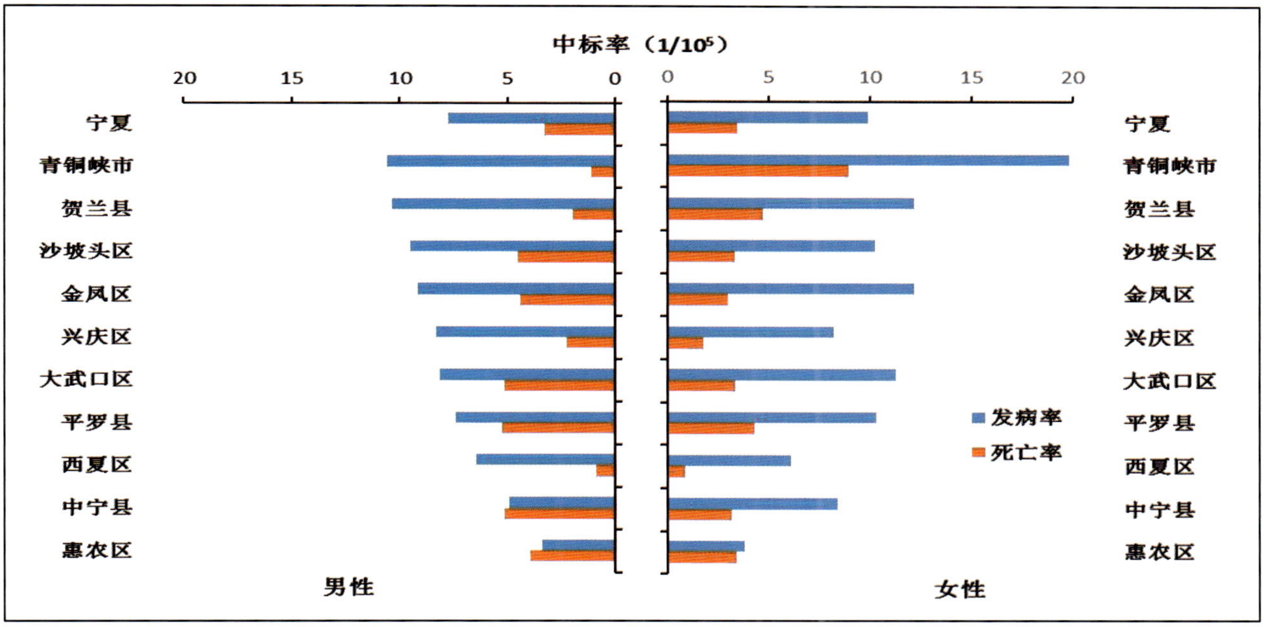

图5-7g 宁夏肿瘤登记地区脑瘤发病率与死亡率

第八节 子宫体

2016 年，子宫体癌位居宁夏恶性肿瘤发病第 8 位，占全部恶性肿瘤发病的 2.15%。共报告新发病例 163 例，其中城市地区 108 例，农村地区 55 例。子宫体癌发病率为 10.03/10 万，中标率为 7.63/10 万，世标率为 7.34/10 万。城市地区子宫体癌发病率为 11.11/10 万，农村地区发病率为 8.42/10 万。城市居民子宫体癌中标发病率为农村的 1.49 倍。0～74 岁累积发病率为 0.81%（表 5-8a）

表 5-8a 2016 年宁夏肿瘤登记地区子宫体癌发病情况

地区	病例数	粗率 (1/10⁵)	构成 (%)	中标 (1/10⁵)	世标率 (1/10⁵)	累积率 (0～74 岁,%)
宁夏	163	10.03	2.15	7.63	7.34	0.81
城市	108	11.11	2.31	8.91	8.65	0.98
农村	55	8.42	1.89	5.99	5.68	0.59

2016 年，子宫体癌位居宁夏恶性肿瘤死亡第 14 位，占全部恶性肿瘤死亡的 0.83%。子宫体癌死亡率为 1.91/10 万，中标率为 1.46/10 万，世标率为 1.44/10 万。城市地区子宫体癌死亡率为 1.85/10 万，农村地区死亡率为 1.99/10 万。城市地区子宫体癌中标死亡率为农村的 1.14 倍。0～74 岁子宫体癌累积死亡率为 0.17%(表 5-8b)。

表 5-8b 2016 年宁夏肿瘤登记地区子宫体癌死亡情况

地区	病例数	粗率 (1/10⁵)	构成 (%)	中标率 (1/10⁵)	世标率 (1/10⁵)	累积率 (0～74 岁,%)
宁夏	31	1.91	0.83	1.46	1.44	0.17
城市	18	1.85	0.90	1.55	1.56	0.19
农村	13	1.99	0.75	1.36	1.32	0.14

子宫体癌年龄别发病率于 25～岁年龄组开始上升，50～岁年龄组达到高峰，之后逐步下降，75～岁年龄组出现小高峰。子宫体癌年龄别死亡率于 45～岁年龄组开始上升，分别于 50～岁、65～岁、80～岁年龄组出现高峰。城市地区子宫体癌年龄别发病率高于农村地区（图 5-8a～5-8b）。

10 个肿瘤登记地区中，沙坡头区子宫体癌中标发病率最高，为 10.88/10 万，其次是西夏区、兴庆区，分别为 10.80/10 万、9.55/10 万。中宁县子宫体癌中标死亡率最高，为 3.03/10 万，其次是金凤区、沙坡头区，分别为 2.55/10 万、2.29/10 万（图 5-8c）。

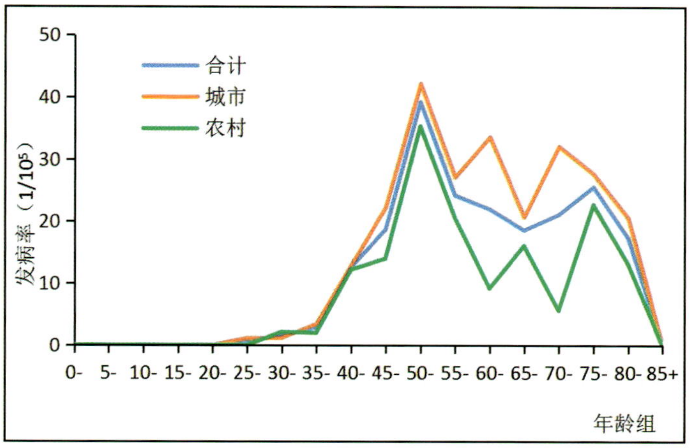

图 5-8a 宁夏城市和农村肿瘤登记地区子宫体癌发病情况

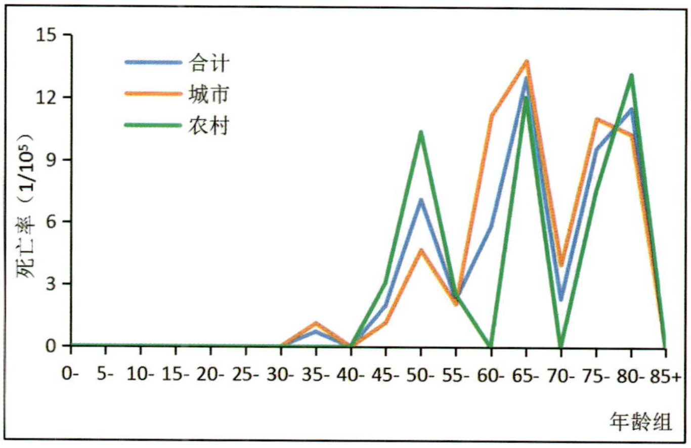

图 5-8b 宁夏城市和农村肿瘤登记地区子宫体癌死亡情况

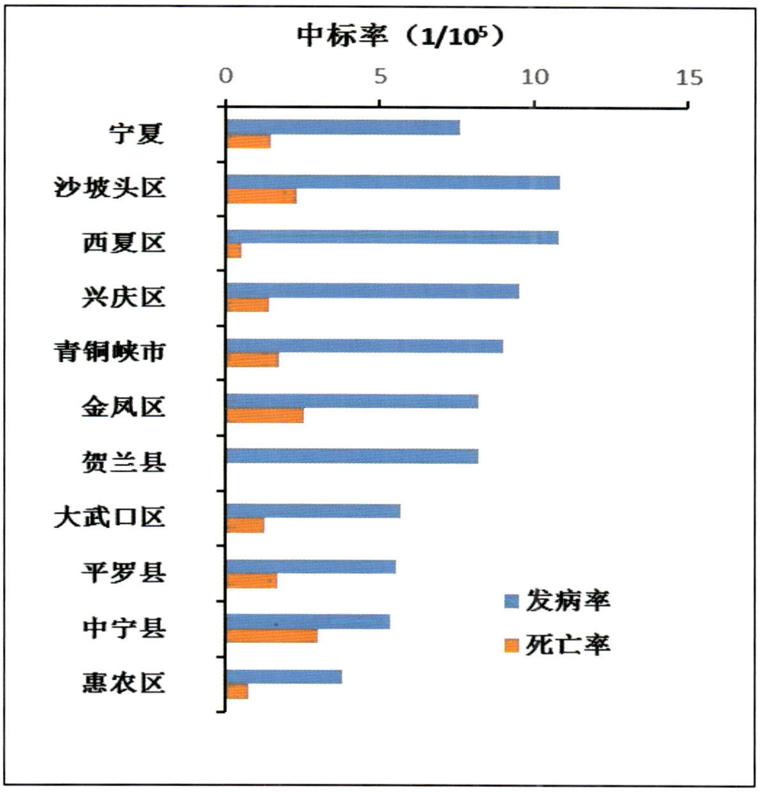

图 5-8c 宁夏肿瘤登记地区子宫体癌发病率和死亡率

第九节 食管

2016 年，食管癌位居宁夏恶性肿瘤发病第 9 位，占全部恶性肿瘤发病的 3.89%。共报告新发病例 295 例，其中，男性 208 例，女性 87 例；城市地区 143 例，农村地区 152 例。食管癌发病率为 8.98/10 万，中标率为 6.82/10 万，世标率为 6.78/10 万；男性食管癌中标发病率为女性的 2.45 倍，农村地区食管癌中标发病率为城市地区的 1.39 倍。0～74 岁食管癌累积发病率为 0.85%（表 5-9a）。

表 5-9a　2016 年宁夏肿瘤登记地区食管癌发病情况

地区	性别	病例数	粗率（$1/10^5$）	构成（%）	中标率（$1/10^5$）	世标率（$1/10^5$）	累积率（0～74 岁,%）
宁夏	合计	295	8.98	3.89	6.82	6.78	0.85
	男性	208	12.54	5.45	9.74	9.68	1.13
	女性	87	5.35	2.31	3.98	3.94	0.57
城市	合计	143	7.33	3.06	5.82	5.80	0.69
	男性	106	10.83	4.62	8.73	8.71	0.98
	女性	37	3.81	1.56	2.97	2.94	0.41
农村	合计	152	11.41	5.23	8.08	7.99	1.04
	男性	102	15.02	6.69	11.01	10.87	1.31
	女性	50	7.65	3.61	5.25	5.19	0.77

2016 年，食管癌位居宁夏恶性肿瘤死亡第 6 位，占全部恶性肿瘤死亡的 5.45%。报告食管癌死亡病例 203 例，其中男性 144 例，女性 59 例；城市地区 88 例，农村地区 115 例。食管癌死亡率为 6.18/10 万，中标率为 4.65/10 万，世标率为 4.54/10 万；男性食管癌中标死亡率为女性的 2.44 倍，农村地区食管癌中标死亡率为城市地区的 1.70 倍。0～74 岁食管癌累积死亡率为 0.56%（表 5-9b）。

表 5-9b 2016 年宁夏肿瘤登记地区食管癌死亡情况

地区	性别	病例数	粗率 (1/10⁵)	构成 (%)	中标率 (1/10⁵)	世标率 (1/10⁵)	累积率 (0~74 岁,%)
宁夏	合计	203	6.18	5.45	4.65	4.54	0.56
	男性	144	8.68	6.39	6.65	6.46	0.73
	女性	59	3.63	4.01	2.72	2.69	0.40
城市	合计	88	4.51	4.42	3.57	3.53	0.41
	男性	65	6.64	5.51	5.23	5.13	0.54
	女性	23	2.37	2.83	1.92	1.94	0.29
农村	合计	115	8.63	6.63	6.08	5.87	0.76
	男性	79	11.63	7.36	8.52	8.18	0.97
	女性	36	5.51	5.45	3.79	3.69	0.56

食管癌年龄别发病率和死亡率分别在 50 岁和 55 岁之前处于较低水平，之后逐步上升，均在 80～岁年龄组达到高峰。男性食管癌年龄别发病率总体上高于女性。城市地区、农村地区食管癌发病率分别于 75～岁、80～岁年龄组达到高峰，死亡率均于 80～岁年龄组达到高峰（图 5-9a～5-9f）。

10 个肿瘤登记地区中，男性食管癌中标发病率最高的是沙坡头区，为 15.41/10 万，其次是青铜峡市、中宁县，分别为 13.90/10 万、12.12/10 万；女性食管癌中标发病率最高的是中宁县，为 6.74/10 万，其次是贺兰县、青铜峡市，分别为 6.33/10 万、4.83/10 万。

男性食管癌中标死亡率最高的是平罗县，为 10.05/10 万，其次是贺兰县、惠农区，分别为 9.95/10 万、7.90/10 万；女性食管癌中标死亡率最高的是沙坡头区，为 5.09/10 万，其次是中宁县、平罗县，分别为 5.04/10 万、4.21/10 万（图 5-9g）。

食管癌病例中有明确亚部位的病例占 22.37%，其中，食管上段（上三分之一）占 36.36%，食管中段（中三分之一）占 34.85%，食管下段（下三分之一）占 15.15%，交搭跨越占 13.64%（图 5-9h）。

食管癌病例中有明确组织学类型的病例占 54.92%，其中，鳞状细胞癌占 78.40%，腺癌占 17.90%，其他占 3.70%（图 5-9i）。

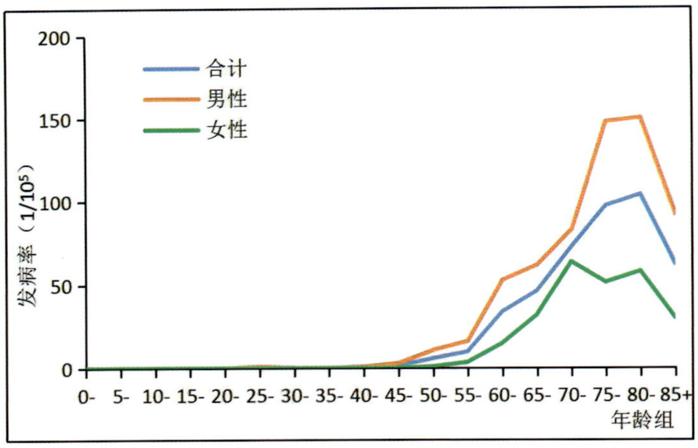

图 5–9a 宁夏肿瘤登记地区食管癌年龄别发病率

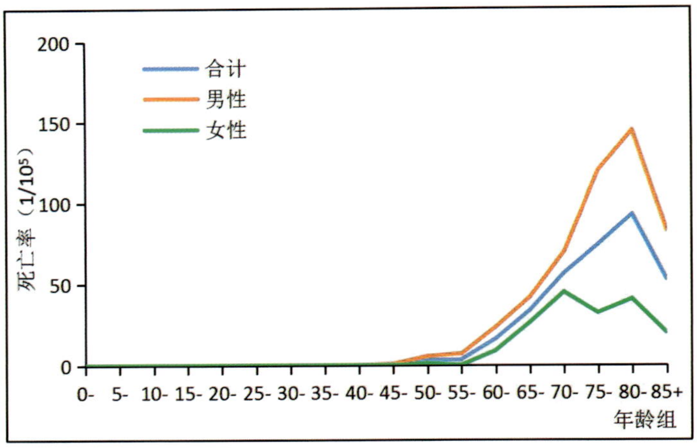

图 5–9b 宁夏肿瘤登记地区食管癌年龄别死亡率

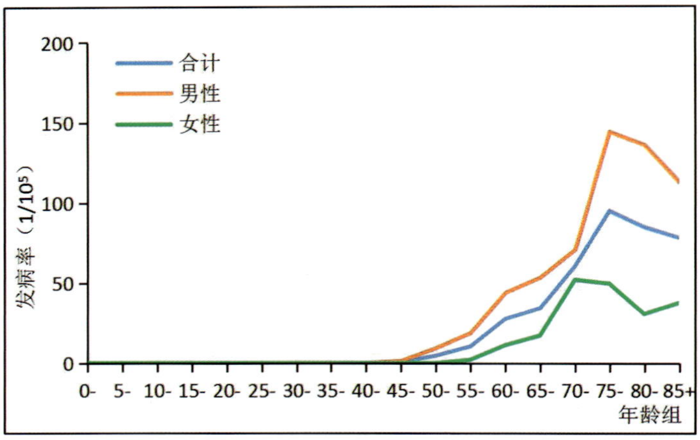

图 5–9c 宁夏城市肿瘤登记地区食管癌年龄别发病率

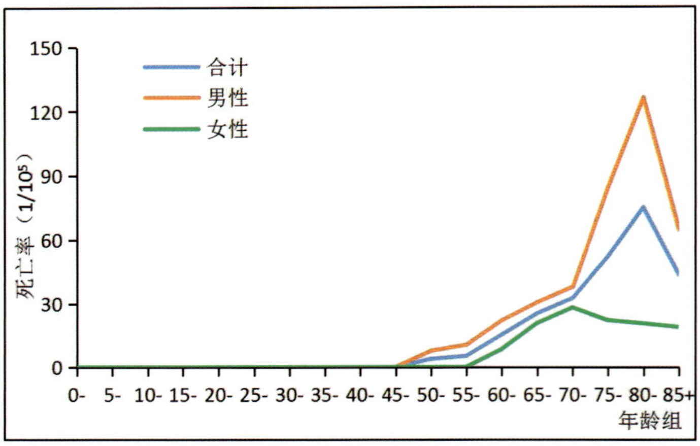

图 5–9d 宁夏城市肿瘤登记地区食管癌年龄别死亡率

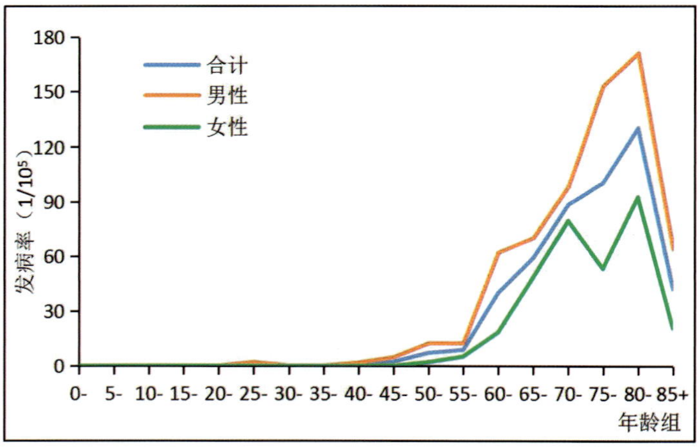

图 5–9e 宁夏农村肿瘤登记地区食管癌年龄别发病率

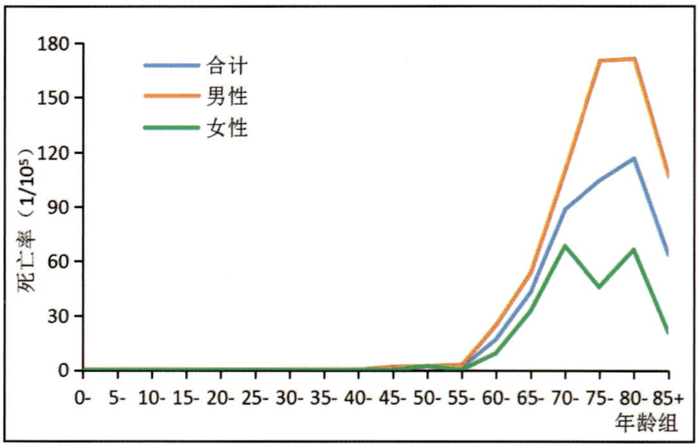

图 5–9f 宁夏农村肿瘤登记地区食管癌年龄别死亡率

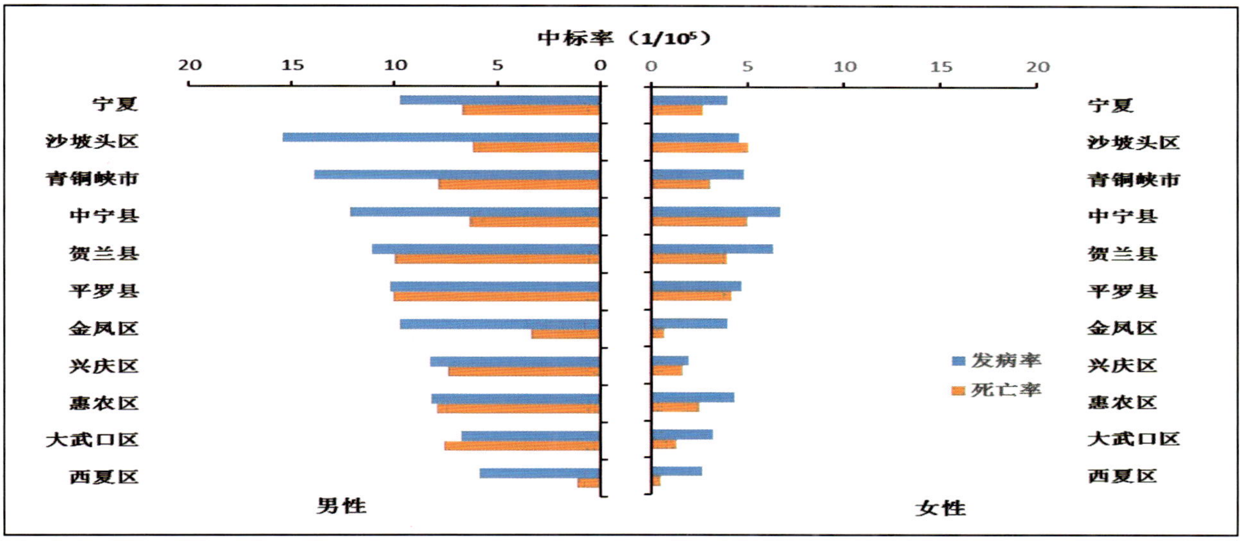

图 5-9g 宁夏肿瘤登记地区食管癌发病率和死亡率

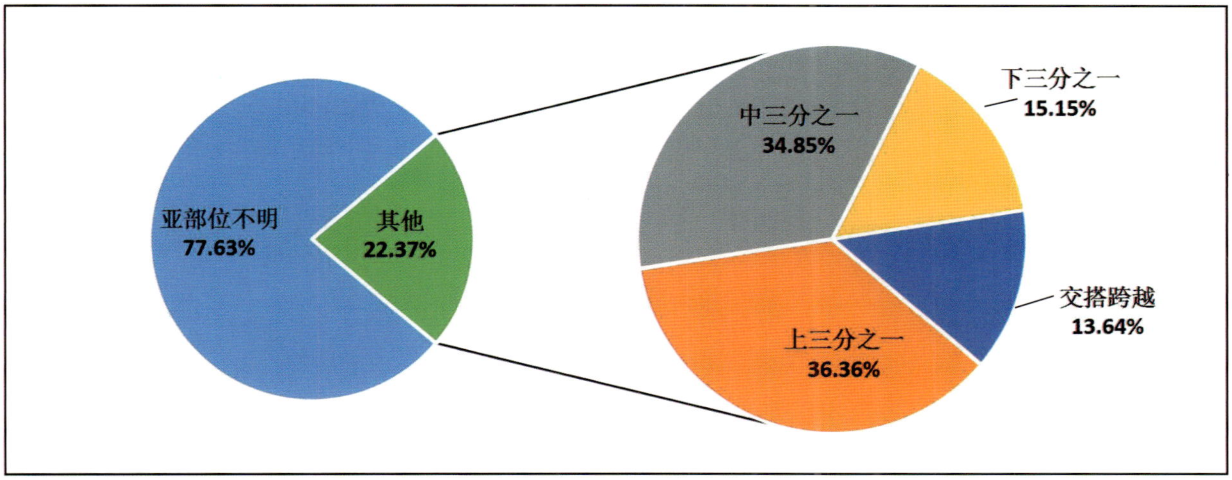

图 5-9h 宁夏肿瘤登记地区食管癌亚部位分布情况

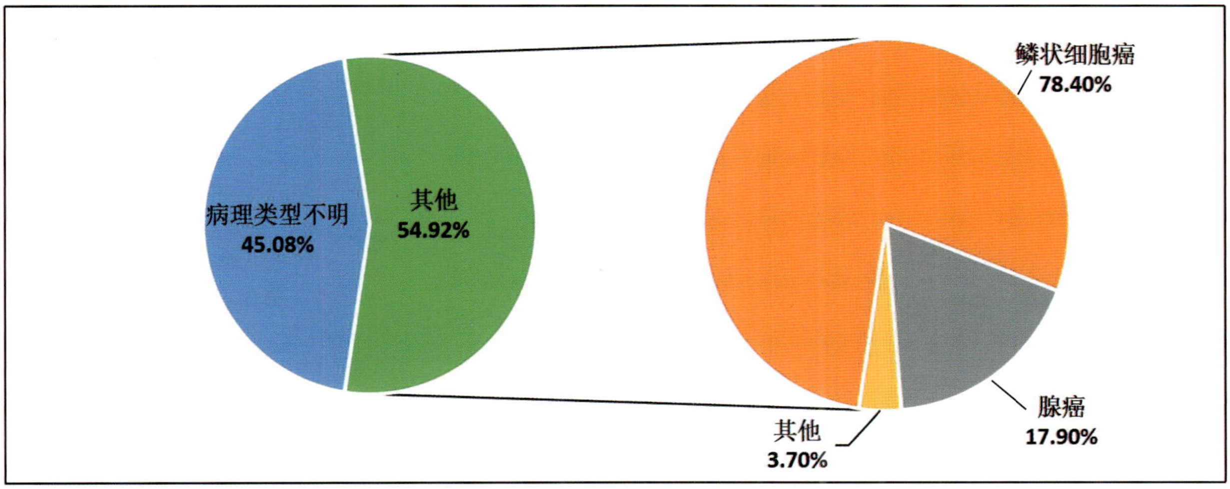

图 5-9i 宁夏肿瘤登记地区食管癌病理分型情况

第十节 甲状腺

2016 年，甲状腺癌位居宁夏恶性肿瘤发病第 10 位，占全部恶性肿瘤发病的 3.84%。共报告新发病例 291 例，其中男性 67 例，女性 224 例；城市地区 219 例，农村地区 72 例。甲状腺癌发病率为 8.86/10 万，中标率为 7.41/10 万，世标率为 6.70/10 万；女性甲状腺癌中标发病率为男性的 3.39 倍，城市地区甲状腺癌中标发病率为农村的 2.20 倍。0～74 岁甲状腺癌累积发病率为 0.67%（表 5-10a）。

表 5-10a 2016 年宁夏肿瘤登记地区甲状腺癌发病情况

地区	性别	病例数	粗率 (1/10^5)	构成 (%)	中标率 (1/10^5)	世标率 (1/10^5)	累积率 (0～74 岁,%)
宁夏	合计	291	8.86	3.84	7.41	6.70	0.67
	男性	67	4.04	1.75	3.39	3.13	0.32
	女性	224	13.78	5.95	11.50	10.34	1.02
城市	合计	219	11.22	4.69	9.61	8.79	0.89
	男性	55	5.62	2.40	4.86	4.51	0.47
	女性	164	16.87	6.90	14.42	13.13	1.31
农村	合计	72	5.40	2.48	4.36	3.89	0.39
	男性	12	1.77	0.79	1.37	1.28	0.13
	女性	60	9.18	4.33	7.44	6.56	0.65

2016 年，甲状腺癌位居宁夏恶性肿瘤死亡第 21 位，占全部恶性肿瘤死亡的 0.38%。共报告甲状腺癌死亡病例 14 例，其中男性 4 例，女性 10 例；城市地区 6 例，农村地区 8 例。甲状腺癌死亡率为 0.43/10 万，中标率为 0.32/10 万，世标率为 0.31/10 万；女性甲状腺癌中标死亡率为男性的 2.37 倍，农村地区甲状腺癌中标死亡率为城市的 1.58 倍。0～74 岁甲状腺癌累积死亡率为 0.04%（表 5-10b）。

表 5-10b 2016 年宁夏肿瘤登记地区甲状腺癌死亡情况

地区	性别	病例数	粗率 (1/10⁵)	构成 (%)	中标率 (1/10⁵)	世标率 (1/10⁵)	累积率 (0～74 岁,%)
宁夏	合计	14	0.43	0.38	0.32	0.31	0.04
	男性	4	0.24	0.18	0.19	0.18	0.02
	女性	10	0.62	0.68	0.45	0.43	0.05
城市	合计	6	0.31	0.30	0.26	0.27	0.03
	男性	0	0.00	0.00	0.00	0.00	0.00
	女性	6	0.62	0.74	0.51	0.52	0.07
农村	合计	8	0.60	0.46	0.41	0.39	0.05
	男性	4	0.59	0.37	0.43	0.42	0.06
	女性	4	0.61	0.61	0.39	0.35	0.04

甲状腺癌年龄别发病率在 20 岁之前均处于较低水平，之后逐步上升，在 50～岁、60～岁年龄组出现高峰。女性甲状腺癌各年龄别发病率明显高于男性。城市地区甲状腺癌发病高峰主要在 50～岁和 60～岁年龄组，农村地区甲状腺癌发病高峰主要在 50～岁和 80～岁年龄组。城市地区甲状腺癌年龄别死亡率于 75～岁年龄组达到高峰，农村地区于 80～岁年龄组达到高峰（图 5-10a～5-10f）。

10 个肿瘤登记地区中，男性甲状腺癌中标发病率最高的是金凤区，为 7.74/10 万，其次是兴庆区、大武口区，分别为 6.61/10 万、4.19/10 万；女性甲状腺癌中标发病率最高的是金凤区，为 25.23/10 万，其次是兴庆区、惠农区，分别为 17.57/10 万、14.17/10 万。

男性甲状腺癌中标死亡率最高的是青铜峡市，为 1.19/10 万，其次是惠农区，为 1.04/10 万；女性甲状腺癌中标死亡率最高的是大武口区，为 1.62/10 万，其次是兴庆区、平罗县，分别为 0.73/10 万、0.72/10 万（图 5-10g）。

甲状腺癌病例中有明确组织学类型的病例占 79.04%，其中，乳头状腺癌占 81.74%，其他占 14.35%，滤泡性腺癌占 3.91%（图 5-10h）。

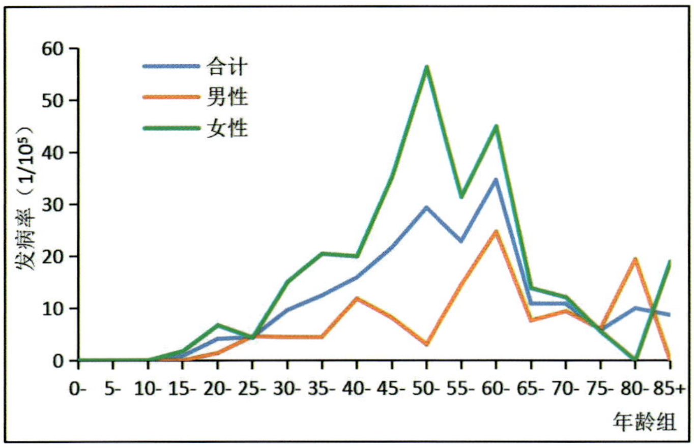

图 5–10a 宁夏肿瘤登记地区甲状腺癌年龄别发病率

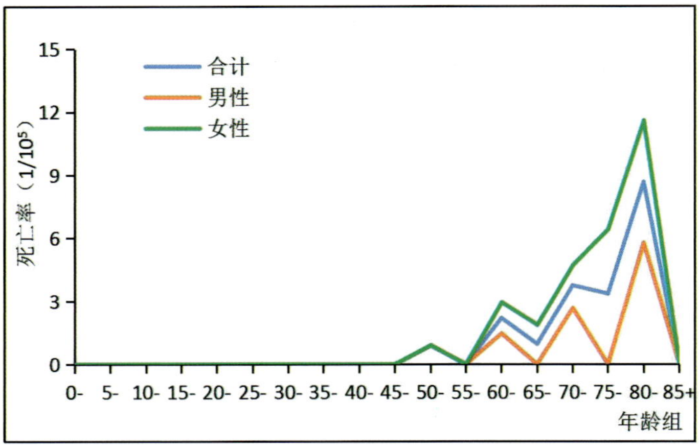

图 5–10b 宁夏肿瘤登记地区甲状腺癌年龄别死亡率

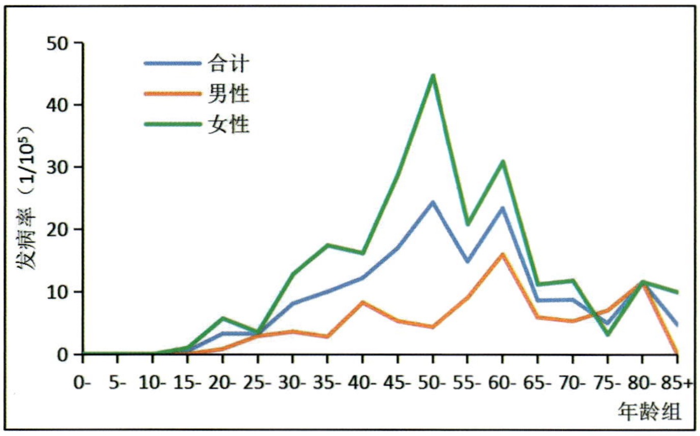

图 5–10c 宁夏城市肿瘤登记地区甲状腺癌年龄别发病率

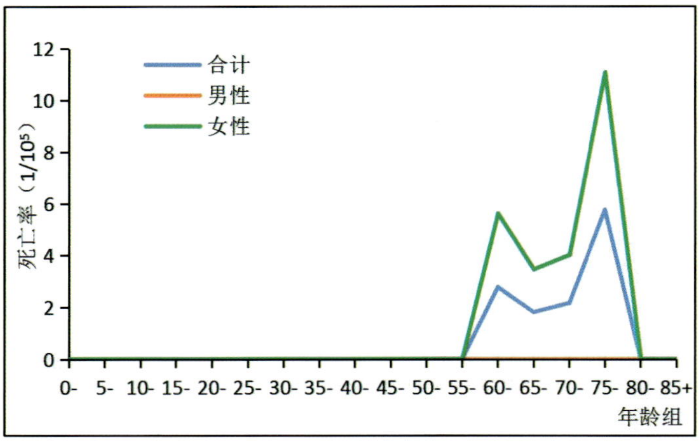

图 5–10d 宁夏城市肿瘤登记地区甲状腺癌年龄别死亡率

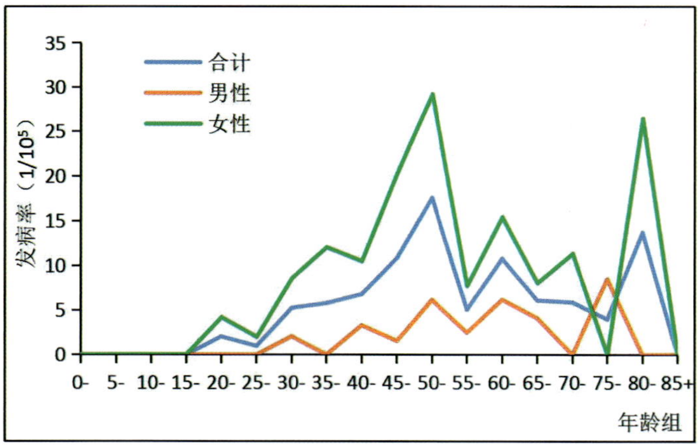

图 5–10e 宁夏农村肿瘤登记地区甲状腺癌年龄别发病率

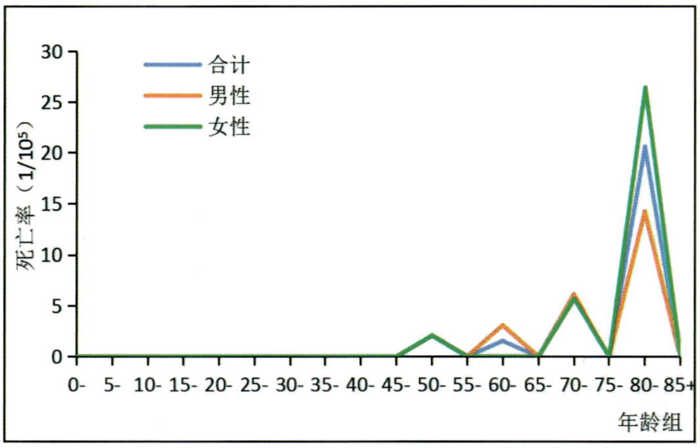

图 5–10f 宁夏农村肿瘤登记地区甲状腺癌年龄别死亡率

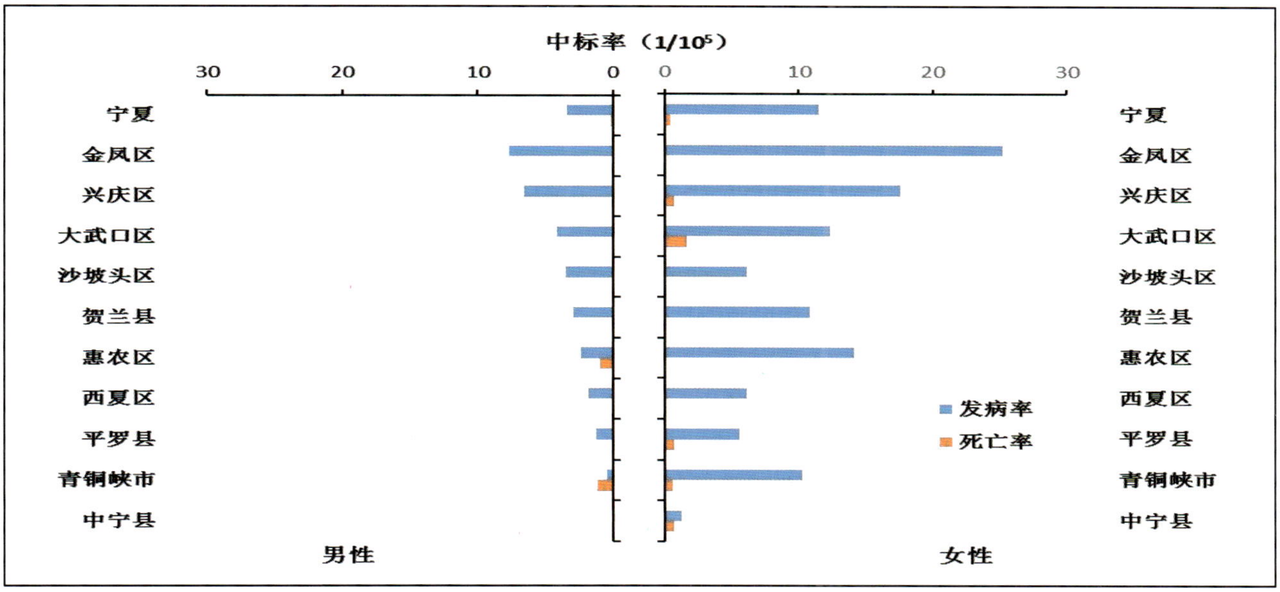

图 5-10g 宁夏肿瘤登记地区甲状腺癌发病率和死亡率

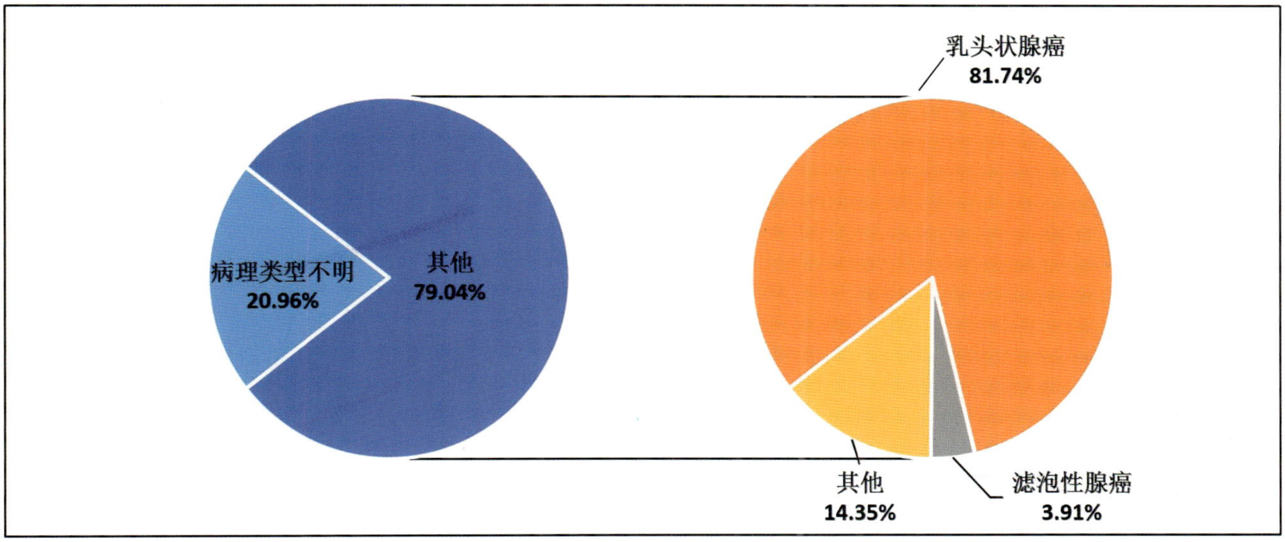

图 5-10h 宁夏肿瘤登记地区甲状腺癌病理分型情况

第十一节 卵巢

2016 年，卵巢癌位居宁夏恶性肿瘤发病第 11 位，占全部恶性肿瘤发病的 1.83%。卵巢癌发病率为 8.55/10 万，中标率为 6.76/10 万，世标率为 6.50/10 万。城市地区发病率为 9.46/10 万，农村地区发病率为 7.19/10 万。城市地区中标发病率为农村的 1.46 倍。0～74 岁卵巢癌累积发病率为 0.75%（表 5-11a）。

表 5-11a 2016 年宁夏肿瘤登记地区卵巢癌发病情况

地区	病例数	粗率 (1/10⁵)	构成 (%)	中标率 (1/10⁵)	世标率 (1/10⁵)	累积率 (0～74 岁, %)
宁夏	139	8.55	1.83	6.76	6.50	0.75
城市	92	9.46	1.97	7.81	7.49	0.87
农村	47	7.19	1.62	5.34	5.18	0.58

2016 年，卵巢癌位居恶性肿瘤死亡第 13 位，占全部恶性肿瘤死亡的 0.99%。卵巢癌死亡率为 2.28/10 万，中标率为 1.73/10 万，世标率为 1.74/10 万。城市地区卵巢癌死亡率为 2.67/10 万，农村地区死亡率为 1.68/10 万。城市地区卵巢癌中标死亡率为农村的 1.75 倍。0～74 岁卵巢癌累积死亡率为 0.20%(表 5-11b)。

表 5-11b 2016 年宁夏肿瘤登记地区卵巢癌死亡情况

地区	病例数	粗率 (1/10⁵)	构成 (%)	中标率 (1/10⁵)	世标率 (1/10⁵)	累积率 (0～74 岁, %)
宁夏	37	2.28	0.99	1.73	1.74	0.20
城市	26	2.67	1.31	2.14	2.17	0.26
农村	11	1.68	0.63	1.22	1.21	0.12

卵巢癌年龄别发病率在 30～岁年龄组之前处于较低水平，30 岁之后逐步上升，分别在 50～岁、70～79 岁年龄组出现高峰。城市地区卵巢癌年龄别发病率整体高于农村地区，死亡率在 60～岁、75～岁年龄组达到较高水平（图 5-11a～5-11b）。

10 个肿瘤登记地区中，卵巢癌中标发病率大武口区最高，为 9.53/10 万，其次是西夏区、兴庆区，分别为 9.23/10 万、8.33/10 万。卵巢癌中标死亡率大武口区最高，为 3.33/10 万，其次是金凤区、西夏区，分别为 3.06/10 万、2.45/10 万（图 5-11c）。

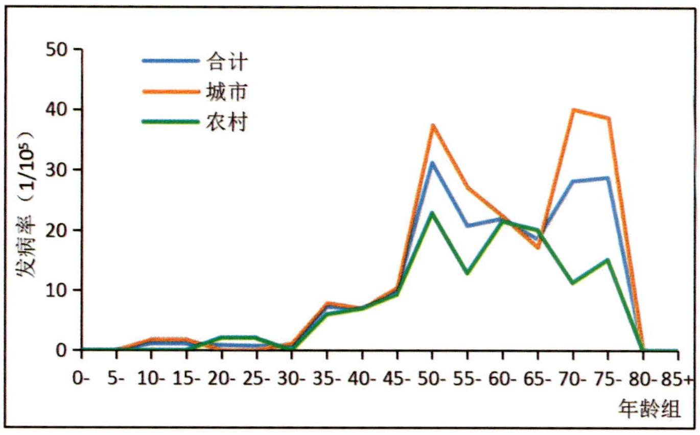

图 5–11a 宁夏城市和农村肿瘤登记地区卵巢癌发病情况

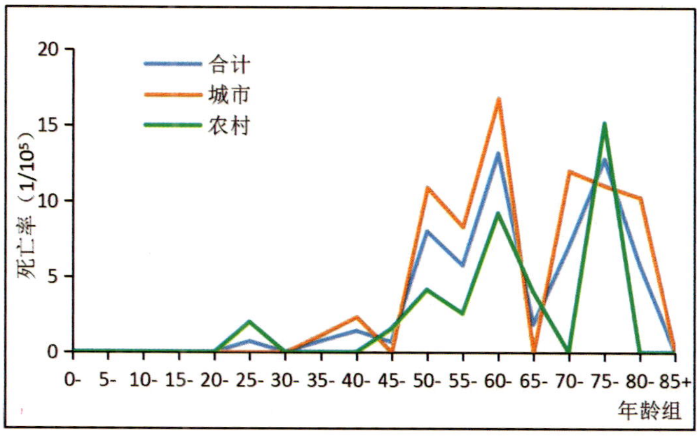

图 5–11b 宁夏城市和农村肿瘤登记地区卵巢癌死亡情况

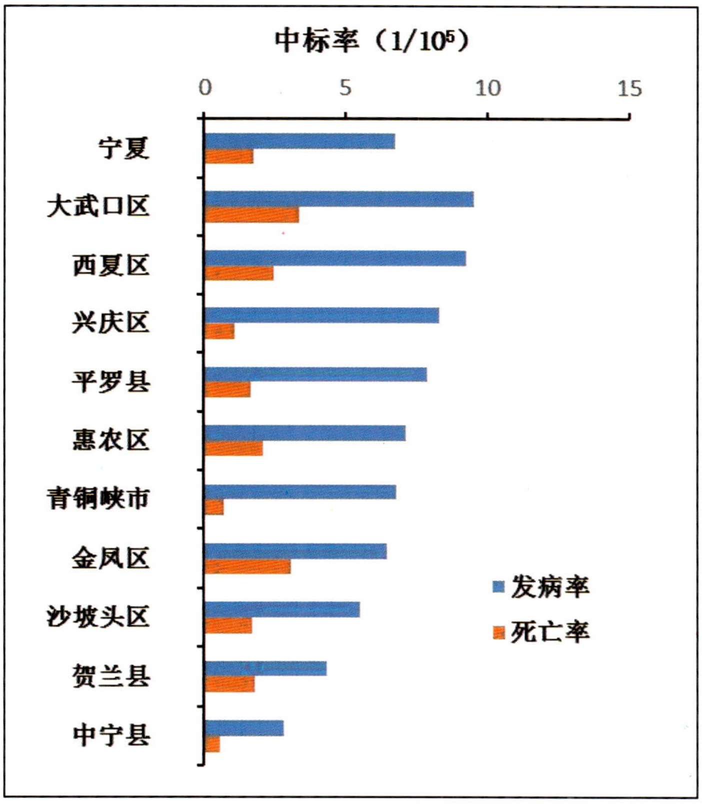

图 5–11c 宁夏肿瘤登记地区卵巢癌发病率和死亡率

第十二节 前列腺

2016 年，前列腺癌位居宁夏恶性肿瘤发病第 12 位，占全部恶性肿瘤发病的 1.79%。宁夏前列腺癌发病率为 8.20/10 万，中标率为 6.37/10 万，世标率为 6.28/10 万。城市地区前列癌发病率为 8.27/10 万，农村地区发病率为 8.10/10 万。城市地区前列腺癌中标发病率为农村的 1.16 倍。0～74 岁前列腺癌累积发病率为 0.79%（表 5-12a）。

表 5-12a 2016 年宁夏肿瘤登记地区前列腺癌发病情况

地区	病例数	粗率 (1/10⁵)	构成 (%)	中标率 (1/10⁵)	世标率 (1/10⁵)	累积率 (0～74 岁,%)
宁夏	136	8.20	1.79	6.37	6.28	0.79
城市	81	8.27	1.73	6.87	6.99	0.91
农村	55	8.10	1.89	5.93	5.57	0.67

2016 年，前列腺癌位居宁夏恶性肿瘤死亡第 10 位，占全部恶性肿瘤死亡的 1.69%。宁夏前列腺癌死亡率为 3.80/10 万，中标率为 2.59/10 万，世标率为 2.51/10 万。城市地区前列腺癌死亡率为 3.17/10 万，农村地区死亡率为 4.71/10 万。农村地区前列腺癌中标死亡率为城市的 1.56 倍。0～74 岁前列腺癌累积死亡率为 0.14%(表 5-12b)。

表 5-12b 2016 年宁夏肿瘤登记地区前列腺癌死亡情况

地区	病例数	粗率 (1/10⁵)	构成 (%)	中标率 (1/10⁵)	世标率 (1/10⁵)	累积率 (0～74 岁,%)
宁夏	63	3.80	1.69	2.59	2.51	0.14
城市	31	3.17	1.56	2.08	2.05	0.04
农村	32	4.71	1.85	3.25	3.11	0.26

前列腺癌年龄别发病率在 50～岁年龄组之后逐步上升，在 80～岁年龄组出现高峰。70～岁年龄组之前，城市地区前列腺癌年龄别发病率高于农村地区，前列腺癌死亡率在 55～岁年龄组之后逐步上升（图 5-12a～5-12b）。

10 个肿瘤登记地区中，前列腺癌中标发病率沙坡头区最高，为 12.65/10 万，其次是青铜峡市、平罗县，分别为 8.45/10 万、8.14/10 万。前列腺癌中标死亡率西夏区最高，为 5.17/10 万，其次是平罗县、青铜峡市，分别为 4.70/10 万、3.82/10 万（图 5-12c）

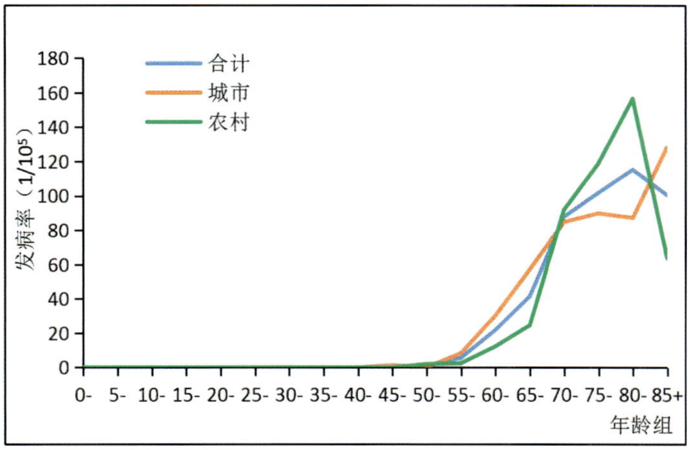

图 5–12a 宁夏城市和农村肿瘤登记地区前列腺癌发病情况

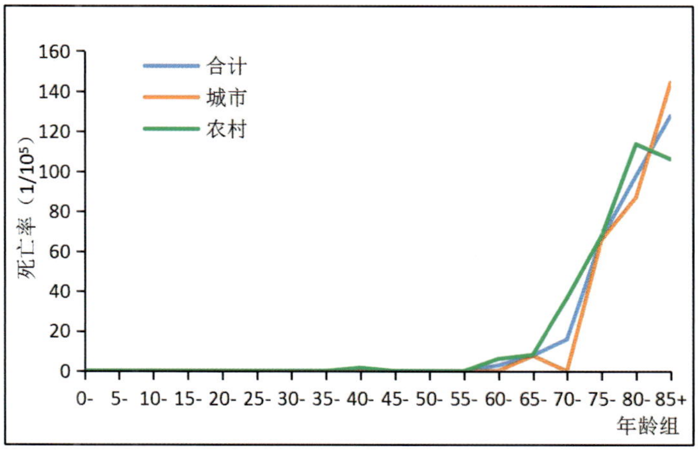

图 5–12b 宁夏城市和农村肿瘤登记地区前列腺癌死亡情况

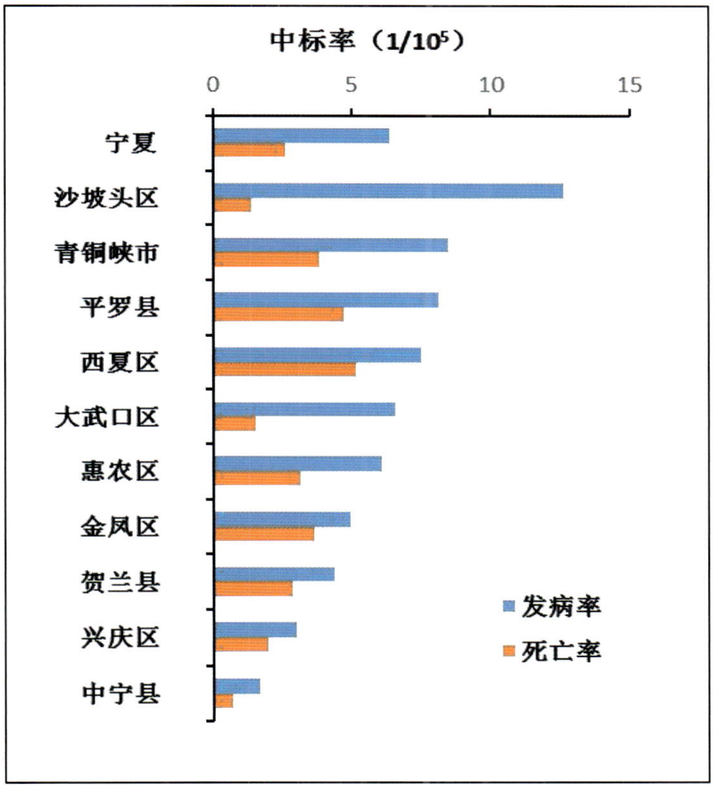

图 5–12c 宁夏肿瘤登记地区前列腺癌发病率和死亡率

第十三节 胰腺

2016 年，胰腺癌位居宁夏恶性肿瘤发病第 13 位，占全部恶性肿瘤发病的 2.85%。共报告新发病例 216 例，其中男性 106 例，女性 110 例；城市地区 138 例，农村地区 78 例。胰腺癌发病率为 6.58/10 万，中标率为 5.05/10 万，世标率为 5.08/10 万；男性胰腺癌中标发病率为女性的 1.01 倍，城市地区胰腺癌中标发病率为农村的 1.41 倍。0～74 岁胰腺癌累积发病率为 0.62%（表 5-13a）。

表 5-13a　2016 年宁夏肿瘤登记地区胰腺癌发病情况

地区	性别	病例数	粗率（$1/10^5$）	构成（%）	中标率（$1/10^5$）	世标率（$1/10^5$）	累积率（0～74 岁，%）
宁夏	合计	216	6.58	2.85	5.05	5.08	0.62
	男性	106	6.39	2.78	5.08	5.11	0.63
	女性	110	6.77	2.92	5.02	5.06	0.60
城市	合计	138	7.07	2.95	5.81	5.91	0.74
	男性	62	6.33	2.70	5.32	5.41	0.65
	女性	76	7.82	3.20	6.26	6.37	0.81
农村	合计	78	5.85	2.68	4.13	4.09	0.47
	男性	44	6.48	2.89	4.85	4.79	0.61
	女性	34	5.20	2.45	3.45	3.42	0.34

2016 年，胰腺癌位居宁夏恶性肿瘤死亡第 7 位，占全部恶性肿瘤死亡的 4.11%。共报告死亡病例 153 例，其中男性 84 例，女性 69 例；城市地区 93 例，农村地区 60 例。胰腺癌死亡率为 4.66/10 万，中标率为 3.53/10 万，世标率为 3.54/10 万；男性胰腺癌中标死亡率为女性的 1.27 倍，城市地区胰腺癌中标死亡率为农村的 1.24 倍。0～74 岁胰腺癌累积死亡率为 0.44%（表 5-13b）。

胰腺癌年龄别发病率在 35～岁年龄组之后逐步上升，在 75～岁年龄组达到高峰。年龄别死亡率在 45～岁年龄组之后逐步上升，在 75～岁年龄组达到高峰。城市地区年龄别发病率和死亡率均在 80～岁年龄组达到高峰；农村地区年龄别发病率和死亡率均在 75～岁年龄组达到高峰（图 5-13a～5-13f）。

10 个肿瘤登记地区中，男性胰腺癌中标发病率最高的是金凤区，为 10.11/10 万，其次是贺兰县、兴庆区，分别为 6.81/10 万、5.49/10 万；女性胰腺癌中标发病率最高的是金凤区，为 10.23/10 万，其次是中宁县、兴庆区，分别为 6.49/10 万、6.30/10 万。

男性胰腺癌中标死亡率最高的是兴庆区，为 5.84/10 万，其次是青铜峡市、金凤区，分别为 4.40/10 万、4.32/10 万；女性胰腺癌中标死亡率最高的是金凤区，为 10.83/10 万，其次是中宁县、贺兰县，分别为 4.55/10 万、4.07/10 万（图 5-13g）。

胰腺癌病例中有明确亚部位的病例占 30.09%，其中，胰头占 64.62%，胰岛占 12.31%，胰体占 6.15%，交搭跨越占 4.62%，胰尾占 3.08%，胰管占 3.08%（图 5-13h）。

表 5-13b 2016 年宁夏肿瘤登记地区胰腺癌死亡情况

地区	性别	病例数	粗率 ($1/10^5$)	构成 (%)	中标率 ($1/10^5$)	世标率 ($1/10^5$)	累积率 (0～74 岁,%)
宁夏	合计	153	4.66	4.11	3.53	3.54	0.44
	男性	84	5.07	3.73	3.95	4.05	0.50
	女性	69	4.25	4.69	3.10	3.01	0.37
城市	合计	93	4.77	4.67	3.88	3.94	0.51
	男性	49	5.00	4.15	4.11	4.24	0.50
	女性	44	4.53	5.42	3.62	3.60	0.50
农村	合计	60	4.50	3.46	3.12	3.06	0.36
	男性	35	5.15	3.26	3.75	3.82	0.51
	女性	25	3.83	3.79	2.48	2.30	0.21

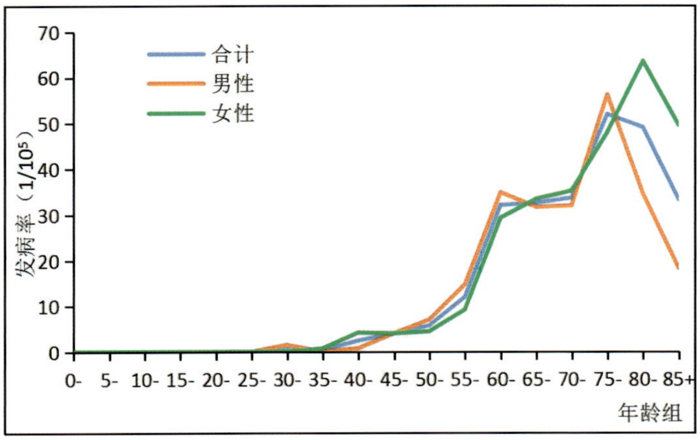

图 5-13a 宁夏肿瘤登记地区胰腺癌年龄别发病率

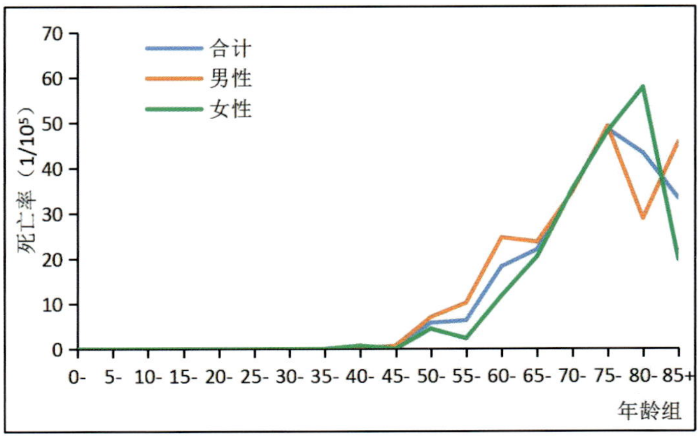

图 5-13b 宁夏肿瘤登记地区胰腺癌年龄别死亡率

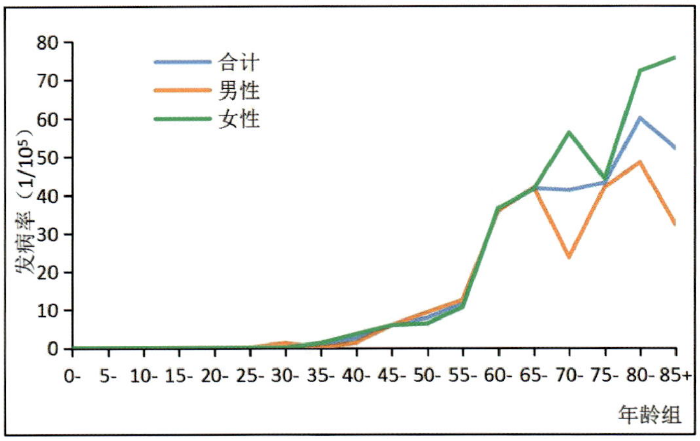

图 5-13c 宁夏城市肿瘤登记地区胰腺癌年龄别发病率

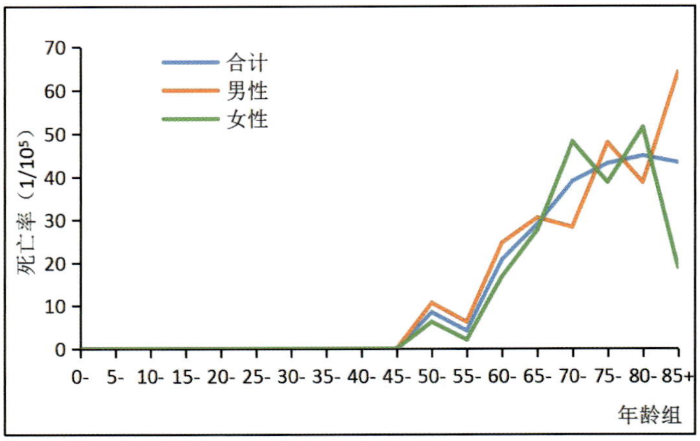

图 5-13d 宁夏城市肿瘤登记地区胰腺癌年龄别死亡率

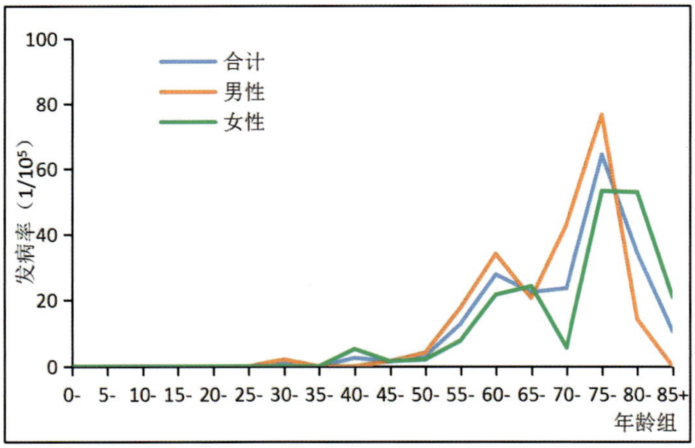

图 5-13e 宁夏农村肿瘤登记地区胰腺癌年龄别发病率

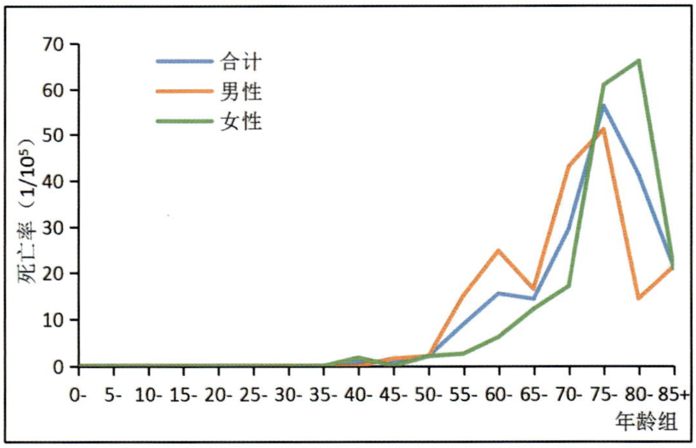

图 5-13f 宁夏农村肿瘤登记地区胰腺癌年龄别死亡率

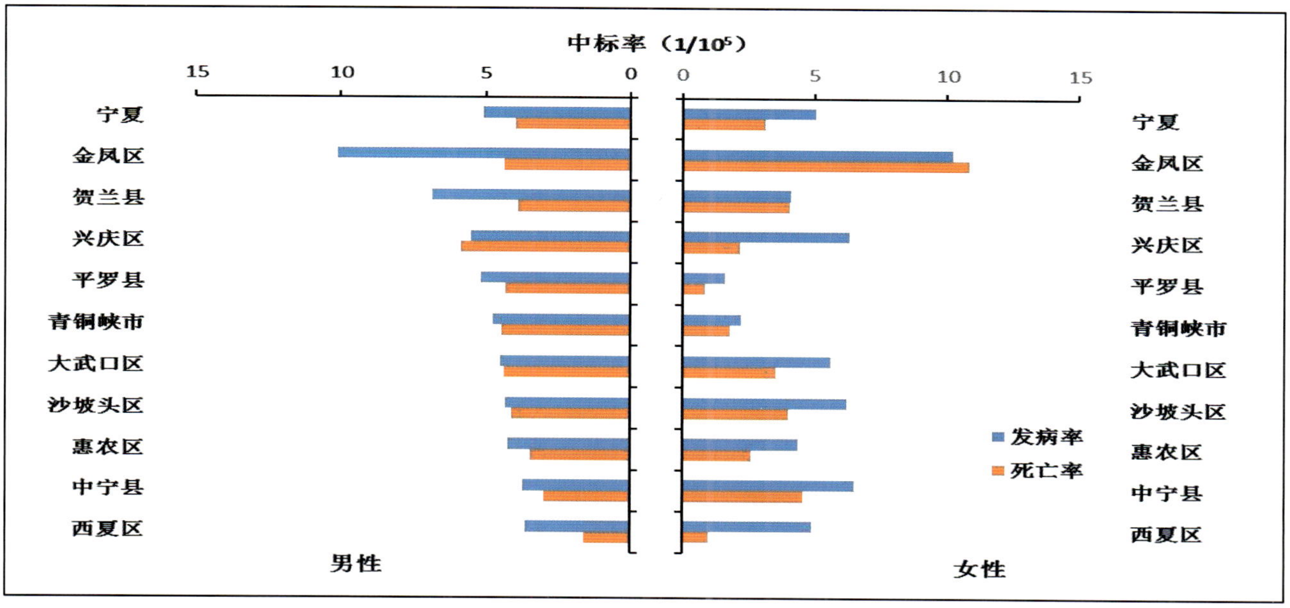

图 5-13g 宁夏肿瘤登记地区胰腺癌发病率和死亡率

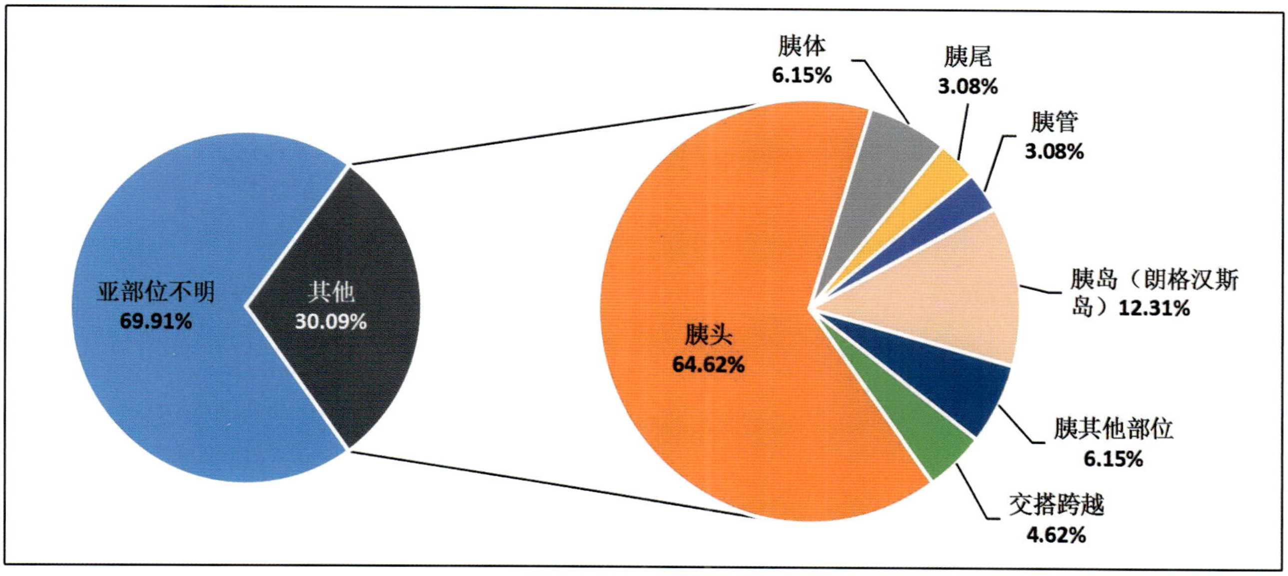

图 5-13h 宁夏肿瘤登记地区胰腺癌亚部位分布情况

第十四节 膀胱

2016 年，膀胱癌位居宁夏恶性肿瘤发病第 14 位，占全部恶性肿瘤发病的 2.74%。共报告新发病例 208 例，其中男性 155 例，女性 53 例；城市地区 135 例，农村地区 73 例。膀胱癌发病率为 6.33/10 万，中标率为 4.87/10 万，世标率为 4.89/10 万；男性膀胱癌中标发病率为女性的 2.95 倍，城市地区膀胱癌中标发病率为农村的 1.42 倍。0～74 岁膀胱癌累积发病率为 0.60%（表 5-14a）。

表 5-14a　2016 年宁夏肿瘤登记地区膀胱癌发病情况

地区	性别	病例数	粗率 ($1/10^5$)	构成 (%)	中标率 ($1/10^5$)	世标率 ($1/10^5$)	累积率 (0～74 岁,%)
宁夏	合计	208	6.33	2.74	4.87	4.89	0.60
	男性	155	9.35	4.06	7.35	7.36	0.90
	女性	53	3.26	1.41	2.49	2.51	0.32
城市	合计	135	6.92	2.89	5.60	5.63	0.67
	男性	100	10.21	4.36	8.44	8.53	1.05
	女性	35	3.60	1.47	2.89	2.83	0.32
农村	合计	73	5.48	2.51	3.94	3.98	0.52
	男性	55	8.10	3.61	6.02	5.95	0.73
	女性	18	2.76	1.30	1.93	2.07	0.32

2016 年，膀胱癌位居宁夏恶性肿瘤死亡第 16 位，占全部恶性肿瘤死亡的 1.53%。共报告死亡病例 57 例，其中男性 44 例，女性 13 例；城市地区 28 例，农村地区 29 例。膀胱癌死亡率为 1.74/10 万，中标率为 1.28/10 万，世标率为 1.30/10 万；男性膀胱癌中标死亡率为女性的 3.18 倍，农村地区膀胱癌中标死亡率为城市的 1.26 倍。0～74 岁膀胱癌累积死亡率为 0.15%（表 5-14b）。

膀胱癌年龄别发病率在 40～岁年龄组之后快速上升，在 75～岁年龄组达到高峰。死亡率在 45～岁年龄组之后快速上升。男性各年龄别发病率和死亡率均高于女性。城市地区年龄别发病率和死亡率均在 85+岁年龄组达到高峰；农村地区年龄别发病率和死亡率分别在 70～岁、75～岁年龄组达到高峰（图 5-14a～5-14f）。

10 个肿瘤登记地区中，男性膀胱癌中标发病率最高的是兴庆区，为 12.24/10 万，其次是沙坡头区、西夏区，分别为 9.16/10 万、8.57/10 万；女性膀胱癌中标发病率最高的是大武口区，为4.05/10万，其次是金凤区、青铜峡市，分别为3.75/10万、3.37/10万。

男性膀胱癌中标死亡率最高的是平罗县，为3.71/10万，其次是惠农区、沙坡头区，分别为3.28/10万、2.69/10万；女性膀胱癌中标死亡率最高的是金凤区，为1.91/10万，其次是沙坡头区、中宁县，分别为1.38/10万、0.58/10万（图5-14g）。

膀胱癌病例中有明确亚部位的病例占19.23%，其中，交搭跨越占32.50%，膀胱三角区占22.50%，膀胱侧壁占22.50%，输尿管口占7.50%，膀胱颈占5.00%，膀胱顶占5.00%（图5-14h）。

膀胱癌病例中有明确组织学类型的病例占60.58%，其中，移型细胞癌占61.90%，腺癌占12.70%，鳞状细胞癌占6.35%（图5-14i）。

表5-14b 2016年宁夏肿瘤登记地区膀胱癌死亡情况

地区	性别	病例数	粗率（$1/10^5$）	构成（%）	中标率（$1/10^5$）	世标率（$1/10^5$）	累积率（0～74岁,%）
宁夏	合计	57	1.74	1.53	1.28	1.30	0.15
	男性	44	2.65	1.95	1.97	1.96	0.21
	女性	13	0.80	0.88	0.62	0.65	0.09
城市	合计	28	1.44	1.41	1.15	1.21	0.17
	男性	18	1.84	1.53	1.46	1.50	0.21
	女性	10	1.03	1.23	0.86	0.92	0.13
农村	合计	29	2.18	1.67	1.45	1.42	0.12
	男性	26	3.83	2.42	2.66	2.57	0.20
	女性	3	0.46	0.45	0.31	0.32	0.04

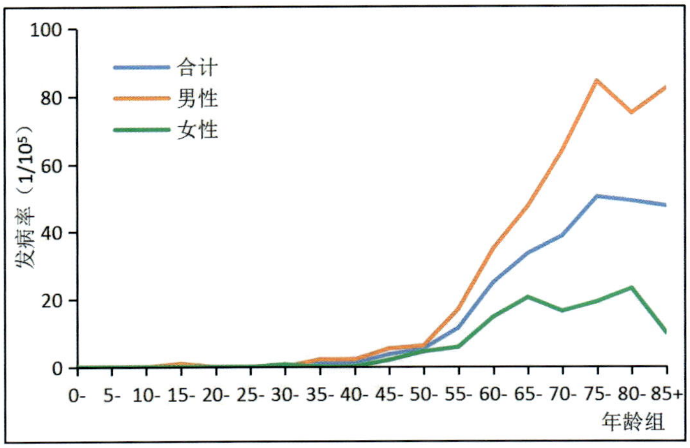

图 5–14a 宁夏肿瘤登记地区膀胱癌年龄别发病率

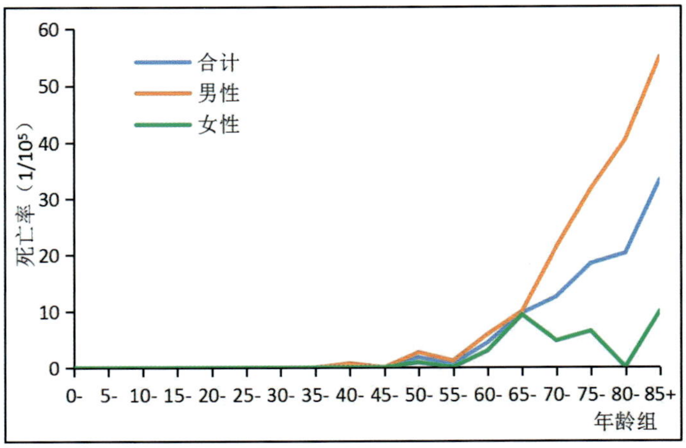

图 5–14b 宁夏肿瘤登记地区膀胱癌年龄别死亡率

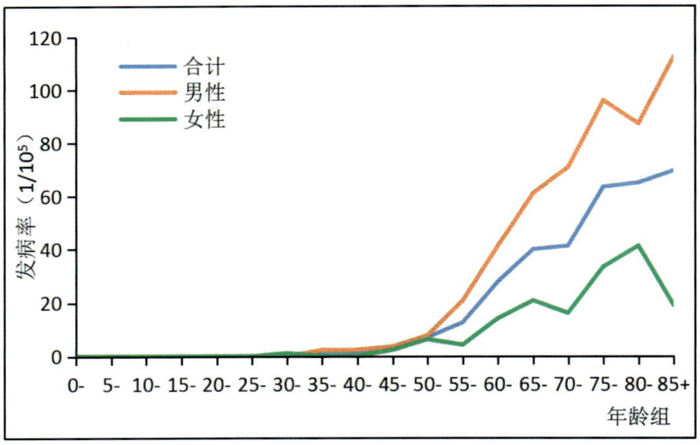

图 5–14c 宁夏城市肿瘤登记地区膀胱癌年龄别发病率

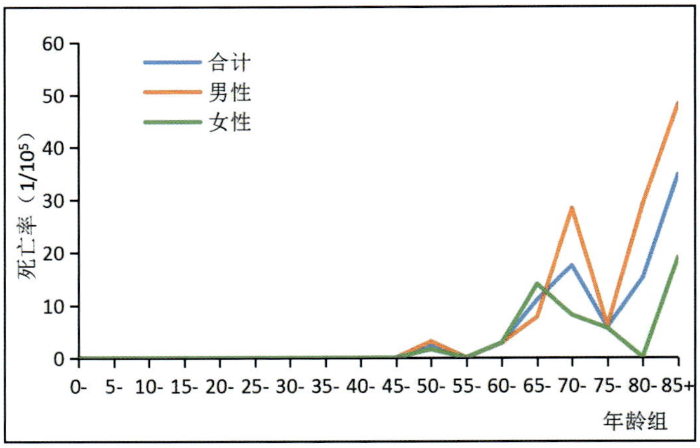

图 5–14d 宁夏城市肿瘤登记地区膀胱癌年龄别死亡率

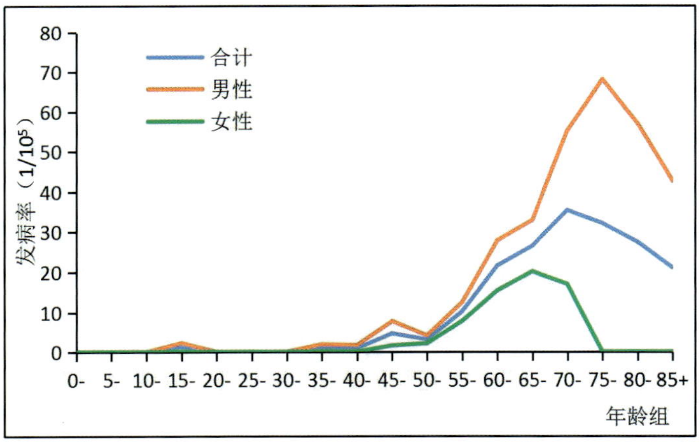

图 5–14e 宁夏农村肿瘤登记地区膀胱癌年龄别发病率

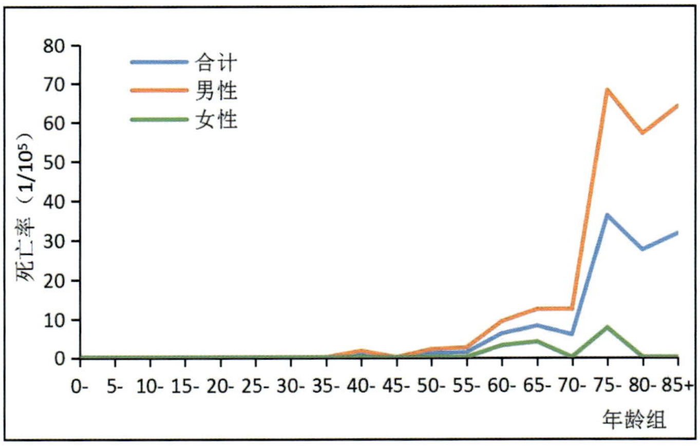

图 5–14f 宁夏农村肿瘤登记地区膀胱癌年龄别死亡率

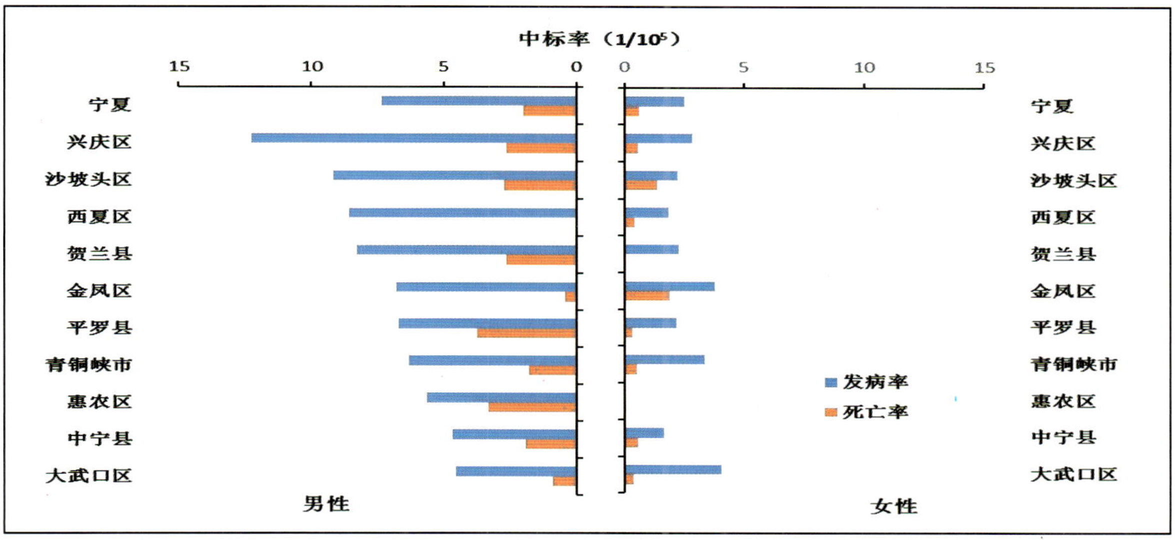

图 5-14g 宁夏肿瘤登记地区膀胱癌发病率和死亡率

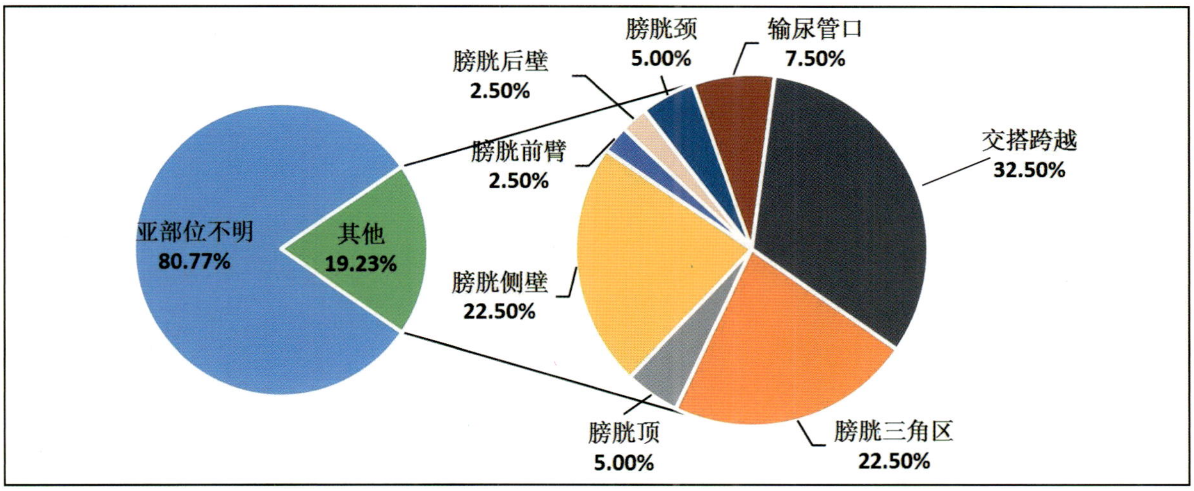

图 5-14h 宁夏肿瘤登记地区膀胱癌亚部位分布情况

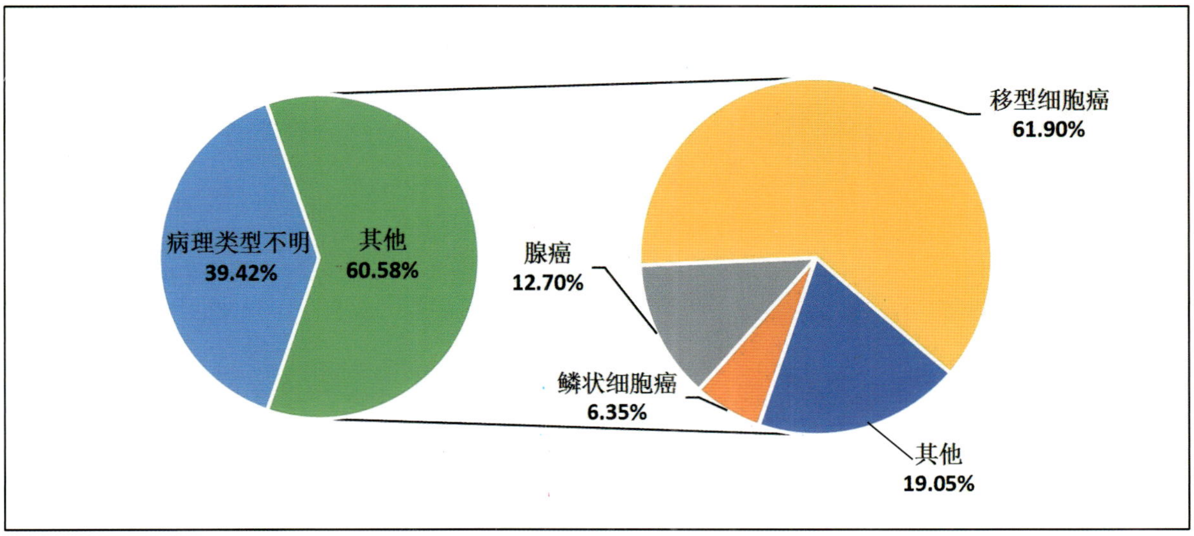

图 5-14i 宁夏肿瘤登记地区膀胱癌病理分型情况

第十五节 肾及泌尿系统不明

2016 年，肾及泌尿系统不明癌位居宁夏恶性肿瘤发病第 15 位，占全部恶性肿瘤发病的 2.14%。共报告新发病例 162 例，其中男性 90 例，女性 72 例；城市地区 114 例，农村地区 48 例。肾及泌尿系统不明癌发病率为 4.93/10 万，中标率为 3.85/10 万，世标率为 3.97/10 万；男性肾及泌尿系统不明癌中标发病率为女性的 1.22 倍，城市地区肾及泌尿系统不明癌中标发病率为农村的 1.89 倍。0～74 岁肾及泌尿系统不明癌累积发病率为 0.49%（表 5-15a）。

表 5-15a　2016 年宁夏肿瘤登记地区肾及泌尿系统不明癌发病情况

地区	性别	病例数	粗率 $(1/10^5)$	构成 (%)	中标率 $(1/10^5)$	世标率 $(1/10^5)$	累积率 (0～74 岁,%)
宁夏	合计	162	4.93	2.14	3.85	3.97	0.49
	男性	90	5.43	2.36	4.21	4.33	0.50
	女性	72	4.43	1.91	3.46	3.57	0.48
城市	合计	114	5.84	2.44	4.87	5.01	0.64
	男性	61	6.23	2.66	5.13	5.36	0.63
	女性	53	5.45	2.23	4.52	4.57	0.65
农村	合计	48	3.60	1.65	2.58	2.68	0.31
	男性	29	4.27	1.90	3.13	3.13	0.37
	女性	19	2.91	1.37	2.04	2.25	0.25

2016 年，肾及泌尿系统不明癌位居宁夏恶性肿瘤死亡第 18 位，占全部恶性肿瘤死亡的 1.26%。共报告死亡病例 47 例，其中男性 33 例，女性 14 例；城市地区 27 例，农村地区 20 例。肾及泌尿系统不明癌死亡率为 1.43/10 万，中标率为 1.05/10 万，世标率为 1.06/10 万；男性肾及泌尿系统不明癌中标死亡率为女性的 2.32 倍，城市地区肾及泌尿系统不明癌中标死亡率为农村的 1.06 倍。0～74 岁肾及泌尿系统不明癌累积死亡率为 0.11%（表 5-15b）。

肾及泌尿系统不明癌年龄别发病率在 30～岁年龄组之后逐步上升，在 70～岁、80～岁年龄组达到高峰。死亡率在 40～岁年龄组之后逐步上升，85+岁年龄组达到高峰。城市地区年龄别发病率和死亡率高峰和总体一致，农村地区年龄别发病率和总体一致，死亡率在 75～岁、80～岁年龄组达到高峰（图 5-15a～5-15f）。

10 个肿瘤登记地区中，男性肾及泌尿系统不明癌中标发病率最高的是兴庆区，为 7.79/10

万，其次是金凤区、青铜峡市，分别为 6.83/10 万、5.88/10 万；女性中标发病率最高的是大武口区，为 7.57/10 万，其次是兴庆区、金凤区，分别为 4.68/10 万、4.49/10 万。

男性肾及泌尿系统不明癌中标死亡率最高的是大武口区和青铜峡市，均为 2.91/10 万，其次中宁县，为 2.75/10 万；女性中标死亡率最高的是大武口区，为 1.36/10 万，其次是青铜峡市、金凤区，分别为 1.26/10 万、1.07/10 万（图 5-15g）。

肾（除外肾盂）是肾及泌尿系统不明癌发生的最主要部分，占 76.54%；其次为输尿管，占 12.96%，肾盂占 9.26%；其他泌尿器官占 1.23%（图 5-15h）。

肾及泌尿系统不明癌病例中有明确组织学类型的病例占 46.77%，其中，透明细胞腺癌占 62.07%，乳头状腺癌占 5.17%，嫌色细胞癌占 3.45%（图 5-15i）。

表 5-15b　2016 年宁夏肿瘤登记地区肾及泌尿系统不明癌死亡情况

地区	性别	病例数	粗率 ($1/10^5$)	构成 (%)	中标率 ($1/10^5$)	世标率 ($1/10^5$)	累积率 (0~74 岁,%)
宁夏	合计	47	1.43	1.26	1.05	1.06	0.11
	男性	33	1.99	1.46	1.46	1.48	0.14
	女性	14	0.86	0.95	0.63	0.64	0.08
城市	合计	27	1.38	1.36	1.08	1.13	0.12
	男性	18	1.84	1.53	1.45	1.50	0.16
	女性	9	0.93	1.11	0.72	0.76	0.07
农村	合计	20	1.50	1.15	1.02	0.99	0.10
	男性	15	2.21	1.40	1.52	1.48	0.12
	女性	5	0.77	0.76	0.55	0.52	0.08

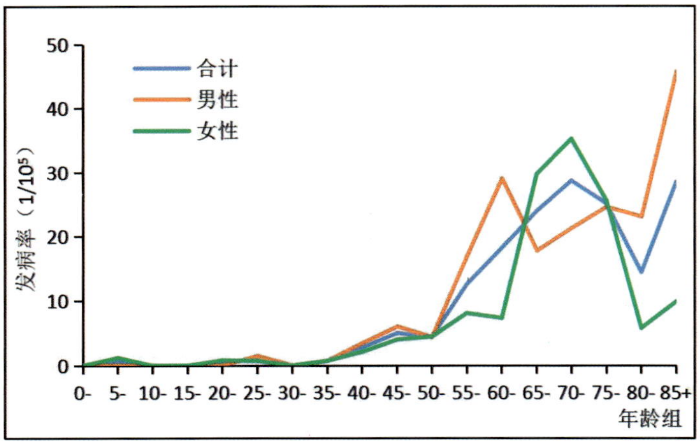

图 5-15a 宁夏肿瘤登记地区肾及泌尿系统不明癌年龄别发病率

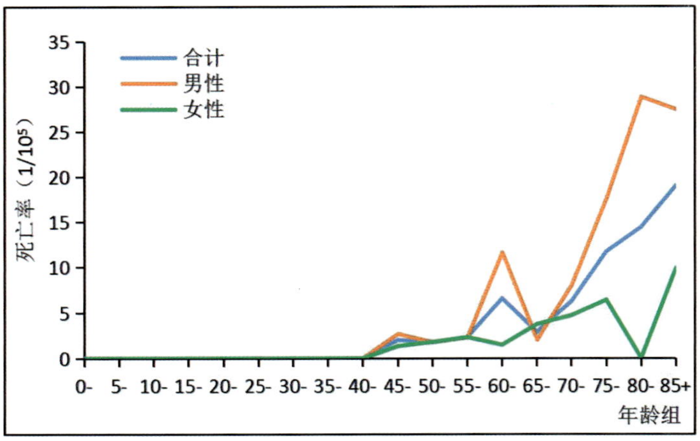

图 5-15b 宁夏肿瘤登记地区肾及泌尿系统不明癌年龄别死亡率

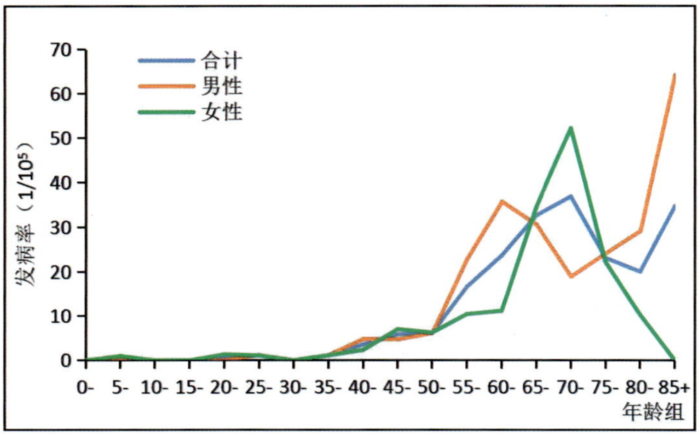

图 5-15c 宁夏城市肿瘤登记地区肾及泌尿系统不明癌年龄别发病率

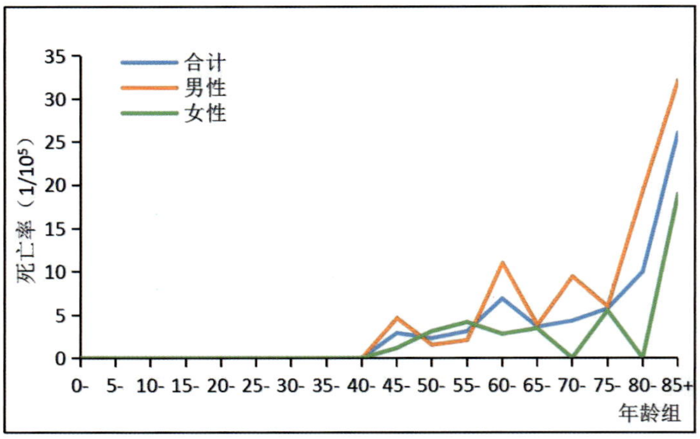

图 5-15d 宁夏城市肿瘤登记地区肾及泌尿系统不明癌年龄别死亡率

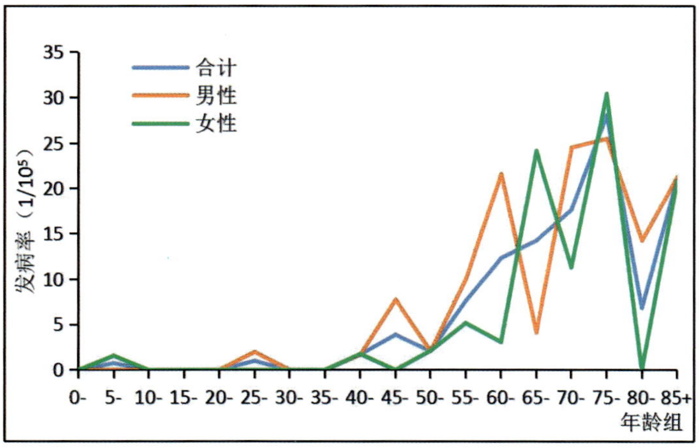

图 5-15e 宁夏农村肿瘤登记地区肾及泌尿系统不明癌年龄别发病率

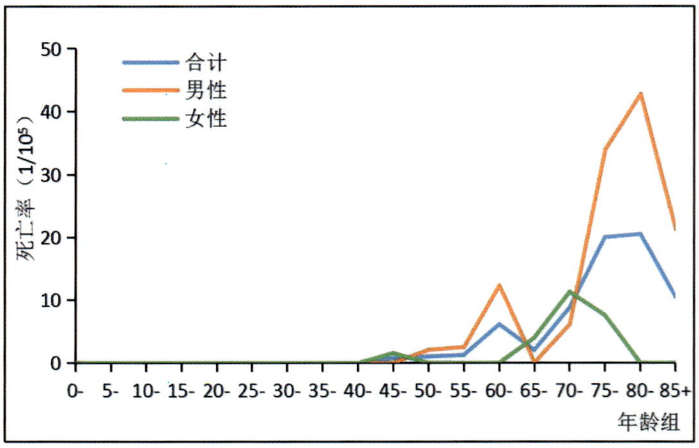

图 5-15f 宁夏农村肿瘤登记地区肾及泌尿系统不明癌年龄别死亡率

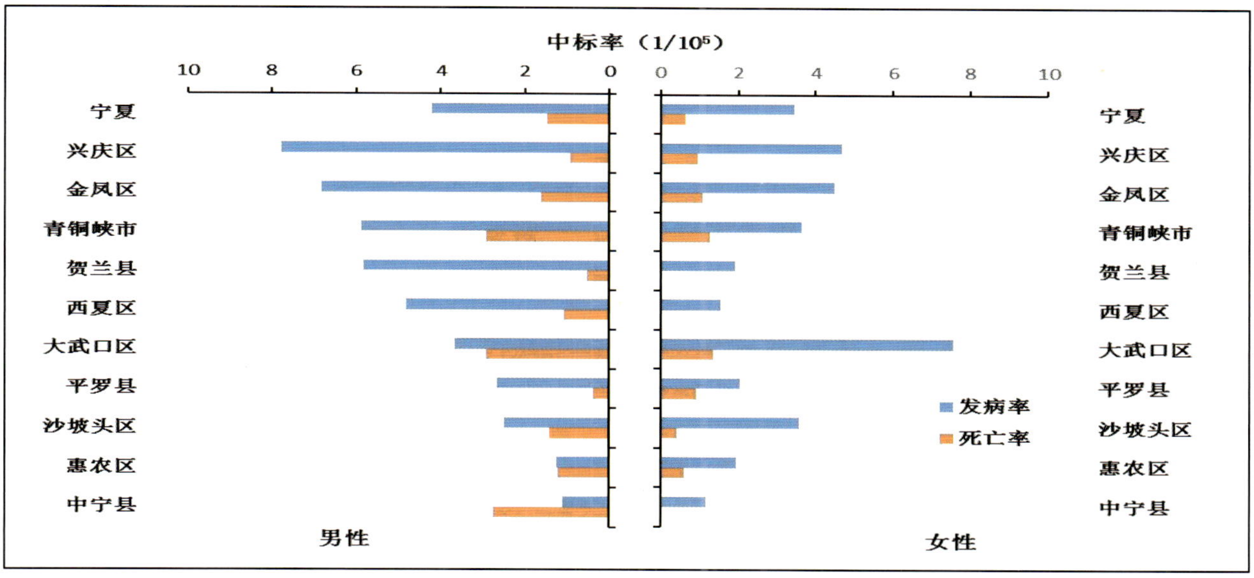

图 5-15g 宁夏肿瘤登记地区肾及泌尿系统不明癌发病率和死亡率

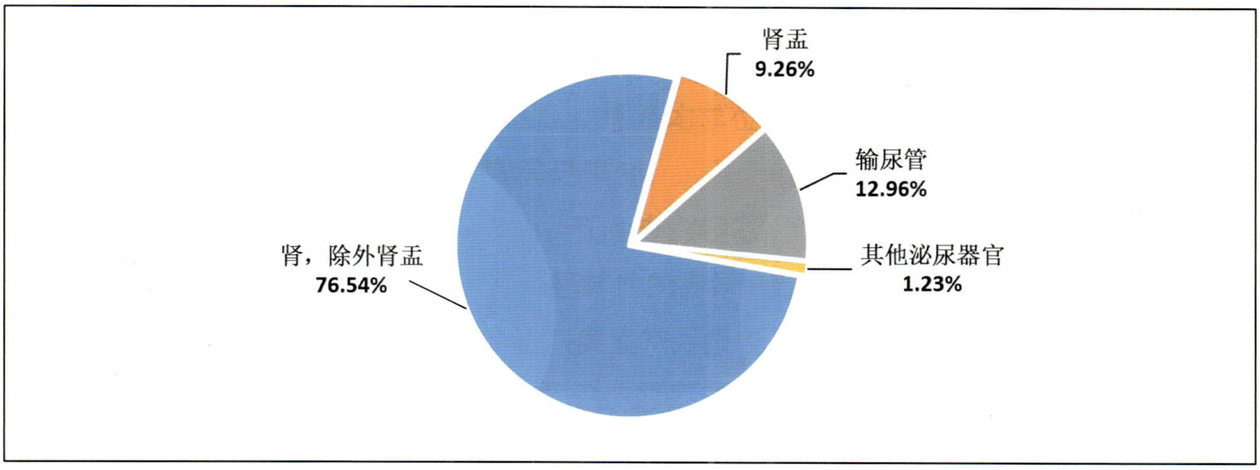

图 5-15h 宁夏肿瘤登记地区肾及泌尿系统不明癌亚部位分布情况

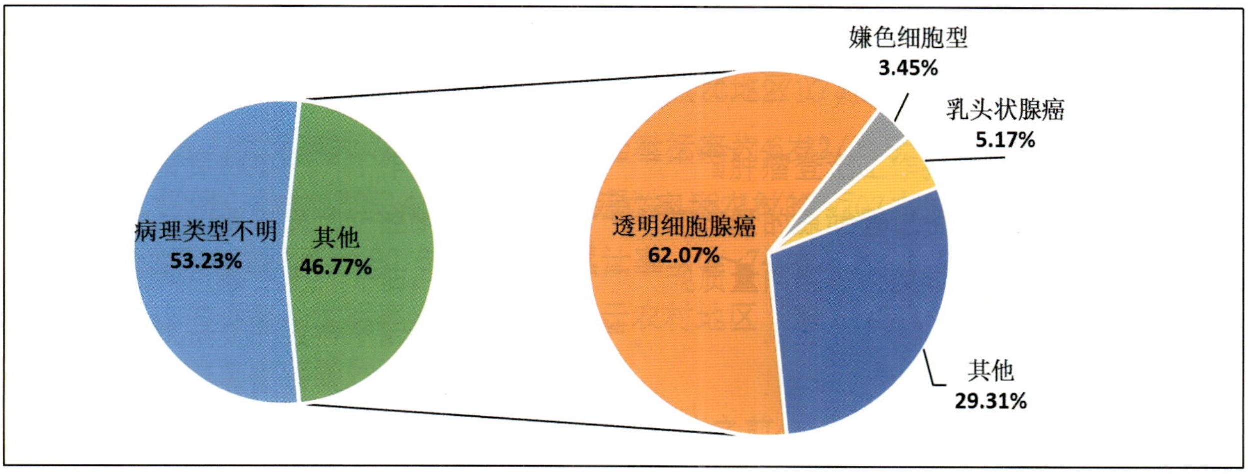

图 5-15i 宁夏肿瘤登记地区肾及泌尿系统不明癌病理分型情况

第十六节 胆囊

2016 年，胆囊癌位居宁夏恶性肿瘤发病第 16 位，占全部恶性肿瘤发病的 1.65%。共报告新发病例 125 例，其中男性 56 例，女性 69 例；城市地区 84 例，农村地区 41 例。胆囊癌发病率为 3.81/10 万，中标率为 2.93/10 万，世标率为 2.89/10 万；女性胆囊癌中标发病率为男性的 1.15 倍，城市地区胆囊癌中标发病率为农村地区的 1.57 倍。0～74 岁累积发病率为 0.38%（表 5-16a）。

表 5-16a　2016 年宁夏肿瘤登记地区胆囊癌发病情况

地区	性别	病例数	粗率 (1/10⁵)	构成 (%)	中标率 (1/10⁵)	世标率 (1/10⁵)	累积率 (0～74 岁,%)
宁夏	合计	125	3.81	1.65	2.93	2.89	0.38
	男性	56	3.38	1.47	2.72	2.75	0.40
	女性	69	4.25	1.83	3.14	3.03	0.36
城市	合计	84	4.31	1.80	3.48	3.43	0.43
	男性	41	4.19	1.79	3.53	3.57	0.51
	女性	43	4.42	1.81	3.44	3.31	0.35
农村	合计	41	3.08	1.41	2.22	2.20	0.31
	男性	15	2.21	0.98	1.67	1.70	0.26
	女性	26	3.98	1.88	2.75	2.68	0.37

2016 年，胆囊癌位居宁夏恶性肿瘤死亡第 12 位，占全部恶性肿瘤死亡的 2.15%。共报告胆囊癌死亡病例 80 例，其中男性 39 例，女性 41 例；城市地区 47 例，农村地区 33 例。胆囊癌死亡率为 2.44/10 万，中标率为 1.82/10 万，世标率为 1.84/10 万；男性胆囊癌中标死亡率为女性的 1.04 倍，城市地区胆囊癌中标死亡率为农村地区的 1.14 倍。0～74 岁胆囊癌累积死亡率为 0.21%（表 5-16b）。

胆囊癌年龄别发病率在 30～岁年龄组之后逐步上升，在 75～岁年龄组达到高峰。死亡率在 35～岁年龄组之后逐步上升，在 80～岁年龄组达到高峰。城市地区、农村地区年龄别发病率均在 70～岁年龄组达到高峰，死亡率均在 80～岁年龄组达到高峰（图 5-16a～5-16f）。

10 个肿瘤登记地区中，男性胆囊癌中标发病率最高的是沙坡头区，为 4.79/10 万，其次是兴庆区、惠农区，分别为 3.87/10 万、3.66/10 万；女性中标发病率最高的是沙坡头区，为 6.22/10

万，其次是青铜峡市、贺兰县，分别为 4.73/10 万、2.76/10 万。男性中标死亡率最高的是惠农区，为 2.66/10 万，其次是沙坡头区、青铜峡市，分别为 2.60/10 万、2.55/10 万；女性中标死亡率最高的是金凤区，为 3.00/10 万，其次是惠农区、兴庆区，分别为 2.69/10 万、2.57/10 万（图 5-16g）。

表 5-16b 2016 年宁夏肿瘤登记地区胆囊癌死亡情况

地区	性别	病例数	粗率 ($1/10^5$)	构成 (%)	中标率 ($1/10^5$)	世标率 ($1/10^5$)	累积率 (0~74 岁, %)
宁夏	合计	80	2.44	2.15	1.82	1.84	0.21
	男性	39	2.35	1.73	1.87	1.92	0.27
	女性	41	2.52	2.79	1.79	1.78	0.16
城市	合计	47	2.41	2.36	1.92	1.93	0.23
	男性	23	2.35	1.95	2.08	2.10	0.34
	女性	24	2.47	2.96	1.83	1.83	0.13
农村	合计	33	2.48	1.90	1.69	1.72	0.19
	男性	16	2.36	1.49	1.63	1.71	0.18
	女性	17	2.60	2.58	1.74	1.73	0.19

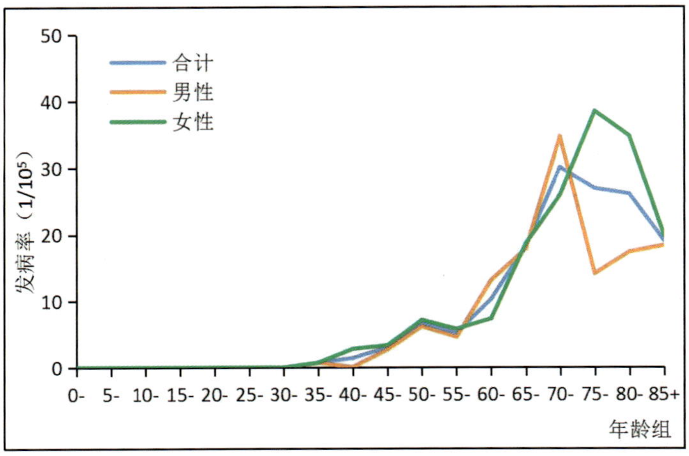

图 5-16a 宁夏肿瘤登记地区胆囊癌年龄别发病率

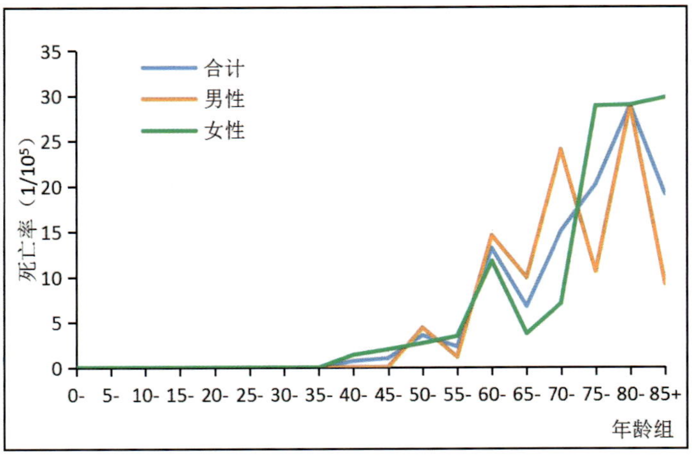

图 5-16b 宁夏肿瘤登记地区胆囊癌年龄别死亡率

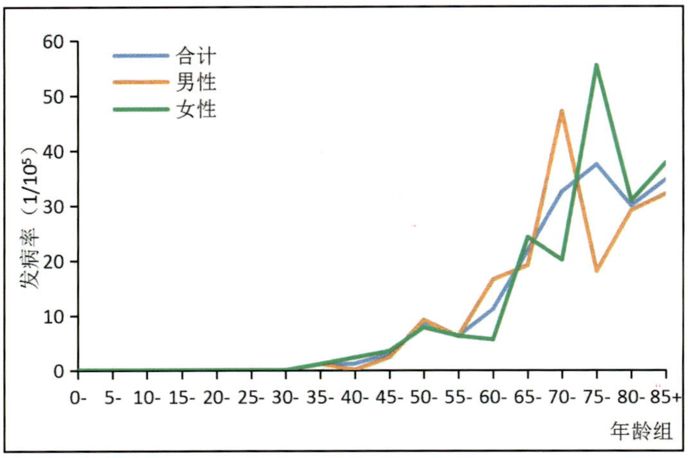

图 5-16c 宁夏城市肿瘤登记地区胆囊癌年龄别发病率

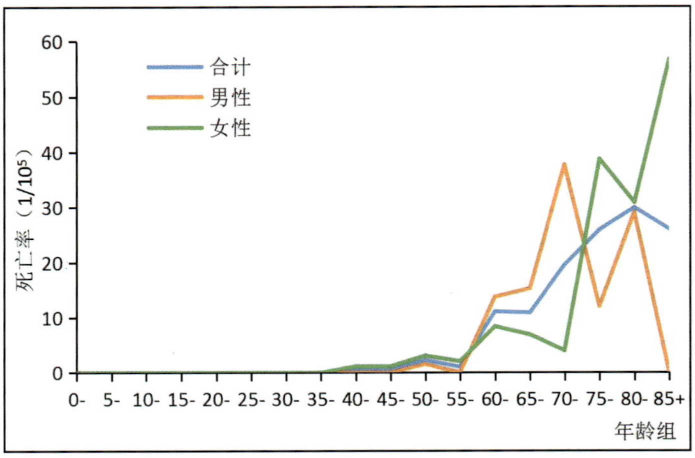

图 5-16d 宁夏城市肿瘤登记地区胆囊癌年龄别死亡率

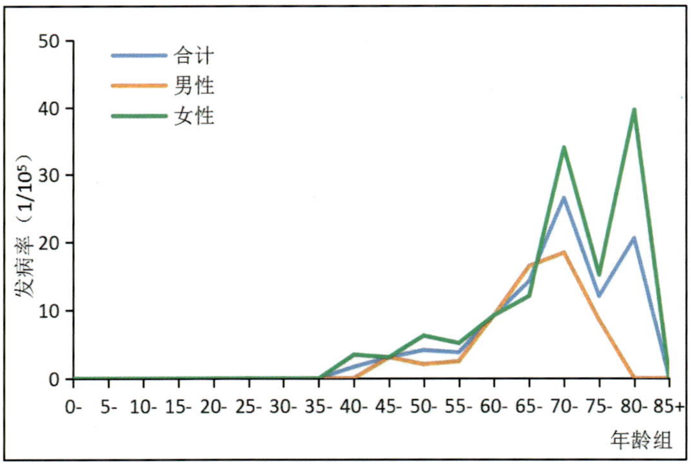

图 5-16e 宁夏农村肿瘤登记地区胆囊癌年龄别发病率

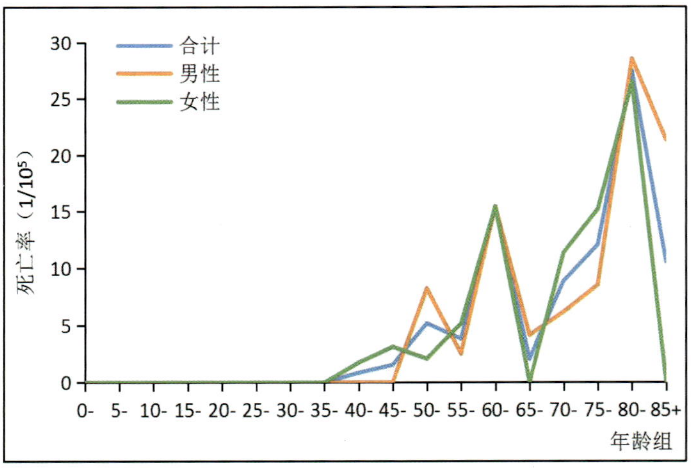

图 5-16f 宁夏农村肿瘤登记地区胆囊癌年龄别死亡率

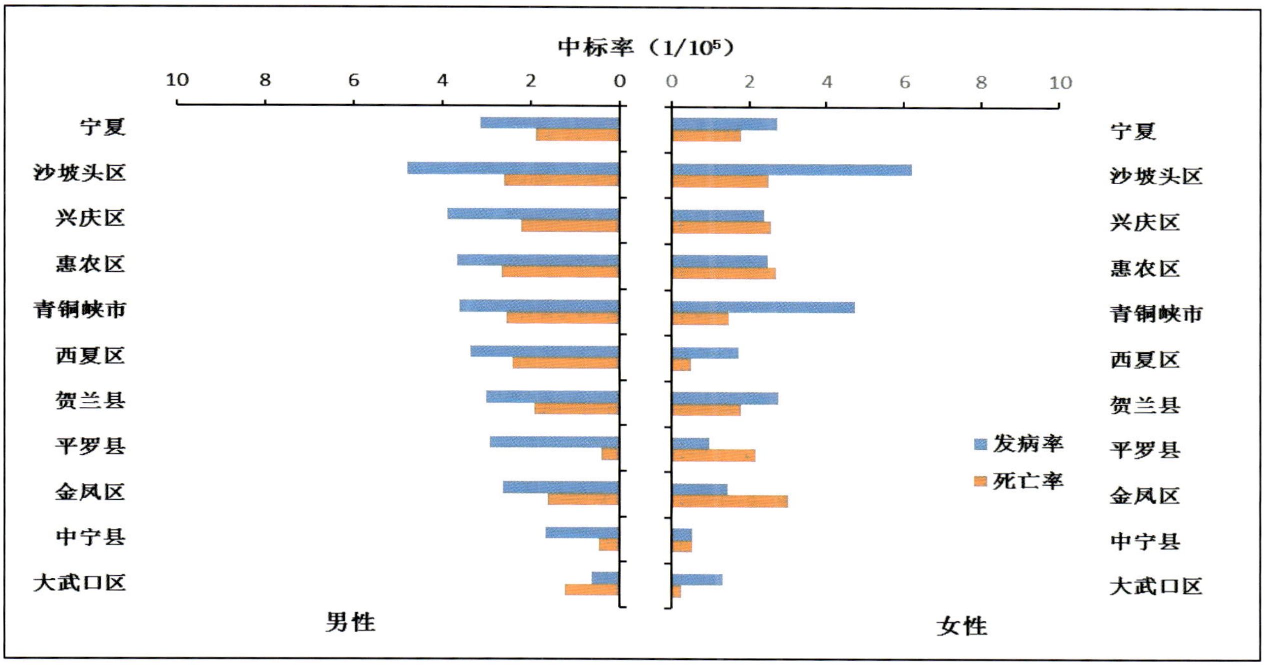

图 5-16g 宁夏肿瘤登记地区胆囊癌发病率和死亡率

第十七节 白血病

2016 年，白血病位居恶性肿瘤发病第 17 位，占全部恶性肿瘤发病的 1.56%。10 个县（区）共报告新发病例 118 例，其中男性 68 例，女性 50 例；城市地区 57 例，农村地区 61 例。2016 年宁夏白血病发病率为 3.59/10 万，中标率为 3.12/10 万，世标率为 3.24/10 万；男性白血病中标发病率为女性的 1.47 倍，农村地区白血病中标发病率为城市的 1.44 倍。0～74 岁白血病累积发病率为 0.32%（表 5-17a）。

表 5-17a　2016 年宁夏肿瘤登记地区白血病发病情况

地区	性别	病例数	粗率 ($1/10^5$)	构成 (%)	中标率 ($1/10^5$)	世标率 ($1/10^5$)	累积率 (0～74 岁,%)
宁夏	合计	118	3.59	1.56	3.12	3.24	0.32
	男性	68	4.10	1.78	3.71	3.95	0.36
	女性	50	3.08	1.33	2.53	2.51	0.28
城市	合计	57	2.92	1.22	2.64	2.65	0.27
	男性	29	2.96	1.26	2.85	3.00	0.26
	女性	28	2.88	1.18	2.45	2.31	0.27
农村	合计	61	4.58	2.10	3.80	4.06	0.39
	男性	39	5.74	2.56	4.91	5.26	0.49
	女性	22	3.37	1.59	2.63	2.81	0.29

2016 年，白血病位居恶性肿瘤死亡第 11 位，占全部恶性肿瘤死亡的 2.17%。共报告死亡病例 81 例，其中男性 47 例，女性 34 例；城市地区 35 例，农村地区 46 例。白血病死亡率为 2.47/10 万，中标率为 2.18/10 万，世标率为 2.13/10 万；男性白血病中标死亡率为女性的 1.41 倍，农村地区白血病中标死亡率为城市的 1.82 倍。0～74 岁白血病累积死亡率为 0.22%（表 5-17b）。

白血病年龄别发病率在 5～岁、25～岁年龄组出现小高峰，30～岁年龄组之后平缓上升，分别于 65～岁和 80～岁年龄组达到高峰，男性上升速度高于女性。白血病年龄别死亡率在 10～岁、25～岁年龄组出现小高峰，30～岁年龄组之后平缓上升，80～岁年龄组达到高峰。城市年龄组发病率、农村年龄组死亡率趋势与总体一致（图 5-17a～5-17f）。

10 个肿瘤登记地区中，男性白血病中标发病率最高的是青铜峡市，为 10.08/10 万，其次是贺兰县、大武口区，分别为 7.20/10 万、5.89/10 万；女性白血病中标发病率最高的是贺兰县，为 6.70/10 万，其次是大武口区、金凤区，分别为 4.48/10 万、3.79/10 万。

男性白血病中标死亡率最高的是青铜峡市，为 5.91/10 万，其次是贺兰县、中宁县，分别为 5.83/10 万、4.42/10 万；女性白血病中标死亡率最高的是大武口区，为 4.85/10 万，其次是青铜峡市、金凤区，分别为 3.60/10 万、3.57/10 万（图 5-17g）。

白血病病例中，髓样白血病占 20.34%，淋巴样白血病占 16.95%，单核细胞白血病、特指细胞类型的其他白血病各占 1.69%（图 5-17h）。

表 5-17b　2016 年宁夏肿瘤登记地区白血病死亡情况

地区	性别	病例数	粗率 (1/10^5)	构成 (%)	中标率 (1/10^5)	世标率 (1/10^5)	累积率 (0～74 岁，%)
宁夏	合计	81	2.47	2.17	2.18	2.13	0.22
	男性	47	2.83	2.09	2.56	2.55	0.26
	女性	34	2.09	2.31	1.82	1.71	0.18
城市	合计	35	1.79	1.76	1.63	1.54	0.16
	男性	15	1.53	1.27	1.38	1.35	0.15
	女性	20	2.06	2.46	1.89	1.76	0.18
农村	合计	46	3.45	2.65	2.97	2.96	0.29
	男性	32	4.71	2.98	4.22	4.24	0.40
	女性	14	2.14	2.12	1.69	1.63	0.18

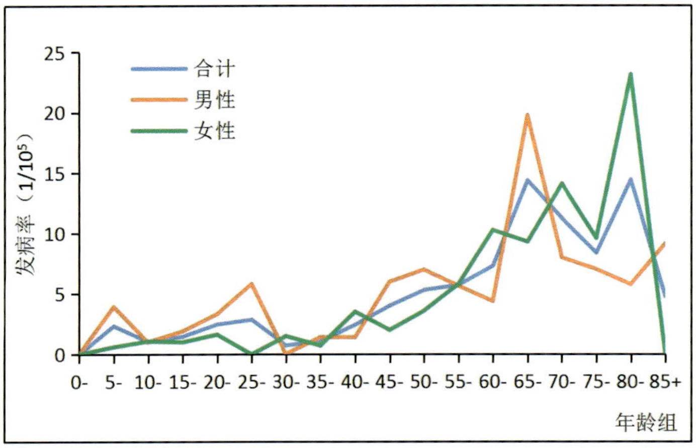

图 5-17a 宁夏肿瘤登记地区白血病年龄别发病率

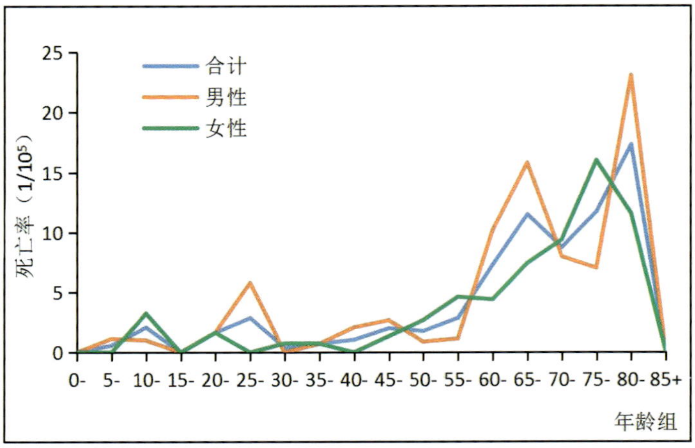

图 5-17b 宁夏肿瘤登记地区白血病年龄别死亡率

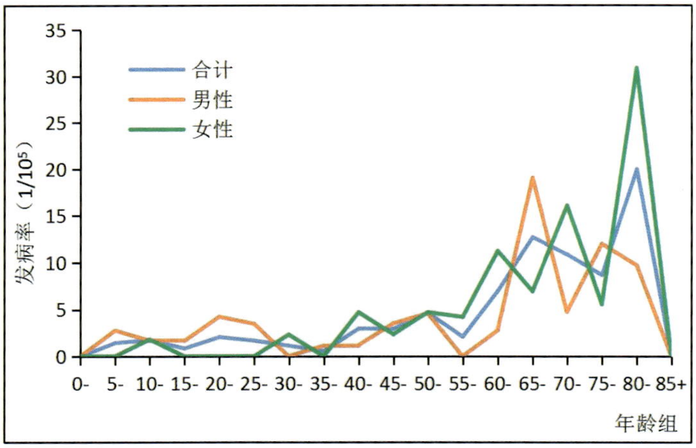

图 5-17c 宁夏城市肿瘤登记地区白血病年龄别发病率

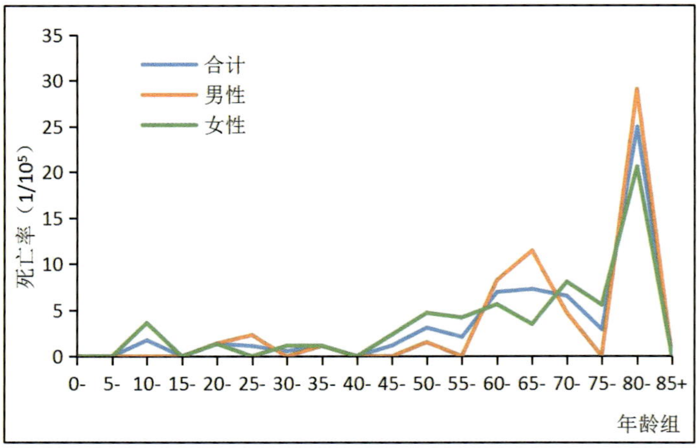

图 5-17d 宁夏城市肿瘤登记地区白血病年龄别死亡率

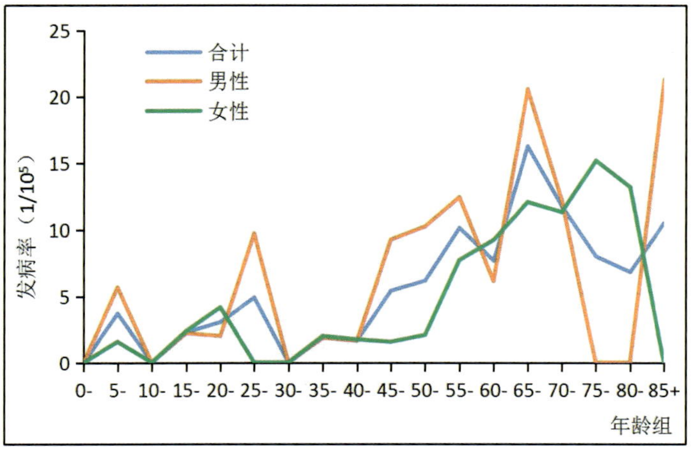

图 5-17e 宁夏农村肿瘤登记地区白血病年龄别发病率

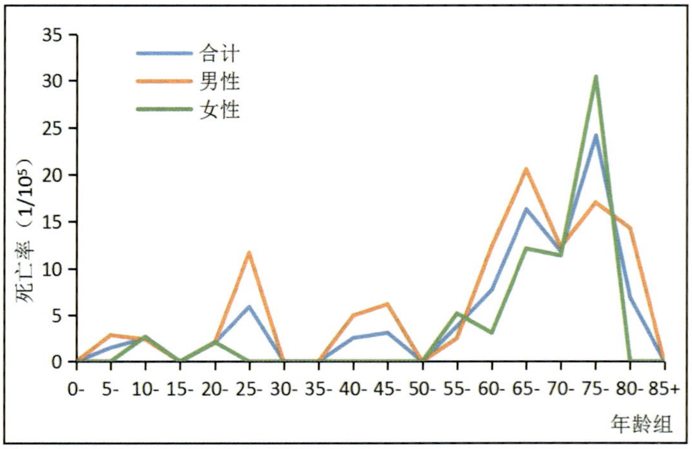

图 5-17f 宁夏农村肿瘤登记地区白血病年龄别死亡率

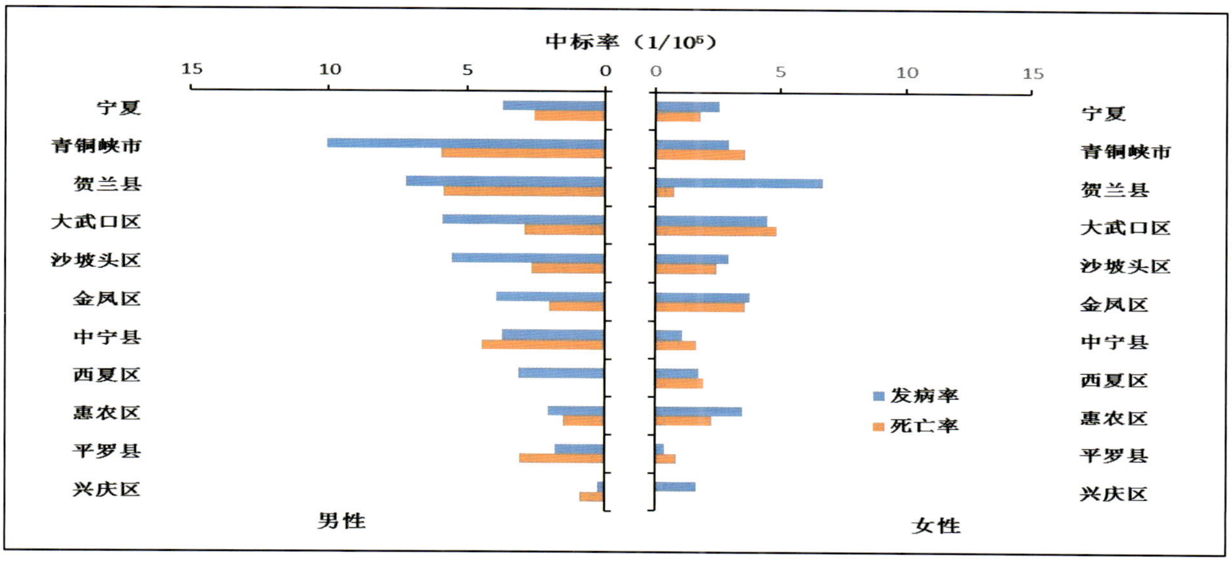

图 5-17g 宁夏肿瘤登记地区白血病发病率和死亡率

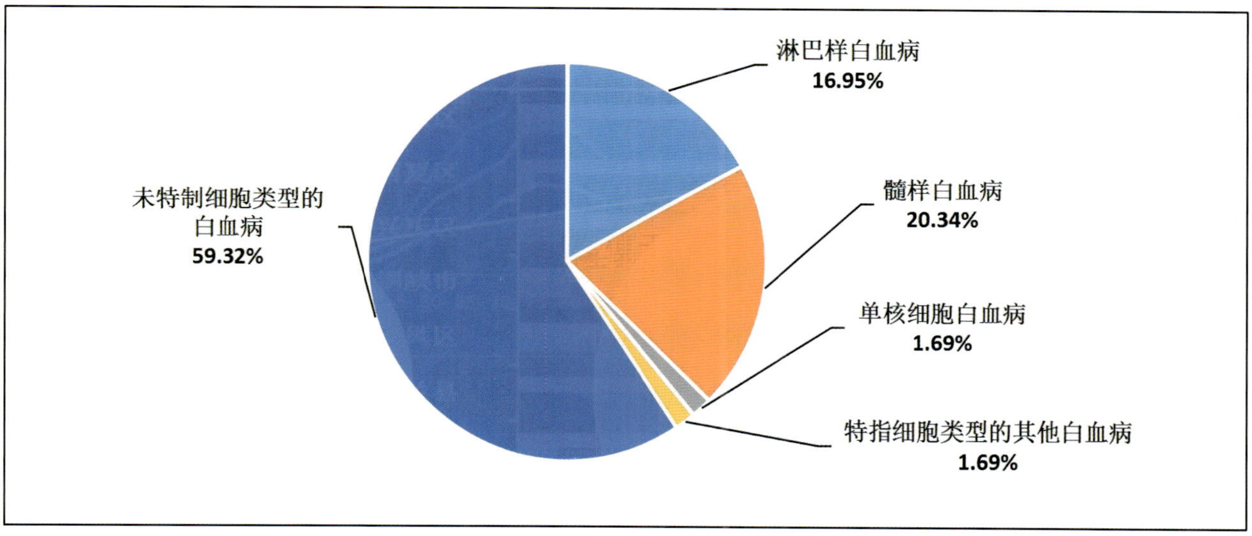

图 5-17h 宁夏肿瘤登记地区白血病病理分型情况

第十八节 淋巴瘤

2016 年，淋巴瘤位居恶性肿瘤发病第 18 位，占全部恶性肿瘤发病的 1.49%。共报告新发病例 113 例，其中男性 65 例，女性 48 例；城市地区 68 例，农村地区 45 例。淋巴瘤发病率为 3.44/10 万，中标率为 2.84/10 万，世标率为 2.84/10 万；男性淋巴瘤中标发病率为女性的 1.49 倍，城市地区淋巴瘤中标发病率为农村地区的 1.16 倍。0～74 岁淋巴瘤累积发病率为 0.33%（表 5-18a）。

表 5-18a　2016 年宁夏肿瘤登记地区淋巴瘤发病情况

地区	性别	病例数	粗率 ($1/10^5$)	构成 (%)	中标率 ($1/10^5$)	世标率 ($1/10^5$)	累积率 (0～74 岁，%)
宁夏	合计	113	3.44	1.49	2.84	2.84	0.33
	男性	65	3.92	1.70	3.39	3.42	0.38
	女性	48	2.95	1.28	2.28	2.25	0.29
城市	合计	68	3.49	1.46	2.97	2.87	0.32
	男性	38	3.88	1.66	3.47	3.40	0.33
	女性	30	3.09	1.26	2.45	2.32	0.30
农村	合计	45	3.38	1.55	2.57	2.71	0.34
	男性	27	3.98	1.77	3.19	3.37	0.44
	女性	18	2.76	1.30	1.95	2.05	0.25

2016 年，淋巴瘤位居恶性肿瘤死亡第 15 位，占全部恶性肿瘤死亡的 1.66%。共报告死亡病例 62 例，其中男性 43 例，女性 19 例；城市地区 26 例，农村地区 36 例。淋巴瘤死亡率为 1.89/10 万，中标率为 1.53/10 万，世标率为 1.52/10 万；男性淋巴瘤中标死亡率为女性的 2.35 倍，农村地区淋巴瘤中标死亡率为城市地区的 1.69 倍。0～74 岁年龄组淋巴瘤累积死亡率为 0.20%（表 5-18b）。

淋巴瘤年龄别发病率在 0～岁年龄组出现小高峰，5～岁年龄组之后较为平缓，30～岁年龄组之后快速上升，在 70～79 岁年龄组达到高峰。淋巴瘤死亡率在 40～岁年龄组之前处于较低水平，40～岁年龄组之后快速上升，70～岁年龄组达到高峰。男性各年龄别发病率和死亡率均高于女性。城市地区、农村地区年龄别发病率趋势与总体一致，农村地区年龄别死亡率与总体趋势一致（图 5-18a～5-18f）。

10 个肿瘤登记地区中，男性淋巴瘤中标发病率最高的是惠农区，为 7.71/10 万，其次是贺兰县、大武口区，分别为 4.23/10 万、4.01/10 万；女性淋巴瘤中标发病率最高的是中宁县，为 3.46/10 万，其次是惠农区、西夏区，分别为 3.30/10 万、3.02/10 万。

男性淋巴瘤中标死亡率最高的是惠农区，为 5.46/10 万，其次是大武口区、西夏区，分别为 4.26/10 万、3.29/10 万；女性淋巴瘤中标死亡率最高的是大武口区，为 2.44/10 万，其次是平罗县、贺兰县，分别为 1.76/10 万、1.43/10 万（图 5-18g）。

淋巴瘤病例中，多发性骨髓瘤和恶性浆细胞肿瘤占 16.81%，霍奇金淋巴瘤占 7.96%，弥漫性非霍奇金淋巴瘤占 3.54%，滤泡性非霍奇金淋巴瘤占 2.65%，周围和皮的 T 细胞淋巴瘤占 2.65%（图 5-18h）。

表 5-18b 2016 年宁夏肿瘤登记地区淋巴瘤死亡情况

地区	性别	病例数	粗率（$1/10^5$）	构成（%）	中标率（$1/10^5$）	世标率（$1/10^5$）	累积率（0～74 岁，%）
宁夏	合计	62	1.89	1.66	1.53	1.52	0.20
	男性	43	2.59	1.91	2.14	2.13	0.26
	女性	19	1.17	1.29	0.91	0.91	0.13
城市	合计	26	1.33	1.31	1.17	1.19	0.14
	男性	18	1.84	1.53	1.63	1.66	0.17
	女性	8	0.82	0.99	0.70	0.72	0.10
农村	合计	36	2.70	2.08	1.98	1.93	0.27
	男性	25	3.68	2.33	2.78	2.72	0.37
	女性	11	1.68	1.67	1.18	1.15	0.17

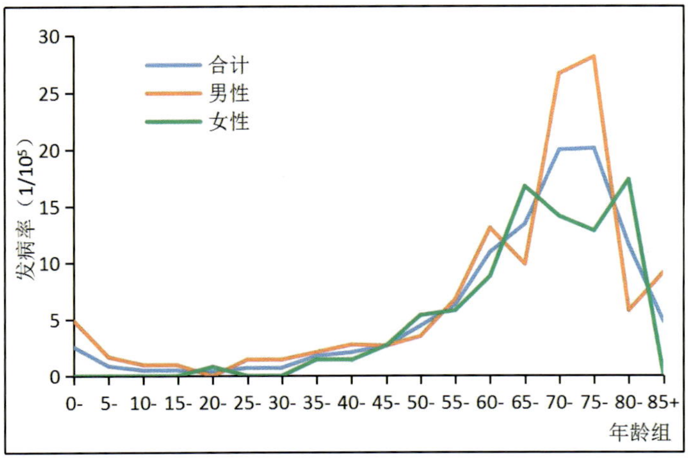

图 5-18a 宁夏肿瘤登记地区淋巴瘤年龄别发病率

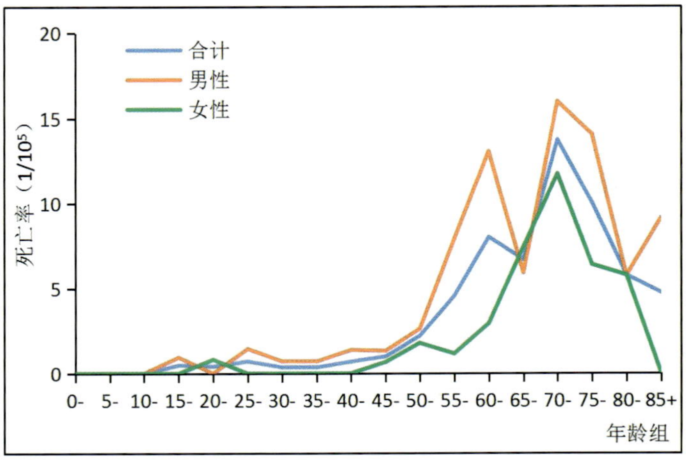

图 5-18b 宁夏肿瘤登记地区淋巴瘤年龄别死亡率

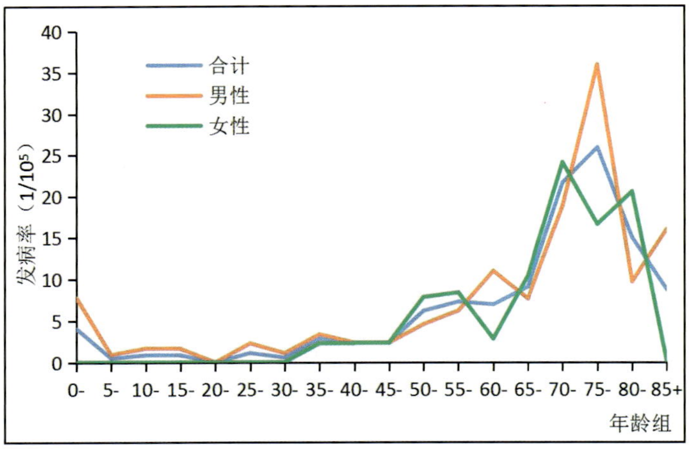

图 5-18c 宁夏城市肿瘤登记地区淋巴瘤年龄别发病率

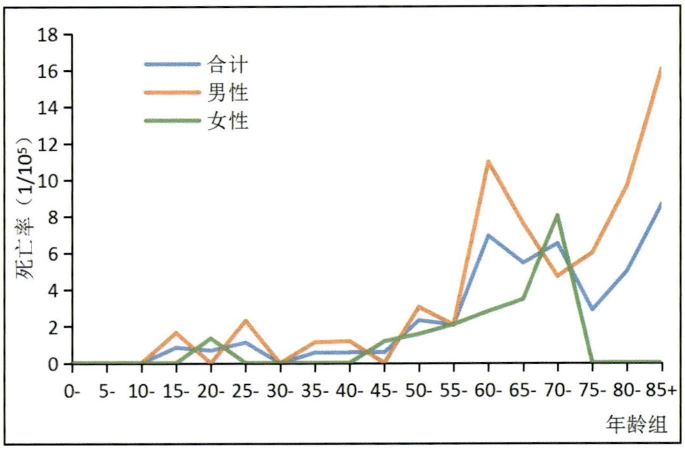

图 5-18d 宁夏城市肿瘤登记地区淋巴瘤年龄别死亡率

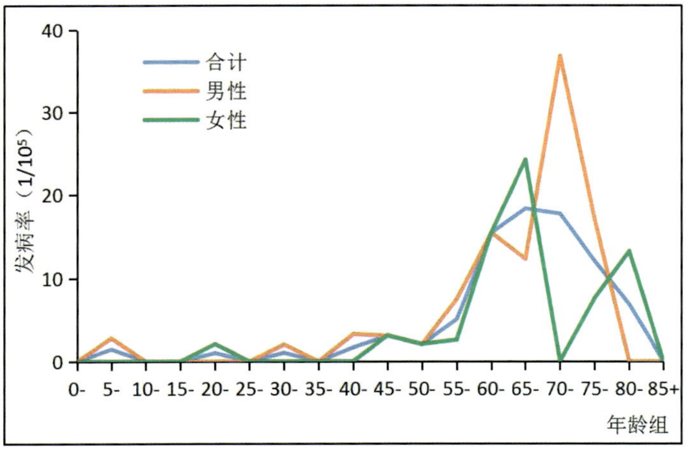

图 5-18e 宁夏农村肿瘤登记地区淋巴瘤年龄别发病率

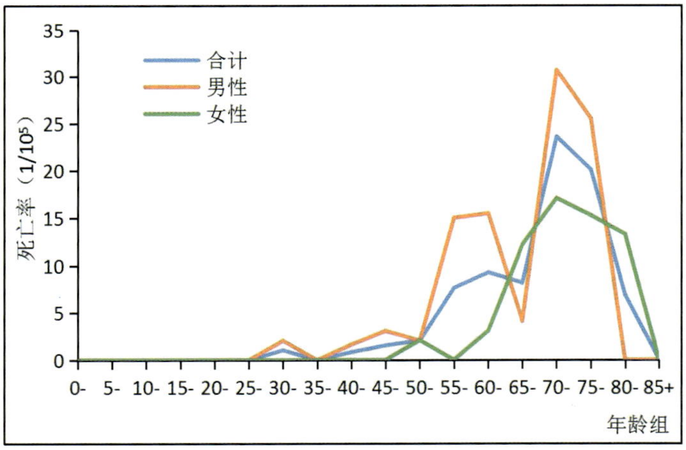

图 5-18f 宁夏农村肿瘤登记地区淋巴瘤年龄别死亡率

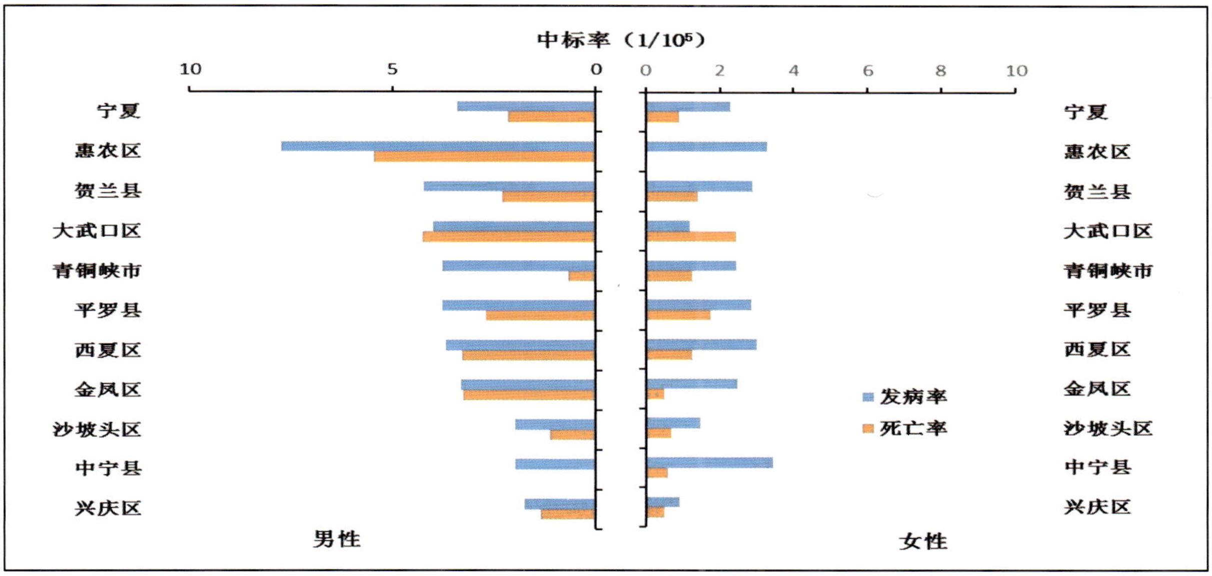

图 5-18g 宁夏肿瘤登记地区淋巴瘤发病率和死亡率

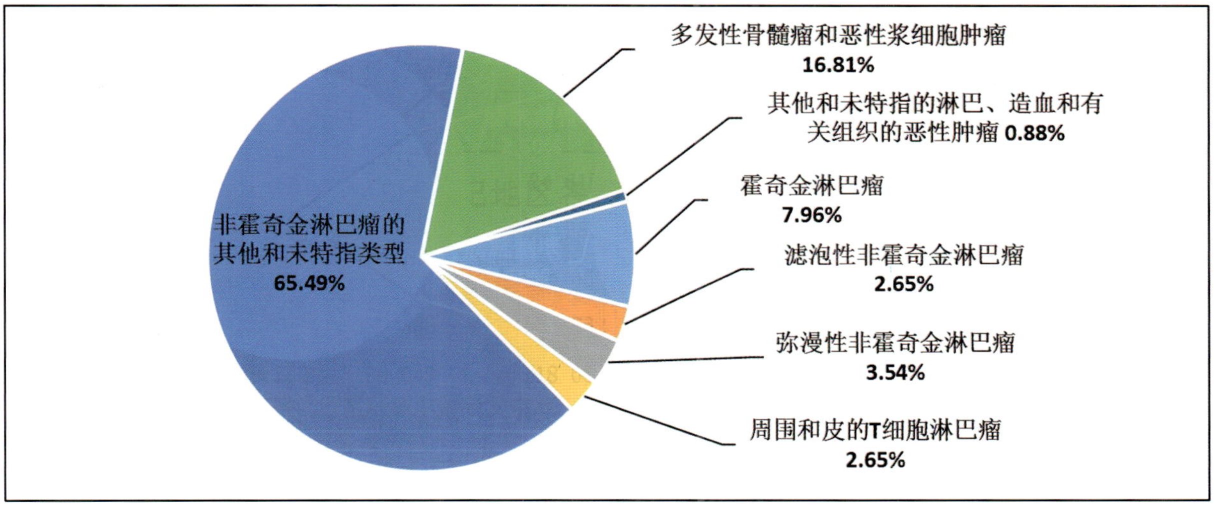

图 5-18h 宁夏肿瘤登记地区淋巴瘤病理分型情况

第十九节 骨

2016 年，骨癌位居恶性肿瘤发病第 19 位，占全部恶性肿瘤发病的 1.24%。共报告新发病例 94 例，其中男性 53 例，女性 41 例；城市地区 56 例，农村地区 38 例。骨癌发病率为 2.86/10 万，中标率为 2.37/10 万，世标率为 2.28/10 万；男性骨癌中标发病率为女性的 1.30 倍，城市地区骨癌中标发病率为农村地区的 1.10 倍。0～74 岁骨癌累积发病率为 0.23%（表 5-19a）。

表 5-19a　2016 年宁夏肿瘤登记地区骨癌发病情况

地区	性别	病例数	粗率（$1/10^5$）	构成（%）	中标率（$1/10^5$）	世标率（$1/10^5$）	累积率（0～74 岁,%）
宁夏	合计	94	2.86	1.24	2.37	2.28	0.23
	男性	53	3.20	1.39	2.69	2.59	0.24
	女性	41	2.52	1.09	2.07	1.97	0.22
城市	合计	56	2.87	1.20	2.49	2.42	0.25
	男性	30	3.06	1.31	2.64	2.57	0.24
	女性	26	2.67	1.09	2.35	2.27	0.25
农村	合计	38	2.85	1.31	2.27	2.15	0.21
	男性	23	3.39	1.51	2.86	2.72	0.24
	女性	15	2.30	1.08	1.66	1.55	0.17

2016 年，骨癌位居恶性肿瘤死亡第 17 位，占全部恶性肿瘤死亡的 1.34%。共报告死亡病例 50 例，其中男性 25 例，女性 25 例；城市地区 31 例，农村地区 19 例。骨癌死亡率为 1.52/10 万，中标率为 1.24/10 万，世标率为 1.20/10 万；男性骨癌中标死亡率与女性相近，城市地区骨癌中标死亡率是农村地区的 1.44 倍。0～74 岁骨癌累积死亡率为 0.14%（表 5-19b）。

骨癌年龄别发病率在 15～岁年龄组出现小高峰，25～岁年龄组之后平稳上升，在 80～岁年龄组达到高峰。骨癌死亡率在 40～岁年龄组之前处于较低水平，40～岁年龄组之后快速上升。男性骨癌年龄别发病率总体高于女性。城市地区骨癌年龄别病率和死亡率均在 85+岁年龄组达到高峰，农村地区骨癌年龄别发病率和死亡率均在 80～岁年龄组达到高峰（图 5-19a～5-19f）。

10 个肿瘤登记地区中，男性骨癌中标发病率最高的是沙坡头区和青铜峡市，均为 5.02/10 万，其次是贺兰县，为 3.99/10 万；女性骨癌中标发病率最高的是沙坡头区，为 4.59/10 万，其次是青铜峡市、金凤区，分别为 4.57/10 万、3.16/10 万。

男性骨癌中标死亡率最高的是沙坡头区，为3.47/10万，其次是西夏区、青铜峡市，分别为2.07/10万、1.81/10万；女性骨癌中标死亡率最高的是大武口区，为3.86/10万，其次是金凤区、沙坡头区，均为2.29/10万（图5-19g）。

骨癌病例中，四肢骨和关节软骨恶性肿瘤占52.13%，其他和未特指部位的骨和关节软骨恶性肿瘤占47.87%（图5-19h）。

表5-19b 2016年宁夏肿瘤登记地区骨癌死亡情况

地区	性别	病例数	粗率 $(1/10^5)$	构成 (%)	中标率 $(1/10^5)$	世标率 $(1/10^5)$	累积率 (0~74岁,%)
宁夏	合计	50	1.52	1.34	1.24	1.20	0.14
	男性	25	1.51	1.11	1.25	1.21	0.16
	女性	25	1.54	1.70	1.23	1.20	0.13
城市	合计	31	1.59	1.56	1.41	1.37	0.16
	男性	14	1.43	1.19	1.33	1.29	0.17
	女性	17	1.75	2.09	1.48	1.44	0.15
农村	合计	19	1.43	1.10	0.98	0.97	0.12
	男性	11	1.62	1.02	1.15	1.11	0.14
	女性	8	1.22	1.21	0.84	0.84	0.11

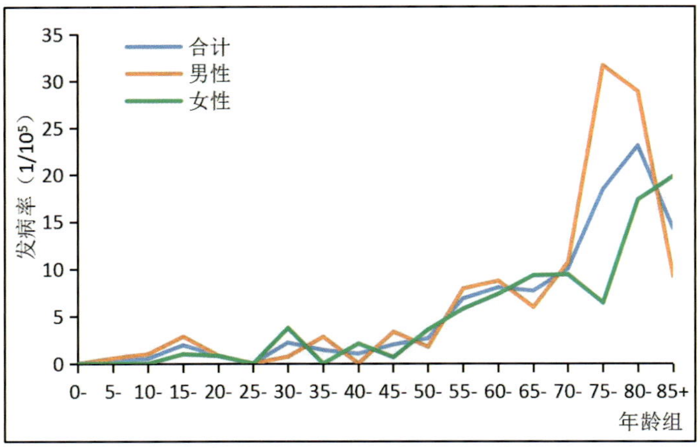

图 5-19a 宁夏肿瘤登记地区骨癌年龄别发病率

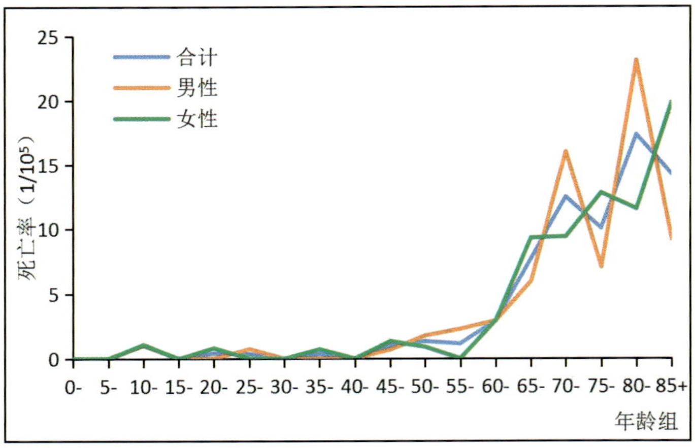

图 5-19b 宁夏肿瘤登记地区骨癌年龄别死亡率

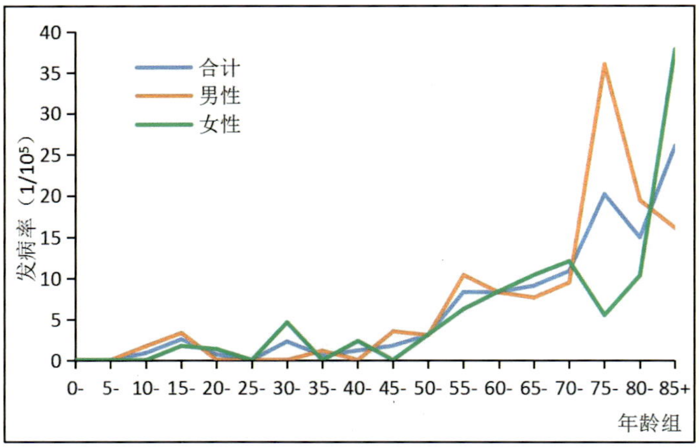

图 5-19c 宁夏城市肿瘤登记地区骨癌年龄别发病率

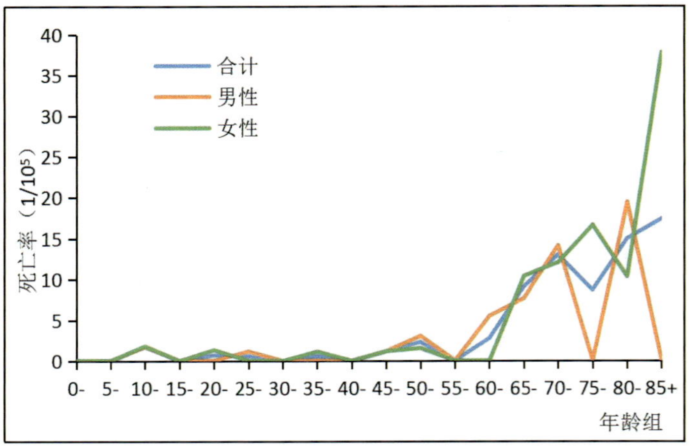

图 5-19d 宁夏城市肿瘤登记地区骨癌年龄别死亡率

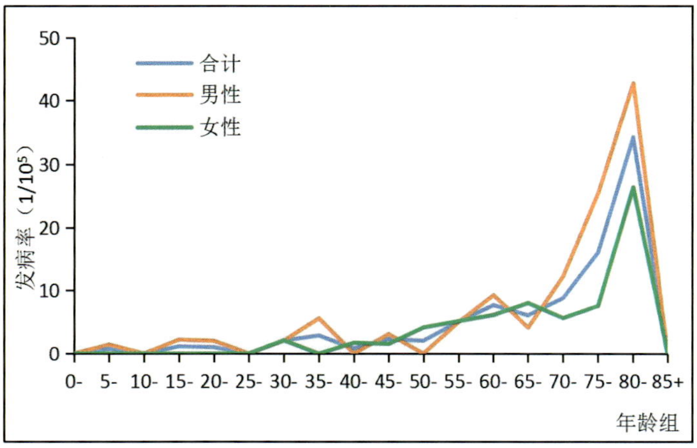

图 5-19e 宁夏农村肿瘤登记地区骨癌年龄别发病率

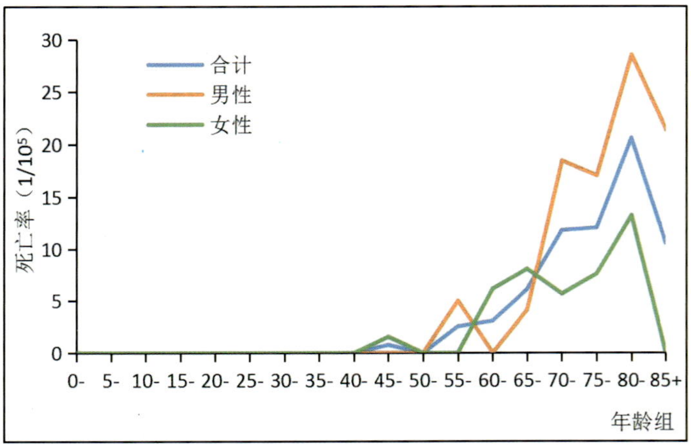

图 5-19f 宁夏农村肿瘤登记地区骨癌年龄别死亡率

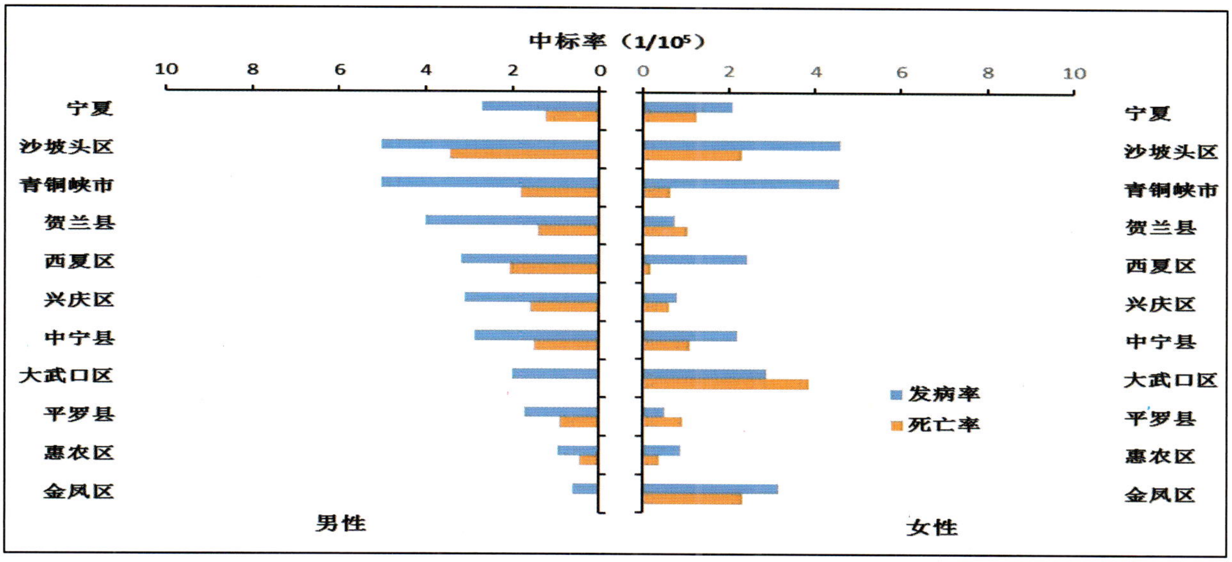

图 5-19g 宁夏肿瘤登记地区骨癌发病率和死亡率

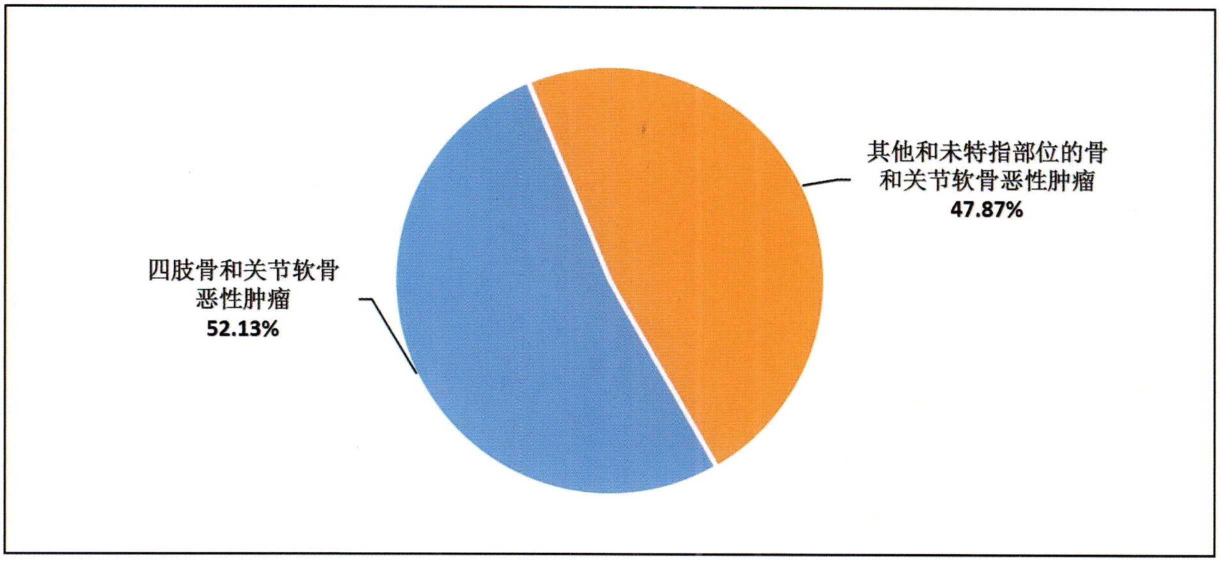

图 5-19h 宁夏肿瘤登记地区骨癌亚部位分布情况

第二十节　口腔和咽喉（除外鼻咽）

2016 年，口腔和咽喉癌位居恶性肿瘤发病第 20 位，占全部恶性肿瘤发病的 0.96%。共报告新发病例 73 例，其中男性 45 例，女性 28 例；城市地区 51 例，农村地区 22 例。口腔和咽喉癌发病率为 2.22/10 万，中标率为 1.77/10 万，世标率为 1.71/10 万；男性口腔癌和咽癌中标发病率为女性的 1.72 倍，城市地区口腔和咽喉癌中标发病率为农村地区的 1.80 倍。0～74 岁口腔癌和咽癌累积发病率为 0.21%（表 5-20a）。

表 5-20a　2016 年宁夏肿瘤登记地区口腔和咽喉癌发病情况

地区	性别	病例数	粗率 ($1/10^5$)	构成 (%)	中标率 ($1/10^5$)	世标率 ($1/10^5$)	累积率 (0～74 岁,%)
宁夏	合计	73	2.22	0.96	1.77	1.71	0.21
	男性	45	2.71	1.18	2.24	2.12	0.24
	女性	28	1.72	0.74	1.30	1.29	0.18
城市	合计	51	2.61	1.09	2.20	2.15	0.28
	男性	28	2.86	1.22	2.48	2.36	0.28
	女性	23	2.37	0.97	1.91	1.91	0.27
农村	合计	22	1.65	0.76	1.22	1.16	0.12
	男性	17	2.50	1.12	1.93	1.82	0.17
	女性	5	0.77	0.36	0.51	0.49	0.06

2016 年，口腔和咽喉癌位居恶性肿瘤死亡第 19 位，占全部恶性肿瘤死亡的 0.67%。共报告死亡病例 25 例，其中男性 17 例，女性 8 例；城市地区 15 例，农村地区 10 例。口腔和咽喉癌死亡率为 0.76/10 万，中标率为 0.59/10 万，世标率为 0.61/10 万；男性口腔和咽喉癌中标死亡率为女性的 2.19 倍，城市地区口腔和咽喉癌中标死亡率为农村地区的 1.13 倍。0～74 岁口腔和咽喉癌死亡率为 0.07%（表 5-20b）。

口腔和咽喉癌年龄别发病率在 15～岁年龄组之前处于较低水平，15～岁年龄组之后逐步上升，在 70～岁年龄组达到高峰。男性各年龄别发病率总体高于女性。口腔和咽喉癌死亡率在 20～岁年龄组处于较低水平，在 55～64 岁年龄组达到最高峰，男性年龄别死亡率总体高于女性。城市地区、农村地区年龄别发病率分别在 70～岁、80～岁年龄组达到高峰，城市地区和农村地区年龄组死亡率与总体死亡率趋势总体一致（图 5-20a～5-20f）。

10个肿瘤登记地区中，男性口腔和咽喉癌中标发病率最高的是青铜峡市，为5.92/10万，其次是兴庆区、沙坡头区，分别为3.13/10万、2.93/10万；女性口腔和咽喉癌中标发病率最高的是金凤区，为2.68/10万，其次是兴庆区、沙坡头区，分别为2.56/10万、2.48/10万。

男性口腔和咽喉癌中标死亡率最高的是青铜峡市，为1.93/10万，其次是沙坡头区、金凤区，分别为1.70/10万、1.66/10万；女性口腔和咽喉癌中标死亡率最高的是惠农区，为1.99/10万，其次是金凤区、青铜峡市，分别为1.07/10万、0.57/10万（图5-20g）。

口腔和咽喉癌病例中，口是最常见的发病部位，占27.40%，其次是唾液腺和舌，分别占20.55%、13.70%（图5-20h）。

表5-20b 2016年宁夏肿瘤登记地区口腔和咽喉癌死亡情况

地区	性别	病例数	粗率（1/10⁵）	构成（%）	中标率（1/10⁵）	世标率（1/10⁵）	累积率（0～74岁，%）
宁夏	合计	25	0.76	0.67	0.59	0.61	0.07
	男性	17	1.03	0.75	0.81	0.84	0.10
	女性	8	0.49	0.54	0.37	0.38	0.04
城市	合计	15	0.77	0.75	0.63	0.66	0.07
	男性	11	1.12	0.93	0.92	0.99	0.11
	女性	4	0.41	0.49	0.33	0.34	0.04
农村	合计	10	0.75	0.58	0.56	0.57	0.07
	男性	6	0.88	0.56	0.71	0.70	0.09
	女性	4	0.61	0.61	0.42	0.44	0.05

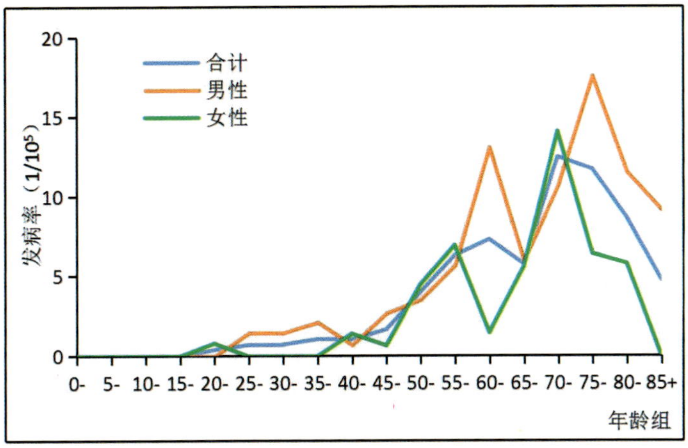

图 5-20a 宁夏肿瘤登记地区口腔和咽喉癌年龄别发病率

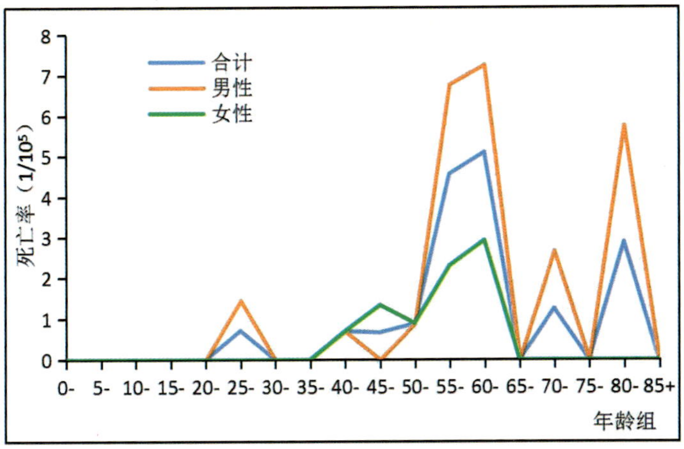

图 5-20b 宁夏肿瘤登记地区口腔和咽喉癌年龄别死亡率

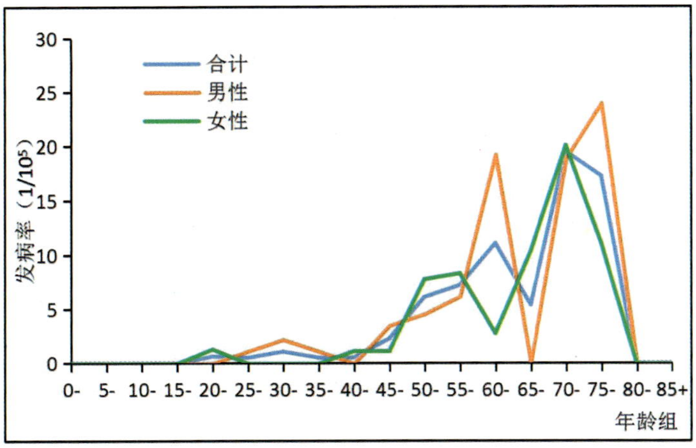

图 5-20c 宁夏城市肿瘤登记地区口腔和咽喉癌年龄别发病率

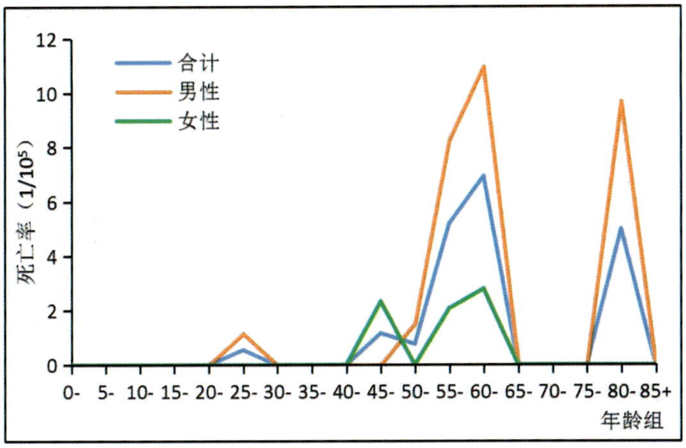

图 5-20d 宁夏城市肿瘤登记地区口腔和咽喉癌年龄别死亡率

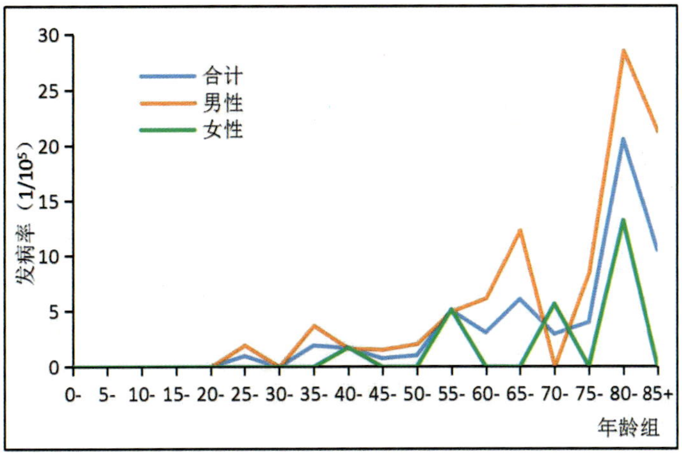

图 5-20e 宁夏农村肿瘤登记地区口腔和咽喉癌年龄别发病率

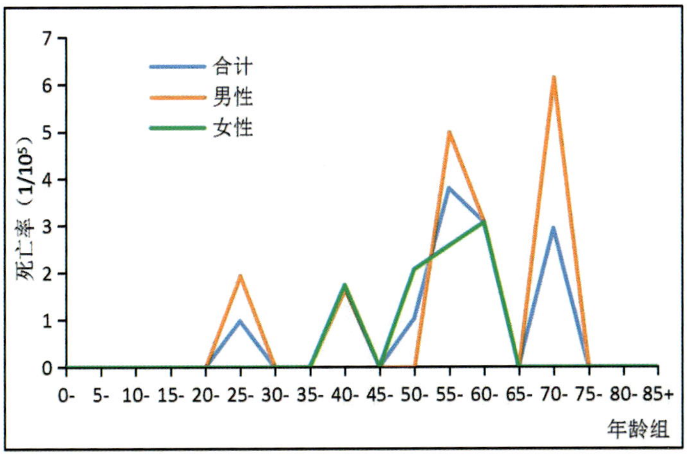

图 5-20f 宁夏农村肿瘤登记地区口腔和咽喉癌年龄别死亡率

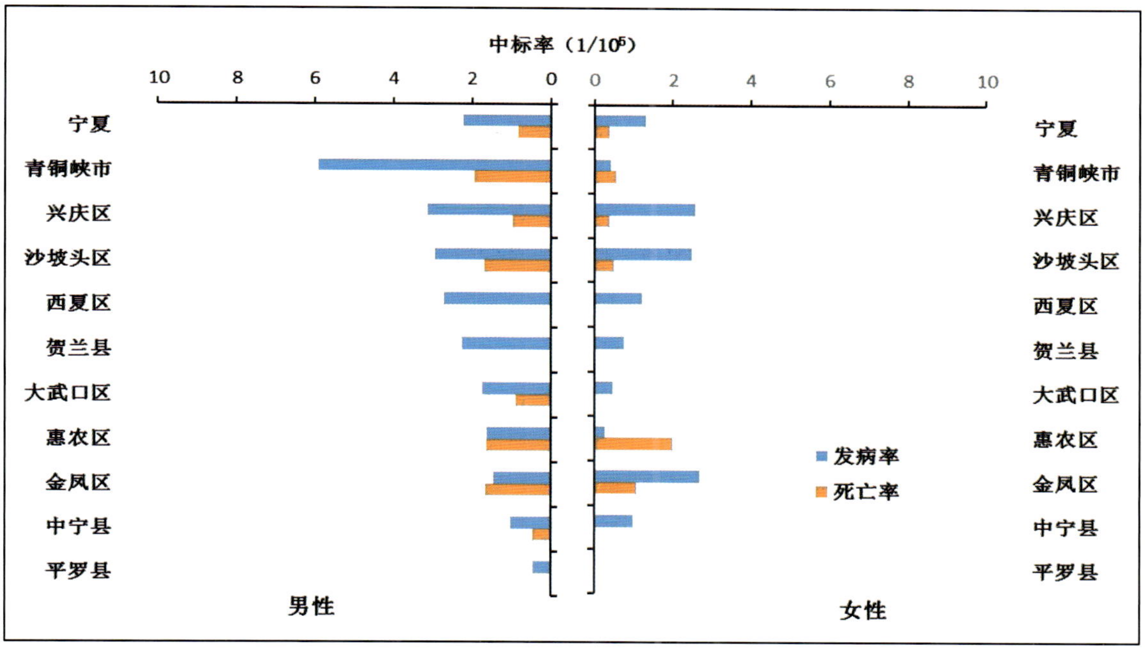

图 5-20g 宁夏肿瘤登记地区口腔和咽喉癌发病率和死亡率

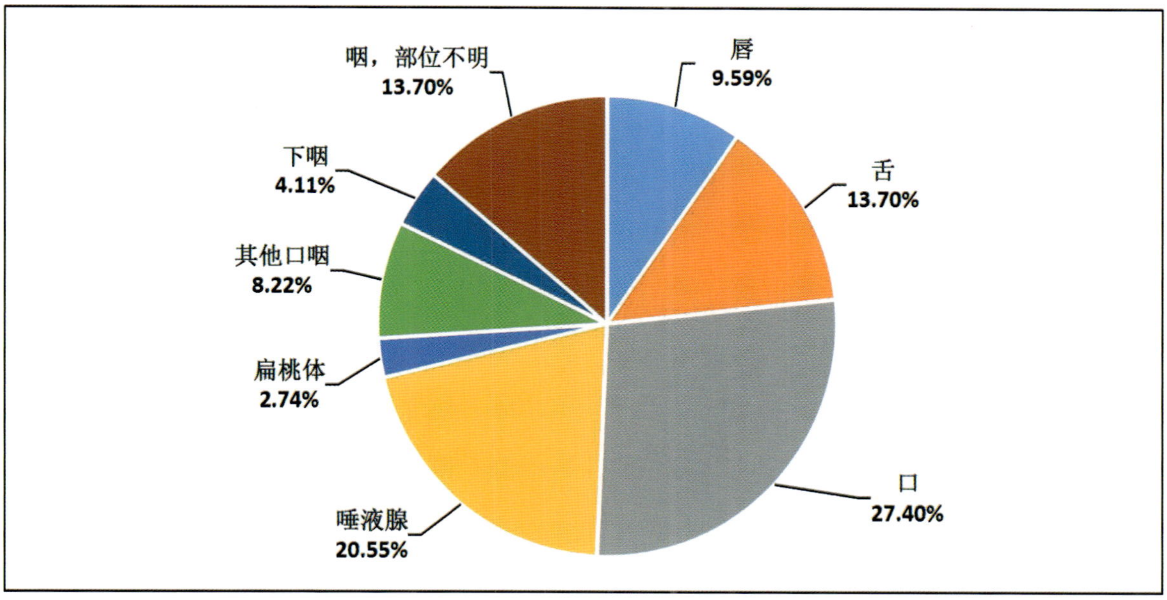

图 5-20h 宁夏肿瘤登记地区口腔和咽喉癌亚部位分布情况

第六章
各肿瘤登记地区主要恶性肿瘤发病与死亡

第一节 兴庆区恶性肿瘤发病死亡情况

一、基本情况

兴庆区，隶属宁夏回族自治区首府银川市，位于银川市东部，是首府银川市的核心区，是宁夏科技、文化、教育、经济、金融和商贸物流中心。东与内蒙古自治区鄂托克前旗接壤，西临唐徕古渠，南北分别与银川市灵武市、永宁县、贺兰县、石嘴山市平罗县接壤。截至 2021 年 9 月，兴庆区辖 11 个街道 2 个镇 2 个乡，辖区总面积为 828 平方千米。2016 年，兴庆区户籍人口数为 736 481 人。

2010 年，兴庆区开始肿瘤随访登记工作，按照户口所在地对全区居民肿瘤发病情况进行监测和登记，采用主动与被动两种方法开展随访工作。2016 年的肿瘤登记数据被《2019 年中国肿瘤登记年报》录用。

二、主要恶性肿瘤发病情况

2016 年，兴庆区恶性肿瘤发病率为 206.39/10 万，其中男性 202.43/10 万，女性 210.36/10 万。恶性肿瘤发病第 1 位是女性乳腺癌，其次是肺癌、子宫颈癌、结直肠癌和胃癌，前 10 位恶性肿瘤占恶性肿瘤发病的 71.45%。男性发病第 1 位是肺癌，其次是胃癌、结直肠癌、肝癌和膀胱癌，前 10 位恶性肿瘤占男性恶性肿瘤发病的 82.20%。女性发病第 1 位是乳腺癌，其次是子宫颈癌、肺癌、甲状腺癌和结直肠癌，前 10 位恶性肿瘤占女性恶性肿瘤发病的 79.95%（表 6-1a，图 6-1a～6-1c）。

三、主要恶性肿瘤死亡情况

2016 年，兴庆区恶性肿瘤死亡率为 76.31/10 万，其中男性 92.68/10 万，女性 59.87/10 万。恶性肿瘤死亡第 1 位是肺癌，其次是肝癌、胃癌、结直肠癌和女性乳腺癌，前 10 位恶性肿瘤占恶性肿瘤死亡的 81.67%。男性死亡第 1 位是肺癌，其次是肝癌、胃癌、结直肠癌和食管癌，前 10 位恶性肿瘤占男性恶性肿瘤死亡的 86.84%。女性死亡第 1 位是肺癌，其次是肝癌、乳腺癌、结直肠癌和胃癌，前 10 位恶性肿瘤占女性恶性肿瘤死亡的 80.00%（表 6-1b，图 6-1d～6-1f）。

表 6-1a 2016 年兴庆区主要恶性肿瘤发病指标

顺位	合计				男性				女性			
	部位	发病率 (1/10⁵)	构成 (%)	中标率 (1/10⁵)	部位	发病率 (1/10⁵)	构成 (%)	中标率 (1/10⁵)	部位	发病率 (1/10⁵)	构成 (%)	中标率 (1/10⁵)
1	女性乳腺	44.09	10.99	43.15	肺	40.11	19.81	43.99	乳腺	44.09	20.96	43.15
2	肺	30.82	14.93	32.44	胃	28.45	14.06	31.66	子宫颈	24.22	11.51	24.31
3	子宫颈	24.22	5.86	24.31	结直肠	26.29	12.99	27.21	肺	21.50	10.22	22.22
4	结直肠	20.91	10.13	21.81	肝	20.87	10.31	22.73	甲状腺	17.96	8.54	17.57
5	胃	19.01	9.21	19.99	膀胱	10.84	5.35	12.24	结直肠	15.51	7.37	16.11
6	肝	15.48	7.50	16.77	前列腺	10.57	5.22	12.65	肝	10.07	4.79	11.01
7	甲状腺	12.36	5.99	11.95	脑	8.13	4.02	8.34	子宫体	9.52	4.53	9.55
8	前列腺	10.57	2.57	12.65	食管	7.59	3.75	8.28	胃	9.52	4.53	9.15
9	子宫体	9.52	2.30	9.55	肾及泌尿系统不明	6.77	3.35	7.79	卵巢	8.16	3.88	8.33
10	卵巢	8.16	1.97	8.33	甲状腺	6.77	3.35	6.61	脑	7.62	3.62	8.24
	所有部位	206.39	100.00	214.85	所有部位	202.43	100.00	221.67	所有部位	210.36	100.00	213.12

表 6-1b 2016 年兴庆区主要恶性肿瘤死亡指标

顺位	合计				男性				女性			
	部位	死亡率 (1/10⁵)	构成 (%)	中标率 (1/10⁵)	部位	死亡率 (1/10⁵)	构成 (%)	中标率 (1/10⁵)	部位	死亡率 (1/10⁵)	构成 (%)	中标率 (1/10⁵)
1	肺	18.87	24.73	19.24	肺	26.01	28.07	27.46	肺	11.70	19.55	11.83
2	肝	10.18	13.35	10.49	肝	13.28	14.33	13.78	肝	7.08	11.82	7.30
3	胃	8.96	11.74	8.87	胃	12.47	13.45	13.03	乳腺	6.80	11.36	7.14
4	结直肠	7.33	9.61	7.14	结直肠	8.40	9.06	8.42	结直肠	6.26	10.45	5.73
5	女性乳腺	6.80	4.63	7.14	食管	6.77	7.31	7.40	胃	5.44	9.09	5.05
6	食管	4.21	5.52	4.45	胰腺	5.15	5.56	5.84	子宫颈	2.72	4.55	2.66
7	胰腺	3.53	4.63	3.93	膀胱	2.44	2.63	2.61	胆囊	2.72	4.55	2.52
8	子宫颈	2.72	1.78	2.66	胆囊	2.17	2.34	2.60	胰腺	1.90	3.18	2.18
9	胆囊	2.44	3.20	2.47	脑	2.17	2.34	2.27	脑	1.63	2.73	1.74
10	脑	1.90	2.49	1.95	前列腺	1.63	1.75	1.40	食管	1.63	2.73	1.64
	所有部位	76.31	100.00	78.78	所有部位	92.68	100.00	98.60	所有部位	59.87	100.00	60.99

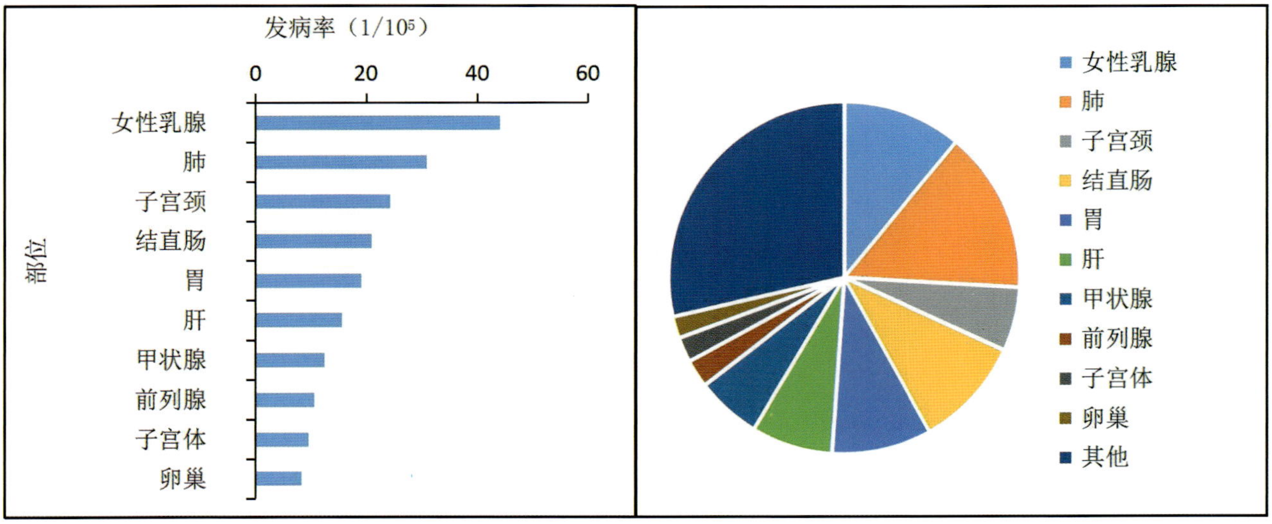

图 6-1a　2016 年兴庆区主要恶性肿瘤发病情况

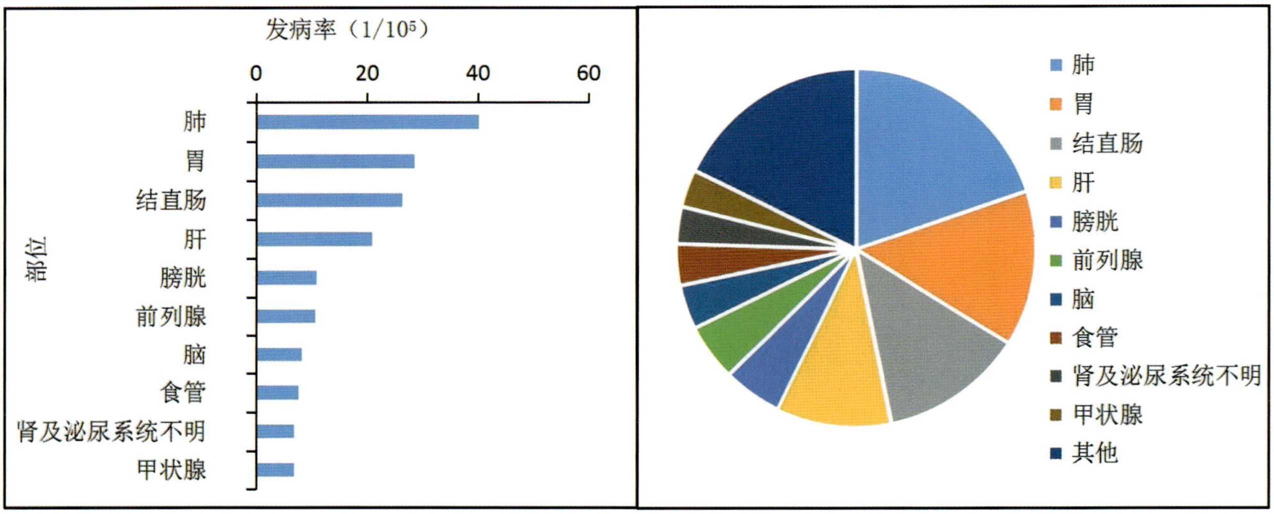

图 6-1b　2016 年兴庆区男性主要恶性肿瘤发病情况

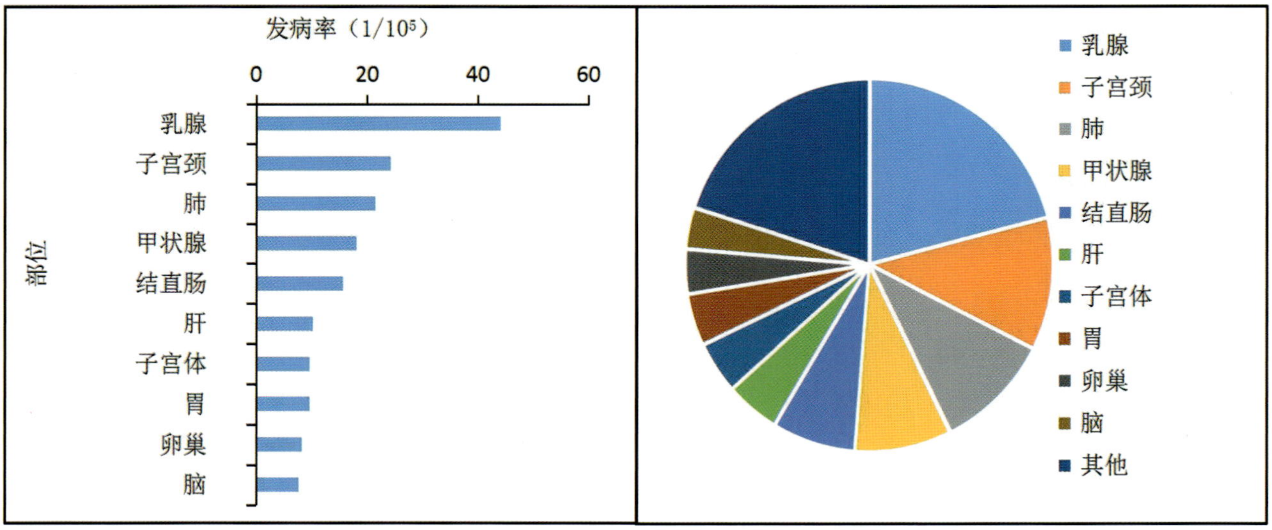

图 6-1c　2016 年兴庆区女性主要恶性肿瘤发病情况

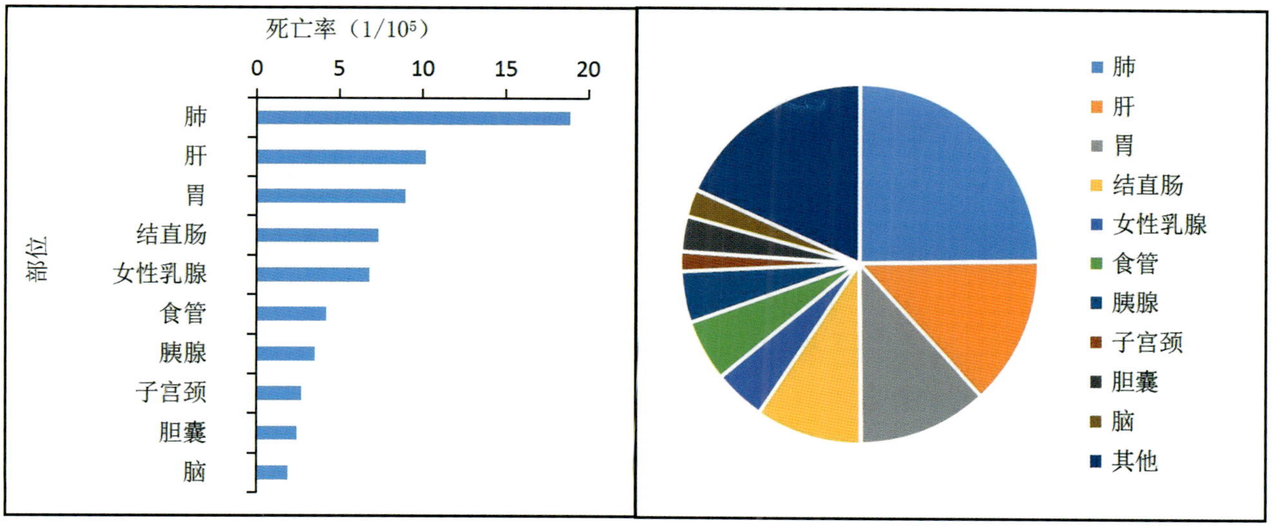

图 6-1d　2016 年兴庆区主要恶性肿瘤死亡情况

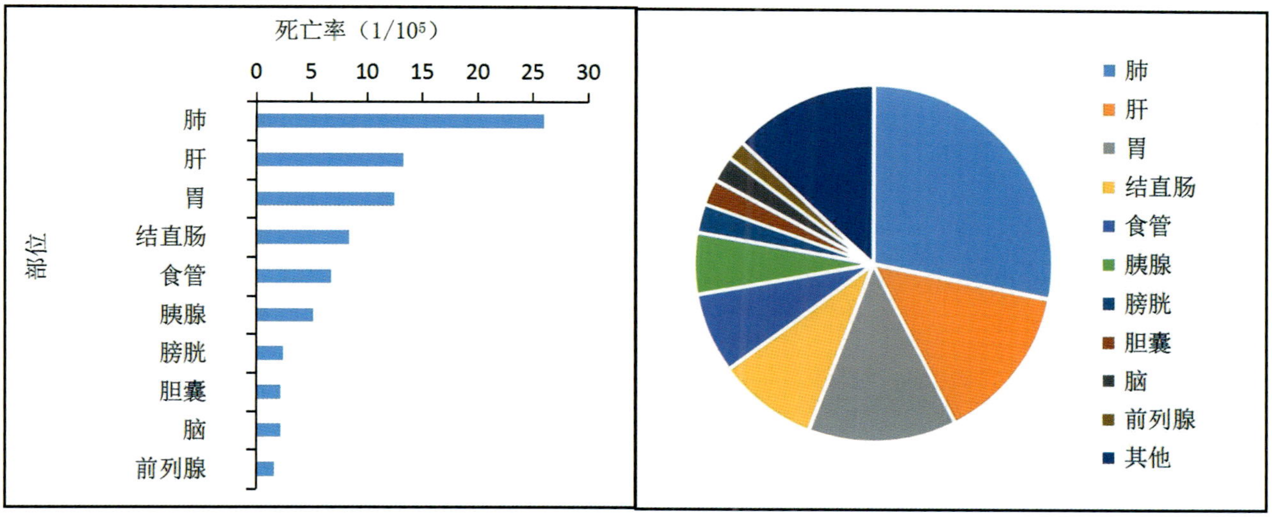

图 6-1e　2016 年兴庆区男性主要恶性肿瘤死亡情况

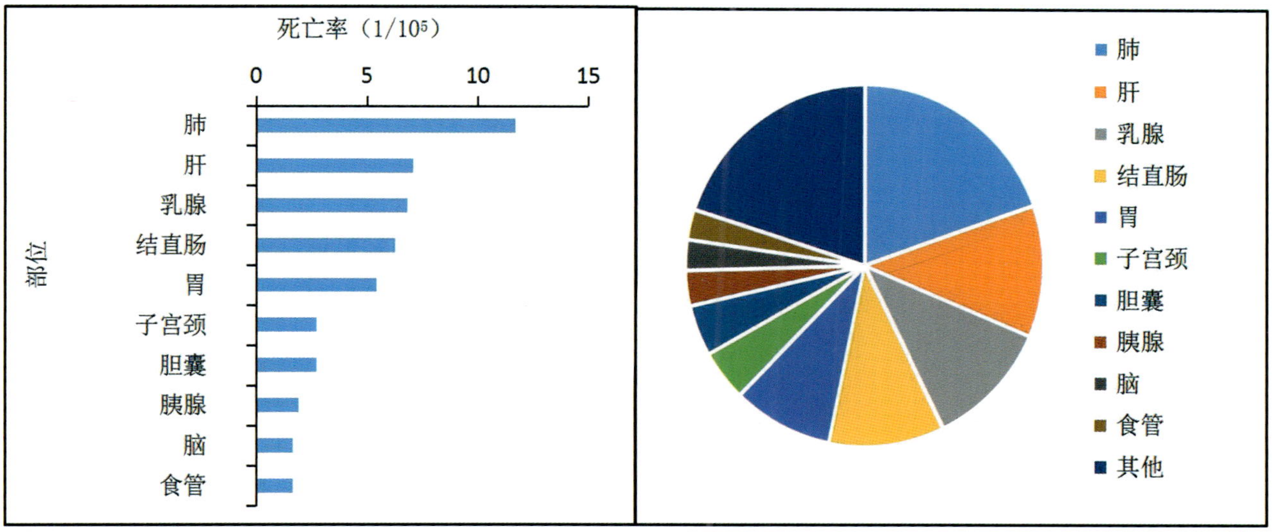

图 6-1f　2016 年兴庆区女性主要恶性肿瘤死亡情况

第二节 西夏区恶性肿瘤发病死亡情况

一、基本情况

西夏区隶属宁夏回族自治区银川市，2002 年 10 月成立，总面积为 987.2 平方千米，东起包兰铁路，西至贺兰山口轴线（分水岭），与内蒙古自治区阿拉善左旗接壤，辖 2 个乡镇 7 个街道 82 个村（居）民委员会，2016 年，西夏区户籍人口数为 238 248 人。

2010 年，西夏区开始肿瘤随访登记工作，下设 35 个登记点，县、乡、村三级肿瘤登记网络全覆盖，对辖区户籍人口肿瘤发病、死亡情况进行登记、随访。

二、主要恶性肿瘤发病情况

2016 年，西夏区恶性肿瘤发病率为 252.68/10 万，其中男性 236.44/10 万，女性 270.03/10 万。恶性肿瘤发病第 1 位是女性乳腺癌，其次是肺癌、胃癌、结直肠癌和子宫颈癌，前 10 位恶性肿瘤占全部恶性肿瘤发病的 74.58%。男性恶性肿瘤发病第 1 位是肺癌，其次是胃癌、肝癌、结直肠癌和膀胱癌，前 10 位恶性肿瘤占男性恶性肿瘤发病的 84.51%。女性恶性肿瘤发病第 1 位是乳腺癌，其次是肺癌、子宫颈癌、结直肠癌和子宫体癌，前 10 位恶性肿瘤占女性恶性肿瘤发病的 80.19%（表 6-2a，图 6-2a～6-2c）。

表 6-2a　2016 年西夏区主要恶性肿瘤发病指标

顺位	合计				男性				女性			
	部位	发病率 ($1/10^5$)	构成 (%)	中标率 ($1/10^5$)	部位	发病率 ($1/10^5$)	构成 (%)	中标率 ($1/10^5$)	部位	发病率 ($1/10^5$)	构成 (%)	中标率 ($1/10^5$)
1	女性乳腺	56.72	11.46	35.00	肺	56.61	23.94	30.41	乳腺	56.72	21.07	35.00
2	肺	45.33	17.94	23.62	胃	32.47	13.73	16.50	肺	33.86	12.58	17.17
3	胃	23.92	9.47	12.77	肝	25.81	10.92	14.55	子宫颈	20.32	7.55	12.53
4	结直肠	23.09	9.14	12.76	结直肠	25.81	10.92	13.99	结直肠	20.32	7.55	11.84
5	子宫颈	20.32	3.99	12.53	膀胱	14.99	6.34	8.57	子宫体	16.08	5.97	10.80
6	肝	20.15	7.97	11.71	食管	12.49	5.28	5.87	卵巢	16.08	5.97	9.23
7	子宫体	16.08	3.16	10.80	脑	9.99	4.23	6.44	胃	15.24	5.66	8.87
8	卵巢	16.08	3.16	9.23	肾及泌尿系统不明	9.16	3.87	4.81	肝	14.39	5.35	8.69
9	脑	11.33	4.49	6.31	胰腺	6.66	2.82	3.60	脑	12.70	4.72	6.11
10	膀胱	9.65	3.82	5.07	喉	5.83	2.46	2.82	胰腺	10.16	3.77	4.89
	所有部位	252.68	100.00	147.00	所有部位	236.44	100.00	131.40	所有部位	270.03	100.00	163.03

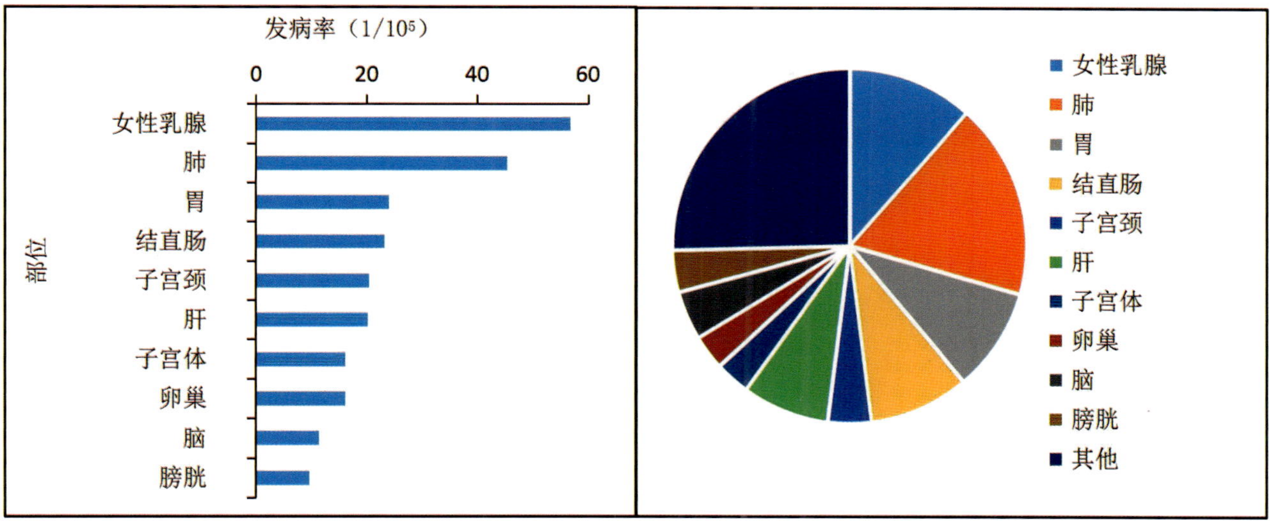

图 6-2a　2016 年西夏区主要恶性肿瘤发病情况

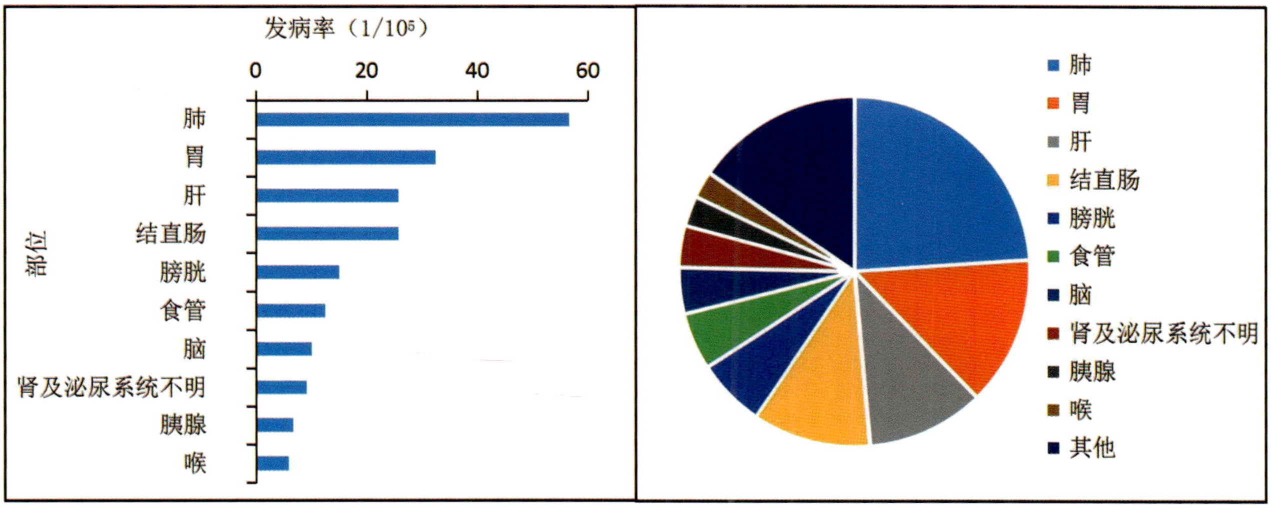

图 6-2b　2016 年西夏区男性主要恶性肿瘤发病情况

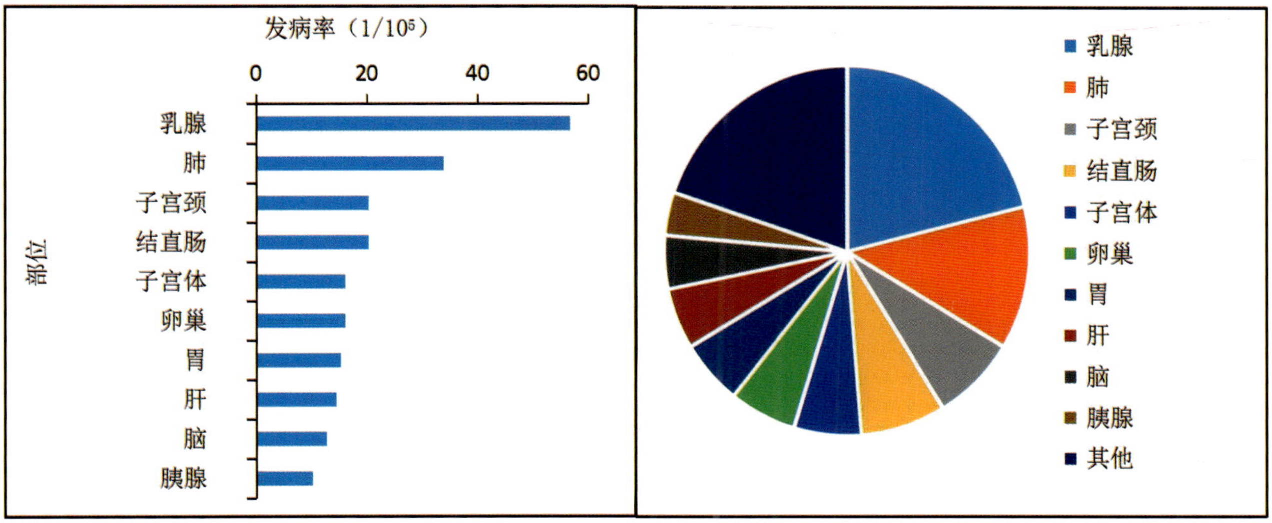

图 6-2c　2016 年西夏区女性主要恶性肿瘤发病情况

三、主要恶性肿瘤死亡情况

2016 年，西夏区恶性肿瘤死亡率为 62.12/10 万，其中男性 73.26/10 万，女性 50.79/10 万。恶性肿瘤死亡第 1 位是肺癌，其次是肝癌、结直肠癌、胃癌和女性乳腺癌，前 10 位恶性肿瘤占全部恶性肿瘤死亡的 79.73%。男性恶性肿瘤死亡第 1 位是肺癌，其次是肝癌、结直肠癌、胃癌和胰腺癌，前 10 位恶性肿瘤占男性恶性肿瘤死亡的 89.77%。女性恶性肿瘤死亡第 1 位是肺癌，其次是乳腺癌、肝癌、结直肠癌和胃癌，前 10 位恶性肿瘤占女性恶性肿瘤死亡的 80.00%（表 6-2b，图 6-2d～6-2f）。

表 6-2b　2016 年西夏区主要恶性肿瘤死亡指标

顺位	合计				男性				女性			
	部位	死亡率 $(1/10^5)$	构成 (%)	中标率 $(1/10^5)$	部位	死亡率 $(1/10^5)$	构成 (%)	中标率 $(1/10^5)$	部位	死亡率 $(1/10^5)$	构成 (%)	中标率 $(1/10^5)$
1	肺	16.37	26.35	7.59	肺	23.31	31.82	12.03	肺	9.31	18.33	3.48
2	肝	8.39	13.51	4.31	肝	11.66	15.91	5.58	乳腺	5.08	10.00	3.24
3	结直肠	6.30	10.14	3.20	结直肠	7.49	10.23	3.97	肝	5.08	10.00	3.00
4	胃	5.88	9.46	3.20	胃	7.49	10.23	3.79	结直肠	5.08	10.00	2.52
5	女性乳腺	5.08	4.05	3.24	胰腺	3.33	4.55	1.57	胃	4.23	8.33	2.79
6	卵巢	4.23	3.38	2.45	食管	3.33	4.55	1.10	卵巢	4.23	8.33	2.45
7	前列腺	3.33	2.70	0.68	前列腺	3.33	4.55	0.68	子宫颈	2.54	5.00	1.21
8	子宫颈	2.54	2.03	1.21	肾及泌尿系统不明	2.50	3.41	1.09	胰腺	1.69	3.33	0.97
9	胰腺	2.52	4.05	1.22	骨	1.67	2.27	2.07	脑	1.69	3.33	0.85
10	食管	2.52	4.05	0.80	脑	1.67	2.27	0.89	食管	1.69	3.33	0.51
	所有部位	62.12	100.00	32.42	所有部位	73.26	100.00	37.39	所有部位	50.79	100.00	28.21

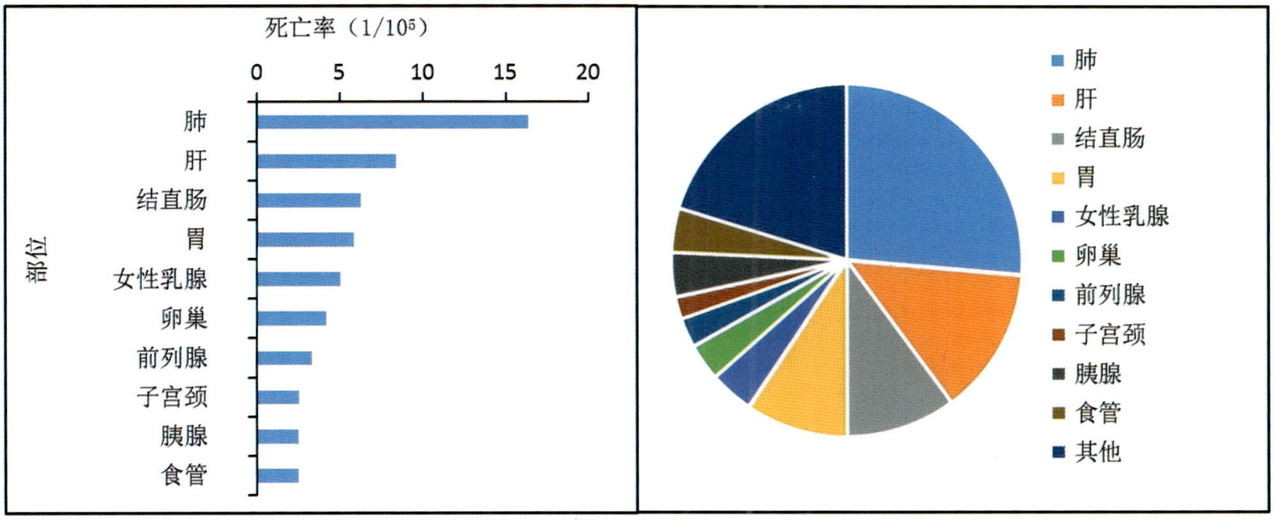

图 6-2d　2016 年西夏区主要恶性肿瘤死亡情况

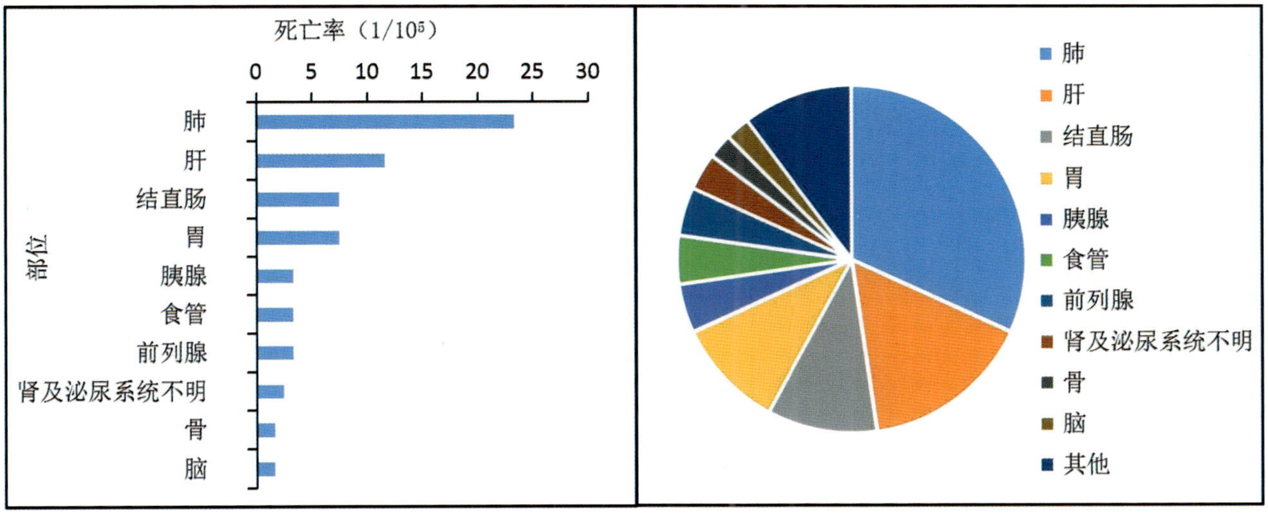

图 6-2e　2016 年西夏区男性主要恶性肿瘤死亡情况

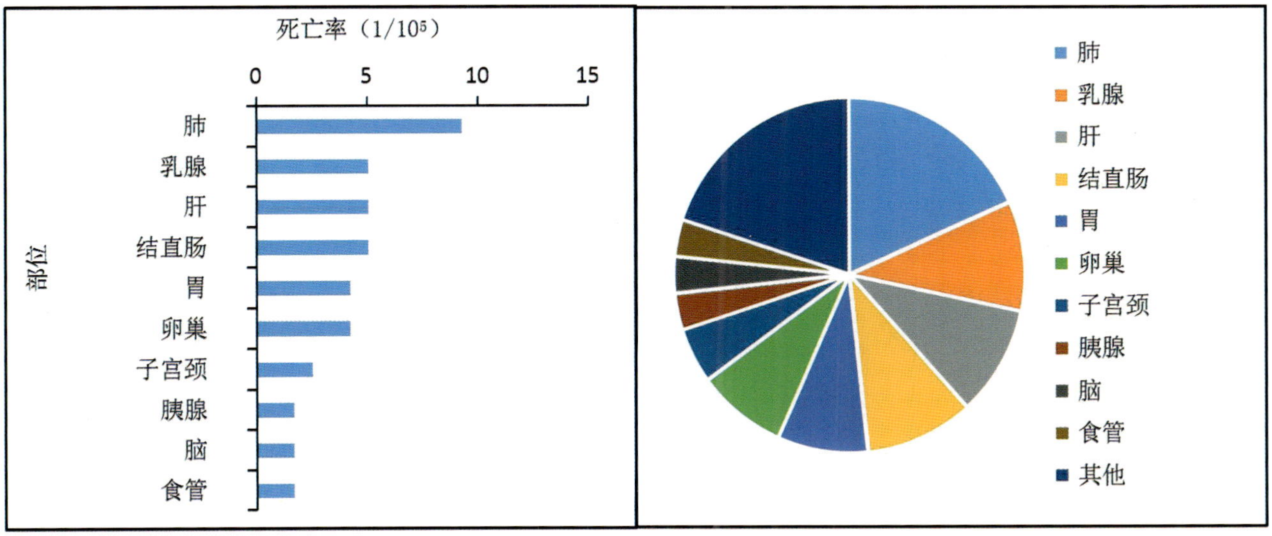

图 6-2f　2016 年西夏区女性主要恶性肿瘤死亡情况

第三节 金凤区恶性肿瘤发病死亡情况

一、基本情况

金凤区于 2002 年 11 月 1 日成立，是宁夏回族自治区首府银川市的辖区之一，位于市区中心，东以唐徕渠为界与兴庆区毗邻，西至包兰铁路与西夏区相连，南接永宁县，北临贺兰县，总面积为 270.27 平方千米，辖区共有 7 个乡镇，2016 年户籍人口数为 310 993 人。

2010 年，金凤区开始肿瘤随访登记工作，建立健全肿瘤登记制度,按户口所在地对辖区居民肿瘤发病、死亡情况进行登记、随访。2019 年金凤区的肿瘤登记资料被纳入中国肿瘤登记年报。

二、主要恶性肿瘤发病情况

2016 年，金凤区恶性肿瘤发病率为 258.85/10 万，其中男性 234.11/10 万，女性 282.65/10 万。恶性肿瘤发病第 1 位是女性乳腺癌，其次是肺癌、胃癌、子宫颈癌和结直肠癌，前 10 位恶性肿瘤占全部恶性肿瘤发病的 76.65%。男性恶性肿瘤发病第 1 位是肺癌，其次是肝癌、胃癌、结直肠癌和胰腺癌，前 10 位恶性肿瘤占男性恶性肿瘤发病的 82.63%。女性恶性肿瘤发病第 1 位是乳腺癌，其次是甲状腺癌、胃癌、子宫颈癌和结直肠癌，前 10 位恶性肿瘤占女性恶性肿瘤发病的 81.25%（表 6-3a，图 6-3a～6-3c）。

表 6-3a 2016 年金凤区主要恶性肿瘤发病指标

顺位	合计				男性				女性			
	部位	发病率 ($1/10^5$)	构成 (%)	中标率 ($1/10^5$)	部位	发病率 ($1/10^5$)	构成 (%)	中标率 ($1/10^5$)	部位	发病率 ($1/10^5$)	构成 (%)	中标率 ($1/10^5$)
1	女性乳腺	48.58	9.57	40.38	肺	46.56	19.89	41.97	乳腺	48.58	17.19	40.38
2	肺	33.76	13.04	30.59	肝	32.13	13.73	27.25	甲状腺	31.55	11.16	25.23
3	胃	30.23	11.68	27.37	胃	30.82	13.17	28.83	胃	29.65	10.49	26.29
4	子宫颈	25.87	5.09	21.41	结直肠	25.58	10.92	24.87	子宫颈	25.87	9.15	21.41
5	结直肠	24.12	9.32	22.45	胰腺	11.80	5.04	10.11	结直肠	22.71	8.04	20.40
6	肝	23.47	9.07	20.11	脑	10.49	4.48	9.15	肺	21.45	7.59	19.76
7	甲状腺	20.26	7.83	16.64	食管	9.84	4.20	9.73	肝	15.14	5.36	13.22
8	脑	12.22	4.72	10.65	前列腺	9.18	3.92	8.45	脑	13.88	4.91	12.18
9	胰腺	11.25	4.35	10.38	甲状腺	8.53	3.64	7.74	胰腺	10.73	3.79	10.23
10	子宫体	10.09	1.99	8.25	膀胱	8.53	3.64	6.76	子宫体	10.09	3.57	8.25
	所有部位	258.85	100.00	230.03	所有部位	234.11	100.00	213.22	所有部位	282.65	100.00	246.32

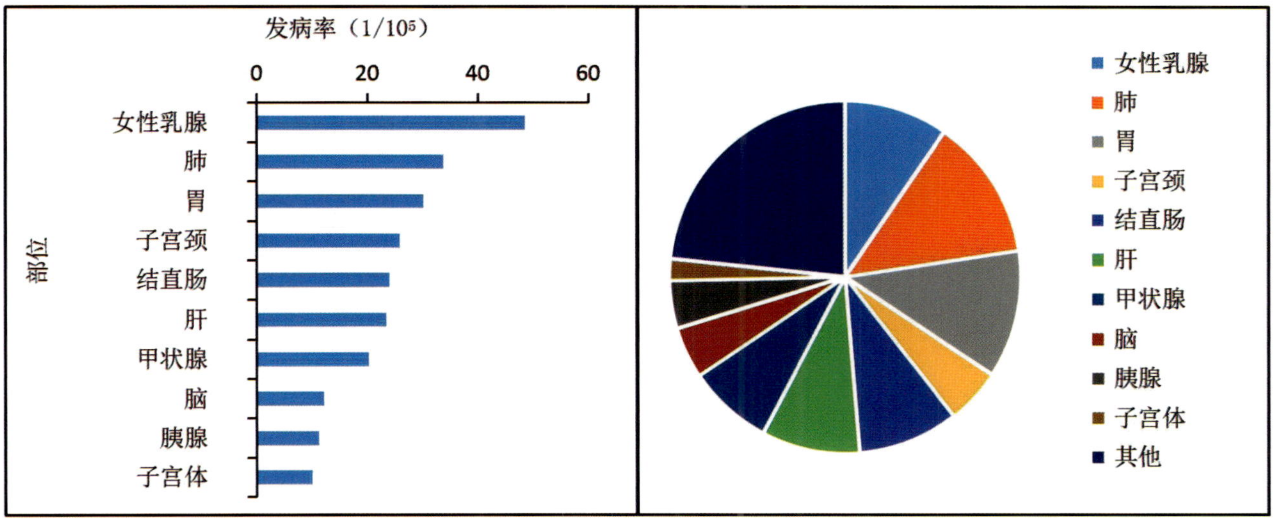

图 6-3a　2016 年金凤区主要恶性肿瘤发病情况

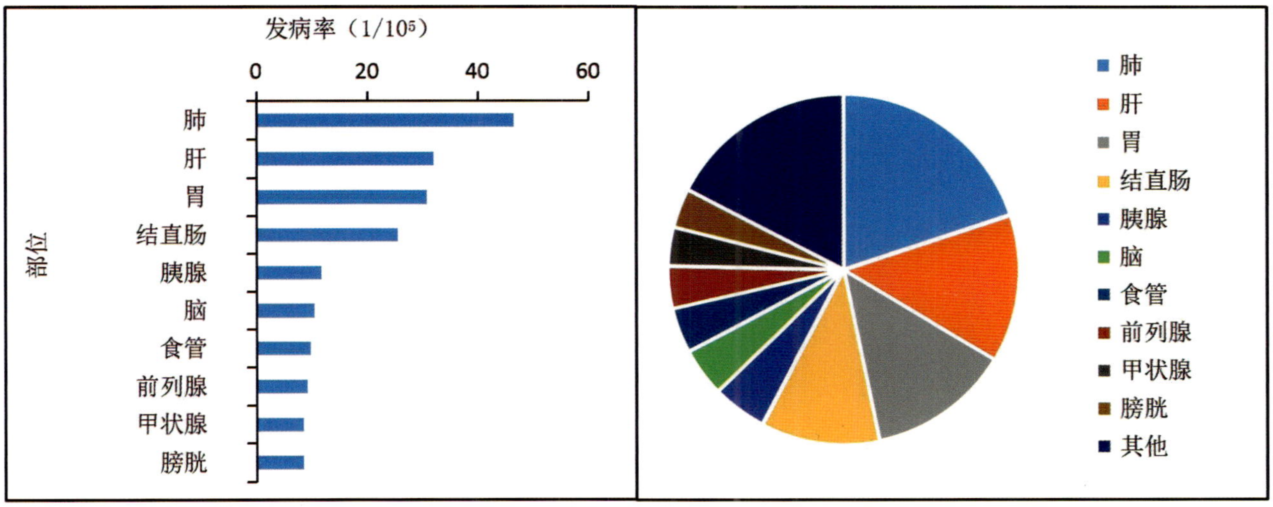

图 6-3b　2016 年金凤区男性主要恶性肿瘤发病情况

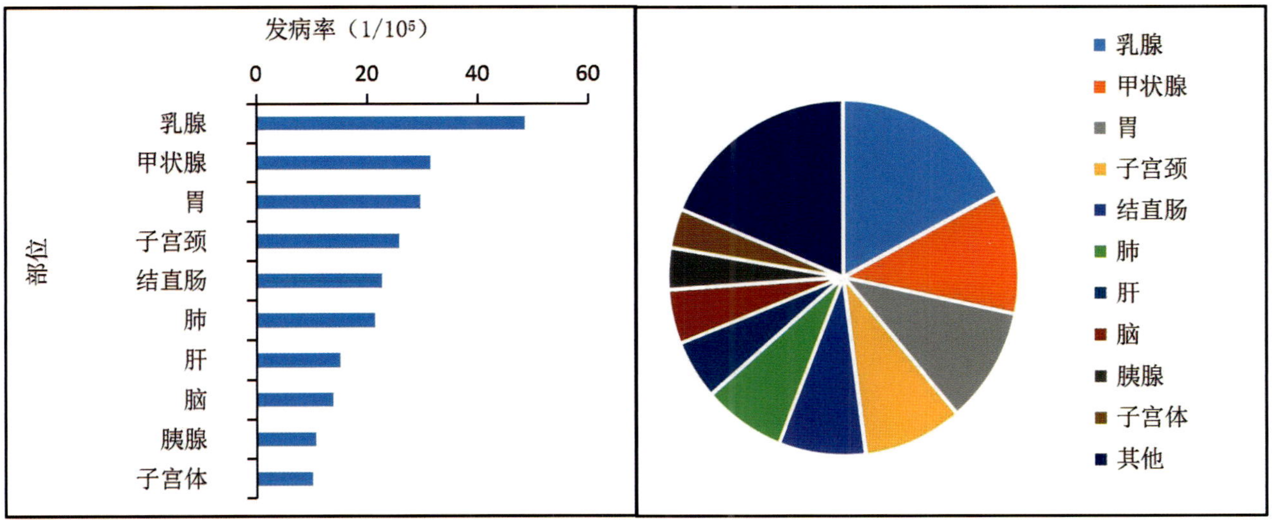

图 6-3c　2016 年金凤区女性主要恶性肿瘤发病情况

三、主要恶性肿瘤死亡情况

2016 年，金凤区恶性肿瘤死亡率为 114.15/10 万，其中男性 115.42/10 万，女性 112.93/10 万。恶性肿瘤死亡第 1 位是肺癌，其次是肝癌、结直肠癌、胃癌和胰腺癌，前 10 位恶性肿瘤占全部恶性肿瘤死亡的 80.56%。男性恶性肿瘤亡第 1 位是肺癌，其次是肝癌、胃癌、结直肠癌和胰腺癌，前 10 位恶性肿瘤占男性恶性肿瘤死亡的 89.20%。女性恶性肿瘤死亡第 1 位是肺癌，其次是结直肠癌、肝癌、胰腺癌和乳腺癌，前 10 位恶性肿瘤占女性恶性肿瘤死亡的 79.33%（表 6-3b，图 6-3d～6-3f）。

表 6-3b　2016 年金凤区主要恶性肿瘤死亡指标

顺位	合计				男性				女性			
	部位	死亡率（1/10⁵）	构成（%）	中标率（1/10⁵）	部位	死亡率（1/10⁵）	构成（%）	中标率（1/10⁵）	部位	死亡率（1/10⁵）	构成（%）	中标率（1/10⁵）
1	肺	23.79	20.85	20.98	肺	30.17	26.14	27.18	肺	17.67	15.64	15.18
2	肝	18.01	15.77	14.79	肝	20.98	18.18	16.72	结直肠	16.40	14.53	14.24
3	结直肠	13.83	12.11	12.12	胃	18.36	15.91	16.41	肝	15.14	13.41	12.83
4	胃	12.54	10.99	11.08	结直肠	11.15	9.66	9.90	胰腺	11.36	10.06	10.83
5	胰腺	8.36	7.32	7.85	胰腺	5.25	4.55	4.32	乳腺	7.57	6.70	6.13
6	女性乳腺	7.57	3.66	6.13	脑	4.59	3.98	4.41	胃	6.94	6.15	6.07
7	前列腺	4.59	1.97	3.82	前列腺	4.59	3.98	3.82	白血病	4.42	3.91	3.57
8	脑	3.86	3.38	3.66	食管	3.28	2.84	3.35	卵巢	3.79	3.35	3.06
9	卵巢	3.79	1.69	3.06	胆囊	2.62	2.27	2.55	脑	3.15	2.79	2.97
10	白血病	3.22	2.82	2.79	白血病	1.97	1.70	2.00	子宫颈	3.15	2.79	2.29
	所有部位	114.15	100.00	99.59	所有部位	115.42	100.00	100.87	所有部位	112.93	100.00	98.27

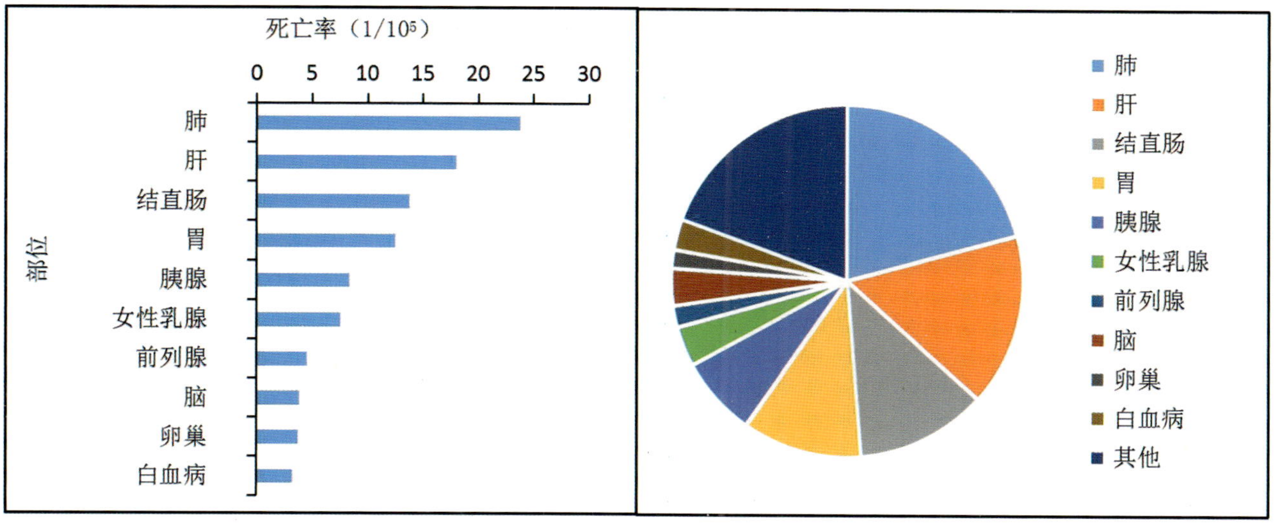

图 6-3d 2016 年金凤区主要恶性肿瘤死亡情况

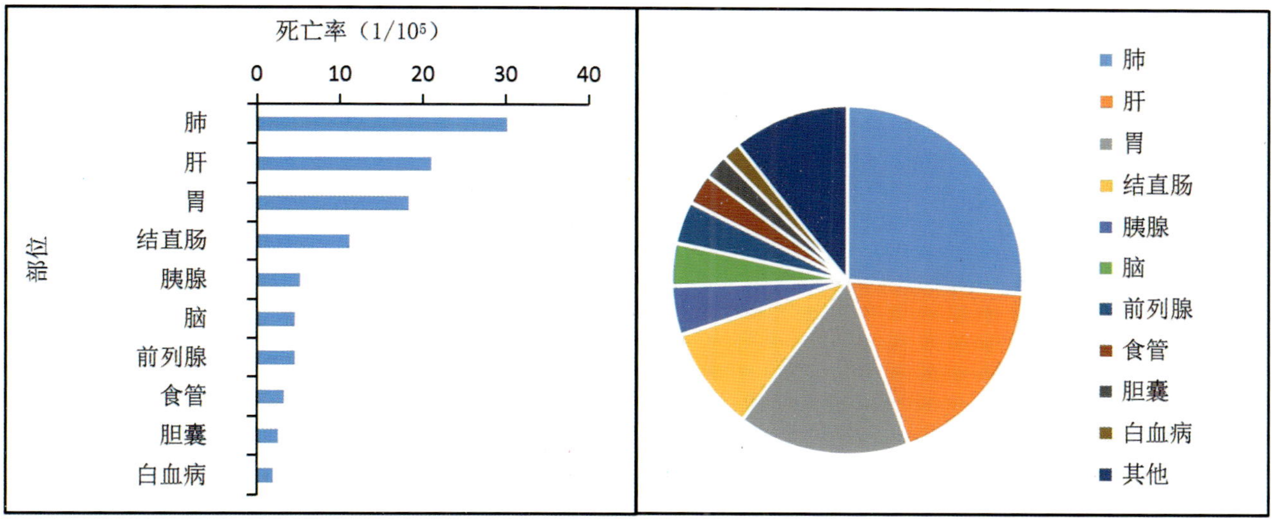

图 6-3e 2016 年金凤区男性主要恶性肿瘤死亡情况

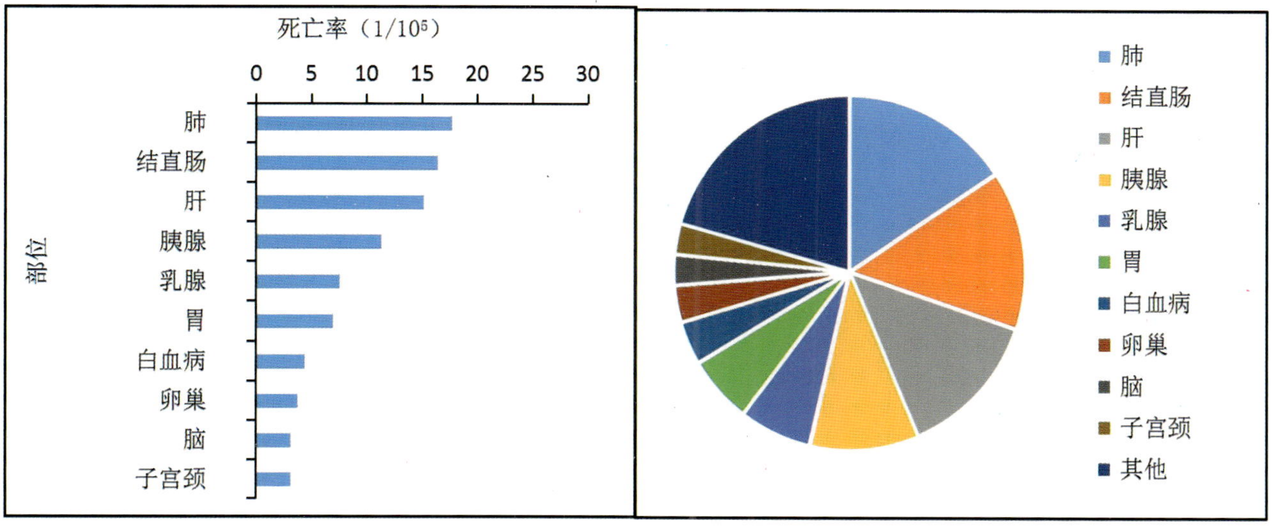

图 6-3f 2016 年金凤区性主要恶性肿瘤死亡情况

第四节 贺兰县恶性肿瘤发病死亡情况

一、基本情况

贺兰县地处宁夏回族自治区北部，在银川平原青铜峡引黄灌溉区中部，东临黄河，与石嘴山市平罗县隔河相望，西倚贺兰山，和内蒙古阿拉善左旗以贺兰山主峰分界，南与宁夏首府银川市郊区为邻，北与石嘴山市平罗县接壤。全县下辖 5 镇 1 乡 1 个街道办 2 个农牧场，辖区面积为 1 599 平方千米；2016 年户籍人口数为 231 369 人。

贺兰县 2014 年正式开展肿瘤随访登记工作，建立健全肿瘤登记报告制度，完善和统一恶性肿瘤和中枢神经系统良性肿瘤报告流程，规范、准确报告至中国肿瘤登记系统。2015-2017 年，贺兰县的肿瘤登记数据连续被收录至中国肿瘤登记年报。

二、主要恶性肿瘤发病情况

2016 年，贺兰县恶性肿瘤发病率为 231.66/10 万，其中男性 229.38/10 万，女性 233.97/10 万。恶性肿瘤发病第 1 位是肺癌，其次是女性乳腺癌、胃癌、子宫颈癌和结直肠癌，前 10 位恶性肿瘤占全部恶性肿瘤发病的 74.63%。男性恶性肿瘤发病第 1 位是肺癌，其次是胃癌、肝癌、结直肠癌和食管癌，前 10 位恶性肿瘤占男性恶性肿瘤发病的 82.02%。女性恶性肿瘤发病第 1 位是乳腺癌，其次是肺癌、子宫颈癌、胃癌和结直肠癌，前 10 位恶性肿瘤占女性恶性肿瘤发病的 79.55%（表 6-4a，图 6-4a～6-4c）。

表 6-4a 2016 年贺兰县主要恶性肿瘤发病指标

顺位	合计				男性				女性			
	部位	发病率（$1/10^5$）	构成（%）	中标率（$1/10^5$）	部位	发病率（$1/10^5$）	构成（%）	中标率（$1/10^5$）	部位	发病率（$1/10^5$）	构成（%）	中标率（$1/10^5$）
1	肺	36.31	15.67	27.58	肺	44.67	19.48	34.69	乳腺	35.66	15.24	27.21
2	女性乳腺	35.66	8.21	27.21	胃	41.24	17.98	33.41	肺	27.83	11.90	20.73
3	胃	29.82	12.87	23.31	肝	22.34	9.74	16.04	子宫颈	26.96	11.52	21.15
4	子宫颈	26.96	5.78	21.15	结直肠	19.76	8.61	17.30	胃	18.27	7.81	14.07
5	结直肠	19.02	8.21	15.08	食管	14.60	6.37	11.10	结直肠	18.27	7.81	13.21
6	肝	17.72	7.65	12.55	脑	11.17	4.87	10.37	脑	14.79	6.32	12.17
7	脑	12.97	5.60	11.29	膀胱	10.31	4.49	8.26	甲状腺	13.05	5.58	10.81
8	食管	11.24	4.85	8.65	胰腺	8.59	3.75	6.81	肝	13.05	5.58	9.19
9	子宫体	10.44	2.24	8.20	白血病	7.73	3.37	7.20	子宫体	10.44	4.46	8.20
10	甲状腺	8.21	3.54	6.82	肾及泌尿系统不明	7.73	3.37	5.81	白血病	7.83	3.35	6.70
	所有部位	231.66	100.00	180.71	所有部位	229.38	100.00	184.75	所有部位	233.97	100.00	179.94

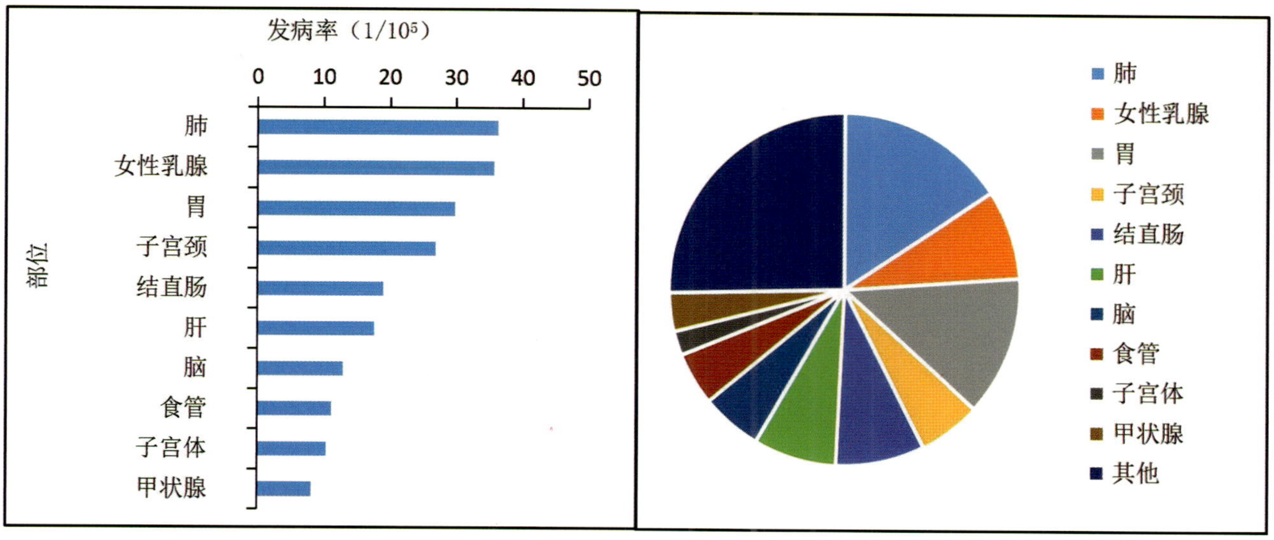

图 6-4a　2016 年贺兰县主要恶性肿瘤发病情况

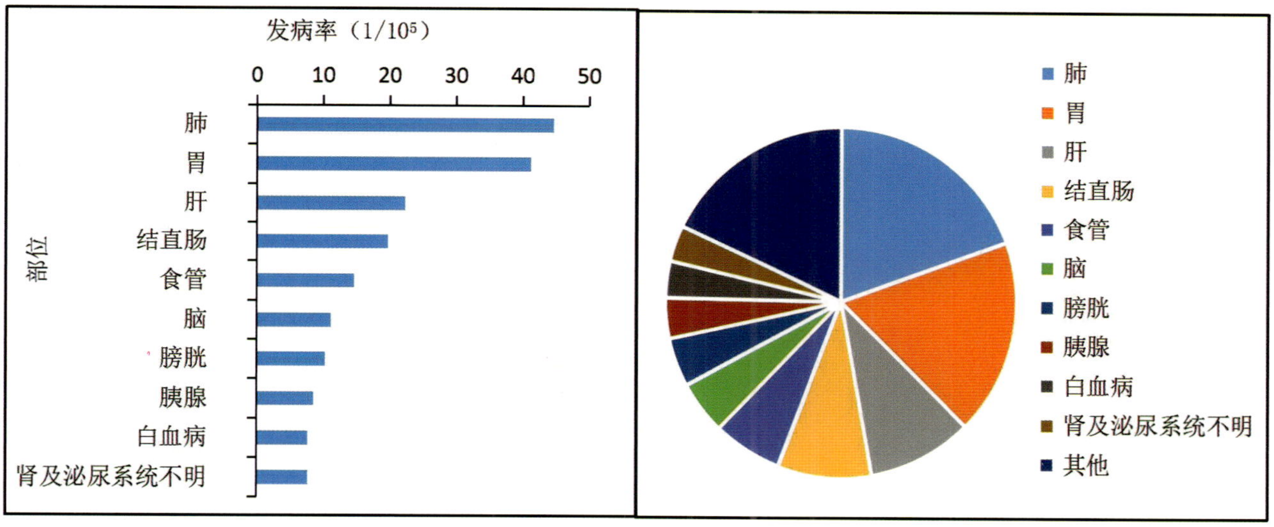

图 6-4b　2016 年贺兰县男性主要恶性肿瘤发病情况

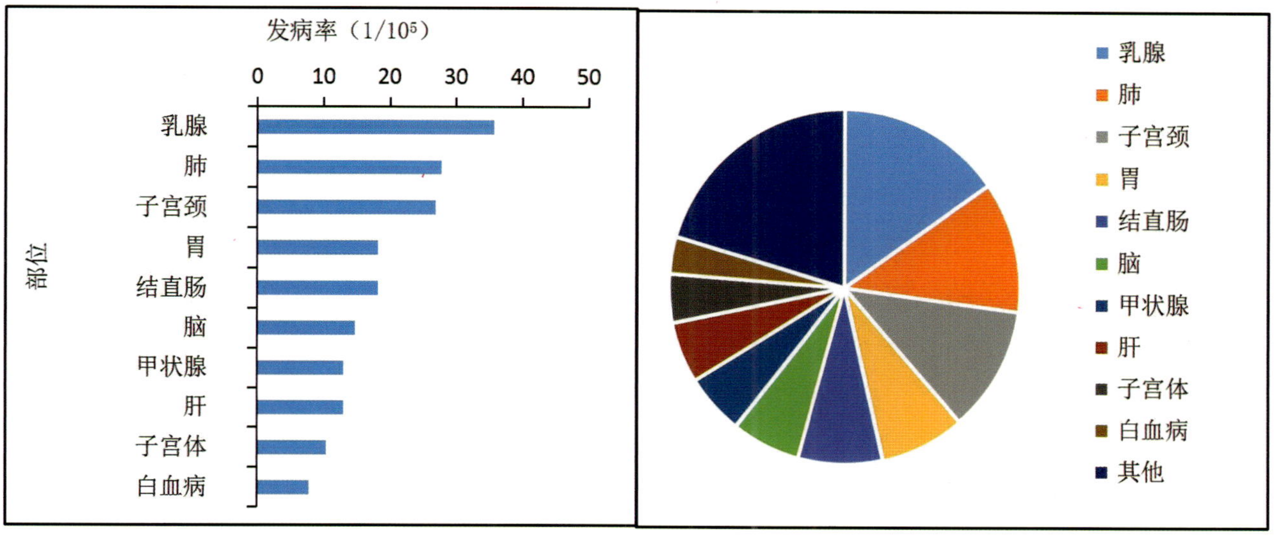

图 6-4c　2016 年贺兰县女性主要恶性肿瘤发病情况

三、主要恶性肿瘤死亡情况

2016 年，贺兰县恶性肿瘤死亡率为 121.45/10 万，其中男性 152.06/10 万，女性 90.46/10 万。恶性肿瘤死亡第 1 位是肝癌，其次是肺癌、胃癌、结直肠癌和女性乳腺癌，前 10 位恶性肿瘤占全部恶性肿瘤死亡的 82.56%。男性恶性肿瘤死亡第 1 位是肝癌，其次是肺癌、胃癌、结直肠癌和食管癌，前 10 位恶性肿瘤占男性恶性肿瘤死亡的 89.83%。女性死亡第 1 位是乳腺癌，其次是肝癌、肺癌、结直肠癌和胃癌，前 10 位恶性肿瘤占女性恶性肿瘤死亡的 88.46%（表 6-4b，图 6-4d～6-4f）。

表 6-4b　2016 年贺兰县主要恶性肿瘤死亡指标

顺位	合计				男性				女性			
	部位	死亡率 (1/10⁵)	构成 (%)	中标率 (1/10⁵)	部位	死亡率 (1/10⁵)	构成 (%)	中标率 (1/10⁵)	部位	死亡率 (1/10⁵)	构成 (%)	中标率 (1/10⁵)
1	肝	22.04	18.15	16.25	肝	31.79	20.90	23.35	乳腺	12.18	13.46	9.61
2	肺	19.02	15.66	14.32	肺	28.35	18.64	21.76	肝	12.18	13.46	9.45
3	胃	16.86	13.88	13.22	胃	24.91	16.38	19.89	肺	9.57	10.58	7.16
4	结直肠	12.53	10.32	9.79	结直肠	15.46	10.17	12.72	结直肠	9.57	10.58	7.02
5	女性乳腺	12.18	4.98	9.61	食管	12.03	7.91	9.95	胃	8.70	9.62	7.05
6	食管	8.64	7.12	6.83	白血病	6.87	4.52	5.83	子宫颈	6.96	7.69	4.99
7	子宫颈	6.96	2.85	4.99	胰腺	5.15	3.39	3.88	脑	6.09	6.73	4.73
8	胰腺	5.19	4.27	4.04	前列腺	4.30	2.82	3.65	胰腺	5.22	5.77	4.07
9	脑	4.32	3.56	3.34	淋巴瘤	4.30	2.82	3.27	食管	5.22	5.77	3.93
10	前列腺	4.30	1.78	3.65	膀胱	3.44	2.26	2.61	胆囊	4.35	4.81	3.00
	所有部位	121.45	100.00	92.83	所有部位	152.06	100.00	118.75	所有部位	90.46	100.00	68.82

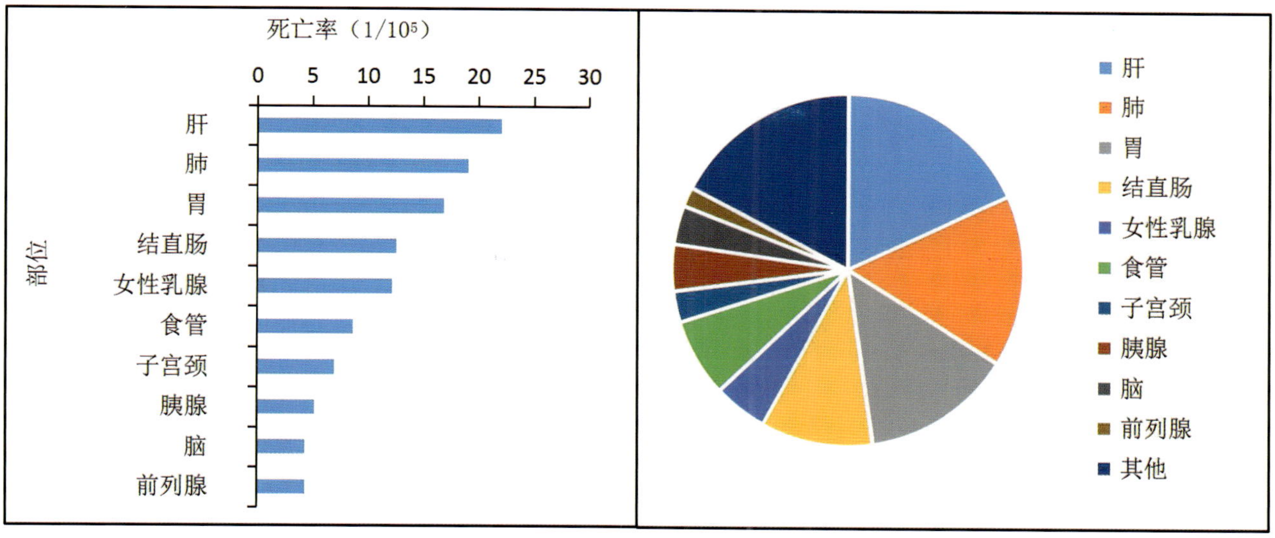

图 6-4d　2016 年贺兰县主要恶性肿瘤死亡情况

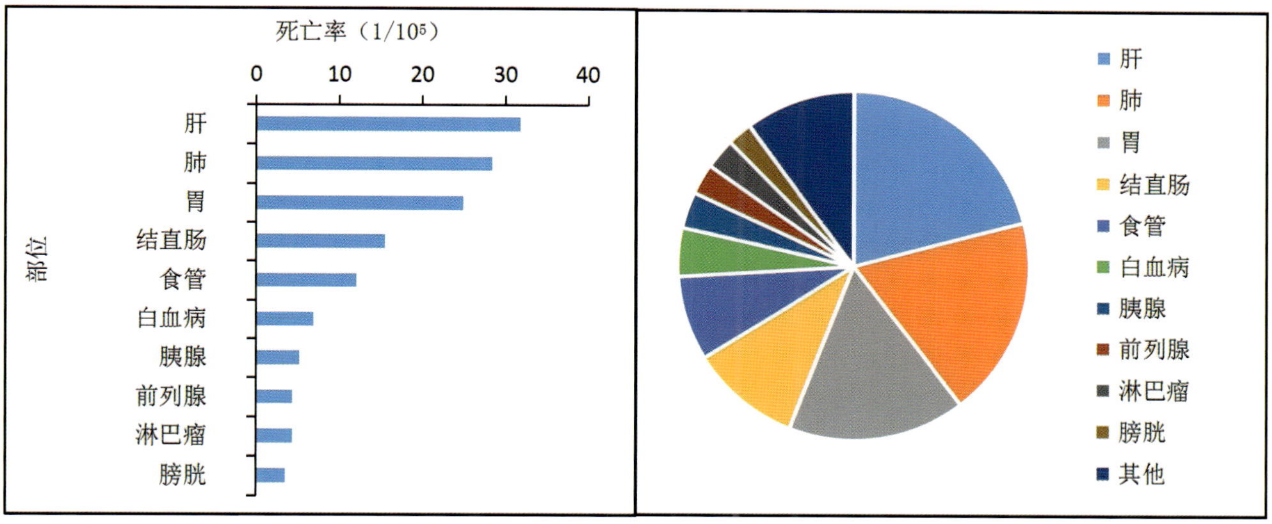

图 6-4e　2016 年贺兰县男性主要恶性肿瘤死亡情况

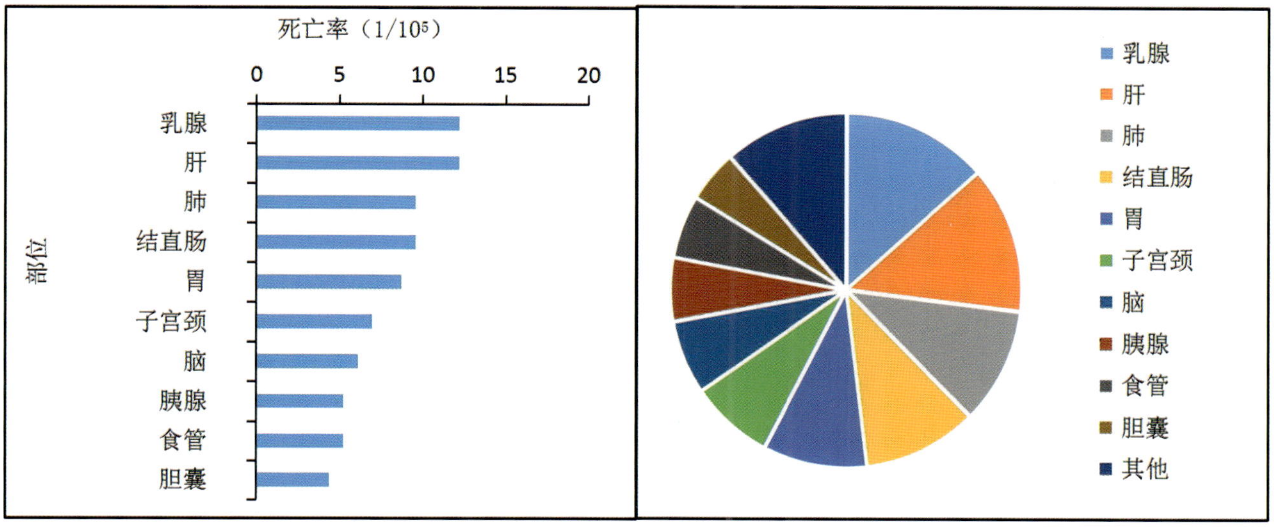

图 6-4f　2016 年贺兰县女性主要恶性肿瘤死亡情况

第五节 大武口区恶性肿瘤发病死亡情况

一、基本情况

石嘴山市大武口区位于宁夏回族自治区北部，南以西汝公路为界，北邻简泉农场场部，东以三二支沟为界，西与贺兰山接壤，是石嘴山市委和市人民政府机构所在地。大武口区共有10个街道办事处1个乡（镇）50个居委会12个行政村，区域面积为1 008平方千米，2016年户籍人口数为262 210人。

2010年，大武口区开始肿瘤随访登记工作，由石嘴山市疾病预防控制中心承担。通过建立健全肿瘤登记制度、强化质量控制、规范肿瘤存活病例随访工作，报告质量稳步提高。提交的肿瘤登记数据连续多年被纳入国家癌症中心肿瘤登记年报，被国家癌症中心授予肿瘤登记工作进步奖2次、肿瘤登记工作优秀奖3次。

二、主要恶性肿瘤发病情况

2016年，大武口区恶性肿瘤发病率为283.36/10万，其中男性276.82/10万，女性289.87/10万。恶性肿瘤发病第1位是肺癌，其次是女性乳腺癌、肝癌、胃癌和结直肠癌，前10位恶性肿瘤占全部恶性肿瘤发病的74.83%。男性恶性肿瘤发病第1位是肺癌，其次是胃癌、肝癌、结直肠癌和脑瘤，前10位恶性肿瘤占男性恶性肿瘤发病的86.19%。女性恶性肿瘤发病第1位是乳腺癌，其次是肺癌、肝癌、结直肠癌和甲状腺癌，前10位恶性肿瘤占女性恶性肿瘤发病的77.95%（表6-5a，图6-5a～6-5c）。

表6-5a 2016年大武口区主要恶性肿瘤发病指标

顺位	合计				男性				女性			
	部位	发病率 (1/10⁵)	构成 (%)	中标率 (1/10⁵)	部位	发病率 (1/10⁵)	构成 (%)	中标率 (1/10⁵)	部位	发病率 (1/10⁵)	构成 (%)	中标率 (1/10⁵)
1	肺	53.01	18.71	31.69	肺	65.76	23.76	40.88	乳腺	52.50	18.11	35.18
2	女性乳腺	52.50	9.42	35.18	胃	47.41	17.13	27.96	肺	40.32	13.91	23.30
3	肝	30.89	10.90	19.04	肝	37.47	13.54	23.48	肝	24.35	8.40	14.38
4	胃	28.98	10.23	17.00	结直肠	30.59	11.05	19.31	结直肠	22.82	7.87	13.98
5	结直肠	26.70	9.42	16.61	脑	12.24	4.42	8.12	甲状腺	17.50	6.04	12.38
6	子宫颈	16.74	2.96	11.92	食管	11.47	4.14	6.74	子宫颈	16.74	5.77	11.92
7	脑	14.49	5.11	9.78	前列腺	10.71	3.87	6.08	脑	16.74	5.77	11.32
8	卵巢	12.93	2.29	9.53	淋巴瘤	9.18	3.31	7.71	卵巢	12.93	4.46	9.53
9	甲状腺	11.06	3.90	8.30	膀胱	6.88	2.49	4.51	肾及泌尿系统不明	11.41	3.94	7.57
10	前列腺	10.71	1.88	6.08	胰腺	6.88	2.49	4.45	胃	10.65	3.67	6.47
	所有部位	283.36	100.00	182.84	所有部位	276.82	100.00	178.26	所有部位	289.87	100.00	186.88

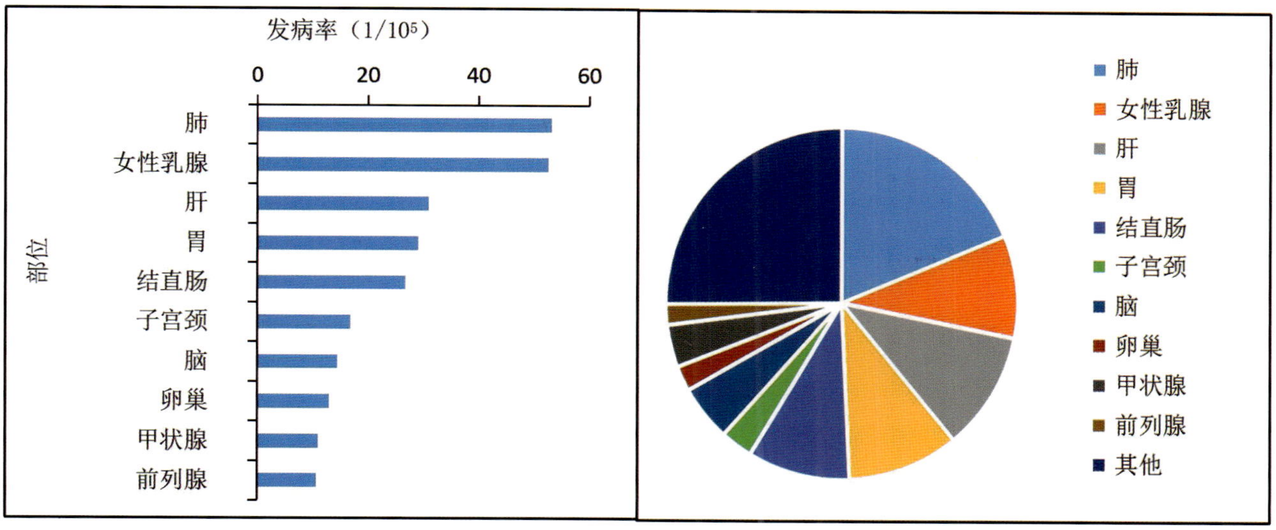

图 6-5a　2016 年大武口区主要恶性肿瘤发病情况

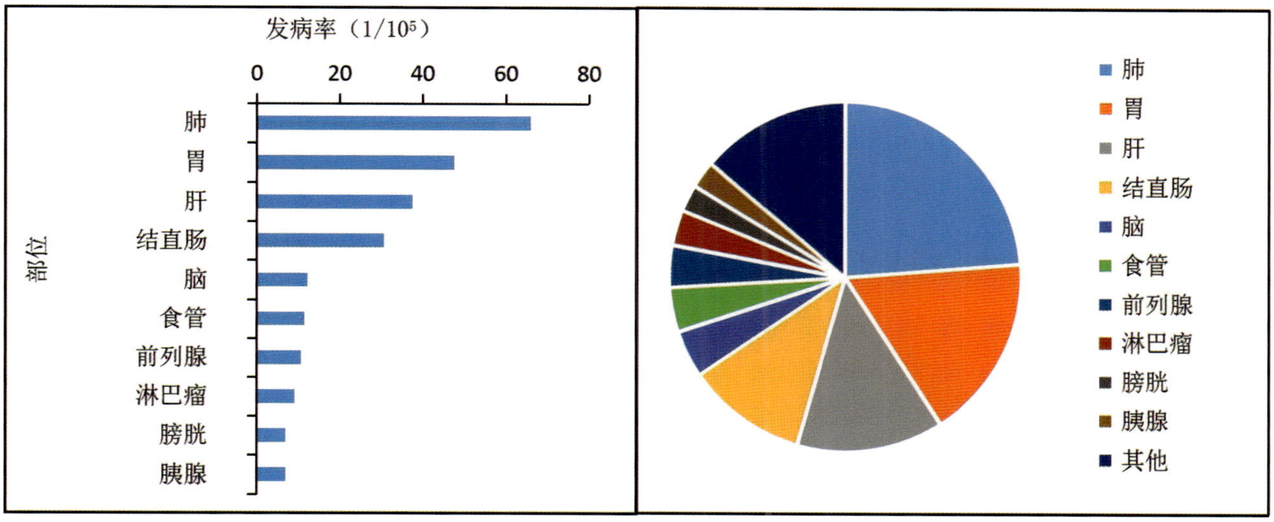

图 6-5b　2016 年大武口区男性主要恶性肿瘤发病情况

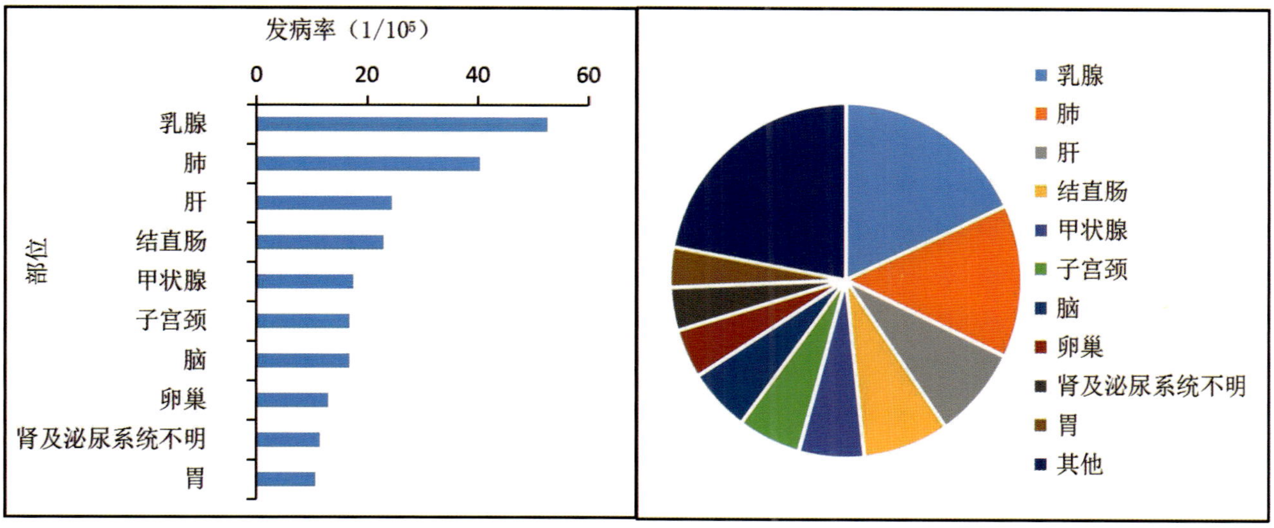

图 6-5c　2016 年大武口区女性主要恶性肿瘤发病情况

三、主要恶性肿瘤死亡情况

2016 年，大武口区恶性肿瘤死亡率为 169.71/10 万，其中男性 209.53/10 万，女性 130.10/10 万。恶性肿瘤死亡第 1 位是肺癌，其次是肝癌、胃癌、结直肠癌和女性乳腺癌，前 10 位恶性肿瘤占全部恶性肿瘤死亡的 81.57%。男性恶性肿瘤死亡第 1 位是肺癌，其次是胃癌、肝癌、结直肠癌和食管癌，前 10 位恶性肿瘤占男性恶性肿瘤死亡的 91.61%。女性恶性肿瘤死亡第 1 位是肺癌，其次是肝癌、胃癌、乳腺癌和结直肠癌，前 10 位恶性肿瘤占女性恶性肿瘤死亡的 80.12%（表 6-5b，图 6-5d～6-5f）。

表 6-5b　2016 年大武口区主要恶性肿瘤死亡指标

顺位	合计				男性				女性			
	部位	死亡率 (1/10^5)	构成 (%)	中标率 (1/10^5)	部位	死亡率 (1/10^5)	构成 (%)	中标率 (1/10^5)	部位	死亡率 (1/10^5)	构成 (%)	中标率 (1/10^5)
1	肺	45.00	26.52	25.96	肺	56.59	27.01	33.30	肺	33.48	25.73	18.95
2	肝	25.93	15.28	15.90	胃	36.71	17.52	21.92	肝	16.74	12.87	9.65
3	胃	23.26	13.71	13.65	肝	35.18	16.79	22.17	胃	9.89	7.60	5.74
4	结直肠	13.35	7.87	7.24	结直肠	18.35	8.76	9.52	乳腺	9.13	7.02	5.65
5	女性乳腺	9.13	2.70	5.65	食管	13.76	6.57	7.55	结直肠	8.37	6.43	4.99
6	食管	8.01	4.72	4.54	淋巴瘤	6.88	3.28	5.46	胰腺	6.09	4.68	3.52
7	胰腺	6.48	3.82	3.96	脑	6.88	3.28	5.13	白血病	5.33	4.09	4.85
8	前列腺	6.12	1.80	3.15	胰腺	6.88	3.28	4.32	脑	5.33	4.09	3.34
9	脑	6.10	3.60	4.30	前列腺	6.12	2.92	3.15	卵巢	5.33	4.09	3.33
10	卵巢	5.33	1.57	3.33	肾及泌尿系统不明	4.59	2.19	2.91	胆囊	4.56	3.51	2.69
	所有部位	169.71	100.00	102.85	所有部位	209.53	100.00	127.18	所有部位	130.10	100.00	79.14

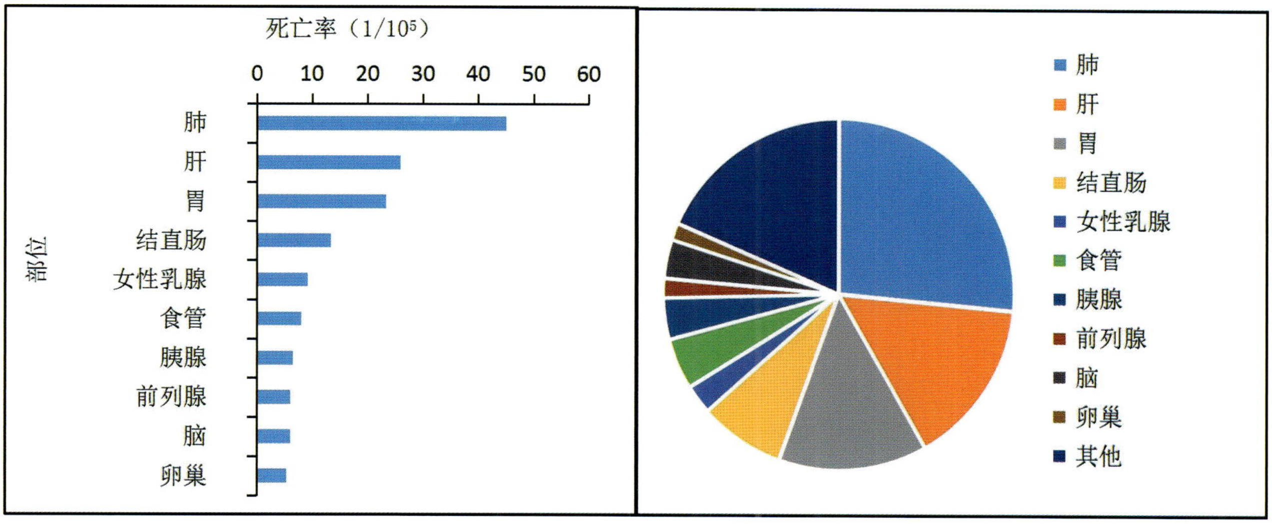

图 6-5d　2016 年大武口区主要恶性肿瘤死亡情况

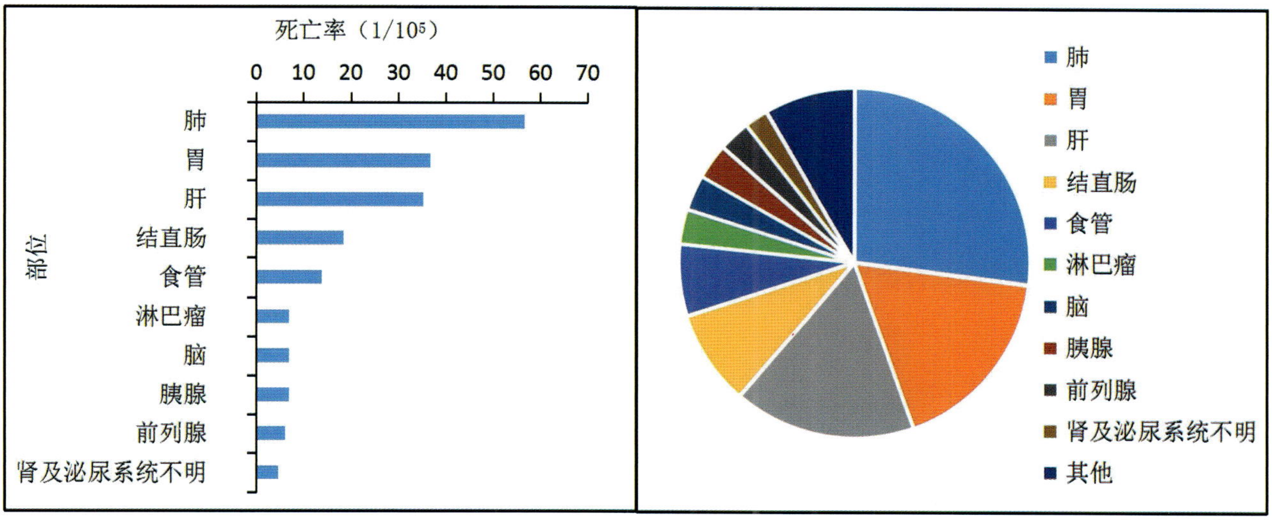

图 6-5e　2016 年大武口区男性主要恶性肿瘤死亡情况

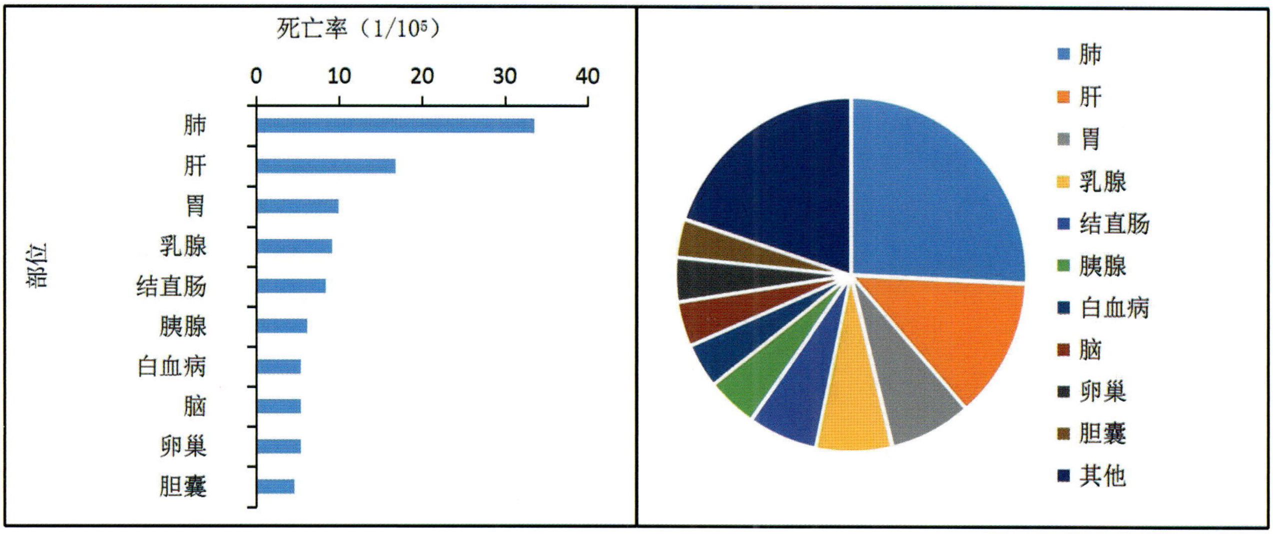

图 6-5f　2016 年大武口区女性主要恶性肿瘤死亡情况

第六节 惠农区恶性肿瘤发病死亡情况

一、基本情况

惠农区位于宁夏回族自治区北部，东临黄河，西依贺兰山，北与内蒙古乌海接壤，总面积为1 088平方千米，下辖6个街道3个乡3个镇，2016年户籍人口数为175 157人。2010年，惠农区开始肿瘤随访登记工作，覆盖辖区16家医疗机构，实现肿瘤监测全覆盖。为有效开展肿瘤随访登记工作，全面掌握肿瘤发病转归以及存活时间，惠农区疾病预防控制中心制订了《惠农区肿瘤随访登记项目实施方案》，完善肿瘤随访报告相关工作制度，确保了此项工作顺利开展。惠农区采用“主动+被动”两种方式开展随访工作，发现失访病例后辖区专干通过民政、公安等方式与患者或家属取得联系，有效降低了惠农区失访率。每年年初按照年度工作指标把工作任务细化，下达到各辖区的基层医疗机构，并纳入疾控工作年度考核中。2014—2016年，将肿瘤随访登记报告和死因监测工作同时纳入基本公共卫生考核管理，有效调动了各基层医疗卫生机构肿瘤登记工作的积极性。2014—2021年，惠农区的肿瘤登记资料连续八年被中国肿瘤登记年报收录。

二、主要恶性肿瘤发病情况

2016年，惠农区恶性肿瘤发病率为295.16/10万，其中男性301.16/10万，女性289.06/10万。恶性肿瘤发病第1位是女性乳腺癌，其次是肺癌、肝癌、结直肠癌和胃癌，前10位恶性肿瘤占全部恶性肿瘤发病的80.08%。男性恶性肿瘤发病第1位是肺癌，其次是肝癌、胃癌、结直肠癌和食管癌，前10位恶性肿瘤占男性恶性肿瘤发病的87.22%。女性恶性肿瘤发病第1位是乳腺癌，其次是肺癌、结直肠癌、肝癌和子宫颈癌，前10位恶性肿瘤占女性恶性肿瘤发病的85.66%（表6-6a，图6-6a～6-6c）。

三、主要恶性肿瘤死亡情况

2016年，惠农区恶性肿瘤死亡率为192.97/10万，其中男性234.36/10万，女性150.86/10万。恶性肿瘤死亡第1位是肺癌，其次是肝癌、胃癌、结直肠癌和食管癌，前10位恶性肿瘤占全部恶性肿瘤死亡的84.91%。男性恶性肿瘤死亡第1位是肺癌，其次是肝癌、胃癌、食管癌和结直肠癌，前10位恶性肿瘤占男性恶性肿瘤死亡的89.37%。女性恶性肿瘤死亡第1位是肺癌，其次是肝癌、结直肠癌、胃癌和乳腺癌，前10位恶性肿瘤占女性恶性肿瘤死亡的87.02%（表6-6b，图6-6d～6-6f）。

表 6-6a 2016 年惠农区主要恶性肿瘤发病指标

顺位	合计				男性				女性			
	部位	发病率 (1/10^5)	构成 (%)	中标率 (1/10^5)	部位	发病率 (1/10^5)	构成 (%)	中标率 (1/10^5)	部位	发病率 (1/10^5)	构成 (%)	中标率 (1/10^5)
1	女性乳腺	71.40	11.99	44.91	肺	74.72	24.81	35.83	乳腺	71.40	24.70	44.91
2	肺	59.38	20.12	27.34	肝	50.95	16.92	26.09	肺	43.76	15.14	19.93
3	肝	36.54	12.38	17.25	胃	36.23	12.03	17.32	结直肠	26.49	9.16	11.20
4	结直肠	30.26	10.25	13.34	结直肠	33.97	11.28	15.65	肝	21.88	7.57	8.36
5	胃	26.26	8.90	12.86	食管	19.25	6.39	8.18	子宫颈	20.73	7.17	12.20
6	子宫颈	20.73	3.48	12.20	前列腺	15.85	5.26	6.57	甲状腺	17.27	5.98	14.17
7	前列腺	15.85	2.71	6.57	膀胱	10.19	3.38	5.63	胃	16.12	5.58	9.48
8	食管	14.84	5.03	6.34	胰腺	7.93	2.63	4.21	胰腺	10.36	3.59	4.40
9	甲状腺	10.85	3.68	8.11	淋巴瘤	6.79	2.26	4.01	食管	10.36	3.59	4.35
10	卵巢	9.21	1.55	7.13	脑	6.79	2.26	3.38	卵巢	9.21	3.19	7.13
	所有部位	295.16	100.00	154.03	所有部位	301.16	100.00	152.90	所有部位	289.06	100.00	158.73

表 6-6b 2016 年惠农区主要恶性肿瘤死亡指标

顺位	合计				男性				女性			
	部位	死亡率 (1/10^5)	构成 (%)	中标率 (1/10^5)	部位	死亡率 (1/10^5)	构成 (%)	中标率 (1/10^5)	部位	死亡率 (1/10^5)	构成 (%)	中标率 (1/10^5)
1	肺	53.67	27.81	23.22	肺	70.20	29.95	30.88	肺	36.85	24.43	16.00
2	肝	31.40	16.27	15.56	肝	41.89	17.87	21.82	肝	20.73	13.74	9.23
3	胃	22.27	11.54	9.05	胃	30.57	13.04	13.15	结直肠	17.27	11.45	6.49
4	结直肠	15.99	8.28	6.00	食管	18.12	7.73	7.90	胃	13.82	9.16	5.70
5	食管	12.56	6.51	4.99	结直肠	14.72	6.28	5.48	乳腺	9.21	6.11	6.92
6	女性乳腺	9.21	2.37	6.92	淋巴瘤	7.93	3.38	4.26	脑	8.06	5.34	3.37
7	子宫颈	6.91	1.78	3.11	膀胱	7.93	3.38	3.28	子宫颈	6.91	4.58	3.11
8	脑	6.85	3.55	3.72	胰腺	6.79	2.90	3.44	胰腺	6.91	4.58	2.59
9	胰腺	6.85	3.55	3.04	脑	5.66	2.42	3.97	食管	6.91	4.58	2.52
10	淋巴瘤	6.28	3.25	3.38	前列腺	5.66	2.42	1.55	淋巴瘤	4.61	3.05	2.44
	所有部位	192.97	100.00	89.98	所有部位	234.36	100.00	112.86	所有部位	150.86	100.00	68.88

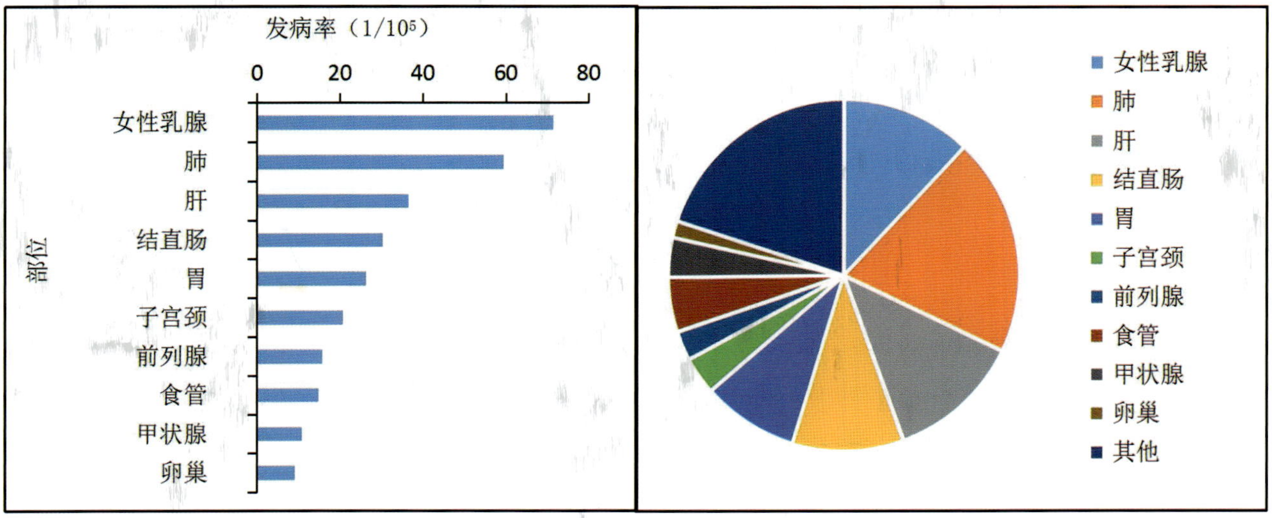

图 6-6a　2016 年惠农区主要恶性肿瘤发病情况

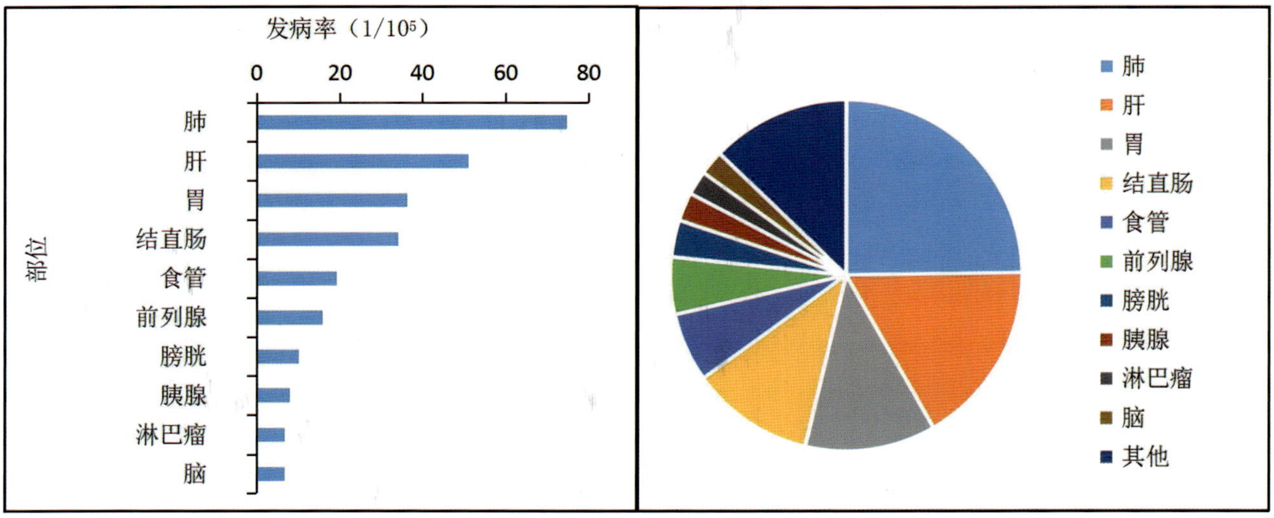

图 6-6b　2016 年惠农区男性主要恶性肿瘤发病情况

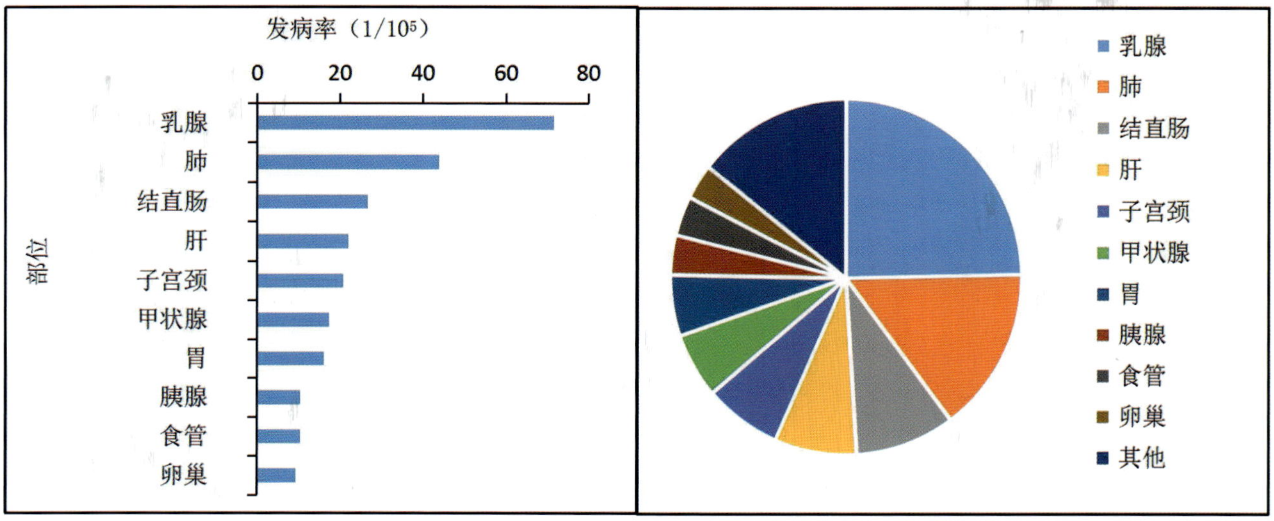

图 6-6c　2016 年惠农区女性主要恶性肿瘤发病情况

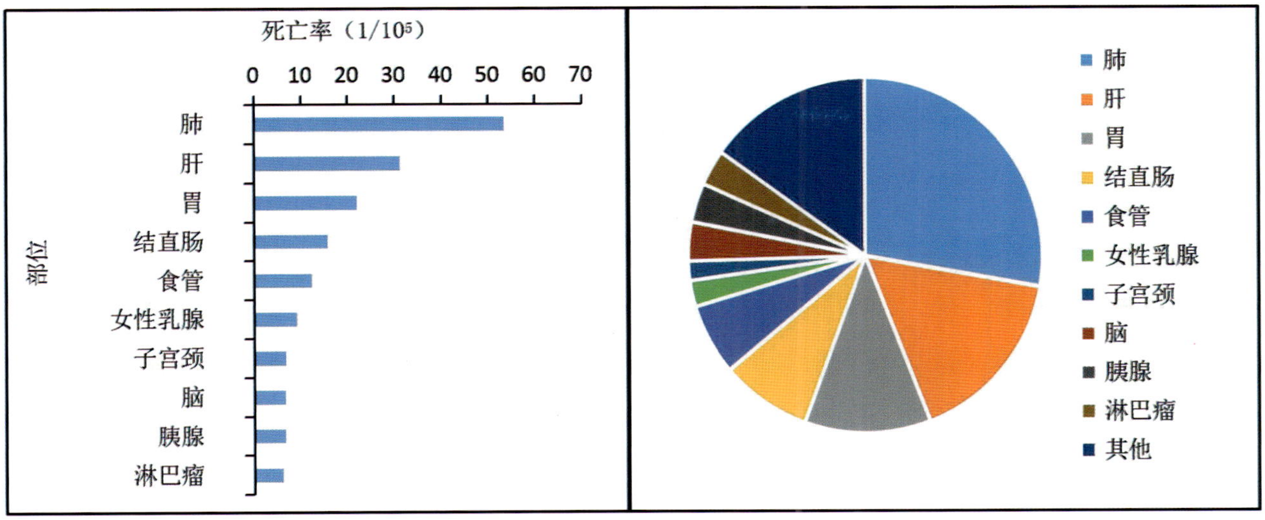

图 6-6d　2016 年惠农区主要恶性肿瘤死亡情况

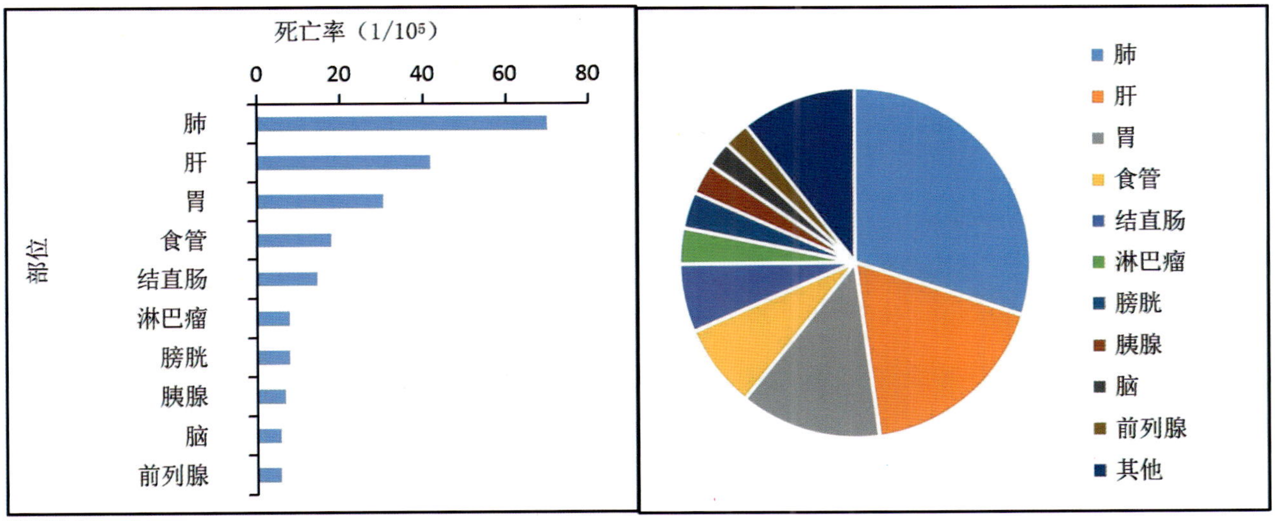

图 6-6e　2016 年惠农区男性主要恶性肿瘤死亡情况

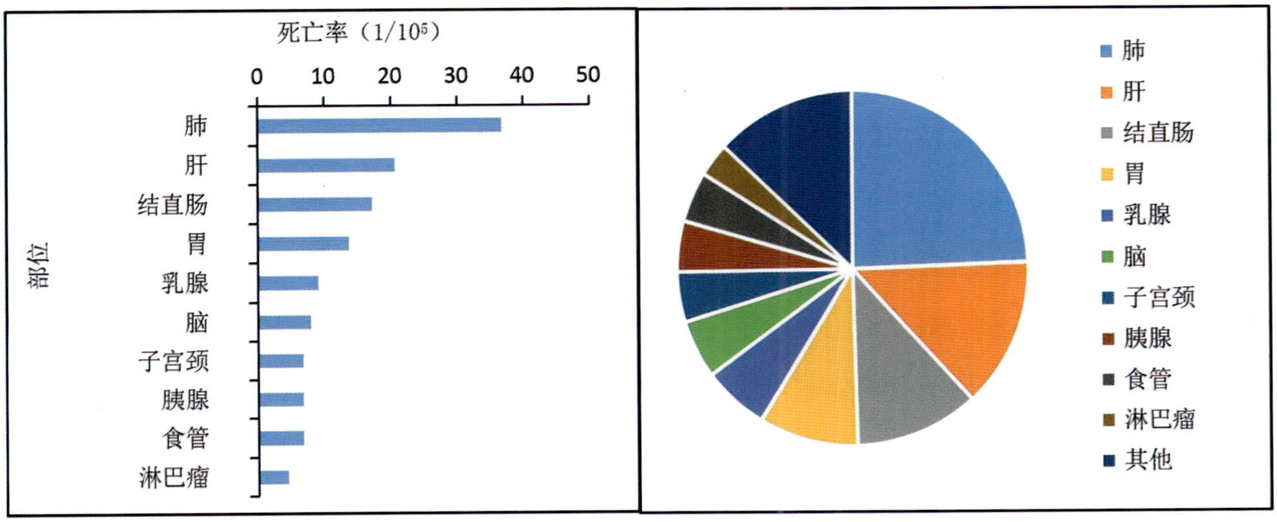

图 6-6f　2016 年惠农区女性主要恶性肿瘤死亡情况

第七节 平罗县恶性肿瘤发病死亡情况

一、基本情况

平罗县位于宁夏回族自治区北部平原，东临黄河，西依贺兰山，是宁夏北方的农业大县。全县辖 7 个镇 6 个乡，总面积为 2 649 平方千米。2016 年户籍人口数为 312 087 人。2011 年，平罗县疾病预防控制中心开始肿瘤随访登记工作，建立健全肿瘤登记制度，形成了县、乡、村三级肿瘤报告网，按户口所在地进行肿瘤发病、死亡情况监测和登记、随访。2011 年、2013－2017 年，平罗县的肿瘤登记资料均被纳入《中国肿瘤登记年报》荣获国家癌症中心 2021 年度“肿瘤随访登记项目工作优秀奖”。

二、主要恶性肿瘤发病情况

2016 年，平罗县恶性肿瘤发病率为 177.19/10 万，其中男性 184.51/10 万，女性 169.72/10 万。恶性肿瘤发病第 1 位是肺癌，其次是女性乳腺癌、肝癌、胃癌和子宫颈癌，前 10 位恶性肿瘤占全部恶性肿瘤发病的 73.78%。男性恶性肿瘤发病第 1 位是肺癌，其次是肝癌、胃癌、食管癌和结直肠癌，前 10 位恶性肿瘤占男性恶性肿瘤发病的 83.51%。女性恶性肿瘤发病第 1 位是乳腺癌，其次是子宫颈癌、肺癌、结直肠癌和脑瘤，前 10 位恶性肿瘤占女性恶性肿瘤发病的 77.86%（表 6-7a，图 6-7a～6-7c）。

表 6-7a 2016 年平罗县主要恶性肿瘤发病指标

顺位	合计				男性				女性			
	部位	发病率（$1/10^5$）	构成（%）	中标率（$1/10^5$）	部位	发病率（$1/10^5$）	构成（%）	中标率（$1/10^5$）	部位	发病率（$1/10^5$）	构成（%）	中标率（$1/10^5$）
1	肺	25.63	14.47	17.11	肺	35.51	19.24	25.09	乳腺	22.03	12.98	16.93
2	女性乳腺	22.03	6.33	16.93	肝	30.43	16.49	20.59	子宫颈	16.84	9.92	13.66
3	肝	21.79	12.30	14.37	胃	27.26	14.78	18.18	肺	15.55	9.16	9.43
4	胃	19.55	11.03	12.73	食管	15.22	8.25	10.23	结直肠	14.25	8.40	10.21
5	子宫颈	16.84	4.70	13.66	结直肠	10.14	5.50	7.53	脑	12.96	7.63	10.34
6	结直肠	12.18	6.87	8.90	脑	10.14	5.50	7.40	肝	12.96	7.63	8.20
7	脑	11.54	6.51	8.85	膀胱	9.51	5.15	6.68	胃	11.66	6.87	7.43
8	食管	11.54	6.51	7.45	胰腺	7.61	4.12	5.17	卵巢	9.72	5.73	7.86
9	卵巢	9.72	2.71	7.86	前列腺	4.44	2.41	3.01	子宫体	8.42	4.96	5.53
10	子宫体	8.42	2.35	5.53	肾及泌尿系统不明	3.80	2.06	2.65	甲状腺	7.77	4.58	5.54
	所有部位	177.19	100.00	124.25	所有部位	184.51	100.00	129.81	所有部位	169.72	100.00	119.89

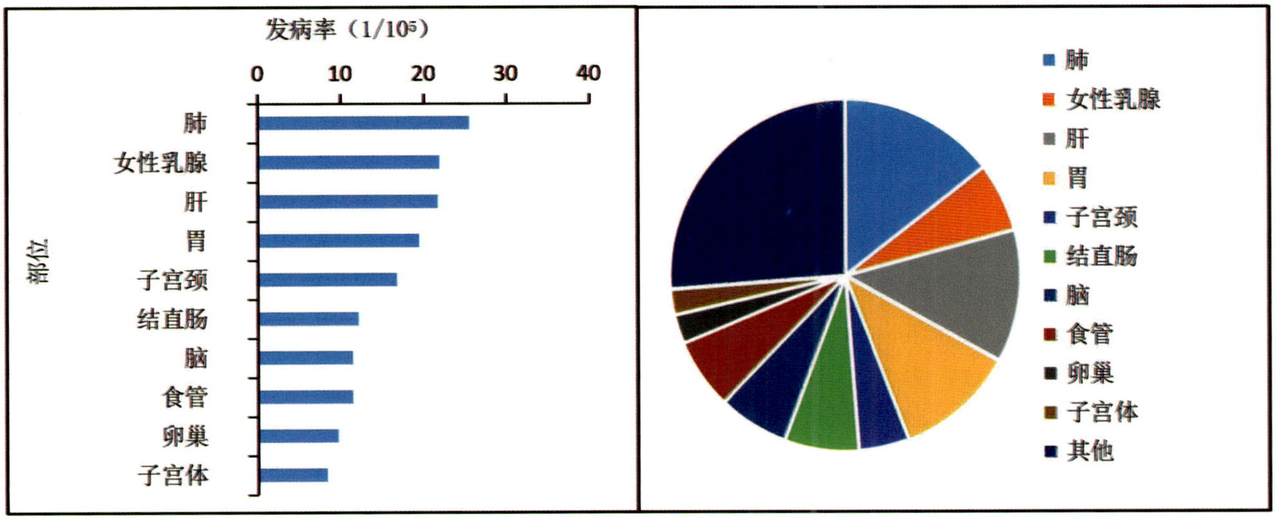

图 6-7a 2016 年平罗县主要恶性肿瘤发病情况

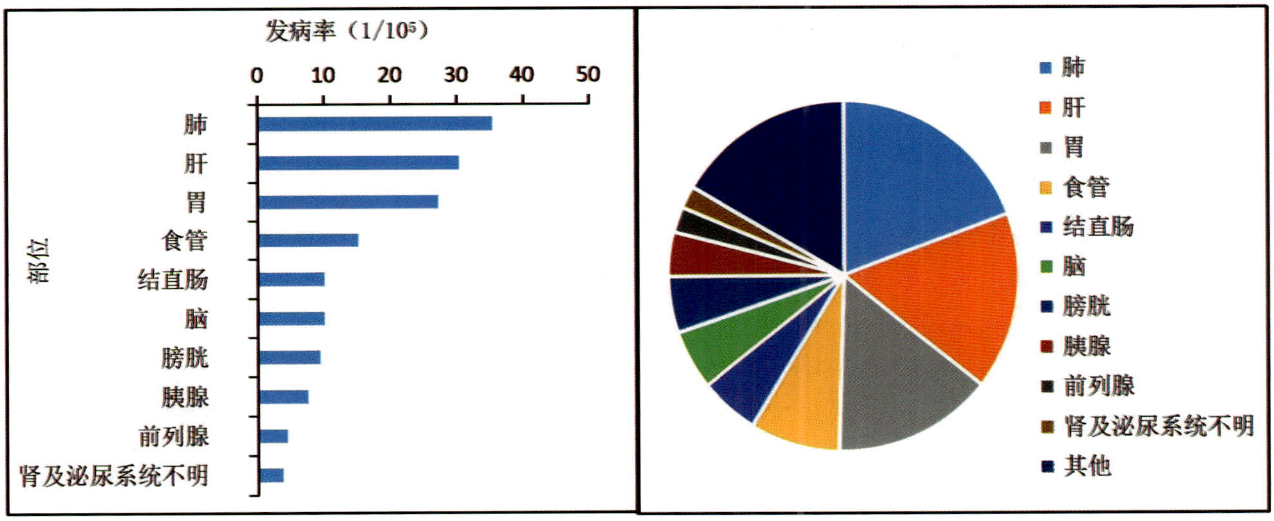

图 6-7b 2016 年平罗县男性主要恶性肿瘤发病情况

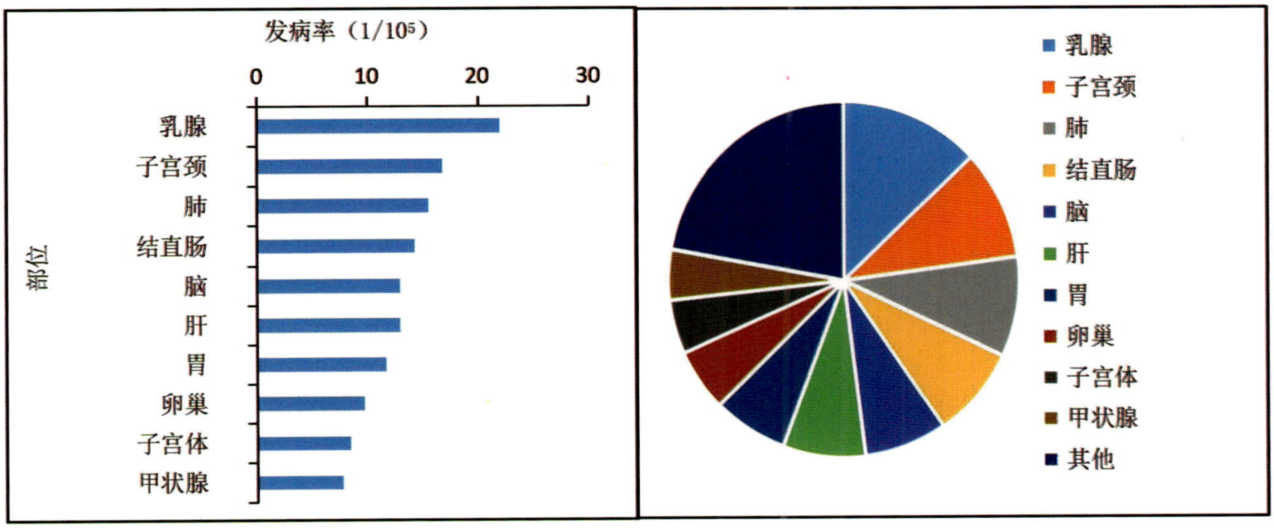

图 6-7c 2016 年平罗县女性主要恶性肿瘤发病情况

三、主要恶性肿瘤死亡情况

2016 年，平罗县恶性肿瘤死亡率为 123.04/10 万，其中男性 157.88/10 万，女性 87.45/10 万。恶性肿瘤死亡第 1 位是肺癌，其次是胃癌、肝癌、食管癌和结直肠癌，前 10 位恶性肿瘤占全部恶性肿瘤死亡的 82.81%。男性恶性肿瘤死亡第 1 位是肺癌，其次是胃癌、肝癌、食管癌和结直肠癌，前 10 位恶性肿瘤占男性恶性肿瘤死亡 89.96%。女性恶性肿瘤死亡第 1 位是肺癌，其次是胃癌、肝癌、乳腺癌和食管癌，前 10 位恶性肿瘤占女性恶性肿瘤死亡的 81.48%（表 6-7b，图 6-7d～6-7f）。

表 6-7b　2016 年平罗县主要恶性肿瘤死亡指标

顺位	合计				男性				女性			
	部位	死亡率 (1/10⁵)	构成 (%)	中标率 (1/10⁵)	部位	死亡率 (1/10⁵)	构成 (%)	中标率 (1/10⁵)	部位	死亡率 (1/10⁵)	构成 (%)	中标率 (1/10⁵)
1	肺	24.35	19.79	16.24	肺	32.34	20.48	22.19	肺	16.19	18.52	10.65
2	胃	20.83	16.93	13.28	胃	29.80	18.88	19.39	胃	11.66	13.33	7.57
3	肝	18.26	14.84	12.10	肝	27.90	17.67	18.93	肝	8.42	9.63	5.45
4	食管	10.89	8.85	7.02	食管	15.22	9.64	10.05	乳腺	7.13	8.15	5.33
5	结直肠	8.33	6.77	6.30	结直肠	10.78	6.83	8.11	食管	6.48	7.41	4.21
6	女性乳腺	7.13	3.13	5.33	脑	6.34	4.02	5.27	结直肠	5.83	6.67	4.47
7	脑	5.45	4.43	4.74	胰腺	6.34	4.02	4.29	脑	4.53	5.19	4.28
8	子宫颈	4.53	1.82	3.12	膀胱	5.71	3.61	3.71	子宫颈	4.53	5.19	3.12
9	胰腺	3.85	3.13	2.55	白血病	3.80	2.41	3.05	胆囊	3.89	4.44	2.57
10	胆囊	3.85	3.13	2.38	胆囊	3.80	2.41	2.22	子宫体	2.59	2.96	1.69
	所有部位	123.04	100.00	83.17	所有部位	157.88	100.00	107.70	所有部位	87.45	100.00	60.14

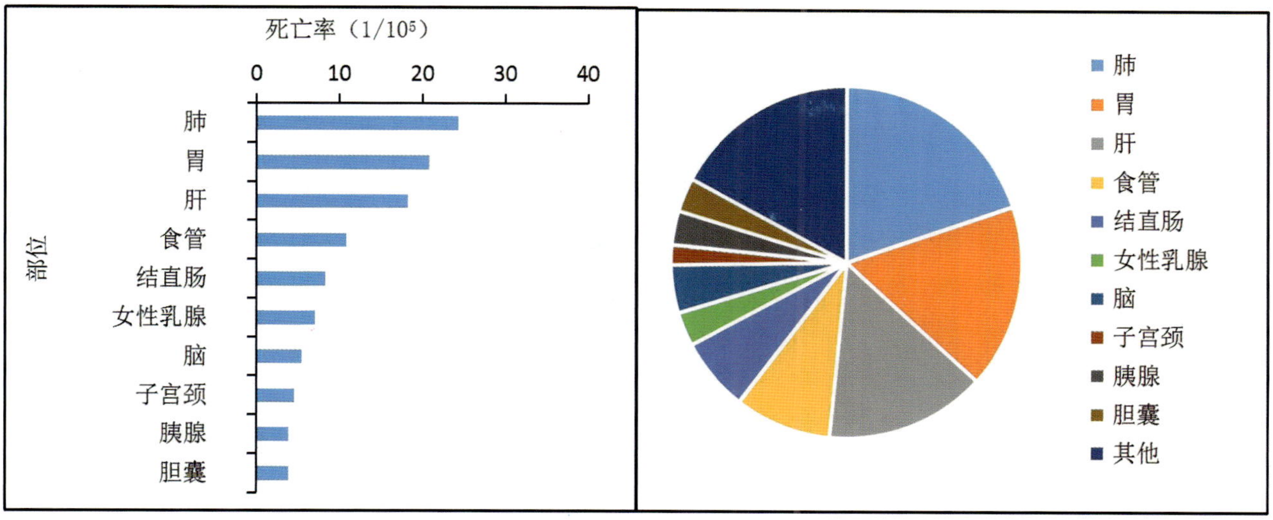

图 6-7d　2016 年平罗县主要恶性肿瘤死亡情况

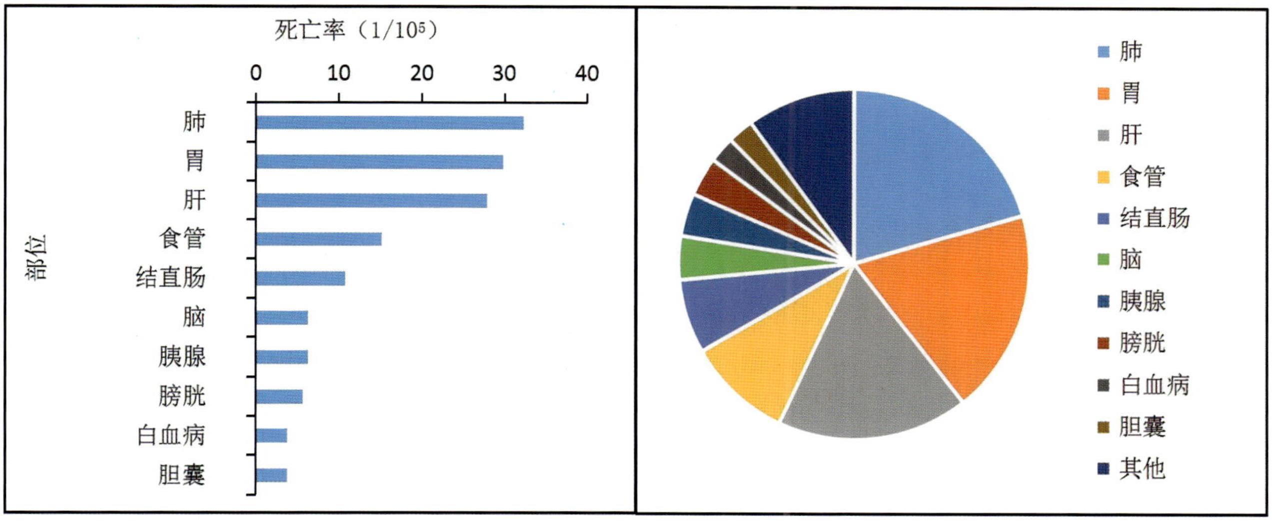

图 6-7e　2016 年平罗县男性主要恶性肿瘤死亡情况

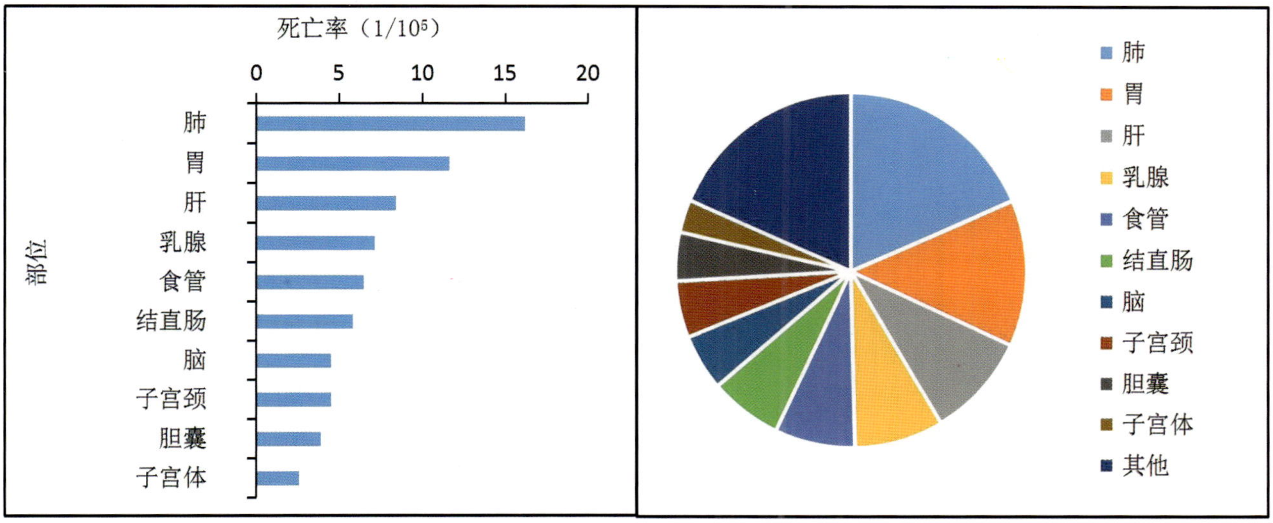

图 6-7f　2016 年平罗县女性主要恶性肿瘤死亡情况

第八节 青铜峡市恶性肿瘤发病死亡情况

一、基本情况

青铜峡市位于宁夏回族自治区引黄灌溉区，东隔黄河与吴忠市利通区相望，南以牛首山为界和中卫市中宁县接壤，西至明边墙（明长城）毗邻内蒙古自治区阿拉善左旗，北连银川市永宁县。辖区面积为 2 525 平方千米，辖 8 镇 2 场 1 街道，84 个行政村 22 个社区居民委员会。2016 年户籍人口数为 285 320 人。2012 年青铜峡市开始肿瘤随访登记工作，2013—2019 年登记数据连续被纳入中国肿瘤登记年报，2019 年被全国肿瘤登记平台授予肿瘤登记工作进步奖，2021 年被全国肿瘤登记平台授予全国肿瘤登记工作优秀奖。

二、主要恶性肿瘤发病情况

2016 年，青铜峡市恶性肿瘤发病率为 241.48/10 万，其中男性 240.43/10 万，女性 242.65/10 万。恶性肿瘤发病第 1 位是胃癌，其次是女性乳腺癌、肺癌、肝癌和子宫颈癌，前 10 位恶性肿瘤占全部恶性肿瘤发病的 73.44%。男性恶性肿瘤发病第 1 位是胃癌，其次是肺癌、肝癌、结直肠癌和食管癌，前 10 位恶性肿瘤占男性恶性肿瘤发病的 83.89%。女性恶性肿瘤发病第 1 位是乳腺癌，其次是肺癌、胃癌、脑瘤和子宫颈癌，前 10 位恶性肿瘤占女性恶性肿瘤发病的 79.33%（表 6-8a，图 6-8a～6-8c）。

表 6-8a 2016 年青铜峡市主要恶性肿瘤发病指标

顺位	合计				男性				女性			
	部位	发病率 ($1/10^5$)	构成 (%)	中标率 ($1/10^5$)	部位	发病率 ($1/10^5$)	构成 (%)	中标率 ($1/10^5$)	部位	发病率 ($1/10^5$)	构成 (%)	中标率 ($1/10^5$)
1	胃	39.96	16.55	33.64	胃	53.43	22.22	46.36	乳腺	35.40	14.59	27.66
2	女性乳腺	35.40	6.97	27.66	肺	37.40	15.56	31.83	肺	29.50	12.16	23.56
3	肺	33.65	13.93	27.72	肝	32.06	13.33	27.54	胃	25.08	10.33	20.55
4	肝	22.78	9.43	18.87	结直肠	17.36	7.22	15.20	脑	22.13	9.12	19.82
5	子宫颈	19.91	3.92	16.37	食管	15.36	6.39	13.90	子宫颈	19.91	8.21	16.37
6	脑	16.82	6.97	15.08	脑	12.02	5.00	10.58	结直肠	16.23	6.69	13.29
7	结直肠	16.82	6.97	14.28	白血病	10.69	4.44	10.08	肝	12.54	5.17	9.79
8	子宫体	11.06	2.18	9.03	前列腺	9.35	3.89	8.14	甲状腺	11.80	4.86	10.27
9	食管	10.86	4.50	9.43	膀胱	7.35	3.06	6.32	子宫体	11.06	4.56	9.03
10	前列腺	9.35	2.03	8.14	口腔和咽喉(除外鼻咽癌)	6.68	2.78	5.92	卵巢	8.85	3.65	6.78
	所有部位	241.48	100.00	202.98	所有部位	240.43	100.00	208.24	所有部位	242.65	100.00	198.43

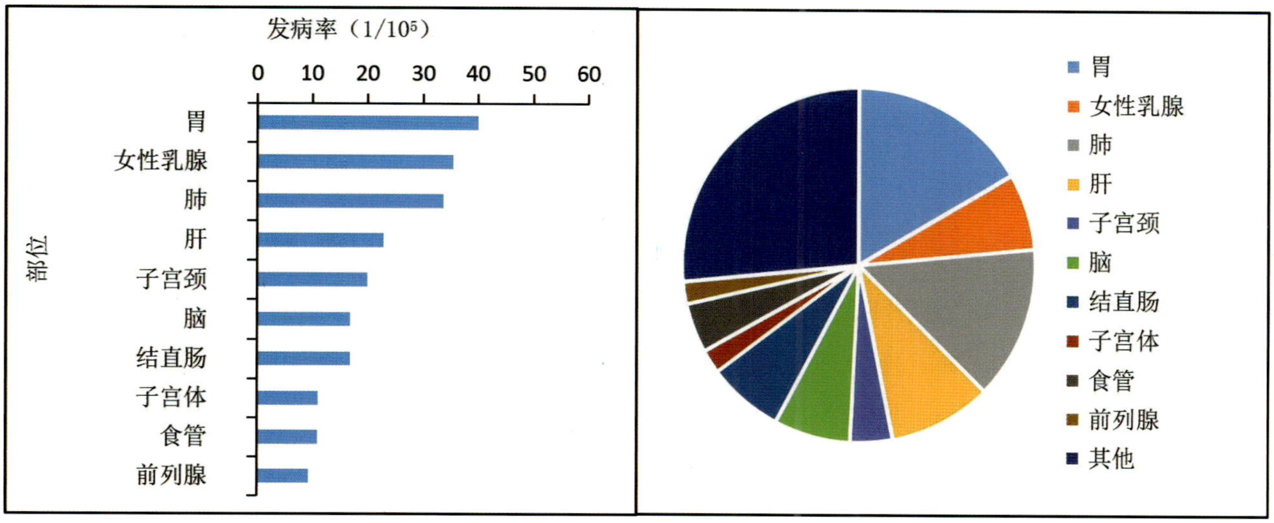

图 6-8a 2016 年青铜峡市主要恶性肿瘤发病情况

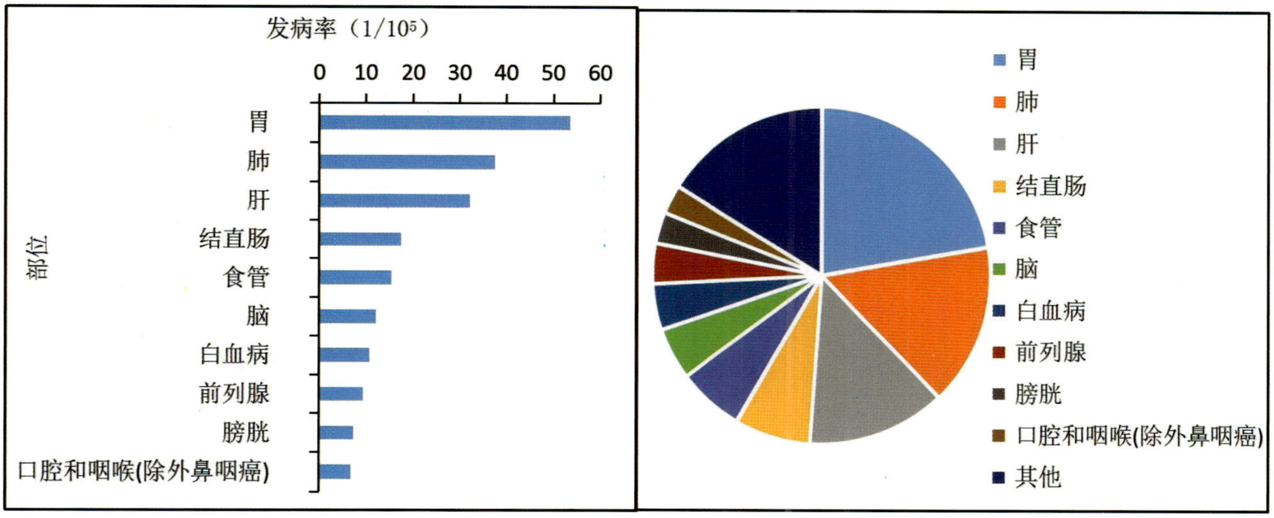

图 6-8b 2016 年青铜峡市男性主要恶性肿瘤发病情况

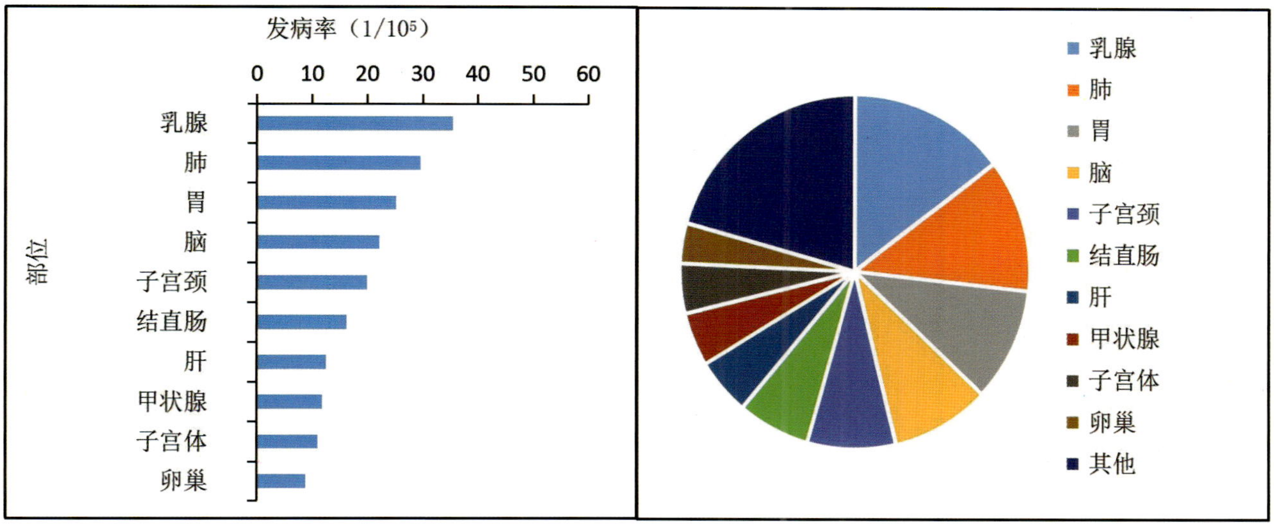

图 6-8c 2016 年青铜峡市女性主要恶性肿瘤发病情况

三、主要恶性肿瘤死亡情况

2016 年，青铜峡市恶性肿瘤死亡率为 120.57/10 万，其中男性 138.25/10 万，女性 101.04/10 万。恶性肿瘤死亡第 1 位是胃癌，其次是肺癌、肝癌、食管癌和结直肠癌，前 10 位恶性肿瘤占全部恶性肿瘤死亡的 83.72%。男性恶性肿瘤死亡第 1 位是胃癌，其次是肺癌、肝癌、食管癌和白血病，前 10 位恶性肿瘤占男性恶性肿瘤死亡 89.37%。女性恶性肿瘤死亡第 1 位是胃癌，其次是肺癌、肝癌、脑瘤和结直肠癌，前 10 位恶性肿瘤占女性恶性肿瘤死亡的 84.67%（表 6-8b，图 6-8d～6-8f）。

表 6-8b　2016 年青铜峡市主要恶性肿瘤死亡指标

顺位	合计				男性				女性			
	部位	死亡率 (1/10⁵)	构成 (%)	中标率 (1/10⁵)	部位	死亡率 (1/10⁵)	构成 (%)	中标率 (1/10⁵)	部位	死亡率 (1/10⁵)	构成 (%)	中标率 (1/10⁵)
1	胃	28.04	23.26	23.77	胃	34.06	24.64	29.49	胃	21.39	21.17	17.82
2	肺	23.83	19.77	19.70	肺	28.72	20.77	25.12	肺	18.44	18.25	14.03
3	肝	17.17	14.24	13.82	肝	22.71	16.43	19.27	肝	11.06	10.95	8.19
4	食管	6.66	5.52	5.47	食管	9.35	6.76	7.83	脑	10.33	10.22	8.93
5	结直肠	5.96	4.94	5.01	白血病	6.01	4.35	5.91	结直肠	6.64	6.57	5.39
6	脑	5.61	4.65	4.88	前列腺	5.34	3.86	4.70	子宫颈	4.43	4.38	3.78
7	前列腺	5.34	2.33	4.70	结直肠	5.34	3.86	4.67	白血病	3.69	3.65	3.60
8	白血病	4.91	4.07	4.83	胰腺	5.34	3.86	4.40	食管	3.69	3.65	3.06
9	子宫颈	4.43	1.74	3.78	肾及泌尿系统不明	3.34	2.42	2.91	乳腺	2.95	2.92	2.43
10	胰腺	3.86	3.20	3.10	淋巴瘤	3.34	2.42	2.69	胆囊	2.95	2.92	2.17
	所有部位	120.57	100.00	100.77	所有部位	138.25	100.00	119.07	所有部位	101.04	100.00	82.00

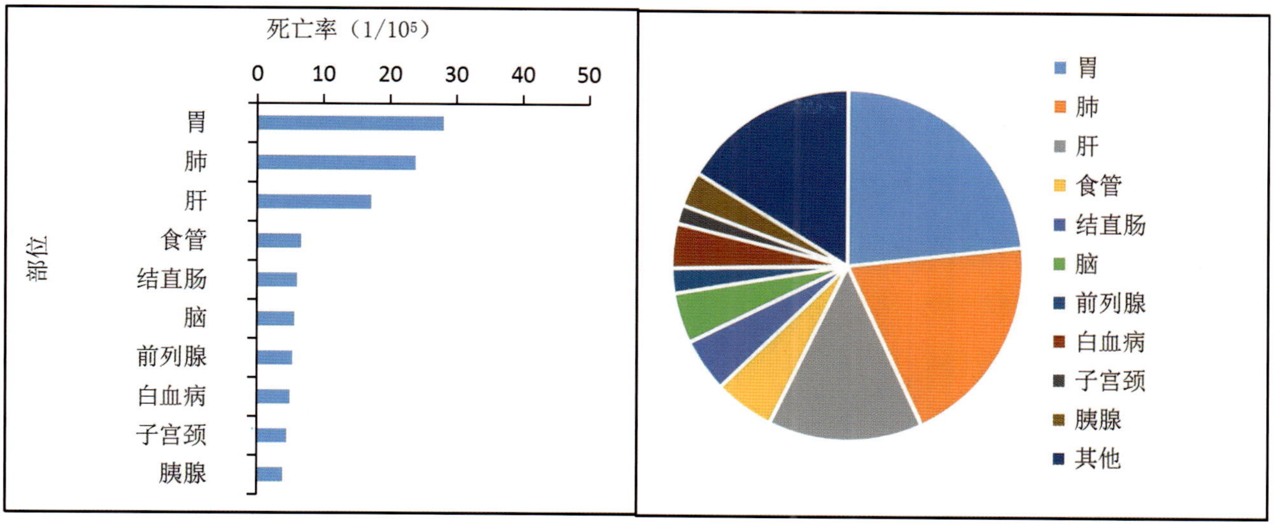

图 6-8d 2016 年青铜峡市主要恶性肿瘤死亡情况

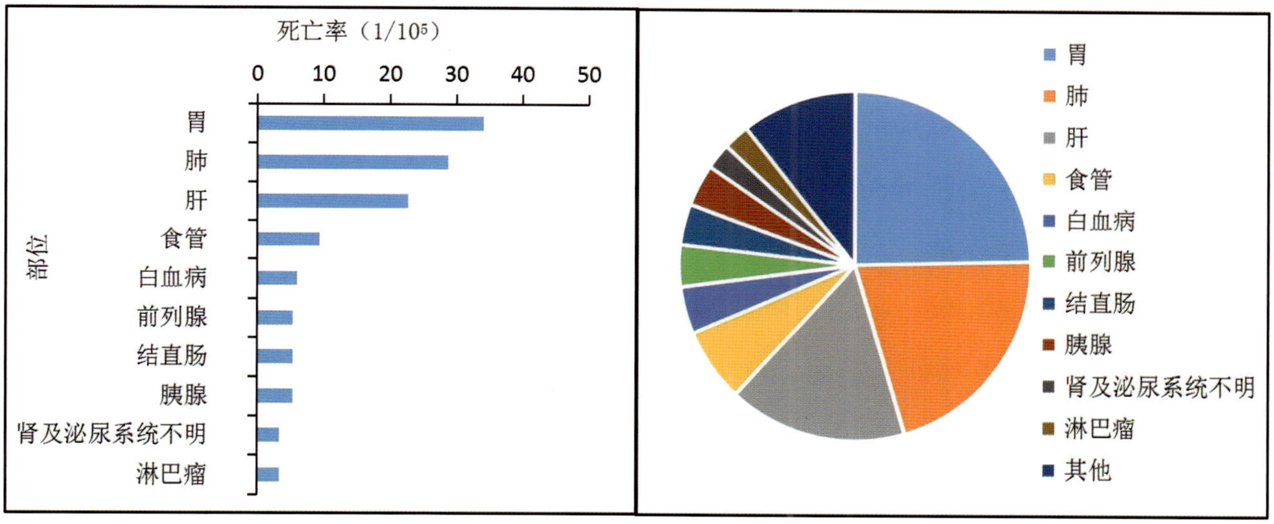

图 6-8e 2016 年青铜峡市男性主要恶性肿瘤死亡情况

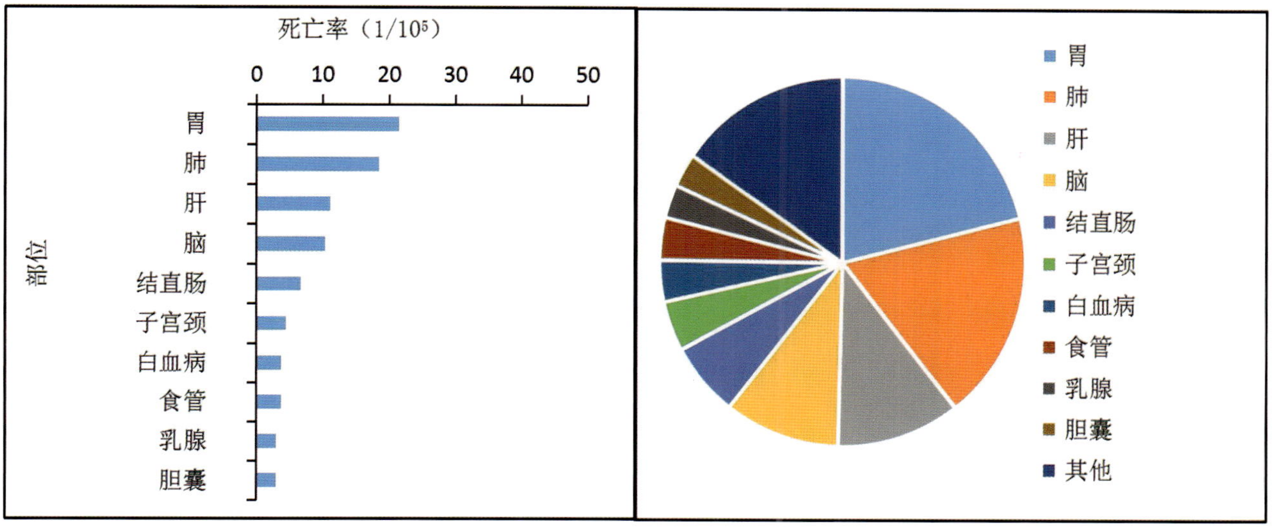

图 6-8f 2016 年青铜峡市女性主要恶性肿瘤死亡情况

第九节 沙坡头区恶性肿瘤发病死亡情况

一、基本情况

中卫市沙坡头区位于宁夏回族自治区中西部，地处宁、甘、内蒙古三省（区）交界地带。下辖 11 个乡镇 162 个行政村和 36 个社区，总面积为 6 877 平方千米，2016 年户籍人口数为 403 151 人。

2009 年，沙坡头区开始肿瘤随访登记工作，每年按照自治区肿瘤登记随访方案的要求，制定沙坡头区肿瘤登记随访计划、工作方案，对辖区户籍居民肿瘤发病情况进行监测和登记随访。2011 年、2012 年、2016 年沙坡头区的肿瘤随访登记数据被纳入中国肿瘤登记年报。

二、主要恶性肿瘤发病情况

2016 年，沙坡头区恶性肿瘤发病率为 248.54/10 万，其中男性 263.21/10 万，女性 233.11/10 万。恶性肿瘤发病第 1 位是胃癌，其次是肺癌、肝癌、女性乳腺癌和子宫颈癌，前 10 位恶性肿瘤占全部恶性肿瘤发病的 76.65%。男性恶性肿瘤发病第 1 位是胃癌，其次是肺癌、肝癌、结直肠癌和食管癌，前 10 位恶性肿瘤占男性恶性肿瘤发病的 85.11%。女性恶性肿瘤发病第 1 位是乳腺癌，其次是子宫颈癌、胃癌、肺癌和肝癌，前 10 位恶性肿瘤占女性恶性肿瘤发病的 78.82%（表 6-9a，图 6-9a～6-9c）。

表 6-9a　2016 年沙坡头区主要恶性肿瘤发病指标

顺位	合计				男性				女性			
	部位	发病率 (1/10⁵)	构成 (%)	中标率 (1/10⁵)	部位	发病率 (1/10⁵)	构成 (%)	中标率 (1/10⁵)	部位	发病率 (1/10⁵)	构成 (%)	中标率 (1/10⁵)
1	胃	42.66	17.17	39.16	胃	59.03	22.43	56.38	乳腺	29.01	12.45	24.62
2	肺	35.47	14.27	32.70	肺	45.48	17.28	42.78	子宫颈	27.49	11.79	23.74
3	肝	31.25	12.57	27.48	肝	42.09	15.99	38.24	胃	25.45	10.92	22.84
4	女性乳腺	29.01	5.69	24.62	结直肠	26.13	9.93	24.44	肺	24.94	10.70	22.70
5	子宫颈	27.49	5.39	23.74	食管	15.97	6.07	15.41	肝	19.85	8.52	16.51
6	结直肠	22.32	8.98	20.03	脑	10.64	4.04	9.47	结直肠	18.32	7.86	15.75
7	子宫体	12.72	2.50	10.88	膀胱	9.68	3.68	9.16	子宫体	12.72	5.46	10.88
8	脑	11.16	4.49	9.82	白血病	5.32	2.02	5.55	脑	11.71	5.02	10.26
9	食管	10.67	4.29	9.96	骨	5.32	2.02	5.02	胰腺	7.13	3.06	6.21
10	卵巢	6.62	1.30	5.52	前列腺	4.35	1.65	4.35	甲状腺	7.13	3.06	6.13
	所有部位	248.54	100.00	224.44	所有部位	263.21	100.00	247.40	所有部位	233.11	100.00	203.35

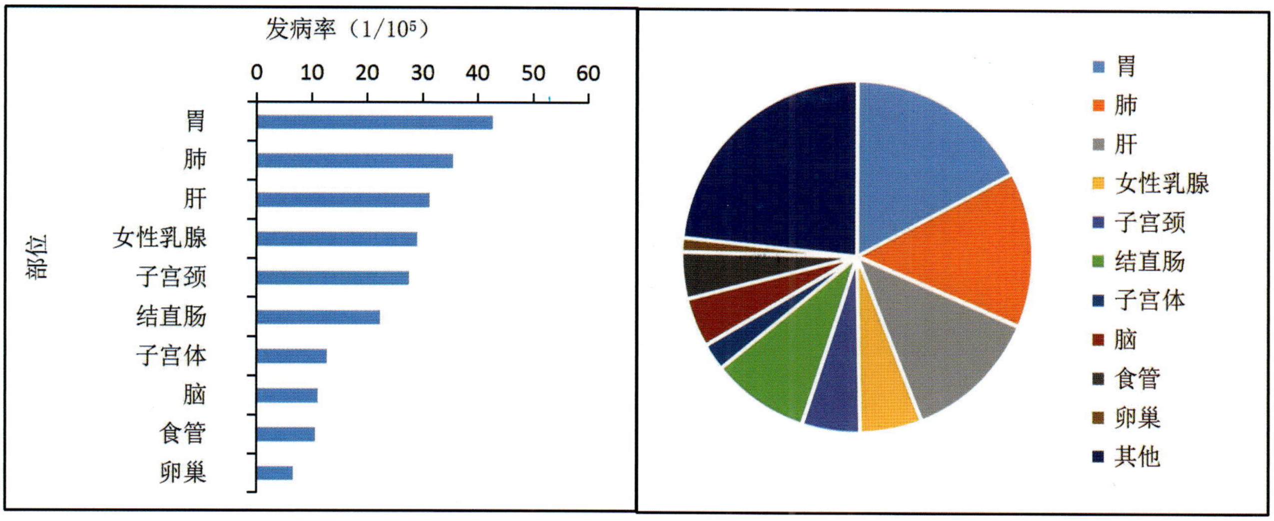

图 6-9a 2016 年沙坡头区主要恶性肿瘤发病情况

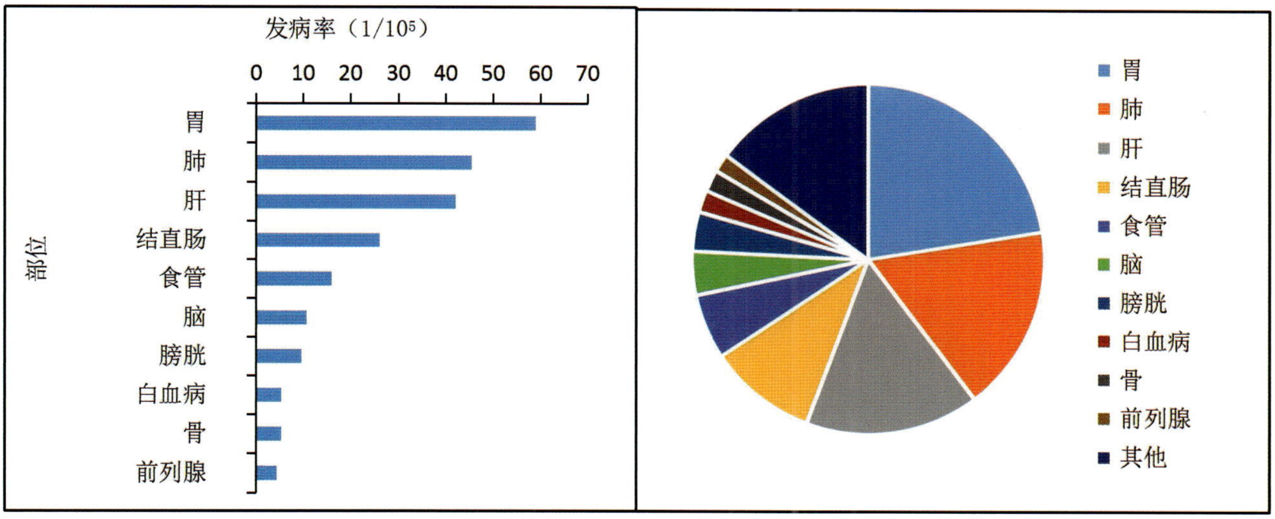

图 6-9b 2016 年沙坡头区男性主要恶性肿瘤发病情况

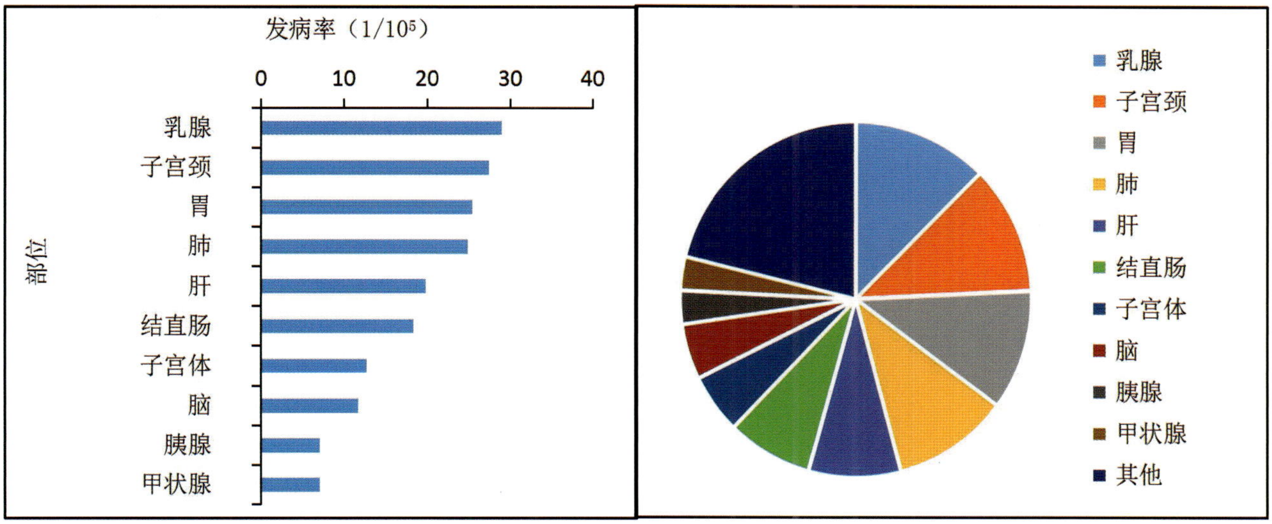

图 6-9c 2016 年沙坡头区女性主要恶性肿瘤发病情况

三、主要恶性肿瘤死亡情况

2016 年，沙坡头区恶性肿瘤死亡率为 119.56/10 万，其中男性 145.15/10 万，女性 92.64/10 万。恶性肿瘤死亡第 1 位是肺癌，其次是肝癌、胃癌、结直肠癌和食管癌，前 10 位恶性肿瘤占全部恶性肿瘤死亡的 83.20%。男性死亡第 1 位是肝癌，其次是肺癌、胃癌、结直肠癌和食管癌，前 10 位恶性肿瘤占男性恶性肿瘤死亡 88.67%。女性死亡第 1 位是肺癌，其次是肝癌、胃癌、食管癌和结直肠癌，前 10 位恶性肿瘤占女性恶性肿瘤死亡的 80.77%（表 6-9b，图 6-9d～6-9f）。

表 6-9b　2016 年沙坡头区主要恶性肿瘤死亡指标

顺位	合计				男性				女性			
	部位	死亡率（1/10⁵）	构成（%）	中标率（1/10⁵）	部位	死亡率（1/10⁵）	构成（%）	中标率（1/10⁵）	部位	死亡率（1/10⁵）	构成（%）	中标率（1/10⁵）
1	肺	27.29	22.82	25.15	肝	35.80	24.67	32.04	肺	21.38	23.08	19.17
2	肝	24.31	20.33	21.36	肺	32.90	22.67	31.36	肝	12.22	13.19	10.53
3	胃	19.60	16.39	18.05	胃	28.06	19.33	27.14	胃	10.69	11.54	9.40
4	结直肠	6.45	5.39	5.80	结直肠	7.26	5.00	6.90	食管	5.60	6.04	5.09
5	食管	5.95	4.98	5.61	食管	6.29	4.33	6.18	结直肠	5.60	6.04	4.87
6	子宫颈	5.60	2.28	4.75	脑	4.84	3.33	4.50	子宫颈	5.60	6.04	4.75
7	胰腺	4.46	3.73	4.09	胰腺	4.35	3.00	4.09	胰腺	4.58	4.95	3.99
8	脑	4.22	3.53	3.92	骨	3.39	2.33	3.47	脑	3.56	3.85	3.30
9	女性乳腺	3.05	1.24	2.62	前列腺	2.90	2.00	2.86	乳腺	3.05	3.30	2.62
10	骨	2.98	2.49	2.93	膀胱	2.90	2.00	2.69	白血病	2.54	2.75	2.47
	所有部位	119.56	100.00	109.36	所有部位	145.15	100.00	137.12	所有部位	92.64	100.00	82.11

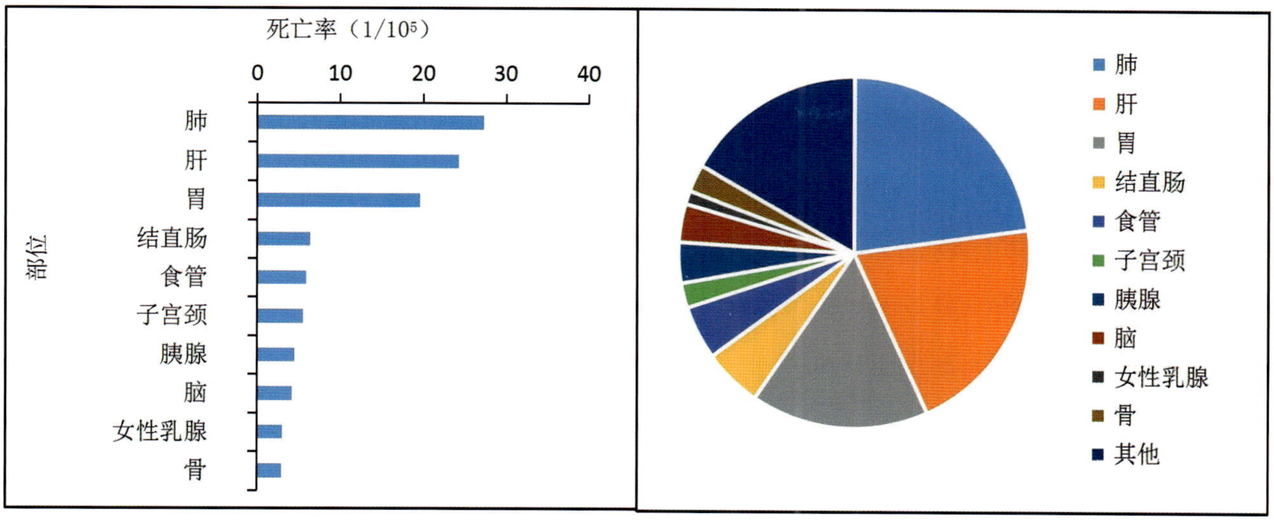

图 6-9d　2016 年沙坡头区主要恶性肿瘤死亡情况

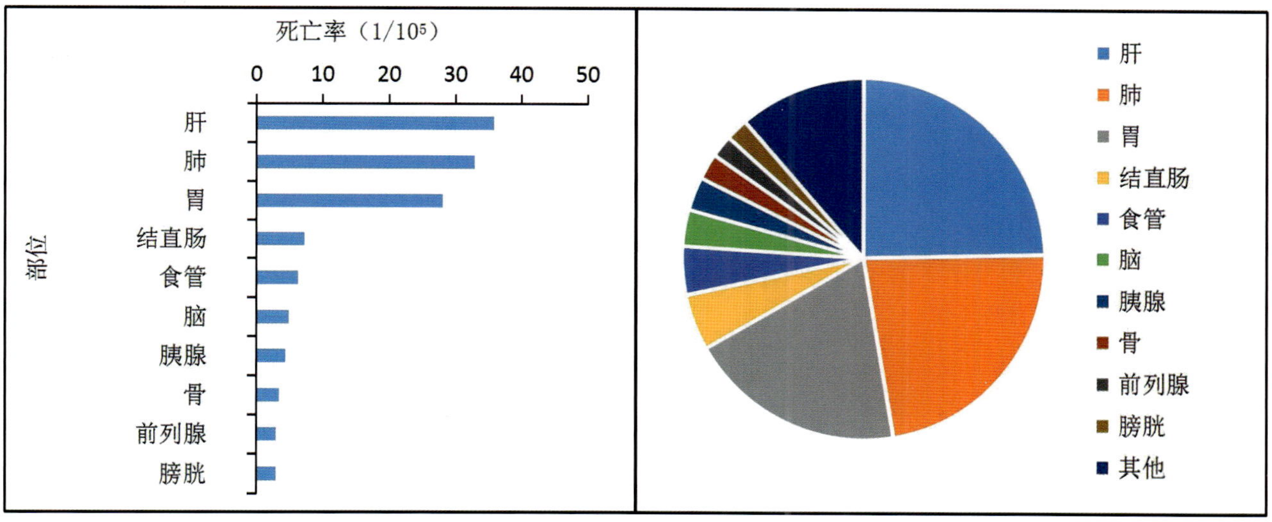

图 6-9e　2016 年沙坡头区男性主要恶性肿瘤死亡情况

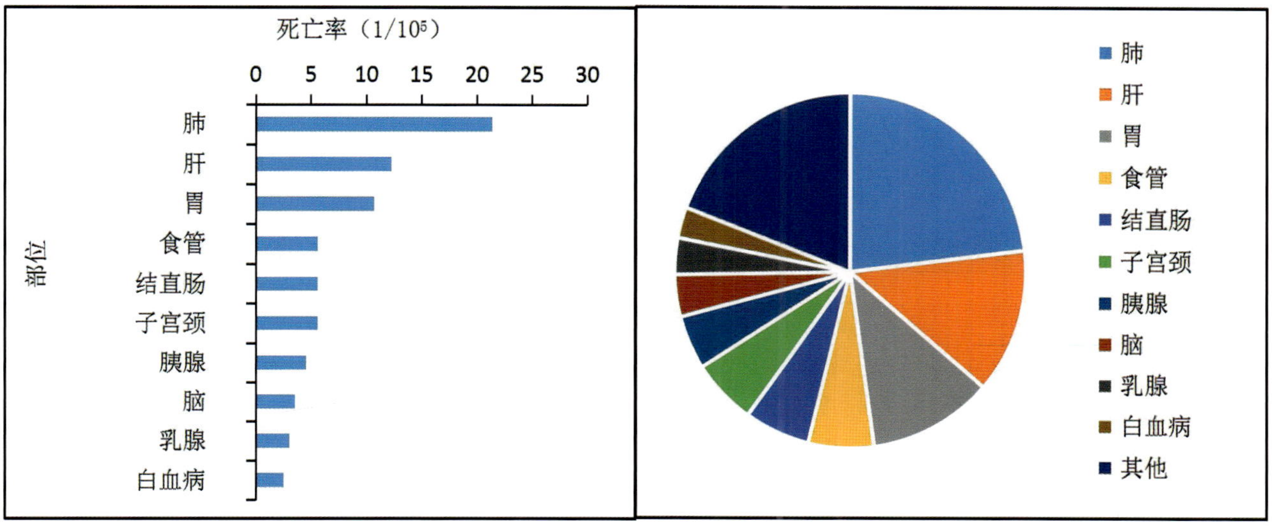

图 6-9f　2016 年沙坡头区女性主要恶性肿瘤死亡情况

第十节 中宁县恶性肿瘤发病死亡情况

一、基本情况

中宁县位于宁夏回族自治区中部西侧，东临吴忠市利通区、青铜峡市，西依中卫城区，南接同心县，北靠内蒙古阿拉善左旗，总面积为 3 369.58 平方千米。现辖 6 镇 6 乡，133 个行政村 21 个社区居委会 5 个农林渔场 2 个区社农林渔场，2016 年户籍人口数为 328 452 人。中宁县辖区内共有县级综合医院 2 所，乡镇卫生院 12 所，农场医院 2 所，社区卫生服务站 5 家。

2011 年，中宁县开始肿瘤随访登记工作，2021 年肿瘤项目登记报告工作已覆盖全县所有乡镇和社区，新发肿瘤患者报告卡来源于县级医疗机构、乡镇卫生院的肿瘤患者病史采集及病理部门的病理诊断，死亡肿瘤病例信息来源于县死因监测直报系统及在管恶性肿瘤患者的常规随访，收集方法为主动登记及被动登记。

二、主要恶性肿瘤发病情况

2016 年，中宁县恶性肿瘤发病率为 186.94/10 万，其中男性 203.74/10 万，女性 169.59/10 万。恶性肿瘤发病第 1 位是胃癌，其次是肺癌、肝癌、女性乳腺癌和子宫颈癌，前 10 位恶性肿瘤占全部恶性肿瘤发病的 83.88%。男性恶性肿瘤发病第 1 位是胃癌，其次是肺癌、肝癌、结直肠癌和食管癌，前 10 位恶性肿瘤占男性恶性肿瘤发病的 94.12%。女性恶性肿瘤发病第 1 位是胃癌，其次是肺癌、乳腺癌、肝癌和子宫颈癌，前 10 位恶性肿瘤占女性恶性肿瘤发病的 82.85%（表 6-10a，图 6-10a～6-10c）。

三、主要恶性肿瘤死亡情况

2016 年，中宁县恶性肿瘤死亡率为 117.83/10 万，其中男性 140.22/10 万，女性 94.70/10 万。恶性肿瘤死亡第 1 位是肺癌，其次是胃癌、肝癌、结直肠癌和女性乳腺癌，前 10 位恶性肿瘤占全部恶性肿瘤死亡的 84.75%。男性恶性肿瘤死亡第 1 位是肺癌，其次是胃癌、肝癌、食管癌和结直肠癌，前 10 位恶性肿瘤占男性恶性肿瘤死亡 91.03%。女性恶性肿瘤死亡第 1 位是肺癌，其次是胃癌、肝癌、结直肠癌和乳腺癌，前 10 位恶性肿瘤占女性恶性肿瘤死亡的 86.93%（表 6-10b，图 6-10d 至图 6-10f）

表 6-10a 2016 年中宁县主要恶性肿瘤发病指标

顺位	合计				男性				女性			
	部位	发病率 (1/10⁵)	构成 (%)	中标率 (1/10⁵)	部位	发病率 (1/10⁵)	构成 (%)	中标率 (1/10⁵)	部位	发病率 (1/10⁵)	构成 (%)	中标率 (1/10⁵)
1	胃	39.58	21.17	36.02	胃	54.53	26.76	50.63	胃	24.14	14.23	21.59
2	肺	35.62	19.06	33.16	肺	47.94	23.53	45.95	肺	22.90	13.50	20.60
3	肝	27.10	14.50	24.78	肝	37.75	18.53	35.50	乳腺	21.04	12.41	19.19
4	女性乳腺	21.04	5.54	19.19	结直肠	13.18	6.47	11.95	肝	16.09	9.49	14.16
5	子宫颈	15.47	4.07	13.43	食管	12.58	6.18	12.12	子宫颈	15.47	9.12	13.43
6	结直肠	12.18	6.51	11.13	前列腺	7.79	3.82	7.52	结直肠	11.14	6.57	10.36
7	食管	10.05	5.37	9.44	脑	5.39	2.65	4.95	脑	9.28	5.47	8.37
8	前列腺	7.79	2.12	7.52	膀胱	4.79	2.35	4.65	食管	7.43	4.38	6.74
9	脑	7.31	3.91	6.65	白血病	4.19	2.06	3.71	胰腺	6.81	4.01	6.49
10	子宫体	6.19	1.63	5.35	淋巴瘤	3.60	1.76	3.68	子宫体	6.19	3.65	5.35
	所有部位	186.94	100.00	172.25	所有部位	203.74	100.00	192.43	所有部位	169.59	100.00	152.42

表 6-10b 2016 年中宁县主要恶性肿瘤死亡指标

顺位	合计				男性				女性			
	部位	死亡率 (1/10⁵)	构成 (%)	中标率 (1/10⁵)	部位	死亡率 (1/10⁵)	构成 (%)	中标率 (1/10⁵)	部位	死亡率 (1/10⁵)	构成 (%)	中标率 (1/10⁵)
1	肺	26.49	22.48	24.92	肺	34.16	24.36	33.08	肺	18.57	19.61	16.98
2	胃	25.27	21.45	23.33	胃	32.96	23.50	30.99	胃	17.33	18.30	15.78
3	肝	18.88	16.02	17.30	肝	25.77	18.38	23.87	肝	11.76	12.42	10.72
4	结直肠	6.70	5.68	6.14	食管	6.59	4.70	6.36	结直肠	7.43	7.84	6.69
5	女性乳腺	6.19	2.58	5.83	结直肠	5.99	4.27	5.59	乳腺	6.19	6.54	5.83
6	食管	6.09	5.17	5.70	脑	5.99	4.27	5.13	食管	5.57	5.88	5.04
7	前列腺	5.39	2.33	5.17	前列腺	5.39	3.85	5.17	胰腺	4.95	5.23	4.55
8	脑	4.87	4.13	4.10	白血病	4.79	3.42	4.42	子宫颈	3.71	3.92	3.50
9	胰腺	3.96	3.36	3.73	淋巴瘤	3.00	2.14	3.29	脑	3.71	3.92	3.17
10	子宫颈	3.71	1.55	3.50	胰腺	3.00	2.14	2.97	子宫体	3.09	3.27	3.03
	所有部位	117.83	100.00	109.69	所有部位	140.22	100.00	132.92	所有部位	94.70	100.00	86.69

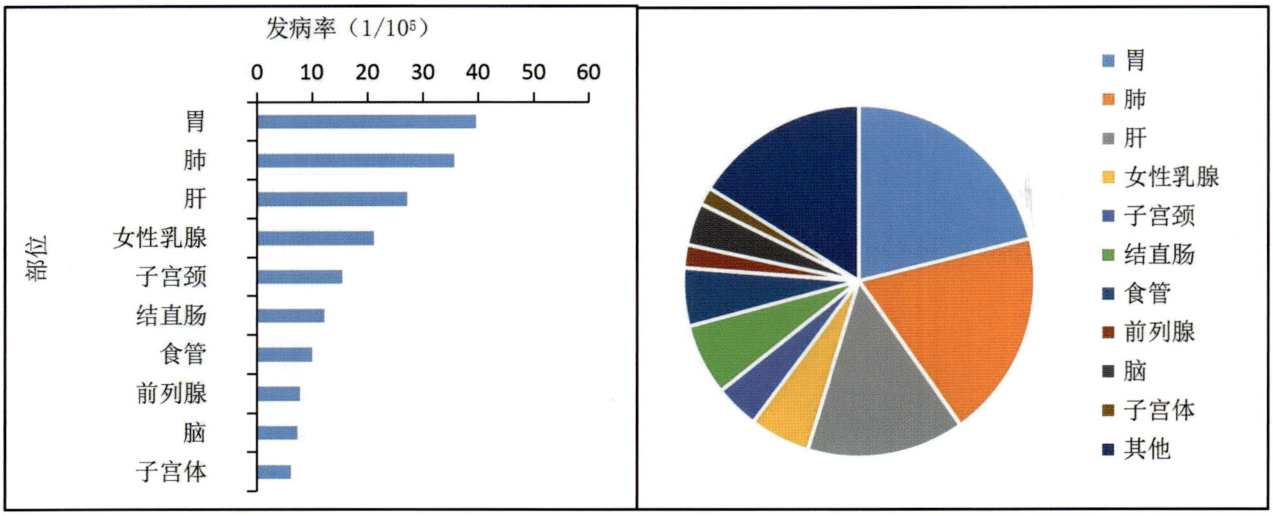

图 6-10a　2016 年中宁县主要恶性肿瘤发病情况

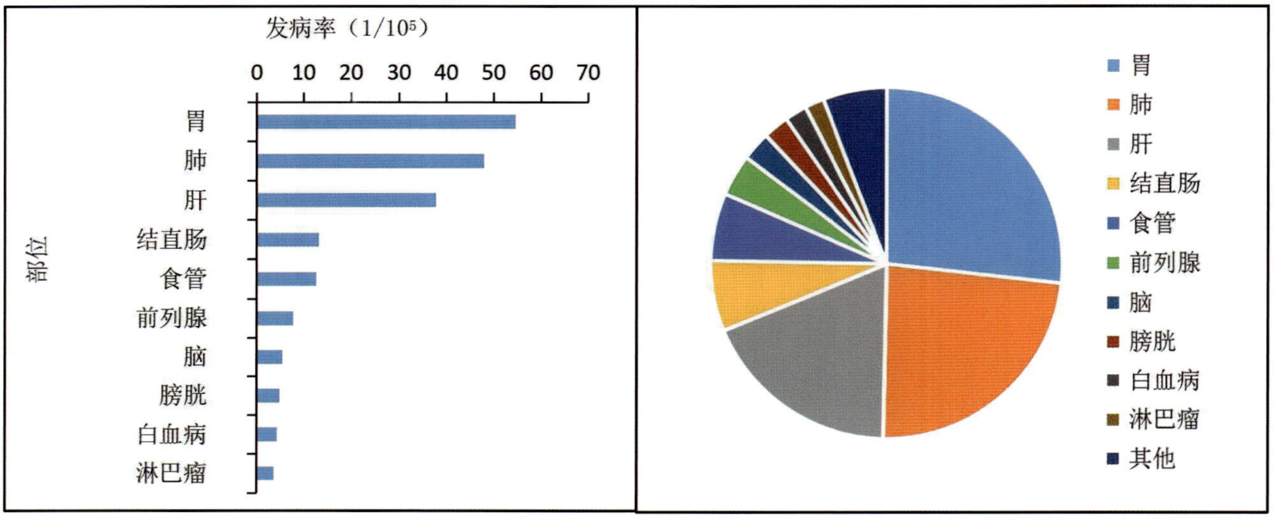

图 6-10b　2016 年中宁县男性主要恶性肿瘤发病情况

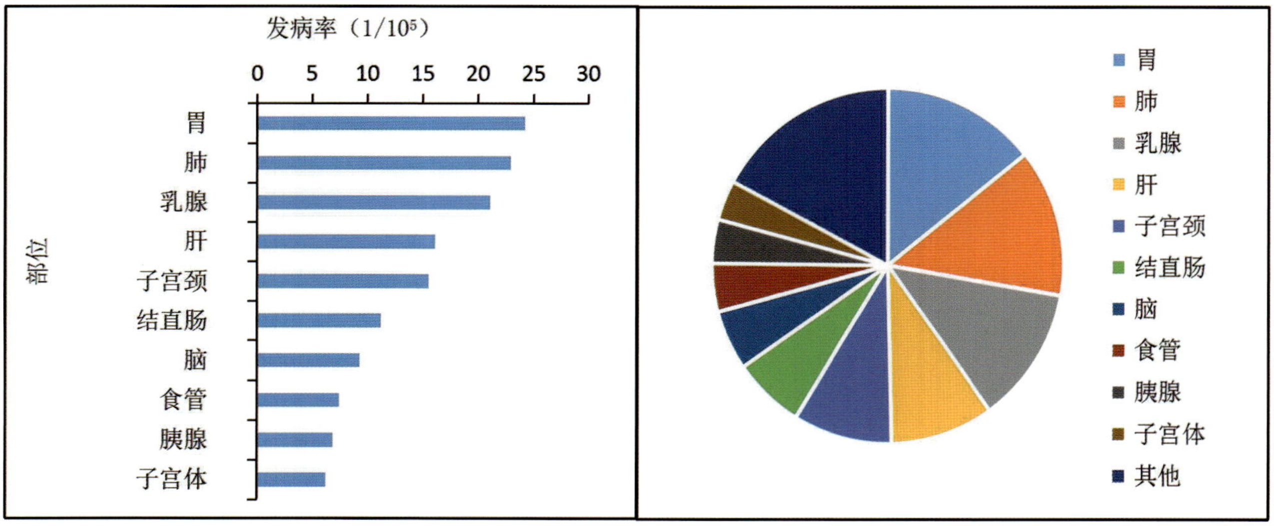

图 6-10c　2016 年中宁县女性主要恶性肿瘤发病情况

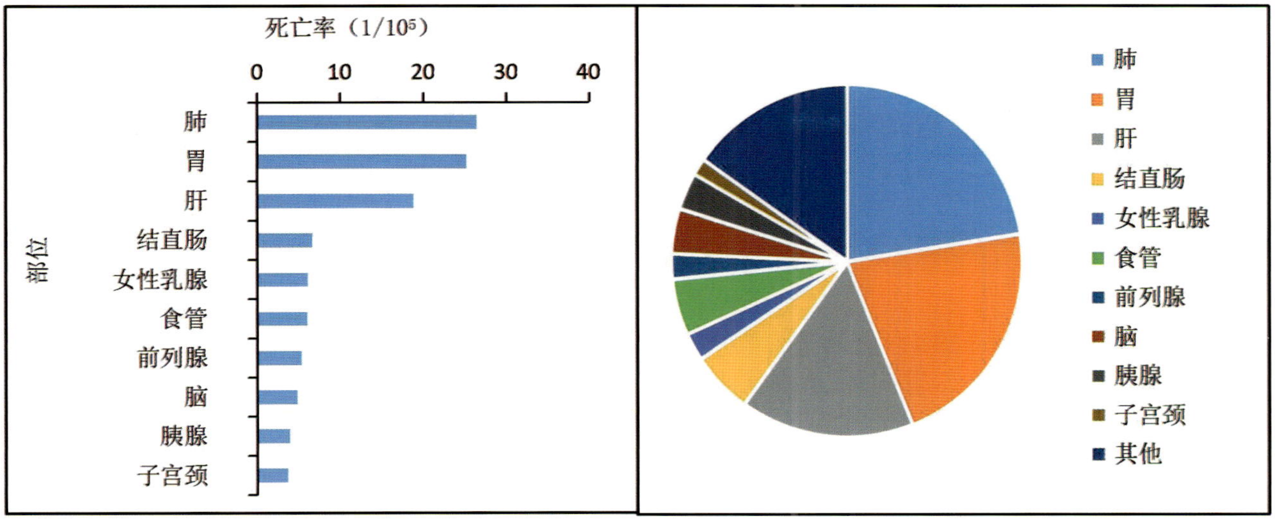

图 6-10d 2016 年中宁县主要恶性肿瘤死亡情况

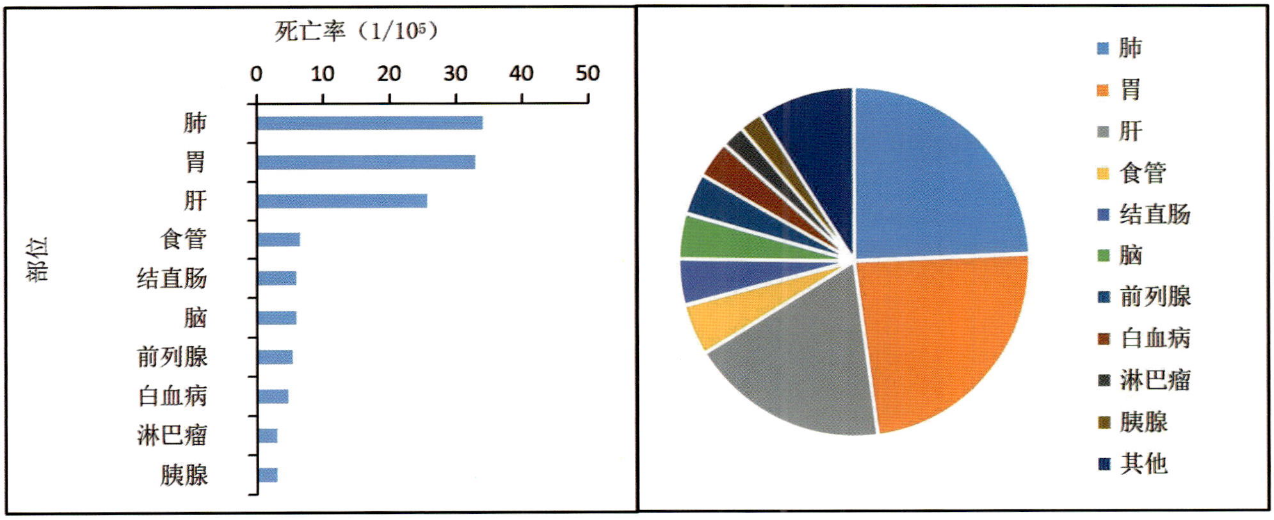

图 6-10e 2016 年中宁县男性主要恶性肿瘤死亡情况

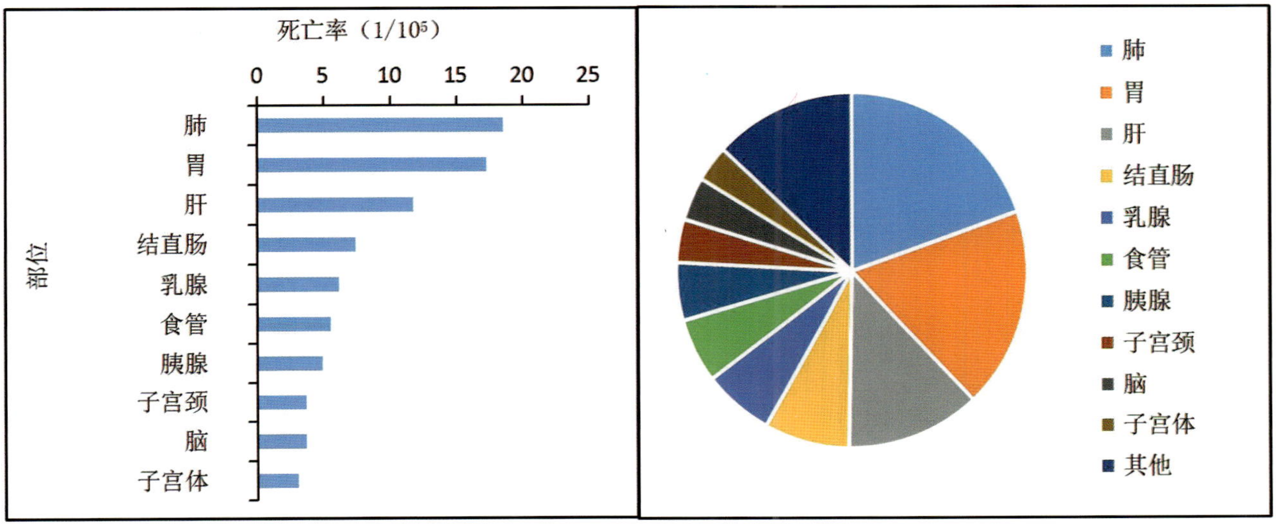

图 6-10f 2016 年中宁县女性主要恶性肿瘤死亡情况

附录 1　宁夏肿瘤登记地区恶性肿瘤发病与死亡结果

附表 1-1 2016 年宁夏肿瘤登记地区男女合计恶性肿瘤发病主要指标

部位	病例数	构成（%）	年龄组（岁）										
			0~	1~4	5~9	10~14	15~19	20~24	25~29	30~34	35~39	40~44	45~49
唇	7	0.09	0.00	0.00	0.00	0.00	0.00	0.00	0.00	0.00	0.00	0.00	0.00
舌	10	0.13	0.00	0.00	0.00	0.00	0.00	0.00	0.00	0.00	0.36	0.35	0.00
口	20	0.26	0.00	0.00	0.00	0.00	0.00	0.41	0.00	0.37	0.71	0.00	0.67
唾液腺	15	0.20	0.00	0.00	0.00	0.00	0.00	0.00	0.00	0.37	0.00	0.35	0.33
扁桃腺	2	0.03	0.00	0.00	0.00	0.00	0.00	0.00	0.00	0.00	0.00	0.35	0.00
其他口咽	6	0.08	0.00	0.00	0.00	0.00	0.00	0.00	0.36	0.00	0.00	0.00	0.00
鼻咽	40	0.53	0.00	0.00	0.00	0.00	0.00	0.82	0.00	0.37	1.07	0.70	3.00
下咽	3	0.04	0.00	0.00	0.00	0.00	0.00	0.00	0.00	0.00	0.00	0.00	0.33
咽，部位不明	10	0.13	0.00	0.00	0.00	0.00	0.00	0.00	0.36	0.00	0.00	0.00	0.33
食管	295	3.89	0.00	0.00	0.00	0.00	0.00	0.00	0.36	0.00	0.00	0.35	1.33
胃	959	12.65	0.00	0.00	0.00	0.00	0.00	0.00	0.00	4.41	3.92	8.69	15.66
小肠	29	0.38	0.00	0.00	0.00	0.00	0.00	0.41	0.36	0.74	0.00	0.00	0.00
结肠	291	3.84	0.00	0.00	0.00	0.00	0.00	0.41	0.36	0.37	2.14	2.43	6.00
直肠	372	4.91	0.00	0.00	0.00	0.00	0.00	0.00	0.71	1.84	2.49	1.74	9.33
肛门	4	0.05	0.00	0.00	0.00	0.00	0.00	0.00	0.36	0.00	0.00	0.00	0.00
肝脏	769	10.14	5.12	0.00	0.00	0.00	0.00	0.82	0.36	2.58	3.21	15.64	24.32
胆囊及其他	125	1.65	0.00	0.00	0.00	0.00	0.00	0.00	0.00	0.00	0.71	1.39	3.00
胰腺	216	2.85	0.00	0.00	0.00	0.00	0.00	0.00	0.00	0.74	0.36	2.43	4.00
鼻、鼻窦及其他	14	0.18	0.00	0.00	0.00	0.00	0.49	0.00	0.00	0.00	0.36	0.70	0.00
喉	41	0.54	0.00	0.00	0.00	0.00	0.00	0.00	0.00	0.00	0.36	0.00	0.67
气管、支气管、肺	1203	15.87	0.00	0.00	0.00	0.00	0.00	0.00	0.00	1.84	3.21	8.00	24.66
其他胸腔器官	12	0.16	0.00	0.00	0.00	0.00	0.00	0.41	0.00	0.37	0.00	0.35	0.67
骨	94	1.24	0.00	0.67	0.00	0.52	1.95	0.82	0.00	2.21	1.43	1.04	2.00
皮肤黑色素瘤	14	0.18	0.00	0.00	0.00	0.00	0.00	0.00	0.00	0.00	0.36	0.35	0.33
皮肤其他	89	1.17	0.00	0.00	0.00	0.00	0.00	0.41	0.71	0.00	0.36	0.35	0.67
间皮瘤	5	0.07	0.00	0.00	0.00	0.00	0.00	0.00	0.00	0.37	0.00	0.00	0.00
卡波氏肉瘤	0	0.00	0.00	0.00	0.00	0.00	0.00	0.00	0.00	0.00	0.00	0.00	0.00
结缔组织、软组织	32	0.42	0.00	0.67	0.52	1.04	0.49	0.82	0.00	0.37	0.36	0.70	1.00
乳腺	651	8.75	0.00	0.00	0.00	0.00	0.00	0.82	4.21	15.77	27.54	65.95	88.93
外阴	9	0.12	0.00	0.00	0.00	0.00	0.00	0.00	0.00	0.00	0.00	0.35	0.00
阴道	1	0.01	0.00	0.00	0.00	0.00	0.00	0.00	0.00	0.00	0.00	0.00	0.00
子宫颈	357	4.71	0.00	0.00	0.00	0.00	0.00	0.82	2.49	5.89	7.48	18.08	21.99
子宫体	138	1.82	0.00	0.00	0.00	0.00	0.00	0.00	0.36	0.74	1.43	5.56	8.66
子宫，部位不明	25	0.33	0.00	0.00	0.00	0.00	0.00	0.00	0.00	0.00	0.00	0.70	0.67
卵巢	139	1.83	0.00	0.00	0.00	0.52	0.49	0.41	0.36	0.37	3.56	3.48	5.00
其他女性生殖器	5	0.07	0.00	0.00	0.00	0.00	0.00	0.00	0.00	0.00	0.00	0.35	0.00
胎盘	2	0.03	0.00	0.00	0.00	0.00	0.00	0.00	0.00	0.00	0.36	0.00	0.33
阴茎	10	0.13	0.00	0.00	0.00	0.00	0.00	0.00	0.00	0.00	0.00	0.70	0.67
前列腺	136	1.79	0.00	0.00	0.00	0.00	0.00	0.00	0.00	0.00	0.00	0.00	0.33
睾丸	7	0.09	0.00	0.00	0.00	0.00	0.00	0.82	0.00	0.74	0.00	0.00	0.67
其他男性生殖器	0	0.00	0.00	0.00	0.00	0.00	0.00	0.00	0.00	0.00	0.00	0.00	0.00
肾	124	1.64	0.00	1.33	0.00	0.00	0.00	0.00	1.07	0.00	0.71	2.78	4.66
肾盂	15	0.20	0.00	0.00	0.00	0.00	0.00	0.41	0.00	0.00	0.00	0.00	0.00
输尿管	21	0.28	0.00	0.00	0.00	0.00	0.00	0.00	0.00	0.00	0.00	0.00	0.00
膀胱	208	2.74	0.00	0.00	0.00	0.00	0.49	0.00	0.00	0.37	1.07	1.04	3.67
其他泌尿器官	2	0.03	0.00	0.00	0.00	0.00	0.00	0.00	0.00	0.00	0.00	0.00	0.33
眼	2	0.03	0.00	0.00	0.00	0.00	0.00	0.00	0.00	0.00	0.00	0.00	0.00
脑、神经系统	355	4.68	2.56	0.67	3.11	1.55	1.95	2.06	1.78	3.31	4.99	8.34	9.66
甲状腺	291	3.84	0.00	0.00	0.00	0.00	0.49	3.29	3.21	8.09	9.98	12.17	16.99
肾上腺	7	0.09	0.00	0.00	0.00	0.00	0.00	0.00	0.00	0.00	0.00	0.00	0.67
其他内分泌腺	34	0.45	0.00	0.00	0.00	0.00	0.49	0.41	0.71	1.10	0.71	0.70	1.33
霍奇金淋巴瘤	9	0.12	0.00	0.00	0.52	0.00	0.00	0.00	0.00	0.00	0.36	0.00	0.00
非霍奇金淋巴瘤	85	1.12	0.00	0.67	0.52	0.52	0.49	0.41	0.71	0.74	1.07	2.09	2.67
免疫增生性疾病	0	0.00	0.00	0.00	0.00	0.00	0.00	0.00	0.00	0.00	0.00	0.00	0.00
多发性骨髓瘤	19	0.25	2.56	0.00	0.00	0.00	0.00	0.00	0.00	0.00	0.36	0.00	0.00
淋巴样白血病	20	0.26	0.00	0.67	0.52	0.52	0.00	0.41	0.71	0.00	0.36	0.70	0.67
髓样白血病	28	0.37	0.00	0.00	0.52	0.00	0.49	0.82	1.07	0.00	0.36	0.00	0.33
白血病，未特指	70	0.92	0.00	2.66	0.52	0.52	0.97	1.23	1.07	0.74	0.36	1.74	3.00
其他或未指明部位	122	1.61	0.00	0.67	0.52	0.52	1.95	0.00	0.00	1.47	3.21	1.39	2.67
所有部位合计	7581	100.00	10.24	7.98	6.74	5.70	10.72	16.85	19.95	48.56	71.62	139.06	227.57
所有部位除外 C44	7492	98.83	10.24	7.98	6.74	5.70	10.72	16.44	19.24	48.56	71.26	138.72	226.90

50~54	55~59	60~65	65~69	70~74	75~79	80~84	85+	粗率 (1/10^5)	中国人口标化率 (1/10^5)	世界人口标化率 (1/10^5)	累积率（%）		ICD10
											0~64岁	0~74岁	
0.00	0.57	0.00	0.00	2.50	3.35	2.89	4.76	0.21	0.15	0.14	0.00	0.02	C00
0.88	0.57	1.46	0.96	2.50	0.00	0.00	0.00	0.30	0.25	0.25	0.02	0.04	C01-02
0.44	2.28	2.92	0.00	2.50	5.03	0.00	0.00	0.61	0.50	0.47	0.04	0.05	C03-06
0.88	2.28	0.00	1.92	3.75	0.00	2.89	0.00	0.46	0.36	0.35	0.02	0.05	C07-08
0.00	0.00	0.73	0.00	0.00	0.00	0.00	0.00	0.06	0.05	0.05	0.01	0.01	C09
0.00	0.57	0.73	0.96	0.00	1.68	2.89	0.00	0.18	0.15	0.14	0.01	0.01	C10
2.21	0.57	2.92	3.83	6.24	3.35	2.89	4.76	1.22	0.99	0.94	0.06	0.11	C11
0.44	0.00	0.73	0.00	0.00	0.00	0.00	0.00	0.09	0.07	0.07	0.01	0.01	C12-13
1.32	0.00	0.73	1.92	1.25	1.68	0.00	0.00	0.30	0.25	0.24	0.01	0.03	C14
5.74	9.70	33.56	46.00	72.41	97.17	103.95	61.85	8.98	6.82	6.78	0.26	0.85	C15
31.33	46.81	102.15	130.33	196.02	261.34	236.78	190.30	29.21	22.38	22.06	1.06	2.70	C16
2.21	1.71	0.73	2.87	4.99	10.05	5.78	4.76	0.88	0.71	0.65	0.03	0.07	C17
8.38	14.27	27.73	39.29	68.67	85.44	49.09	52.33	8.86	6.84	6.73	0.31	0.85	C18
14.12	22.26	43.05	47.91	81.15	58.63	92.40	61.85	11.33	8.78	8.72	0.48	1.12	C19-20
0.00	0.57	0.00	1.92	0.00	0.00	0.00	0.00	0.12	0.11	0.11	0.00	0.01	C21
49.42	46.24	91.94	101.58	88.65	118.94	121.28	99.91	23.42	18.02	18.08	1.18	2.13	C22
6.62	5.14	10.22	18.21	29.96	26.80	25.99	19.03	3.81	2.93	2.89	0.14	0.38	C23-24
5.74	11.99	32.11	32.58	33.71	51.93	49.09	33.30	6.58	5.05	5.08	0.29	0.62	C25
0.00	0.57	1.46	0.00	6.24	1.68	2.89	0.00	0.43	0.36	0.34	0.02	0.05	C30-31
1.76	2.85	5.11	6.71	2.50	8.38	14.44	14.27	1.25	0.93	0.95	0.05	0.10	C32
33.53	50.80	129.88	143.74	235.97	405.41	300.30	304.49	36.64	27.64	27.28	1.26	3.16	C33-34
0.88	0.00	0.73	1.92	0.00	0.00	2.89	4.76	0.37	0.29	0.28	0.02	0.03	C37-38
2.65	6.85	8.03	7.67	9.99	18.43	23.10	14.27	2.86	2.37	2.28	0.14	0.23	C40-41
0.44	1.14	2.92	0.96	1.25	3.35	0.00	0.00	0.43	0.34	0.33	0.03	0.04	C43
3.09	7.42	9.49	13.42	18.73	16.75	20.21	14.27	2.71	2.10	2.12	0.11	0.27	C44
0.00	0.00	0.73	0.00	1.25	1.68	2.89	0.00	0.15	0.13	0.11	0.01	0.01	C45
0.00	0.00	0.00	0.00	0.00	0.00	0.00	0.00	0.00	0.00	0.00	0.00	0.00	C46
1.32	0.57	2.92	3.83	2.50	3.35	2.89	4.76	0.97	0.88	0.91	0.05	0.08	C47;C49
101.72	73.91	90.96	80.00	86.98	73.66	63.63	39.65	40.05	31.43	29.37	2.35	3.18	C50
0.88	0.00	1.46	0.96	0.00	5.03	0.00	0.00	0.27	0.21	0.20	0.01	0.02	C51
0.00	0.00	0.00	0.00	1.25	0.00	0.00	0.00	0.03	0.03	0.02	0.00	0.01	C52
29.56	22.26	28.46	16.29	22.47	15.08	11.55	0.00	10.87	8.73	8.13	0.69	0.88	C53
17.21	10.28	8.76	7.67	7.49	6.70	5.78	0.00	4.20	3.24	3.11	0.26	0.34	C54
2.21	1.71	2.19	1.92	3.75	6.70	2.89	0.00	0.76	0.58	0.56	0.04	0.07	C55
15.44	10.28	10.94	9.58	14.98	15.08	0.00	0.00	4.23	3.39	3.26	0.25	0.38	C56
0.44	0.00	0.73	0.96	0.00	0.00	2.89	0.00	0.15	0.12	0.12	0.01	0.01	C57
0.00	0.00	0.00	0.00	0.00	0.00	0.00	0.00	0.06	0.05	0.04	0.00	0.00	C58
1.32	0.00	0.00	1.92	0.00	1.68	0.00	0.00	0.30	0.23	0.22	0.01	0.02	C60
0.44	2.85	10.94	20.12	41.20	48.58	57.75	52.33	4.14	3.09	3.06	0.07	0.38	C61
0.00	0.00	0.00	0.96	0.00	0.00	0.00	0.00	0.21	0.21	0.18	0.01	0.02	C62
0.00	0.00	0.00	0.00	0.00	0.00	0.00	0.00	0.00	0.00	0.00	0.00	0.00	C63
3.97	9.13	12.40	20.12	18.73	13.40	14.44	19.03	3.78	2.96	3.04	0.18	0.37	C64
0.00	1.14	3.65	0.00	3.75	5.03	0.00	4.76	0.46	0.35	0.37	0.03	0.04	C65
0.44	2.28	2.19	3.83	6.24	5.03	0.00	4.76	0.64	0.50	0.51	0.02	0.07	C66
5.29	11.42	24.81	33.54	38.70	50.26	49.09	47.58	6.33	4.87	4.89	0.24	0.60	C67
0.00	0.00	0.00	0.00	0.00	1.68	0.00	0.00	0.06	0.04	0.04	0.00	0.00	C68
0.00	0.00	0.00	0.00	1.25	0.00	2.89	0.00	0.06	0.04	0.04	0.00	0.01	C69
22.94	16.55	31.38	35.46	51.19	46.91	49.09	33.30	10.81	8.82	8.67	0.54	0.98	C70-72,D32-33,D42-43
24.27	14.84	23.35	8.62	8.74	5.03	11.55	4.76	8.86	7.41	6.70	0.58	0.67	C73
0.00	0.00	0.73	2.87	0.00	0.00	2.89	0.00	0.21	0.17	0.17	0.01	0.02	C74
2.21	2.85	2.19	0.00	3.75	3.35	2.89	0.00	1.04	0.88	0.80	0.06	0.08	C75
0.00	0.00	1.46	0.96	3.75	0.00	0.00	4.76	0.27	0.24	0.26	0.01	0.04	C81
3.53	5.14	5.84	10.54	13.73	15.08	8.66	0.00	2.59	2.14	2.09	0.12	0.24	C82-86;C96
0.00	0.00	0.00	0.00	0.00	0.00	0.00	0.00	0.00	0.00	0.00	0.00	0.00	C88
0.88	1.14	3.65	1.92	2.50	5.03	2.89	0.00	0.58	0.46	0.49	0.03	0.05	C90
0.44	0.57	0.73	3.83	1.25	0.00	2.89	0.00	0.61	0.56	0.58	0.03	0.06	C91
0.88	2.85	2.92	2.87	2.50	1.68	5.78	0.00	0.85	0.74	0.75	0.05	0.08	C92-94,D45-47
3.97	2.28	3.65	7.67	7.49	6.70	5.78	4.76	2.13	1.83	1.91	0.11	0.19	C95
3.97	2.28	12.40	16.29	22.47	20.10	28.88	14.27	3.72	3.10	3.00	0.15	0.35	O&U
364.03	393.31	756.66	859.57	1196.09	1501.04	1365.79	1099.01	230.88	180.47	176.56	10.35	20.62	C00-96
360.94	385.88	747.18	846.16	1177.37	1484.29	1345.58	1084.73	228.17	178.36	174.44	10.23	20.35	C00-96exc. C44

附表 1-2 2016 年宁夏肿瘤登记地区男性恶性肿瘤发病主要指标

部位	病例数	构成（%）	年龄组（岁）										
			0~	1~4	5~9	10~14	15~19	20~24	25~29	30~34	35~39	40~44	45~49
唇	5	0.13	0.00	0.00	0.00	0.00	0.00	0.00	0.00	0.00	0.00	0.00	0.00
舌	4	0.10	0.00	0.00	0.00	0.00	0.00	0.00	0.00	0.00	0.70	0.00	0.00
口	12	0.31	0.00	0.00	0.00	0.00	0.00	0.00	0.00	0.72	1.40	0.00	0.66
唾液腺	7	0.18	0.00	0.00	0.00	0.00	0.00	0.00	0.00	0.72	0.00	0.00	0.66
扁桃腺	2	0.05	0.00	0.00	0.00	0.00	0.00	0.00	0.00	0.00	0.00	0.69	0.00
其他口咽	4	0.10	0.00	0.00	0.00	0.00	0.00	0.00	0.72	0.00	0.00	0.00	0.00
鼻咽	20	0.52	0.00	0.00	0.00	0.00	0.00	0.00	0.00	0.00	1.40	1.38	1.33
下咽	3	0.08	0.00	0.00	0.00	0.00	0.00	0.00	0.00	0.00	0.00	0.00	0.66
咽，部位不明	8	0.21	0.00	0.00	0.00	0.00	0.00	0.00	0.72	0.00	0.00	0.00	0.66
食管	208	5.45	0.00	0.00	0.00	0.00	0.00	0.00	0.72	0.00	0.00	0.69	2.66
胃	669	17.52	0.00	0.00	0.00	0.00	0.00	0.00	0.00	4.33	4.21	11.03	17.93
小肠	13	0.34	0.00	0.00	0.00	0.00	0.00	0.83	0.00	0.00	0.00	0.00	0.00
结肠	162	4.24	0.00	0.00	0.00	0.00	0.00	0.83	0.72	0.72	2.10	2.07	7.97
直肠	214	5.61	0.00	0.00	0.00	0.00	0.00	0.00	0.72	1.44	4.91	2.76	7.97
肛门	2	0.05	0.00	0.00	0.00	0.00	0.00	0.00	0.72	0.00	0.00	0.00	0.00
肝脏	523	13.70	4.90	0.00	0.00	0.00	0.00	1.65	0.72	5.05	4.91	19.99	37.86
胆囊及其他	56	1.47	0.00	0.00	0.00	0.00	0.00	0.00	0.00	0.00	0.70	0.00	2.66
胰腺	106	2.78	0.00	0.00	0.00	0.00	0.00	0.00	0.00	1.44	0.00	0.69	3.98
鼻、鼻窦及其他	6	0.16	0.00	0.00	0.00	0.00	0.00	0.00	0.00	0.00	0.70	0.69	0.00
喉	36	0.94	0.00	0.00	0.00	0.00	0.00	0.00	0.00	0.00	0.70	0.00	1.33
气管、支气管、肺	777	20.35	0.00	0.00	0.00	0.00	0.00	0.00	0.00	1.44	2.10	13.78	22.58
其他胸腔器官	7	0.18	0.00	0.00	0.00	0.00	0.00	0.00	0.00	0.72	0.00	0.00	0.66
骨	53	1.39	0.00	1.28	0.00	1.00	2.84	0.83	0.00	0.72	2.80	0.00	3.32
皮肤黑色素瘤	8	0.21	0.00	0.00	0.00	0.00	0.00	0.00	0.00	0.00	0.70	0.69	0.00
皮肤其他	51	1.34	0.00	0.00	0.00	0.00	0.00	0.83	0.00	0.00	0.00	0.00	1.33
间皮瘤	1	0.03	0.00	0.00	0.00	0.00	0.00	0.00	0.00	0.00	0.00	0.00	0.00
卡波氏肉瘤	0	0.00	0.00	0.00	0.00	0.00	0.00	0.00	0.00	0.00	0.00	0.00	0.00
结缔组织、软组织	12	0.31	0.00	1.28	0.00	0.00	0.00	0.00	0.00	0.00	0.00	0.00	0.66
乳腺	12	0.31	0.00	0.00	0.00	0.00	0.00	0.00	0.72	0.72	0.70	0.69	0.00
外阴	0	0.00	0.00	0.00	0.00	0.00	0.00	0.00	0.00	0.00	0.00	0.00	0.00
阴道	0	0.00	0.00	0.00	0.00	0.00	0.00	0.00	0.00	0.00	0.00	0.00	0.00
子宫颈	0	0.00	0.00	0.00	0.00	0.00	0.00	0.00	0.00	0.00	0.00	0.00	0.00
子宫体	0	0.00	0.00	0.00	0.00	0.00	0.00	0.00	0.00	0.00	0.00	0.00	0.00
子宫，部位不明	0	0.00	0.00	0.00	0.00	0.00	0.00	0.00	0.00	0.00	0.00	0.00	0.00
卵巢	0	0.00	0.00	0.00	0.00	0.00	0.00	0.00	0.00	0.00	0.00	0.00	0.00
其他女性生殖器	0	0.00	0.00	0.00	0.00	0.00	0.00	0.00	0.00	0.00	0.00	0.00	0.00
胎盘	0	0.00	0.00	0.00	0.00	0.00	0.00	0.00	0.00	0.00	0.00	0.00	0.00
阴茎	10	0.26	0.00	0.00	0.00	0.00	0.00	0.00	0.00	0.00	0.00	1.38	1.33
前列腺	136	3.56	0.00	0.00	0.00	0.00	0.00	0.00	0.00	0.00	0.00	0.00	0.66
睾丸	7	0.18	0.00	0.00	0.00	0.00	0.00	1.65	0.00	1.44	0.00	0.00	1.33
其他男性生殖器	0	0.00	0.00	0.00	0.00	0.00	0.00	0.00	0.00	0.00	0.00	0.00	0.00
肾	68	1.78	0.00	0.00	0.00	0.00	0.00	0.00	1.45	0.00	0.70	3.45	5.31
肾盂	9	0.24	0.00	0.00	0.00	0.00	0.00	0.00	0.00	0.00	0.00	0.00	0.00
输尿管	12	0.31	0.00	0.00	0.00	0.00	0.00	0.00	0.00	0.00	0.00	0.00	0.00
膀胱	155	4.06	0.00	0.00	0.00	0.00	0.95	0.00	0.00	0.00	2.10	2.07	5.31
其他泌尿器官	1	0.03	0.00	0.00	0.00	0.00	0.00	0.00	0.00	0.00	0.00	0.00	0.66
眼	1	0.03	0.00	0.00	0.00	0.00	0.00	0.00	0.00	0.00	0.00	0.00	0.00
脑、神经系统	158	4.14	0.00	0.00	2.99	0.00	0.95	1.65	2.90	2.88	4.91	10.34	7.97
甲状腺	67	1.75	0.00	0.00	0.00	0.00	0.00	0.83	2.90	3.61	2.80	8.27	5.31
肾上腺	4	0.10	0.00	0.00	0.00	0.00	0.00	0.00	0.00	0.00	0.00	0.00	0.66
其他内分泌腺	17	0.45	0.00	0.00	0.00	0.00	0.00	0.83	0.72	2.16	0.70	0.69	0.66
霍奇金淋巴瘤	4	0.10	0.00	0.00	1.00	0.00	0.00	0.00	0.00	0.00	0.00	0.00	0.00
非霍奇金淋巴瘤	50	1.31	0.00	1.28	1.00	1.00	0.95	0.00	1.45	1.44	2.10	2.76	2.66
免疫增生性疾病	0	0.00	0.00	0.00	0.00	0.00	0.00	0.00	0.00	0.00	0.00	0.00	0.00
多发性骨髓瘤	11	0.29	4.90	0.00	0.00	0.00	0.00	0.00	0.00	0.00	0.00	0.00	0.00
淋巴样白血病	11	0.29	0.00	1.28	1.00	0.00	0.00	0.83	1.45	0.00	0.00	0.00	0.66
髓样白血病	13	0.34	0.00	0.00	1.00	0.00	0.00	0.83	2.17	0.00	0.70	0.00	0.66
白血病，未特指	44	1.15	0.00	3.83	1.00	1.00	1.89	1.65	2.17	0.00	0.70	1.38	4.65
其他或未指明部位	59	1.55	0.00	0.00	0.00	1.00	1.89	0.00	0.00	2.16	1.40	2.07	2.66
所有部位合计	3818	100.00	9.79	8.94	7.98	3.98	9.46	13.23	20.99	31.73	44.17	87.53	155.41
所有部位除外 C44	3767	98.66	9.79	8.94	7.98	3.98	9.46	12.41	20.99	31.73	44.17	87.53	154.08

50~54	55~59	60~65	65~69	70~74	75~79	80~84	85+	粗率 (1/10⁵)	中国人口标化率 (1/10⁵)	世界人口标化率 (1/10⁵)	累积率(%)		ICD10
											0~64岁	0~74岁	
0.00	0.00	0.00	0.00	5.33	3.51	5.77	9.15	0.30	0.22	0.22	0.00	0.03	C00
0.00	0.00	1.45	1.98	2.66	0.00	0.00	0.00	0.24	0.22	0.21	0.01	0.03	C01-02
0.00	2.26	5.81	0.00	0.00	7.03	0.00	0.00	0.72	0.61	0.56	0.05	0.05	C03-06
0.87	2.26	0.00	1.98	0.00	0.00	5.77	0.00	0.42	0.34	0.31	0.02	0.03	C07-08
0.00	0.00	1.45	0.00	0.00	0.00	0.00	0.00	0.12	0.09	0.10	0.01	0.01	C09
0.00	1.13	1.45	0.00	0.00	3.51	0.00	0.00	0.24	0.20	0.20	0.02	0.02	C10
3.49	1.13	4.35	1.98	5.33	3.51	5.77	9.15	1.21	0.95	0.92	0.07	0.10	C11
0.87	0.00	1.45	0.00	0.00	0.00	0.00	0.00	0.18	0.14	0.14	0.01	0.01	C12-13
1.75	0.00	1.45	1.98	2.66	3.51	0.00	0.00	0.48	0.41	0.39	0.02	0.05	C14
10.47	15.80	52.26	61.26	82.55	147.53	149.90	91.49	12.54	9.74	9.68	0.41	1.13	C15
46.26	60.96	140.81	207.49	284.92	403.95	322.86	247.03	40.35	31.85	31.45	1.43	3.89	C16
1.75	2.26	0.00	1.98	0.00	17.56	5.77	9.15	0.78	0.58	0.55	0.02	0.03	C17
7.86	16.93	33.39	27.66	66.57	133.48	57.65	64.04	9.77	7.66	7.41	0.36	0.83	C18
14.84	27.09	59.52	39.52	101.18	80.79	98.01	73.19	12.91	10.23	10.16	0.60	1.30	C19-20
0.00	0.00	0.00	1.98	0.00	0.00	0.00	0.00	0.12	0.12	0.12	0.00	0.01	C21
72.45	67.73	126.29	136.35	117.16	140.50	132.60	118.94	31.54	24.83	24.86	1.69	2.96	C22
6.11	4.52	13.06	17.78	34.62	14.05	17.30	18.30	3.38	2.72	2.75	0.14	0.40	C23-24
6.98	14.67	34.84	31.62	31.95	56.20	34.59	18.30	6.39	5.08	5.11	0.31	0.63	C25
0.00	1.13	0.00	0.00	2.66	3.51	5.77	0.00	0.36	0.29	0.25	0.01	0.03	C30-31
3.49	3.39	8.71	11.86	5.33	17.56	23.06	27.45	2.17	1.65	1.67	0.09	0.17	C32
46.26	68.86	182.91	215.39	332.85	526.89	288.27	402.56	46.86	36.64	36.62	1.69	4.43	C33-34
0.87	0.00	1.45	3.95	0.00	0.00	0.00	9.15	0.42	0.35	0.35	0.02	0.04	C37-38
1.75	7.90	8.71	5.93	10.65	31.61	28.83	9.15	3.20	2.69	2.59	0.15	0.24	C40-41
0.00	2.26	1.45	1.98	0.00	7.03	0.00	0.00	0.48	0.38	0.36	0.03	0.04	C43
3.49	11.29	8.71	13.83	23.96	24.59	23.06	9.15	3.08	2.42	2.42	0.13	0.32	C44
0.00	0.00	0.00	0.00	2.66	0.00	0.00	0.00	0.06	0.05	0.05	0.00	0.01	C45
0.00	0.00	0.00	0.00	0.00	0.00	0.00	0.00	0.00	0.00	0.00	0.00	0.00	C46
1.75	1.13	1.45	5.93	0.00	7.03	5.77	0.00	0.72	0.58	0.63	0.03	0.06	C47;C49
0.00	2.26	7.26	1.98	0.00	0.00	0.00	0.00	0.72	0.63	0.62	0.06	0.07	C50
0.00	0.00	0.00	0.00	0.00	0.00	0.00	0.00	0.00	0.00	0.00	0.00	0.00	C51
0.00	0.00	0.00	0.00	0.00	0.00	0.00	0.00	0.00	0.00	0.00	0.00	0.00	C52
0.00	0.00	0.00	0.00	0.00	0.00	0.00	0.00	0.00	0.00	0.00	0.00	0.00	C53
0.00	0.00	0.00	0.00	0.00	0.00	0.00	0.00	0.00	0.00	0.00	0.00	0.00	C54
0.00	0.00	0.00	0.00	0.00	0.00	0.00	0.00	0.00	0.00	0.00	0.00	0.00	C55
0.00	0.00	0.00	0.00	0.00	0.00	0.00	0.00	0.00	0.00	0.00	0.00	0.00	C56
0.00	0.00	0.00	0.00	0.00	0.00	0.00	0.00	0.00	0.00	0.00	0.00	0.00	C57
0.00	0.00	0.00	0.00	0.00	0.00	0.00	0.00	0.00	0.00	0.00	0.00	0.00	C58
2.62	0.00	0.00	3.95	0.00	3.51	0.00	0.00	0.60	0.47	0.45	0.03	0.05	C60
0.87	5.64	21.77	41.50	87.87	101.87	115.31	100.64	8.20	6.37	6.28	0.14	0.79	C61
0.00	0.00	0.00	1.98	0.00	0.00	0.00	0.00	0.42	0.42	0.36	0.02	0.03	C62
0.00	0.00	0.00	0.00	0.00	0.00	0.00	0.00	0.00	0.00	0.00	0.00	0.00	C63
4.36	11.29	18.87	15.81	13.31	14.05	23.06	27.45	4.10	3.20	3.24	0.23	0.37	C64
0.00	2.26	5.81	0.00	2.66	3.51	0.00	9.15	0.54	0.41	0.46	0.04	0.05	C65
0.00	3.39	4.35	1.98	5.33	7.03	0.00	9.15	0.72	0.56	0.59	0.04	0.08	C66
6.11	16.93	34.84	47.43	63.91	84.30	74.95	82.34	9.35	7.35	7.36	0.34	0.90	C67
0.00	0.00	0.00	0.00	0.00	0.00	0.00	0.00	0.06	0.05	0.04	0.00	0.00	C68
0.00	0.00	0.00	0.00	2.66	0.00	0.00	0.00	0.06	0.05	0.05	0.00	0.01	C69
21.82	13.55	29.03	17.78	45.27	45.66	57.65	36.60	9.53	7.74	7.48	0.49	0.81	C70-72,D32-33,D42-43
4.36	9.03	15.97	5.93	5.33	7.03	11.53	0.00	4.04	3.39	3.13	0.27	0.32	C73
0.00	0.00	0.00	3.95	0.00	0.00	5.77	0.00	0.24	0.19	0.19	0.00	0.02	C74
1.75	3.39	1.45	0.00	2.66	3.51	5.77	0.00	1.03	0.91	0.78	0.06	0.08	C75
0.00	0.00	1.45	0.00	2.66	0.00	0.00	9.15	0.24	0.21	0.26	0.01	0.03	C81
2.62	4.52	7.26	9.88	21.30	17.56	5.77	0.00	3.02	2.66	2.58	0.14	0.30	C82-86;C96
0.00	0.00	0.00	0.00	0.00	0.00	0.00	0.00	0.00	0.00	0.00	0.00	0.00	C88
0.87	2.26	4.35	0.00	2.66	10.54	0.00	0.00	0.66	0.52	0.58	0.04	0.06	C90
0.87	1.13	0.00	3.95	2.66	0.00	0.00	0.00	0.66	0.63	0.70	0.03	0.07	C91
0.87	2.26	0.00	1.98	0.00	3.51	5.77	0.00	0.78	0.71	0.68	0.04	0.05	C92C94,D45-47
5.24	2.26	4.35	13.83	5.33	3.51	0.00	9.15	2.65	2.37	2.57	0.15	0.24	C95
5.24	2.26	17.42	13.83	21.30	17.56	23.06	0.00	3.56	3.05	2.94	0.18	0.36	O&U
288.93	395.09	865.19	978.14	1397.95	1956.51	1539.35	1399.82	230.26	182.95	181.39	9.66	21.54	C00-96
285.44	383.80	856.48	964.31	1373.98	1931.93	1516.29	1390.67	227.18	180.53	178.97	9.54	21.23	C00-96exc. C44

附表 1-3 2016 年宁夏肿瘤登记地区女性恶性肿瘤发病主要指标

部位	病例数	构成（%）	年龄组（岁）										
			0~	1~4	5~9	10~14	15~19	20~24	25~29	30~34	35~39	40~44	45~49
唇	2	0.05	0.00	0.00	0.00	0.00	0.00	0.00	0.00	0.00	0.00	0.00	0.00
舌	6	0.16	0.00	0.00	0.00	0.00	0.00	0.00	0.00	0.00	0.00	0.70	0.00
口	8	0.21	0.00	0.00	0.00	0.00	0.00	0.82	0.00	0.00	0.00	0.00	0.67
唾液腺	8	0.21	0.00	0.00	0.00	0.00	0.00	0.00	0.00	0.00	0.00	0.70	0.00
扁桃腺	0	0.00	0.00	0.00	0.00	0.00	0.00	0.00	0.00	0.00	0.00	0.00	0.00
其他口咽	2	0.05	0.00	0.00	0.00	0.00	0.00	0.00	0.00	0.00	0.00	0.00	0.00
鼻咽	20	0.53	0.00	0.00	0.00	0.00	0.00	1.63	0.00	0.75	0.72	0.00	4.68
下咽	0	0.00	0.00	0.00	0.00	0.00	0.00	0.00	0.00	0.00	0.00	0.00	0.00
咽，部位不明	2	0.05	0.00	0.00	0.00	0.00	0.00	0.00	0.00	0.00	0.00	0.00	0.00
食管	87	2.31	0.00	0.00	0.00	0.00	0.00	0.00	0.00	0.00	0.00	0.00	0.00
胃	290	7.71	0.00	0.00	0.00	0.00	0.00	0.00	0.00	4.51	3.62	6.31	13.37
小肠	16	0.43	0.00	0.00	0.00	0.00	0.00	0.00	0.70	1.50	0.00	0.00	0.00
结肠	129	3.43	0.00	0.00	0.00	0.00	0.00	0.00	0.00	0.00	2.17	2.81	4.01
直肠	158	4.20	0.00	0.00	0.00	0.00	0.00	0.00	0.70	2.25	0.00	0.70	10.70
肛门	2	0.05	0.00	0.00	0.00	0.00	0.00	0.00	0.00	0.00	0.00	0.00	0.00
肝脏	246	6.54	5.37	0.00	0.00	0.00	0.00	0.00	0.00	0.00	1.45	11.22	10.70
胆囊及其他	69	1.83	0.00	0.00	0.00	0.00	0.00	0.00	0.00	0.00	0.72	2.81	3.34
胰腺	110	2.92	0.00	0.00	0.00	0.00	0.00	0.00	0.00	0.00	0.72	4.21	4.01
鼻、鼻窦及其他	8	0.21	0.00	0.00	0.00	0.00	1.00	0.00	0.00	0.00	0.00	0.70	0.00
喉	5	0.13	0.00	0.00	0.00	0.00	0.00	0.00	0.00	0.00	0.00	0.00	0.00
气管、支气管、肺	426	11.32	0.00	0.00	0.00	0.00	0.00	0.00	0.00	2.25	4.35	2.10	26.75
其他胸腔器官	5	0.13	0.00	0.00	0.00	0.00	0.00	0.82	0.00	0.00	0.00	0.70	0.67
骨	41	1.09	0.00	0.00	0.00	0.00	1.00	0.82	0.00	3.76	0.00	2.10	0.67
皮肤黑色素瘤	6	0.16	0.00	0.00	0.00	0.00	0.00	0.00	0.00	0.00	0.00	0.00	0.67
皮肤其他	38	1.01	0.00	0.00	0.00	0.00	0.00	0.00	1.40	0.00	0.72	0.70	0.00
间皮瘤	4	0.11	0.00	0.00	0.00	0.00	0.00	0.00	0.00	0.75	0.00	0.00	0.00
卡波氏肉瘤	0	0.00	0.00	0.00	0.00	0.00	0.00	0.00	0.00	0.00	0.00	0.00	0.00
结缔组织、软组织	20	0.53	0.00	0.00	1.08	2.16	1.00	1.63	0.00	0.75	0.72	1.40	1.34
乳腺	651	17.30	0.00	0.00	0.00	0.00	0.00	0.82	4.21	15.77	27.54	65.95	88.93
外阴	9	0.24	0.00	0.00	0.00	0.00	0.00	0.00	0.00	0.00	0.00	0.70	0.00
阴道	1	0.03	0.00	0.00	0.00	0.00	0.00	0.00	0.00	0.00	0.00	0.00	0.00
子宫颈	357	9.49	0.00	0.00	0.00	0.00	0.00	1.63	4.91	12.02	15.22	36.48	44.13
子宫体	138	3.67	0.00	0.00	0.00	0.00	0.00	0.00	0.70	1.50	2.90	11.22	17.38
子宫，部位不明	25	0.66	0.00	0.00	0.00	0.00	0.00	0.00	0.00	0.00	0.00	1.40	1.34
卵巢	139	3.69	0.00	0.00	0.00	1.08	1.00	0.82	0.70	0.75	7.25	7.02	10.03
其他女性生殖器	5	0.13	0.00	0.00	0.00	0.00	0.00	0.00	0.00	0.00	0.00	0.70	0.00
胎盘	2	0.05	0.00	0.00	0.00	0.00	0.00	0.00	0.00	0.00	0.72	0.00	0.67
阴茎	0	0.00	0.00	0.00	0.00	0.00	0.00	0.00	0.00	0.00	0.00	0.00	0.00
前列腺	0	0.00	0.00	0.00	0.00	0.00	0.00	0.00	0.00	0.00	0.00	0.00	0.00
睾丸	0	0.00	0.00	0.00	0.00	0.00	0.00	0.00	0.00	0.00	0.00	0.00	0.00
其他男性生殖器	0	0.00	0.00	0.00	0.00	0.00	0.00	0.00	0.00	0.00	0.00	0.00	0.00
肾	56	1.49	0.00	2.78	0.00	0.00	0.00	0.00	0.70	0.00	0.72	2.10	4.01
肾盂	6	0.16	0.00	0.00	0.00	0.00	0.00	0.82	0.00	0.00	0.00	0.00	0.00
输尿管	9	0.24	0.00	0.00	0.00	0.00	0.00	0.00	0.00	0.00	0.00	0.00	0.00
膀胱	53	1.41	0.00	0.00	0.00	0.00	0.00	0.00	0.00	0.75	0.00	0.00	2.01
其他泌尿器官	1	0.03	0.00	0.00	0.00	0.00	0.00	0.00	0.00	0.00	0.00	0.00	0.00
眼	1	0.03	0.00	0.00	0.00	0.00	0.00	0.00	0.00	0.00	0.00	0.00	0.00
脑、神经系统	197	5.24	5.37	1.39	3.24	3.24	3.01	2.45	0.70	3.76	5.07	6.31	11.37
甲状腺	224	5.95	0.00	0.00	0.00	0.00	1.00	5.72	3.51	12.77	17.39	16.14	28.75
肾上腺	3	0.08	0.00	0.00	0.00	0.00	0.00	0.00	0.00	0.00	0.00	0.00	0.67
其他内分泌腺	17	0.45	0.00	0.00	0.00	0.00	1.00	0.00	0.70	0.00	0.72	0.70	2.01
霍奇金淋巴瘤	5	0.13	0.00	0.00	0.00	0.00	0.00	0.00	0.00	0.00	0.72	0.00	0.00
非霍奇金淋巴瘤	35	0.93	0.00	0.00	0.00	0.00	0.00	0.82	0.00	0.00	0.00	1.40	2.67
免疫增生性疾病	0	0.00	0.00	0.00	0.00	0.00	0.00	0.00	0.00	0.00	0.00	0.00	0.00
多发性骨髓瘤	8	0.21	0.00	0.00	0.00	0.00	0.00	0.00	0.00	0.00	0.72	0.00	0.00
淋巴样白血病	9	0.24	0.00	0.00	0.00	1.08	0.00	0.00	0.00	0.00	0.72	1.40	0.67
髓样白血病	15	0.40	0.00	0.00	0.00	0.00	1.00	0.82	0.00	0.00	0.00	0.00	0.00
白血病，未特指	26	0.69	0.00	1.39	0.00	0.00	0.00	0.82	0.00	1.50	0.00	2.10	1.34
其他或未指明部位	63	1.67	0.00	1.39	1.08	0.00	2.01	0.00	0.00	0.75	5.07	0.70	2.67
所有部位合计	3763	100.00	10.73	6.95	5.40	7.55	12.05	20.43	18.95	66.09	100.00	191.53	300.22
所有部位除外 C44	3725	98.99	10.73	6.95	5.40	7.55	12.05	20.43	17.54	66.09	99.27	190.82	300.22

50~54	55~59	60~65	65~69	70~74	75~79	80~84	85+	粗率(1/10^5)	中国人口标化率(1/10^5)	世界人口标化率(1/10^5)	累积率(%)		ICD10
											0~64岁	0~74岁	
0.00	1.15	0.00	0.00	0.00	3.20	0.00	0.00	0.12	0.08	0.08	0.01	0.01	C00
1.78	1.15	1.47	0.00	2.35	0.00	0.00	0.00	0.37	0.28	0.28	0.03	0.04	C01-02
0.89	2.31	0.00	0.00	4.70	3.20	0.00	0.00	0.49	0.38	0.37	0.02	0.05	C03-06
0.89	2.31	0.00	1.86	7.05	0.00	0.00	0.00	0.49	0.37	0.38	0.02	0.06	C07-08
0.00	0.00	0.00	0.00	0.00	0.00	0.00	0.00	0.00	0.00	0.00	0.00	0.00	C09
0.00	0.00	0.00	1.86	0.00	0.00	5.78	0.00	0.12	0.09	0.08	0.00	0.01	C10
0.89	0.00	1.47	5.58	7.05	3.20	0.00	0.00	1.23	1.02	0.94	0.05	0.11	C11
0.00	0.00	0.00	0.00	0.00	0.00	0.00	0.00	0.00	0.00	0.00	0.00	0.00	C12-13
0.89	0.00	0.00	1.86	0.00	0.00	0.00	0.00	0.12	0.10	0.10	0.00	0.01	C14
0.89	3.46	14.67	31.63	63.47	51.24	57.85	29.74	5.35	3.98	3.94	0.10	0.57	C15
16.06	32.33	63.09	57.68	117.54	131.31	150.40	128.85	17.84	13.35	13.08	0.70	1.57	C16
2.68	1.15	1.47	3.72	9.40	3.20	5.78	0.00	0.98	0.82	0.75	0.04	0.10	C17
8.92	11.55	22.01	50.23	70.52	41.64	40.49	39.65	7.94	6.05	6.06	0.26	0.86	C18
13.38	17.32	26.41	55.82	63.47	38.43	86.77	49.56	9.72	7.37	7.30	0.36	0.95	C19-20
0.00	1.15	0.00	1.86	0.00	0.00	0.00	0.00	0.12	0.10	0.10	0.01	0.02	C21
25.88	24.25	57.22	68.84	63.47	99.29	109.91	79.29	15.14	11.27	11.36	0.66	1.32	C22
7.14	5.77	7.34	18.61	25.86	38.43	34.71	19.82	4.25	3.14	3.03	0.14	0.36	C23-24
4.46	9.24	29.34	33.49	35.26	48.04	63.63	49.56	6.77	5.02	5.06	0.26	0.60	C25
0.00	0.00	2.93	0.00	9.40	0.00	0.00	0.00	0.49	0.42	0.44	0.02	0.07	C30-C31
0.00	2.31	1.47	1.86	0.00	0.00	5.78	0.00	0.31	0.22	0.24	0.02	0.03	C32
20.52	32.33	76.29	76.28	150.45	294.65	312.37	198.24	26.21	19.06	18.30	0.82	1.96	C33-34
0.89	0.00	0.00	0.00	0.00	0.00	5.78	0.00	0.31	0.24	0.22	0.02	0.02	C37-38
3.57	5.77	7.34	9.30	9.40	6.41	17.35	19.82	2.52	2.07	1.97	0.13	0.22	C40-41
0.89	0.00	4.40	0.00	2.35	0.00	0.00	0.00	0.37	0.29	0.31	0.03	0.04	C43
2.68	3.46	10.27	13.02	14.10	9.61	17.35	19.82	2.34	1.81	1.84	0.10	0.23	C44
0.00	0.00	1.47	0.00	0.00	3.20	5.78	0.00	0.25	0.20	0.16	0.01	0.01	C45
0.00	0.00	0.00	0.00	0.00	0.00	0.00	0.00	0.00	0.00	0.00	0.00	0.00	C46
0.89	0.00	4.40	1.86	4.70	0.00	0.00	9.91	1.23	1.20	1.20	0.08	0.11	C47;C49
101.72	73.91	90.96	80.00	86.98	73.66	63.63	39.65	40.05	31.43	29.37	2.35	3.18	C50
1.78	0.00	2.93	1.86	0.00	9.61	0.00	0.00	0.55	0.41	0.40	0.03	0.04	C51
0.00	0.00	0.00	0.00	2.35	0.00	0.00	0.00	0.06	0.05	0.05	0.00	0.01	C52
59.78	45.04	57.22	31.63	42.31	28.82	23.14	0.00	21.96	17.50	16.27	1.38	1.75	C53
34.80	20.79	17.61	14.88	14.10	12.81	11.57	0.00	8.49	6.49	6.23	0.53	0.68	C54
4.46	3.46	4.40	3.72	7.05	12.81	5.78	0.00	1.54	1.14	1.11	0.08	0.13	C55
31.23	20.79	22.01	18.61	28.21	28.82	0.00	0.00	8.55	6.76	6.50	0.51	0.75	C56
0.89	0.00	1.47	1.86	0.00	0.00	5.78	0.00	0.31	0.23	0.23	0.02	0.02	C57
0.00	0.00	0.00	0.00	0.00	0.00	0.00	0.00	0.12	0.11	0.08	0.01	0.01	C58
0.00	0.00	0.00	0.00	0.00	0.00	0.00	0.00	0.00	0.00	0.00	0.00	0.00	C60
0.00	0.00	0.00	0.00	0.00	0.00	0.00	0.00	0.00	0.00	0.00	0.00	0.00	C61
0.00	0.00	0.00	0.00	0.00	0.00	0.00	0.00	0.00	0.00	0.00	0.00	0.00	C62
0.00	0.00	0.00	0.00	0.00	0.00	0.00	0.00	0.00	0.00	0.00	0.00	0.00	C63
3.57	6.93	5.87	24.19	23.51	12.81	5.78	9.91	3.45	2.70	2.83	0.13	0.37	C64
0.00	0.00	1.47	0.00	4.70	6.41	0.00	0.00	0.37	0.29	0.28	0.01	0.03	C65
0.89	1.15	0.00	5.58	7.05	3.20	0.00	0.00	0.55	0.43	0.43	0.01	0.07	C66
4.46	5.77	14.67	20.47	16.46	19.22	23.14	9.91	3.26	2.49	2.51	0.14	0.32	C67
0.00	0.00	0.00	0.00	0.00	3.20	0.00	0.00	0.06	0.04	0.03	0.00	0.00	C68
0.00	0.00	0.00	0.00	0.00	0.00	5.78	0.00	0.06	0.04	0.03	0.00	0.00	C69
24.09	19.63	33.74	52.09	56.42	48.04	40.49	29.74	12.12	9.89	9.85	0.59	1.14	C70-72,D32-33,D42-43
44.61	20.79	30.81	11.16	11.75	3.20	11.57	9.91	13.78	11.50	10.34	0.91	1.02	C73
0.00	0.00	1.47	1.86	0.00	0.00	0.00	0.00	0.18	0.15	0.15	0.01	0.02	C74
2.68	2.31	2.93	0.00	4.70	3.20	0.00	0.00	1.05	0.86	0.82	0.07	0.09	C75
0.00	0.00	1.47	1.86	4.70	0.00	0.00	0.00	0.31	0.26	0.25	0.01	0.04	C81
4.46	5.77	4.40	11.16	7.05	12.81	11.57	0.00	2.15	1.62	1.60	0.10	0.19	C82-86;C96
0.00	0.00	0.00	0.00	0.00	0.00	0.00	0.00	0.00	0.00	0.00	0.00	0.00	C88
0.89	0.00	2.93	3.72	2.35	0.00	5.78	0.00	0.49	0.40	0.39	0.02	0.05	C90
0.00	0.00	1.47	3.72	0.00	0.00	5.78	0.00	0.55	0.50	0.46	0.03	0.05	C91
0.89	3.46	5.87	3.72	4.70	0.00	5.78	0.00	0.92	0.76	0.81	0.06	0.10	C92-94,D45-47
2.68	2.31	2.93	1.86	9.40	9.61	11.57	0.00	1.60	1.27	1.24	0.07	0.13	C95
2.68	2.31	7.34	18.61	23.51	22.42	34.71	29.74	3.88	3.14	3.07	0.13	0.34	O&U
440.78	391.48	646.99	747.93	1017.89	1085.74	1191.65	773.12	231.52	179.40	172.90	11.05	19.87	C00-96
438.11	388.01	636.72	734.91	1003.78	1076.13	1174.29	753.30	229.18	177.59	171.07	10.95	19.64	C00-96exc. C44

附表 1-4 2016 年宁夏城市肿瘤登记地区男女合计恶性肿瘤发病主要指标

部位	病例数	构成（%）	年龄组（岁）										
			0~	1~4	5~9	10~14	15~19	20~24	25~29	30~34	35~39	40~44	45~49
唇	4	0.09	0.00	0.00	0.00	0.00	0.00	0.00	0.00	0.00	0.00	0.00	0.00
舌	9	0.19	0.00	0.00	0.00	0.00	0.00	0.00	0.00	0.00	0.57	0.59	0.00
口	14	0.30	0.00	0.00	0.00	0.00	0.00	0.69	0.00	0.57	0.00	0.00	0.58
唾液腺	9	0.19	0.00	0.00	0.00	0.00	0.00	0.00	0.00	0.57	0.00	0.00	0.58
扁桃腺	0	0.00	0.00	0.00	0.00	0.00	0.00	0.00	0.00	0.00	0.00	0.00	0.00
其他口咽	4	0.09	0.00	0.00	0.00	0.00	0.00	0.00	0.00	0.00	0.00	0.00	0.00
鼻咽	27	0.58	0.00	0.00	0.00	0.00	0.00	1.37	0.00	0.57	0.57	1.18	2.34
下咽	3	0.06	0.00	0.00	0.00	0.00	0.00	0.00	0.00	0.00	0.00	0.00	0.58
咽，部位不明	8	0.17	0.00	0.00	0.00	0.00	0.00	0.00	0.56	0.00	0.00	0.00	0.58
食管	143	3.06	0.00	0.00	0.00	0.00	0.00	0.00	0.00	0.00	0.00	0.00	0.58
胃	539	11.54	0.00	0.00	0.00	0.00	0.00	0.00	0.00	3.96	3.39	9.42	13.44
小肠	19	0.41	0.00	0.00	0.00	0.00	0.00	0.00	0.56	0.57	0.00	0.00	0.00
结肠	203	4.35	0.00	0.00	0.00	0.00	0.00	0.00	0.00	0.57	2.83	2.35	8.76
直肠	238	5.09	0.00	0.00	0.00	0.00	0.00	0.00	0.00	1.13	3.96	1.77	11.10
肛门	3	0.06	0.00	0.00	0.00	0.00	0.00	0.00	0.00	0.00	0.00	0.00	0.00
肝脏	442	9.46	0.00	0.00	0.00	0.00	0.00	0.69	0.56	3.40	2.83	17.07	26.87
胆囊及其他	84	1.80	0.00	0.00	0.00	0.00	0.00	0.00	0.00	0.00	1.13	1.18	2.92
胰腺	138	2.95	0.00	0.00	0.00	0.00	0.00	0.00	0.00	0.57	0.57	2.35	5.84
鼻、鼻窦及其他	7	0.15	0.00	0.00	0.00	0.00	0.00	0.00	0.00	0.00	0.57	0.59	0.00
喉	26	0.56	0.00	0.00	0.00	0.00	0.00	0.00	0.00	0.00	0.00	0.00	0.00
气管、支气管、肺	722	15.45	0.00	0.00	0.00	0.00	0.00	0.00	0.00	1.70	2.26	6.48	30.96
其他胸腔器官	8	0.17	0.00	0.00	0.00	0.00	0.00	0.00	0.00	0.57	0.00	0.59	0.58
骨	56	1.20	0.00	0.00	0.00	0.88	2.54	0.69	0.00	2.27	0.57	1.18	1.75
皮肤黑色素瘤	8	0.17	0.00	0.00	0.00	0.00	0.00	0.00	0.00	0.00	0.00	0.00	0.58
皮肤其他	59	1.26	0.00	0.00	0.00	0.00	0.00	0.69	1.12	0.00	0.57	0.59	1.17
间皮瘤	2	0.04	0.00	0.00	0.00	0.00	0.00	0.00	0.00	0.00	0.00	0.00	0.00
卡波氏肉瘤	0	0.00	0.00	0.00	0.00	0.00	0.00	0.00	0.00	0.00	0.00	0.00	0.00
结缔组织、软组织	18	0.39	0.00	1.08	0.86	0.88	0.85	1.37	0.00	0.57	0.57	0.59	0.00
乳腺	432	9.42	0.00	0.00	0.00	0.00	0.00	0.00	3.25	19.66	26.09	72.66	101.90
外阴	3	0.06	0.00	0.00	0.00	0.00	0.00	0.00	0.00	0.00	0.00	0.00	0.00
阴道	0	0.00	0.00	0.00	0.00	0.00	0.00	0.00	0.00	0.00	0.00	0.00	0.00
子宫颈	230	4.92	0.00	0.00	0.00	0.00	0.00	1.37	2.79	5.66	9.61	19.43	22.20
子宫体	94	2.01	0.00	0.00	0.00	0.00	0.00	0.00	0.56	0.57	1.70	5.89	10.51
子宫，部位不明	14	0.30	0.00	0.00	0.00	0.00	0.00	0.00	0.00	0.00	0.00	0.59	0.58
卵巢	92	1.97	0.00	0.00	0.00	0.88	0.85	0.00	0.00	0.57	3.96	3.53	5.26
其他女性生殖器	5	0.11	0.00	0.00	0.00	0.00	0.00	0.00	0.00	0.00	0.00	0.59	0.00
胎盘	2	0.04	0.00	0.00	0.00	0.00	0.00	0.00	0.00	0.00	0.57	0.00	0.58
阴茎	4	0.09	0.00	0.00	0.00	0.00	0.00	0.00	0.00	0.00	0.00	0.59	1.17
前列腺	81	1.73	0.00	0.00	0.00	0.00	0.00	0.00	0.00	0.00	0.00	0.00	0.58
睾丸	4	0.09	0.00	0.00	0.00	0.00	0.00	1.37	0.00	0.00	0.00	0.00	0.58
其他男性生殖器	0	0.00	0.00	0.00	0.00	0.00	0.00	0.00	0.00	0.00	0.00	0.00	0.00
肾	87	1.86	0.00	1.08	0.00	0.00	0.00	0.00	1.12	0.00	1.13	3.53	5.84
肾盂	8	0.17	0.00	0.00	0.00	0.00	0.00	0.69	0.00	0.00	0.00	0.00	0.00
输尿管	18	0.39	0.00	0.00	0.00	0.00	0.00	0.00	0.00	0.00	0.00	0.00	0.00
膀胱	135	2.89	0.00	0.00	0.00	0.00	0.00	0.00	0.00	0.57	1.13	1.18	2.92
其他泌尿器官	1	0.02	0.00	0.00	0.00	0.00	0.00	0.00	0.00	0.00	0.00	0.00	0.00
眼	0	0.00	0.00	0.00	0.00	0.00	0.00	0.00	0.00	0.00	0.00	0.00	0.00
脑、神经系统	206	4.41	0.00	0.00	0.86	0.88	2.54	0.69	1.12	2.83	2.83	7.06	11.10
甲状腺	219	4.69	0.00	0.00	0.00	0.00	0.85	4.12	4.47	9.63	12.43	15.89	21.61
肾上腺	4	0.09	0.00	0.00	0.00	0.00	0.00	0.00	0.00	0.00	0.00	0.00	1.17
其他内分泌腺	8	0.17	0.00	0.00	0.00	0.00	0.00	0.00	0.56	0.00	0.57	0.00	1.17
霍奇金淋巴瘤	4	0.09	0.00	0.00	0.00	0.00	0.00	0.00	0.00	0.00	0.57	0.00	0.00
非霍奇金淋巴瘤	51	1.09	0.00	0.00	0.86	0.88	0.85	0.00	1.12	0.57	1.70	2.35	2.34
免疫增生性疾病	0	0.00	0.00	0.00	0.00	0.00	0.00	0.00	0.00	0.00	0.00	0.00	0.00
多发性骨髓瘤	13	0.28	4.06	0.00	0.00	0.00	0.00	0.00	0.00	0.00	0.57	0.00	0.00
淋巴样白血病	11	0.24	0.00	0.00	0.00	0.88	0.00	0.69	0.00	0.00	0.00	0.59	0.58
髓样白血病	12	0.26	0.00	0.00	0.86	0.00	0.00	0.69	0.00	0.00	0.00	0.00	0.00
白血病，未特指	34	0.73	0.00	2.17	0.00	0.88	0.85	0.69	1.67	1.13	0.57	2.35	2.34
其他或未指明部位	99	2.12	0.00	1.08	0.86	0.00	3.39	0.00	0.00	2.27	5.09	1.77	2.92
所有部位合计	4672	100.00	4.06	5.42	4.29	6.13	12.70	15.80	18.42	50.97	76.28	147.76	253.51
所有部位除外 C44	4613	98.74	4.06	5.42	4.29	6.13	12.70	15.12	17.31	50.97	75.72	147.17	252.35

50~54	55~59	60~64	65~69	70~74	75~79	80~84	85+	粗率 (1/10^5)	中国人口标化率 (1/10^5)	世界人口标化率 (1/10^5)	累积率(%) 0~64岁	累积率(%) 0~74岁	ICD10
0.00	1.04	0.00	0.00	4.33	2.88	0.00	0.00	0.21	0.16	0.16	0.01	0.03	C00
1.54	1.04	2.77	0.00	4.33	0.00	0.00	0.00	0.46	0.39	0.39	0.03	0.05	C01-02
0.77	2.08	4.16	0.00	4.33	8.63	0.00	0.00	0.72	0.61	0.58	0.04	0.07	C03-06
1.54	2.08	0.00	1.81	4.33	0.00	0.00	0.00	0.46	0.39	0.37	0.02	0.05	C07-08
0.00	0.00	0.00	0.00	0.00	0.00	0.00	0.00	0.00	0.00	0.00	0.00	0.00	C09
0.00	1.04	1.39	1.81	0.00	2.88	0.00	0.00	0.21	0.17	0.18	0.01	0.02	C10
3.85	0.00	2.77	5.44	6.50	5.75	4.99	8.68	1.38	1.16	1.11	0.06	0.12	C11
0.77	0.00	1.39	0.00	0.00	0.00	0.00	0.00	0.15	0.13	0.13	0.01	0.01	C12-13
1.54	0.00	1.39	1.81	2.17	2.88	0.00	0.00	0.41	0.35	0.34	0.02	0.04	C14
4.62	10.38	27.72	34.43	60.68	94.95	84.85	78.11	7.33	5.82	5.80	0.22	0.69	C15
31.58	52.94	113.64	143.16	173.39	256.09	224.61	173.58	27.63	22.50	22.37	1.14	2.72	C16
3.08	2.08	0.00	1.81	6.50	14.39	4.99	8.68	0.97	0.77	0.71	0.03	0.07	C17
8.47	16.61	36.03	52.55	91.03	106.46	54.90	52.07	10.40	8.55	8.40	0.38	1.10	C18
16.18	29.06	52.66	63.43	78.02	71.93	79.86	69.43	12.20	10.06	10.08	0.58	1.29	C19-20
0.00	1.04	0.00	3.62	0.00	0.00	0.00	0.00	0.15	0.14	0.15	0.01	0.02	C21
47.76	50.86	95.62	101.48	80.19	135.24	94.83	130.19	22.65	18.46	18.48	1.23	2.14	C22
8.47	6.23	11.09	21.75	32.51	37.41	29.95	34.72	4.31	3.48	3.43	0.16	0.43	C23-24
7.70	11.42	36.03	41.68	41.18	43.16	59.90	52.07	7.07	5.81	5.91	0.32	0.74	C25
0.00	1.04	1.39	0.00	2.17	2.88	4.99	0.00	0.36	0.29	0.26	0.02	0.03	C30-31
1.54	5.19	8.32	5.44	4.33	11.51	14.97	8.68	1.33	1.06	1.10	0.08	0.12	C32
33.12	61.24	145.51	157.66	216.73	454.62	324.43	295.09	37.01	29.52	29.12	1.41	3.28	C33-34
0.77	0.00	1.39	3.62	0.00	0.00	0.00	8.68	0.41	0.35	0.35	0.02	0.04	C37-38
3.08	8.30	8.32	9.06	10.84	20.14	14.97	26.04	2.87	2.49	2.42	0.15	0.25	C40-41
0.77	2.08	1.39	1.81	2.17	2.88	0.00	0.00	0.41	0.34	0.34	0.02	0.04	C43
4.62	5.19	13.86	14.50	23.84	23.02	14.97	8.68	3.02	2.54	2.54	0.14	0.33	C44
0.00	0.00	1.39	0.00	2.17	0.00	0.00	0.00	0.10	0.09	0.10	0.01	0.02	C45
0.00	0.00	0.00	0.00	0.00	0.00	0.00	0.00	0.00	0.00	0.00	0.00	0.00	C46
0.00	1.04	1.39	7.25	2.17	2.88	4.99	0.00	0.92	0.92	0.97	0.04	0.09	C47;C49
101.52	96.09	123.28	100.24	116.48	83.06	82.38	75.60	44.44	36.31	34.29	2.72	3.81	C50
0.00	0.00	1.39	0.00	0.00	5.75	0.00	0.00	0.15	0.12	0.11	0.01	0.01	C51
0.00	0.00	0.00	0.00	0.00	0.00	0.00	0.00	0.00	0.00	0.00	0.00	0.00	C52
31.58	26.99	37.42	19.93	26.01	17.26	9.98	0.00	11.79	9.84	9.24	0.79	1.01	C53
19.26	12.46	13.86	9.06	10.84	5.75	9.98	0.00	4.82	3.89	3.78	0.32	0.42	C54
1.54	1.04	2.77	1.81	6.50	8.63	0.00	0.00	0.72	0.58	0.57	0.03	0.07	C55
18.49	13.49	11.09	9.06	21.67	20.14	0.00	0.00	4.72	3.93	3.77	0.29	0.44	C56
0.77	0.00	1.39	1.81	0.00	0.00	4.99	0.00	0.26	0.21	0.21	0.01	0.02	C57
0.00	0.00	0.00	0.00	0.00	0.00	0.00	0.00	0.10	0.09	0.07	0.01	0.01	C58
0.77	0.00	0.00	0.00	0.00	0.00	0.00	0.00	0.21	0.16	0.14	0.01	0.01	C60
0.00	4.15	15.24	27.18	39.01	43.16	44.92	69.43	4.15	3.34	3.41	0.10	0.43	C61
0.00	0.00	0.00	1.81	0.00	0.00	0.00	0.00	0.21	0.20	0.20	0.01	0.02	C62
0.00	0.00	0.00	0.00	0.00	0.00	0.00	0.00	0.00	0.00	0.00	0.00	0.00	C63
5.39	12.46	15.24	25.37	26.01	11.51	19.97	17.36	4.46	3.71	3.78	0.23	0.48	C64
0.00	1.04	4.16	0.00	4.33	0.00	0.00	8.68	0.41	0.35	0.39	0.03	0.05	C65
0.77	3.11	4.16	7.25	6.50	8.63	0.00	8.68	0.92	0.77	0.81	0.04	0.11	C66
6.93	12.46	27.72	39.87	41.18	63.30	64.89	69.43	6.92	5.60	5.63	0.26	0.67	C67
0.00	0.00	0.00	0.00	0.00	2.88	0.00	0.00	0.05	0.04	0.03	0.00	0.00	C68
0.00	0.00	0.00	0.00	0.00	0.00	0.00	0.00	0.00	0.00	0.00	0.00	0.00	C69
24.65	14.53	40.19	38.06	45.51	63.30	74.87	26.04	10.56	8.81	8.58	0.55	0.96	C70-72,D32-33,D42-43
29.27	22.84	34.65	10.87	10.84	5.75	9.98	8.68	11.22	9.61	8.79	0.78	0.89	C73
0.00	0.00	1.39	1.81	0.00	0.00	0.00	0.00	0.21	0.18	0.18	0.01	0.02	C74
0.77	2.08	0.00	0.00	0.00	0.00	4.99	0.00	0.41	0.33	0.30	0.03	0.03	C75
0.00	0.00	0.00	0.00	4.33	0.00	0.00	8.68	0.21	0.17	0.16	0.00	0.02	C81
4.62	6.23	4.16	7.25	13.00	20.14	9.98	0.00	2.61	2.25	2.12	0.13	0.23	C82-86;C96
0.00	0.00	0.00	0.00	0.00	0.00	0.00	0.00	0.00	0.00	0.00	0.00	0.00	C88
1.54	1.04	2.77	1.81	4.33	5.75	4.99	0.00	0.67	0.55	0.58	0.03	0.06	C90
0.77	0.00	1.39	5.44	2.17	0.00	4.99	0.00	0.56	0.53	0.53	0.02	0.06	C91
0.77	1.04	4.16	0.00	4.33	2.88	9.98	0.00	0.62	0.52	0.55	0.04	0.06	C92-94,D45-47
3.08	1.04	1.39	7.25	4.33	5.75	4.99	0.00	1.74	1.59	1.57	0.09	0.15	C95
4.62	4.15	15.24	23.56	36.84	31.65	39.93	17.36	5.07	4.42	4.27	0.21	0.51	O&U
387.46	460.88	874.47	967.71	1224.53	1666.00	1377.59	1223.75	239.46	196.97	193.17	11.57	22.53	C00-96
382.84	455.69	860.61	953.21	1200.69	1642.98	1362.62	1215.07	236.43	194.44	190.63	11.43	22.20	C00-96exc. C44

附表 1-5 2016 年宁夏城市肿瘤登记地区男性恶性肿瘤发病主要指标

部位	病例数	构成（%）	年龄组（岁）										
			0~	1~4	5~9	10~14	15~19	20~24	25~29	30~34	35~39	40~44	45~49
唇	2	0.09	0.00	0.00	0.00	0.00	0.00	0.00	0.00	0.00	0.00	0.00	0.00
舌	3	0.13	0.00	0.00	0.00	0.00	0.00	0.00	0.00	0.00	1.13	0.00	0.00
口	8	0.35	0.00	0.00	0.00	0.00	0.00	0.00	0.00	1.11	0.00	0.00	0.00
唾液腺	3	0.13	0.00	0.00	0.00	0.00	0.00	0.00	0.00	1.11	0.00	0.00	1.17
扁桃腺	0	0.00	0.00	0.00	0.00	0.00	0.00	0.00	0.00	0.00	0.00	0.00	0.00
其他口咽	3	0.13	0.00	0.00	0.00	0.00	0.00	0.00	0.00	0.00	0.00	0.00	0.00
鼻咽	14	0.61	0.00	0.00	0.00	0.00	0.00	0.00	0.00	0.00	0.00	2.37	2.33
下咽	3	0.13	0.00	0.00	0.00	0.00	0.00	0.00	0.00	0.00	0.00	0.00	1.17
咽，部位不明	6	0.26	0.00	0.00	0.00	0.00	0.00	0.00	1.15	0.00	0.00	0.00	1.17
食管	106	4.62	0.00	0.00	0.00	0.00	0.00	0.00	0.00	0.00	0.00	0.00	1.17
胃	375	16.35	0.00	0.00	0.00	0.00	0.00	0.00	0.00	4.44	4.50	11.83	15.15
小肠	10	0.44	0.00	0.00	0.00	0.00	0.00	0.00	0.00	0.00	0.00	0.00	0.00
结肠	115	5.01	0.00	0.00	0.00	0.00	0.00	0.00	0.00	1.11	2.25	2.37	12.82
直肠	145	6.32	0.00	0.00	0.00	0.00	0.00	0.00	0.00	1.11	7.88	2.37	9.32
肛门	1	0.04	0.00	0.00	0.00	0.00	0.00	0.00	0.00	0.00	0.00	0.00	0.00
肝脏	293	12.77	0.00	0.00	0.00	0.00	0.00	1.41	1.15	6.66	3.38	20.11	41.95
胆囊及其他	41	1.79	0.00	0.00	0.00	0.00	0.00	0.00	0.00	0.00	1.13	0.00	2.33
胰腺	62	2.70	0.00	0.00	0.00	0.00	0.00	0.00	0.00	1.11	0.00	1.18	5.83
鼻、鼻窦及其他	4	0.17	0.00	0.00	0.00	0.00	0.00	0.00	0.00	0.00	1.13	0.00	0.00
喉	21	0.92	0.00	0.00	0.00	0.00	0.00	0.00	0.00	0.00	0.00	0.00	0.00
气管、支气管、肺	467	20.36	0.00	0.00	0.00	0.00	0.00	0.00	0.00	1.11	2.25	11.83	30.30
其他胸腔器官	6	0.26	0.00	0.00	0.00	0.00	0.00	0.00	0.00	1.11	0.00	0.00	1.17
骨	30	1.31	0.00	0.00	0.00	1.70	3.30	0.00	0.00	0.00	1.13	0.00	3.50
皮肤黑色素瘤	4	0.17	0.00	0.00	0.00	0.00	0.00	0.00	0.00	0.00	0.00	0.00	0.00
皮肤其他	34	1.48	0.00	0.00	0.00	0.00	0.00	1.41	0.00	0.00	0.00	0.00	2.33
间皮瘤	1	0.04	0.00	0.00	0.00	0.00	0.00	0.00	0.00	0.00	0.00	0.00	0.00
卡波氏肉瘤	0	0.00	0.00	0.00	0.00	0.00	0.00	0.00	0.00	0.00	0.00	0.00	0.00
结缔组织、软组织	7	0.31	0.00	2.09	0.00	0.00	0.00	0.00	0.00	0.00	0.00	0.00	0.00
乳腺	8	0.35	0.00	0.00	0.00	0.00	0.00	0.00	1.15	1.11	1.13	0.00	0.00
外阴	0	0.00	0.00	0.00	0.00	0.00	0.00	0.00	0.00	0.00	0.00	0.00	0.00
阴道	0	0.00	0.00	0.00	0.00	0.00	0.00	0.00	0.00	0.00	0.00	0.00	0.00
子宫颈	0	0.00	0.00	0.00	0.00	0.00	0.00	0.00	0.00	0.00	0.00	0.00	0.00
子宫体	0	0.00	0.00	0.00	0.00	0.00	0.00	0.00	0.00	0.00	0.00	0.00	0.00
子宫，部位不明	0	0.00	0.00	0.00	0.00	0.00	0.00	0.00	0.00	0.00	0.00	0.00	0.00
卵巢	0	0.00	0.00	0.00	0.00	0.00	0.00	0.00	0.00	0.00	0.00	0.00	0.00
其他女性生殖器	0	0.00	0.00	0.00	0.00	0.00	0.00	0.00	0.00	0.00	0.00	0.00	0.00
胎盘	0	0.00	0.00	0.00	0.00	0.00	0.00	0.00	0.00	0.00	0.00	0.00	0.00
阴茎	4	0.17	0.00	0.00	0.00	0.00	0.00	0.00	0.00	0.00	0.00	1.18	2.33
前列腺	81	3.53	0.00	0.00	0.00	0.00	0.00	0.00	0.00	0.00	0.00	0.00	1.17
睾丸	4	0.17	0.00	0.00	0.00	0.00	0.00	2.82	0.00	0.00	0.00	0.00	1.17
其他男性生殖器	0	0.00	0.00	0.00	0.00	0.00	0.00	0.00	0.00	0.00	0.00	0.00	0.00
肾	46	2.01	0.00	0.00	0.00	0.00	0.00	0.00	1.15	0.00	1.13	4.73	4.66
肾盂	5	0.22	0.00	0.00	0.00	0.00	0.00	0.00	0.00	0.00	0.00	0.00	0.00
输尿管	10	0.44	0.00	0.00	0.00	0.00	0.00	0.00	0.00	0.00	0.00	0.00	0.00
膀胱	100	4.36	0.00	0.00	0.00	0.00	0.00	0.00	0.00	0.00	2.25	2.37	3.50
其他泌尿器官	0	0.00	0.00	0.00	0.00	0.00	0.00	0.00	0.00	0.00	0.00	0.00	0.00
眼	0	0.00	0.00	0.00	0.00	0.00	0.00	0.00	0.00	0.00	0.00	0.00	0.00
脑、神经系统	96	4.18	0.00	0.00	1.65	0.00	1.65	1.41	2.30	1.11	2.25	10.65	5.83
甲状腺	55	2.40	0.00	0.00	0.00	0.00	0.00	1.41	4.61	4.44	4.50	11.83	8.16
肾上腺	2	0.09	0.00	0.00	0.00	0.00	0.00	0.00	0.00	0.00	0.00	0.00	1.17
其他内分泌腺	3	0.13	0.00	0.00	0.00	0.00	0.00	0.00	0.00	0.00	1.13	0.00	0.00
霍奇金淋巴瘤	1	0.04	0.00	0.00	0.00	0.00	0.00	0.00	0.00	0.00	0.00	0.00	0.00
非霍奇金淋巴瘤	29	1.26	0.00	0.00	1.65	1.70	1.65	0.00	2.30	1.11	3.38	2.37	2.33
免疫增生性疾病	0	0.00	0.00	0.00	0.00	0.00	0.00	0.00	0.00	0.00	0.00	0.00	0.00
多发性骨髓瘤	8	0.35	7.80	0.00	0.00	0.00	0.00	0.00	0.00	0.00	0.00	0.00	0.00
淋巴样白血病	4	0.17	0.00	0.00	0.00	0.00	0.00	1.41	0.00	0.00	0.00	0.00	0.00
髓样白血病	4	0.17	0.00	0.00	1.65	0.00	0.00	1.41	0.00	0.00	0.00	0.00	0.00
白血病，未特指	21	0.92	0.00	4.19	0.00	1.70	1.65	1.41	3.46	0.00	1.13	1.18	3.50
其他或未指明部位	49	2.14	0.00	0.00	0.00	0.00	3.30	0.00	0.00	3.33	2.25	2.37	3.50
所有部位合计	2294	100.00	7.80	6.28	4.96	5.09	11.56	12.68	17.28	29.96	43.92	88.71	168.96
所有部位除外 C44	2260	98.52	7.80	6.28	4.96	5.09	11.56	11.27	17.28	29.96	43.92	88.71	166.63

50~54	55~59	60~64	65~69	0~64岁	0~74岁	80~84	85+	粗率 (1/10^5)	中国人口标化率 (1/10^5)	世界人口标化率 (1/10^5)	累积率(%) 0~64岁	累积率(%) 0~74岁	ICD10
0.00	0.00	0.00	0.00	9.42	0.00	0.00	0.00	0.20	0.19	0.19	0.00	0.05	C00
0.00	0.00	2.74	0.00	4.71	0.00	0.00	0.00	0.31	0.29	0.27	0.02	0.04	C01-02
0.00	4.13	8.23	0.00	0.00	11.98	0.00	0.00	0.82	0.70	0.68	0.07	0.07	C03-06
1.52	0.00	0.00	0.00	0.00	0.00	0.00	0.00	0.31	0.27	0.21	0.02	0.02	C07-08
0.00	0.00	0.00	0.00	0.00	0.00	0.00	0.00	0.00	0.00	0.00	0.00	0.00	C09
0.00	2.06	2.74	0.00	0.00	5.99	0.00	0.00	0.31	0.25	0.25	0.02	0.02	C10
6.08	0.00	5.48	3.81	0.00	5.99	9.69	16.05	1.43	1.11	1.11	0.08	0.10	C11
1.52	0.00	2.74	0.00	0.00	0.00	0.00	0.00	0.31	0.25	0.26	0.03	0.03	C12-13
1.52	0.00	2.74	0.00	4.71	5.99	0.00	0.00	0.61	0.53	0.50	0.03	0.06	C14
9.12	18.57	43.88	53.33	70.61	143.76	135.61	112.34	10.83	8.73	8.71	0.36	0.98	C15
48.64	70.15	159.05	220.94	244.80	383.35	309.96	224.68	38.30	31.95	31.79	1.57	3.90	C16
3.04	4.13	0.00	3.81	0.00	23.96	0.00	16.05	1.02	0.77	0.75	0.04	0.05	C17
9.12	20.63	38.39	41.90	84.74	167.71	77.49	64.20	11.75	9.64	9.27	0.43	1.07	C18
18.24	37.14	74.04	57.14	103.57	113.81	87.18	80.24	14.81	12.41	12.36	0.75	1.55	C19-20
0.00	0.00	0.00	3.81	0.00	0.00	0.00	0.00	0.10	0.11	0.11	0.00	0.02	C21
69.92	76.34	139.86	118.09	98.86	137.77	96.86	160.49	29.93	24.75	24.86	1.80	2.89	C22
9.12	6.19	16.45	19.05	47.08	17.97	29.06	32.10	4.19	3.53	3.57	0.18	0.51	C23-24
9.12	12.38	35.65	41.90	23.54	41.93	48.43	32.10	6.33	5.32	5.41	0.33	0.65	C25
0.00	2.06	0.00	0.00	0.00	5.99	9.69	0.00	0.41	0.31	0.26	0.02	0.02	C30-31
3.04	6.19	13.71	7.62	9.42	23.96	19.37	16.05	2.14	1.74	1.78	0.11	0.20	C32
45.60	86.66	202.93	224.75	329.54	569.03	348.70	353.07	47.70	39.28	39.13	1.90	4.67	C33-34
0.00	0.00	2.74	7.62	0.00	0.00	0.00	16.05	0.61	0.55	0.56	0.03	0.06	C37-38
3.04	10.32	8.23	7.62	9.42	35.94	19.37	16.05	3.06	2.64	2.57	0.16	0.24	C40-41
0.00	4.13	0.00	3.81	0.00	5.99	0.00	0.00	0.41	0.34	0.34	0.02	0.04	C43
6.08	8.25	8.23	19.05	32.95	29.95	19.37	16.05	3.47	2.93	2.92	0.13	0.39	C44
0.00	0.00	0.00	0.00	4.71	0.00	0.00	0.00	0.10	0.10	0.09	0.00	0.02	C45
0.00	0.00	0.00	0.00	0.00	0.00	0.00	0.00	0.00	0.00	0.00	0.00	0.00	C46
0.00	2.06	0.00	11.43	0.00	5.99	9.69	0.00	0.71	0.63	0.73	0.02	0.08	C47;C49
0.00	2.06	8.23	3.81	0.00	0.00	0.00	0.00	0.82	0.78	0.75	0.07	0.09	C50
0.00	0.00	0.00	0.00	0.00	0.00	0.00	0.00	0.00	0.00	0.00	0.00	0.00	C51
0.00	0.00	0.00	0.00	0.00	0.00	0.00	0.00	0.00	0.00	0.00	0.00	0.00	C52
0.00	0.00	0.00	0.00	0.00	0.00	0.00	0.00	0.00	0.00	0.00	0.00	0.00	C53
0.00	0.00	0.00	0.00	0.00	0.00	0.00	0.00	0.00	0.00	0.00	0.00	0.00	C54
0.00	0.00	0.00	0.00	0.00	0.00	0.00	0.00	0.00	0.00	0.00	0.00	0.00	C55
0.00	0.00	0.00	0.00	0.00	0.00	0.00	0.00	0.00	0.00	0.00	0.00	0.00	C56
0.00	0.00	0.00	0.00	0.00	0.00	0.00	0.00	0.00	0.00	0.00	0.00	0.00	C57
0.00	0.00	0.00	0.00	0.00	0.00	0.00	0.00	0.00	0.00	0.00	0.00	0.00	C58
1.52	0.00	0.00	0.00	0.00	0.00	0.00	0.00	0.41	0.32	0.29	0.03	0.03	C60
0.00	8.25	30.17	57.14	84.74	89.85	87.18	128.39	8.27	6.87	6.99	0.20	0.91	C61
0.00	0.00	0.00	3.81	0.00	0.00	0.00	0.00	0.41	0.40	0.41	0.02	0.04	C62
0.00	0.00	0.00	0.00	0.00	0.00	0.00	0.00	0.00	0.00	0.00	0.00	0.00	C63
6.08	14.44	21.94	26.67	14.12	11.98	29.06	32.10	4.70	3.90	3.99	0.27	0.47	C64
0.00	2.06	5.48	0.00	4.71	0.00	0.00	16.05	0.51	0.41	0.48	0.04	0.06	C65
0.00	6.19	8.23	3.81	0.00	11.98	0.00	16.05	1.02	0.82	0.89	0.07	0.09	C66
7.60	20.63	41.13	60.95	70.61	95.84	87.18	112.34	10.21	8.44	8.53	0.39	1.05	C67
0.00	0.00	0.00	0.00	0.00	0.00	0.00	0.00	0.00	0.00	0.00	0.00	0.00	C68
0.00	0.00	0.00	0.00	0.00	0.00	0.00	0.00	0.00	0.00	0.00	0.00	0.00	C69
24.32	6.19	43.88	26.67	42.37	71.88	87.18	32.10	9.81	8.14	7.98	0.51	0.85	C70-72,D32-33,D42-43
3.04	14.44	24.68	7.62	9.42	5.99	19.37	0.00	5.62	4.86	4.51	0.39	0.47	C73
0.00	0.00	0.00	3.81	0.00	0.00	0.00	0.00	0.20	0.19	0.18	0.01	0.02	C74
0.00	2.06	0.00	0.00	0.00	0.00	9.69	0.00	0.31	0.24	0.20	0.02	0.02	C75
0.00	0.00	0.00	0.00	0.00	0.00	0.00	16.05	0.10	0.05	0.08	0.00	0.00	C81
3.04	4.13	5.48	7.62	14.12	23.96	9.69	0.00	2.96	2.74	2.54	0.15	0.25	C82-86;C96
0.00	0.00	0.00	0.00	0.00	0.00	0.00	0.00	0.00	0.00	0.00	0.00	0.00	C88
1.52	2.06	5.48	0.00	4.71	11.98	0.00	0.00	0.82	0.68	0.78	0.05	0.08	C90
1.52	0.00	0.00	3.81	4.71	0.00	0.00	0.00	0.41	0.39	0.40	0.01	0.06	C91
0.00	0.00	0.00	0.00	0.00	5.99	9.69	0.00	0.41	0.37	0.39	0.02	0.02	C92-94,D45-47
3.04	0.00	2.74	15.24	0.00	5.99	0.00	0.00	2.14	2.10	2.22	0.12	0.19	C95
6.08	4.13	24.68	26.67	37.66	23.96	29.06	0.00	5.00	4.52	4.38	0.25	0.57	O&U
302.48	458.05	989.96	1093.29	1365.22	2096.44	1588.53	1508.59	234.30	195.52	194.67	10.70	22.99	C00-96
296.40	449.80	981.74	1074.24	1332.27	2066.49	1569.16	1492.54	230.83	192.59	191.75	10.57	22.60	C00-96exc.C44

附表 1-6 2016 年宁夏城市肿瘤登记地区女性恶性肿瘤发病主要指标

部位	病例数	构成（%）	年龄组（岁）										
			0~	1~4	5~9	10~14	15~19	20~24	25~29	30~34	35~39	40~44	45~49
唇	2	0.08	0.00	0.00	0.00	0.00	0.00	0.00	0.00	0.00	0.00	0.00	0.00
舌	6	0.25	0.00	0.00	0.00	0.00	0.00	0.00	0.00	0.00	0.00	1.17	0.00
口	6	0.25	0.00	0.00	0.00	0.00	0.00	1.34	0.00	0.00	0.00	0.00	1.17
唾液腺	6	0.25	0.00	0.00	0.00	0.00	0.00	0.00	0.00	0.00	0.00	0.00	0.00
扁桃腺	0	0.00	0.00	0.00	0.00	0.00	0.00	0.00	0.00	0.00	0.00	0.00	0.00
其他口咽	1	0.04	0.00	0.00	0.00	0.00	0.00	0.00	0.00	0.00	0.00	0.00	0.00
鼻咽	13	0.55	0.00	0.00	0.00	0.00	0.00	2.68	0.00	1.16	1.13	0.00	2.34
下咽	0	0.00	0.00	0.00	0.00	0.00	0.00	0.00	0.00	0.00	0.00	0.00	0.00
咽，部位不明	2	0.08	0.00	0.00	0.00	0.00	0.00	0.00	0.00	0.00	0.00	0.00	0.00
食管	37	1.56	0.00	0.00	0.00	0.00	0.00	0.00	0.00	0.00	0.00	0.00	0.00
胃	164	6.90	0.00	0.00	0.00	0.00	0.00	0.00	0.00	3.47	2.27	7.03	11.71
小肠	9	0.38	0.00	0.00	0.00	0.00	0.00	0.00	1.08	1.16	0.00	0.00	0.00
结肠	88	3.70	0.00	0.00	0.00	0.00	0.00	0.00	0.00	0.00	3.40	2.34	4.69
直肠	93	3.91	0.00	0.00	0.00	0.00	0.00	0.00	0.00	1.16	0.00	1.17	12.88
肛门	2	0.08	0.00	0.00	0.00	0.00	0.00	0.00	0.00	0.00	0.00	0.00	0.00
肝脏	149	6.27	0.00	0.00	0.00	0.00	0.00	0.00	0.00	0.00	2.27	14.06	11.71
胆囊及其他	43	1.81	0.00	0.00	0.00	0.00	0.00	0.00	0.00	0.00	1.13	2.34	3.51
胰腺	76	3.20	0.00	0.00	0.00	0.00	0.00	0.00	0.00	0.00	1.13	3.52	5.86
鼻、鼻窦及其他	3	0.13	0.00	0.00	0.00	0.00	0.00	0.00	0.00	0.00	0.00	1.17	0.00
喉	5	0.21	0.00	0.00	0.00	0.00	0.00	0.00	0.00	0.00	0.00	0.00	0.00
气管、支气管、肺	255	10.72	0.00	0.00	0.00	0.00	0.00	0.00	0.00	2.31	2.27	1.17	31.62
其他胸腔器官	2	0.08	0.00	0.00	0.00	0.00	0.00	0.00	0.00	0.00	0.00	1.17	0.00
骨	26	1.09	0.00	0.00	0.00	0.00	1.74	1.34	0.00	4.63	0.00	2.34	0.00
皮肤黑色素瘤	4	0.17	0.00	0.00	0.00	0.00	0.00	0.00	0.00	0.00	0.00	0.00	1.17
皮肤其他	25	1.05	0.00	0.00	0.00	0.00	0.00	0.00	2.17	0.00	1.13	1.17	0.00
间皮瘤	1	0.04	0.00	0.00	0.00	0.00	0.00	0.00	0.00	0.00	0.00	0.00	0.00
卡波氏肉瘤	0	0.00	0.00	0.00	0.00	0.00	0.00	0.00	0.00	0.00	0.00	0.00	0.00
结缔组织、软组织	11	0.46	0.00	0.00	1.78	1.81	1.74	2.68	0.00	1.16	1.13	1.17	0.00
乳腺	432	18.17	0.00	0.00	0.00	0.00	0.00	0.00	3.25	19.66	26.09	72.66	101.90
外阴	3	0.13	0.00	0.00	0.00	0.00	0.00	0.00	0.00	0.00	0.00	0.00	0.00
阴道	0	0.00	0.00	0.00	0.00	0.00	0.00	0.00	0.00	0.00	0.00	0.00	0.00
子宫颈	230	9.67	0.00	0.00	0.00	0.00	0.00	2.68	5.42	11.57	19.28	38.67	44.51
子宫体	94	3.95	0.00	0.00	0.00	0.00	0.00	0.00	1.08	1.16	3.40	11.72	21.08
子宫，部位不明	14	0.59	0.00	0.00	0.00	0.00	0.00	0.00	0.00	0.00	0.00	1.17	1.17
卵巢	92	3.87	0.00	0.00	0.00	1.81	1.74	0.00	0.00	1.16	7.94	7.03	10.54
其他女性生殖器	5	0.21	0.00	0.00	0.00	0.00	0.00	0.00	0.00	0.00	0.00	1.17	0.00
胎盘	2	0.08	0.00	0.00	0.00	0.00	0.00	0.00	0.00	0.00	1.13	0.00	1.17
阴茎	0	0.00	0.00	0.00	0.00	0.00	0.00	0.00	0.00	0.00	0.00	0.00	0.00
前列腺	0	0.00	0.00	0.00	0.00	0.00	0.00	0.00	0.00	0.00	0.00	0.00	0.00
睾丸	0	0.00	0.00	0.00	0.00	0.00	0.00	0.00	0.00	0.00	0.00	0.00	0.00
其他男性生殖器	0	0.00	0.00	0.00	0.00	0.00	0.00	0.00	0.00	0.00	0.00	0.00	0.00
肾	41	1.72	0.00	2.25	0.00	0.00	0.00	0.00	1.08	0.00	1.13	2.34	7.03
肾盂	3	0.13	0.00	0.00	0.00	0.00	0.00	1.34	0.00	0.00	0.00	0.00	0.00
输尿管	8	0.34	0.00	0.00	0.00	0.00	0.00	0.00	0.00	0.00	0.00	0.00	0.00
膀胱	35	1.47	0.00	0.00	0.00	0.00	0.00	0.00	0.00	1.16	0.00	0.00	2.34
其他泌尿器官	1	0.04	0.00	0.00	0.00	0.00	0.00	0.00	0.00	0.00	0.00	0.00	0.00
眼	0	0.00	0.00	0.00	0.00	0.00	0.00	0.00	0.00	0.00	0.00	0.00	0.00
脑、神经系统	110	4.63	0.00	0.00	0.00	1.81	3.48	0.00	0.00	4.63	3.40	3.52	16.40
甲状腺	164	6.90	0.00	0.00	0.00	0.00	1.74	6.70	4.33	15.03	20.42	19.92	35.14
肾上腺	2	0.08	0.00	0.00	0.00	0.00	0.00	0.00	0.00	0.00	0.00	0.00	1.17
其他内分泌腺	5	0.21	0.00	0.00	0.00	0.00	0.00	0.00	1.08	0.00	0.00	0.00	2.34
霍奇金淋巴瘤	3	0.13	0.00	0.00	0.00	0.00	0.00	0.00	0.00	0.00	1.13	0.00	0.00
非霍奇金淋巴瘤	22	0.93	0.00	0.00	0.00	0.00	0.00	0.00	0.00	0.00	0.00	2.34	2.34
免疫增生性疾病	0	0.00	0.00	0.00	0.00	0.00	0.00	0.00	0.00	0.00	0.00	0.00	0.00
多发性骨髓瘤	5	0.21	0.00	0.00	0.00	0.00	0.00	0.00	0.00	0.00	1.13	0.00	0.00
淋巴样白血病	7	0.29	0.00	0.00	0.00	1.81	0.00	0.00	0.00	0.00	0.00	1.17	1.17
髓样白血病	8	0.34	0.00	0.00	0.00	0.00	0.00	0.00	0.00	0.00	0.00	0.00	0.00
白血病，未特指	13	0.55	0.00	0.00	0.00	0.00	0.00	0.00	0.00	2.31	0.00	3.52	1.17
其他或未指明部位	50	2.10	0.00	2.25	1.78	0.00	3.48	0.00	0.00	1.16	7.94	1.17	2.34
所有部位合计	2378	100.00	0.00	4.50	3.56	7.22	13.91	18.77	19.50	72.86	108.89	206.26	338.50
所有部位除外 C44	2353	98.95	0.00	4.50	3.56	7.22	13.91	18.77	17.33	72.86	107.75	205.09	338.50

50~54	55~59	60~64	65~69	70~74	75~79	80~84	85+	粗率 (1/10⁵)	中国人口标化率 (1/10⁵)	世界人口标化率 (1/10⁵)	累积率(%) 0~64岁	累积率(%) 0~74岁	ICD10
0.00	2.09	0.00	0.00	0.00	5.54	0.00	0.00	0.21	0.15	0.14	0.01	0.01	C00
3.12	2.09	2.80	0.00	4.02	0.00	0.00	0.00	0.62	0.49	0.50	0.05	0.07	C01-02
1.56	0.00	0.00	0.00	8.03	5.54	0.00	0.00	0.62	0.50	0.47	0.02	0.06	C03-06
1.56	4.18	0.00	3.46	8.03	0.00	0.00	0.00	0.62	0.50	0.51	0.03	0.09	C07-08
0.00	0.00	0.00	0.00	0.00	0.00	0.00	0.00	0.00	0.00	0.00	0.00	0.00	C09
0.00	0.00	0.00	3.46	0.00	0.00	0.00	0.00	0.10	0.10	0.10	0.00	0.02	C10
1.56	0.00	0.00	6.91	12.05	5.54	0.00	0.00	1.34	1.18	1.07	0.04	0.14	C11
0.00	0.00	0.00	0.00	0.00	0.00	0.00	0.00	0.00	0.00	0.00	0.00	0.00	C12-13
1.56	0.00	0.00	3.46	0.00	0.00	0.00	0.00	0.21	0.18	0.18	0.01	0.03	C14
0.00	2.09	11.21	17.28	52.21	49.84	30.89	37.80	3.81	2.97	2.94	0.07	0.41	C15
14.06	35.51	67.24	72.59	112.46	138.44	133.87	113.40	16.87	13.47	13.33	0.71	1.63	C16
3.12	0.00	0.00	0.00	12.05	5.54	10.30	0.00	0.93	0.77	0.66	0.03	0.09	C17
7.81	12.53	33.62	62.22	96.39	49.84	30.89	37.80	9.05	7.45	7.50	0.32	1.12	C18
14.06	20.89	30.82	69.13	56.23	33.22	72.08	56.70	9.57	7.78	7.86	0.40	1.03	C19-20
0.00	2.09	0.00	3.46	0.00	0.00	0.00	0.00	0.21	0.17	0.19	0.01	0.03	C21
24.99	25.07	50.43	86.41	64.26	132.90	92.68	94.50	15.33	12.17	12.09	0.64	1.40	C22
7.81	6.27	5.60	24.20	20.08	55.37	30.89	37.80	4.42	3.44	3.31	0.13	0.35	C23-24
6.25	10.44	36.42	41.48	56.23	44.30	72.08	75.60	7.82	6.26	6.37	0.32	0.81	C25
0.00	0.00	2.80	0.00	4.02	0.00	0.00	0.00	0.31	0.25	0.26	0.02	0.04	C30-31
0.00	4.18	2.80	3.46	0.00	0.00	10.30	0.00	0.51	0.41	0.43	0.03	0.05	C32
20.30	35.51	86.85	96.78	120.49	348.86	298.63	226.80	26.23	20.27	19.58	0.90	1.99	C33-34
1.56	0.00	0.00	0.00	0.00	0.00	0.00	0.00	0.21	0.16	0.15	0.01	0.01	C37-38
3.12	6.27	8.41	10.37	12.05	5.54	10.30	37.80	2.67	2.35	2.27	0.14	0.25	C40-41
1.56	0.00	2.80	0.00	4.02	0.00	0.00	0.00	0.41	0.34	0.34	0.03	0.05	C43
3.12	2.09	19.61	10.37	16.07	16.61	10.30	0.00	2.57	2.18	2.19	0.15	0.28	C44
0.00	0.00	2.80	0.00	0.00	0.00	0.00	0.00	0.10	0.09	0.11	0.01	0.01	C45
0.00	0.00	0.00	0.00	0.00	0.00	0.00	0.00	0.00	0.00	0.00	0.00	0.00	C46
0.00	0.00	2.80	3.46	4.02	0.00	0.00	0.00	1.13	1.23	1.22	0.07	0.11	C47;C49
101.52	96.09	123.28	100.24	116.48	83.06	82.38	75.60	44.44	36.31	34.29	2.72	3.81	C50
0.00	0.00	2.80	0.00	0.00	11.07	0.00	0.00	0.31	0.24	0.22	0.01	0.01	C51
0.00	0.00	0.00	0.00	0.00	0.00	0.00	0.00	0.00	0.00	0.00	0.00	0.00	C52
64.03	54.31	75.65	38.02	48.20	33.22	20.60	0.00	23.66	19.63	18.43	1.58	2.01	C53
39.04	25.07	28.02	17.28	20.08	11.07	20.60	0.00	9.67	7.77	7.54	0.65	0.84	C54
3.12	2.09	5.60	3.46	12.05	16.61	0.00	0.00	1.44	1.14	1.12	0.07	0.14	C55
37.48	27.16	22.41	17.28	40.16	38.76	0.00	0.00	9.46	7.81	7.49	0.59	0.87	C56
1.56	0.00	2.80	3.46	0.00	0.00	10.30	0.00	0.51	0.41	0.42	0.03	0.04	C57
0.00	0.00	0.00	0.00	0.00	0.00	0.00	0.00	0.21	0.18	0.14	0.01	0.01	C58
0.00	0.00	0.00	0.00	0.00	0.00	0.00	0.00	0.00	0.00	0.00	0.00	0.00	C60
0.00	0.00	0.00	0.00	0.00	0.00	0.00	0.00	0.00	0.00	0.00	0.00	0.00	C61
0.00	0.00	0.00	0.00	0.00	0.00	0.00	0.00	0.00	0.00	0.00	0.00	0.00	C62
0.00	0.00	0.00	0.00	0.00	0.00	0.00	0.00	0.00	0.00	0.00	0.00	0.00	C63
4.69	10.44	8.41	24.20	36.15	11.07	10.30	0.00	4.22	3.48	3.53	0.18	0.49	C64
0.00	0.00	2.80	0.00	4.02	0.00	0.00	0.00	0.31	0.28	0.30	0.02	0.04	C65
1.56	0.00	0.00	10.37	12.05	5.54	0.00	0.00	0.82	0.69	0.69	0.01	0.12	C66
6.25	4.18	14.01	20.74	16.07	33.22	41.19	18.90	3.60	2.89	2.83	0.14	0.32	C67
0.00	0.00	0.00	0.00	0.00	5.54	0.00	0.00	0.10	0.07	0.06	0.00	0.00	C68
0.00	0.00	0.00	0.00	0.00	0.00	0.00	0.00	0.00	0.00	0.00	0.00	0.00	C69
24.99	22.98	36.42	48.39	48.20	55.37	61.79	18.90	11.32	9.47	9.15	0.59	1.07	C70-72,D32-33,D42-43
56.22	31.33	44.83	13.83	12.05	5.54	0.00	18.90	16.87	14.42	13.13	1.18	1.31	C73
0.00	0.00	2.80	0.00	0.00	0.00	0.00	0.00	0.21	0.17	0.18	0.02	0.02	C74
1.56	2.09	0.00	0.00	0.00	0.00	0.00	0.00	0.51	0.42	0.39	0.04	0.04	C75
0.00	0.00	0.00	0.00	8.03	0.00	0.00	0.00	0.31	0.26	0.23	0.01	0.05	C81
6.25	8.36	2.80	6.91	12.05	16.61	10.30	0.00	2.26	1.76	1.71	0.11	0.21	C82-86;C96
0.00	0.00	0.00	0.00	0.00	0.00	0.00	0.00	0.00	0.00	0.00	0.00	0.00	C88
1.56	0.00	0.00	3.46	4.02	0.00	10.30	0.00	0.51	0.42	0.38	0.01	0.05	C90
0.00	0.00	2.80	6.91	0.00	0.00	10.30	0.00	0.72	0.69	0.67	0.03	0.07	C91
1.56	2.09	8.41	0.00	8.03	0.00	10.30	0.00	0.82	0.67	0.71	0.06	0.10	C92-94,D45-47
3.12	2.09	0.00	0.00	8.03	5.54	10.30	0.00	1.34	1.09	0.93	0.06	0.10	C95
3.12	4.18	5.60	20.74	36.15	38.76	51.49	37.80	5.14	4.35	4.19	0.16	0.45	O&U
474.78	463.74	756.47	853.76	1104.51	1268.07	1153.33	888.30	244.65	199.47	192.48	12.44	22.23	C00-96
471.66	461.65	736.86	843.39	1088.44	1251.45	1143.03	888.30	242.08	197.29	190.30	12.29	21.95	C00-96exc. C44

附表 1-7 2016 年宁夏农村肿瘤登记地区男女合计恶性肿瘤发病主要指标

部位	病例数	构成（%）	年龄组（岁）										
			0~	1~4	5~9	10~14	15~19	20~24	25~29	30~34	35~39	40~44	45~49
唇	3	0.10	0.00	0.00	0.00	0.00	0.00	0.00	0.00	0.00	0.00	0.00	0.00
舌	1	0.03	0.00	0.00	0.00	0.00	0.00	0.00	0.00	0.00	0.00	0.00	0.00
口	6	0.21	0.00	0.00	0.00	0.00	0.00	0.00	0.00	0.00	1.93	0.00	0.78
唾液腺	6	0.21	0.00	0.00	0.00	0.00	0.00	0.00	0.00	0.00	0.00	0.85	0.00
扁桃腺	2	0.07	0.00	0.00	0.00	0.00	0.00	0.00	0.00	0.00	0.00	0.85	0.00
其他口咽	2	0.07	0.00	0.00	0.00	0.00	0.00	0.00	0.98	0.00	0.00	0.00	0.00
鼻咽	13	0.45	0.00	0.00	0.00	0.00	0.00	0.00	0.00	0.00	1.93	0.00	3.88
下咽	0	0.00	0.00	0.00	0.00	0.00	0.00	0.00	0.00	0.00	0.00	0.00	0.00
咽，部位不明	2	0.07	0.00	0.00	0.00	0.00	0.00	0.00	0.00	0.00	0.00	0.00	0.00
食管	152	5.23	0.00	0.00	0.00	0.00	0.00	0.00	0.98	0.00	0.00	0.85	2.33
胃	420	14.44	0.00	0.00	0.00	0.00	0.00	0.00	0.00	5.25	4.82	7.64	18.61
小肠	10	0.34	0.00	0.00	0.00	0.00	0.00	1.02	0.00	1.05	0.00	0.00	0.00
结肠	88	3.03	0.00	0.00	0.00	0.00	0.00	1.02	0.98	0.00	0.96	2.55	2.33
直肠	134	4.61	0.00	0.00	0.00	0.00	0.00	0.00	1.97	3.15	0.00	1.70	6.98
肛门	1	0.03	0.00	0.00	0.00	0.00	0.00	0.00	0.98	0.00	0.00	0.00	0.00
肝脏	327	11.24	13.85	0.00	0.00	0.00	0.00	1.02	0.00	1.05	3.86	13.59	20.94
胆囊及其他	41	1.41	0.00	0.00	0.00	0.00	0.00	0.00	0.00	0.00	0.00	1.70	3.10
胰腺	78	2.68	0.00	0.00	0.00	0.00	0.00	0.00	0.00	1.05	0.00	2.55	1.55
鼻、鼻窦及其他	7	0.24	0.00	0.00	0.00	0.00	1.15	0.00	0.00	0.00	0.00	0.85	0.00
喉	15	0.52	0.00	0.00	0.00	0.00	0.00	0.00	0.00	0.00	0.96	0.00	1.55
气管、支气管、肺	481	16.53	0.00	0.00	0.00	0.00	0.00	0.00	0.00	2.10	4.82	10.19	16.29
其他胸腔器官	4	0.14	0.00	0.00	0.00	0.00	0.00	1.02	0.00	0.00	0.00	0.00	0.78
骨	38	1.31	0.00	1.72	0.00	0.00	1.15	1.02	0.00	2.10	2.89	0.85	2.33
皮肤黑色素瘤	6	0.21	0.00	0.00	0.00	0.00	0.00	0.00	0.00	0.00	0.96	0.85	0.00
皮肤其他	30	1.03	0.00	0.00	0.00	0.00	0.00	0.00	0.00	0.00	0.00	0.00	0.00
间皮瘤	3	0.10	0.00	0.00	0.00	0.00	0.00	0.00	0.00	1.05	0.00	0.00	0.00
卡波氏肉瘤	0	0.00	0.00	0.00	0.00	0.00	0.00	0.00	0.00	0.00	0.00	0.00	0.00
结缔组织、软组织	14	0.48	0.00	0.00	0.00	1.27	0.00	0.00	0.00	0.00	0.00	0.85	2.33
乳腺	219	7.67	0.00	0.00	0.00	0.00	0.00	2.09	5.98	8.57	30.10	55.93	71.67
外阴	6	0.21	0.00	0.00	0.00	0.00	0.00	0.00	0.00	0.00	0.00	0.85	0.00
阴道	1	0.03	0.00	0.00	0.00	0.00	0.00	0.00	0.00	0.00	0.00	0.00	0.00
子宫颈	127	4.37	0.00	0.00	0.00	0.00	0.00	0.00	1.97	6.30	3.86	16.13	21.72
子宫体	44	1.51	0.00	0.00	0.00	0.00	0.00	0.00	0.00	1.05	0.96	5.09	6.20
子宫，部位不明	11	0.38	0.00	0.00	0.00	0.00	0.00	0.00	0.00	0.00	0.00	0.85	0.78
卵巢	47	1.62	0.00	0.00	0.00	0.00	0.00	1.02	0.98	0.00	2.89	3.40	4.65
其他女性生殖器	0	0.00	0.00	0.00	0.00	0.00	0.00	0.00	0.00	0.00	0.00	0.00	0.00
胎盘	0	0.00	0.00	0.00	0.00	0.00	0.00	0.00	0.00	0.00	0.00	0.00	0.00
阴茎	6	0.21	0.00	0.00	0.00	0.00	0.00	0.00	0.00	0.00	0.00	0.85	0.00
前列腺	55	1.89	0.00	0.00	0.00	0.00	0.00	0.00	0.00	0.00	0.00	0.00	0.00
睾丸	3	0.10	0.00	0.00	0.00	0.00	0.00	0.00	0.00	2.10	0.00	0.00	0.78
其他男性生殖器	0	0.00	0.00	0.00	0.00	0.00	0.00	0.00	0.00	0.00	0.00	0.00	0.00
肾	37	1.27	0.00	1.72	0.00	0.00	0.00	0.00	0.98	0.00	0.00	1.70	3.10
肾盂	7	0.24	0.00	0.00	0.00	0.00	0.00	0.00	0.00	0.00	0.00	0.00	0.00
输尿管	3	0.10	0.00	0.00	0.00	0.00	0.00	0.00	0.00	0.00	0.00	0.00	0.00
膀胱	73	2.51	0.00	0.00	0.00	0.00	1.15	0.00	0.00	0.00	0.96	0.85	4.65
其他泌尿器官	1	0.03	0.00	0.00	0.00	0.00	0.00	0.00	0.00	0.00	0.00	0.00	0.78
眼	2	0.07	0.00	0.00	0.00	0.00	0.00	0.00	0.00	0.00	0.00	0.00	0.00
脑、神经系统	149	5.12	6.93	1.72	6.56	2.54	1.15	4.09	2.95	4.20	8.68	10.19	7.76
甲状腺	72	2.48	0.00	0.00	0.00	0.00	0.00	2.05	0.98	5.25	5.79	6.79	10.86
肾上腺	3	0.10	0.00	0.00	0.00	0.00	0.00	0.00	0.00	0.00	0.00	0.00	0.00
其他内分泌腺	26	0.89	0.00	0.00	0.00	0.00	1.15	1.02	0.98	3.15	0.96	1.70	1.55
霍奇金淋巴瘤	5	0.17	0.00	0.00	1.31	0.00	0.00	0.00	0.00	0.00	0.00	0.00	0.00
非霍奇金淋巴瘤	34	1.17	0.00	1.72	0.00	0.00	0.00	1.02	0.00	1.05	0.00	1.70	3.10
免疫增生性疾病	0	0.00	0.00	0.00	0.00	0.00	0.00	0.00	0.00	0.00	0.00	0.00	0.00
多发性骨髓瘤	6	0.21	0.00	0.00	0.00	0.00	0.00	0.00	0.00	0.00	0.00	0.00	0.00
淋巴样白血病	9	0.31	0.00	1.72	1.31	0.00	0.00	0.00	1.97	0.00	0.96	0.85	0.78
髓样白血病	16	0.55	0.00	0.00	0.00	0.00	1.15	1.02	2.95	0.00	0.96	0.00	0.78
白血病，未特指	36	1.24	0.00	3.44	1.31	0.00	1.15	2.05	0.00	0.00	0.00	0.85	3.88
其他或未指明部位	23	0.79	0.00	0.00	0.00	1.27	0.00	0.00	0.00	0.00	0.00	0.85	2.33
所有部位合计	2909	100.00	20.78	12.05	10.49	5.07	8.03	18.42	22.65	44.09	63.66	126.52	193.12
所有部位除外 C44	2879	98.97	20.78	12.05	10.49	5.07	8.03	18.42	22.65	44.09	63.66	126.52	193.12

50~54	55~59	60~64	65~69	70~74	75~79	80~84	85+	粗率 (1/10^5)	中国人口标化率 (1/10^5)	世界人口标化率 (1/10^5)	累积率(%) 0~64岁	累积率(%) 0~74岁	ICD10
0.00	0.00	0.00	0.00	0.00	4.01	6.85	10.53	0.23	0.13	0.13	0.00	0.00	C00
0.00	0.00	0.00	2.03	0.00	0.00	0.00	0.00	0.08	0.06	0.06	0.00	0.01	C01-02
0.00	2.54	1.54	0.00	0.00	0.00	0.00	0.00	0.45	0.37	0.33	0.03	0.03	C03-06
0.00	2.54	0.00	2.03	2.95	0.00	6.85	0.00	0.45	0.31	0.31	0.02	0.04	C07-08
0.00	0.00	1.54	0.00	0.00	0.00	0.00	0.00	0.15	0.11	0.11	0.01	0.01	C09
0.00	0.00	0.00	0.00	0.00	0.00	6.85	0.00	0.15	0.14	0.11	0.00	0.00	C10
0.00	1.27	3.08	2.03	5.89	0.00	0.00	0.00	0.98	0.77	0.70	0.05	0.09	C11
0.00	0.00	0.00	0.00	0.00	0.00	0.00	0.00	0.00	0.00	0.00	0.00	0.00	C12-13
1.03	0.00	0.00	2.03	0.00	0.00	0.00	0.00	0.15	0.11	0.11	0.01	0.02	C14
7.23	8.88	40.07	58.98	88.35	100.25	130.16	42.12	11.41	8.08	7.99	0.30	1.04	C15
30.99	39.32	89.38	115.92	226.78	268.67	253.48	210.59	31.52	22.45	21.90	0.98	2.69	C16
1.03	1.27	1.54	4.07	2.95	4.01	6.85	0.00	0.75	0.61	0.56	0.03	0.06	C17
8.26	11.41	18.49	24.40	38.29	56.14	41.10	52.65	6.60	4.67	4.65	0.23	0.54	C18
11.36	13.95	32.36	30.51	85.41	40.10	109.61	52.65	10.06	7.29	7.12	0.36	0.94	C19-20
0.00	0.00	0.00	0.00	0.00	0.00	0.00	0.00	0.08	0.09	0.08	0.00	0.00	C21
51.65	40.59	87.84	101.68	100.14	96.24	157.57	63.18	24.54	17.46	17.62	1.12	2.13	C22
4.13	3.80	9.25	14.24	26.51	12.03	20.55	0.00	3.08	2.22	2.20	0.11	0.31	C23-24
3.10	12.68	27.74	22.37	23.56	64.16	34.25	10.53	5.85	4.13	4.09	0.24	0.47	C25
0.00	0.00	1.54	0.00	11.78	0.00	0.00	0.00	0.53	0.44	0.45	0.02	0.08	C30-31
2.07	0.00	1.54	8.13	0.00	4.01	13.70	21.06	1.13	0.78	0.77	0.03	0.07	C32
34.09	38.05	112.50	128.12	262.12	336.84	267.18	315.89	36.10	25.39	25.10	1.09	3.04	C33-34
1.03	0.00	0.00	0.00	0.00	0.00	6.85	0.00	0.30	0.23	0.21	0.01	0.01	C37-38
2.07	5.07	7.71	6.10	8.84	16.04	34.25	0.00	2.85	2.27	2.15	0.13	0.21	C40-41
0.00	0.00	4.62	0.00	0.00	4.01	0.00	0.00	0.45	0.35	0.33	0.03	0.03	C43
1.03	10.15	4.62	12.20	11.78	8.02	27.40	21.06	2.25	1.52	1.57	0.08	0.20	C44
0.00	0.00	0.00	0.00	0.00	4.01	6.85	0.00	0.23	0.20	0.14	0.01	0.01	C45
0.00	0.00	0.00	0.00	0.00	0.00	0.00	0.00	0.00	0.00	0.00	0.00	0.00	C46
3.10	0.00	4.62	0.00	2.95	4.01	0.00	10.53	1.05	0.80	0.80	0.06	0.08	C47;C49
101.99	46.48	55.44	56.41	45.35	60.77	39.60	0.00	33.52	25.17	23.20	1.89	2.40	C50
2.07	0.00	1.54	2.03	0.00	4.01	0.00	0.00	0.45	0.32	0.32	0.02	0.03	C51
0.00	0.00	0.00	0.00	2.95	0.00	0.00	0.00	0.08	0.06	0.06	0.00	0.01	C52
26.86	16.49	18.49	12.20	17.67	12.03	13.70	0.00	9.53	7.27	6.69	0.56	0.71	C53
14.46	7.61	3.08	6.10	2.95	8.02	0.00	0.00	3.30	2.41	2.27	0.19	0.24	C54
3.10	2.54	1.54	2.03	0.00	4.01	6.85	0.00	0.83	0.57	0.55	0.04	0.05	C55
11.36	6.34	10.79	10.17	5.89	8.02	0.00	0.00	3.53	2.65	2.57	0.21	0.29	C56
0.00	0.00	0.00	0.00	0.00	0.00	0.00	0.00	0.00	0.00	0.00	0.00	0.00	C57
0.00	0.00	0.00	0.00	0.00	0.00	0.00	0.00	0.00	0.00	0.00	0.00	0.00	C58
2.07	0.00	0.00	4.07	0.00	4.01	0.00	0.00	0.45	0.33	0.32	0.01	0.03	C60
1.03	1.27	6.16	12.20	44.18	56.14	75.36	31.59	4.13	2.86	2.69	0.04	0.32	C61
0.00	0.00	0.00	0.00	0.00	0.00	0.00	0.00	0.23	0.27	0.17	0.01	0.01	C62
0.00	0.00	0.00	0.00	0.00	0.00	0.00	0.00	0.00	0.00	0.00	0.00	0.00	C63
2.07	5.07	9.25	14.24	8.84	16.04	6.85	21.06	2.78	2.00	2.11	0.12	0.23	C64
0.00	1.27	3.08	0.00	2.95	12.03	0.00	0.00	0.53	0.37	0.35	0.02	0.04	C65
0.00	1.27	0.00	0.00	5.89	0.00	0.00	0.00	0.23	0.17	0.17	0.01	0.04	C66
3.10	10.15	21.57	26.44	35.34	32.08	27.40	21.06	5.48	3.94	3.98	0.21	0.52	C67
0.00	0.00	0.00	0.00	0.00	0.00	0.00	0.00	0.08	0.05	0.05	0.00	0.00	C68
0.00	0.00	0.00	0.00	2.95	0.00	6.85	0.00	0.15	0.10	0.09	0.00	0.01	C69
20.66	19.02	21.57	32.54	58.90	24.06	13.70	42.12	11.18	9.11	9.06	0.56	1.02	C70-72,D32-33,D42-43
17.56	5.07	10.79	6.10	5.89	4.01	13.70	0.00	5.40	4.36	3.89	0.33	0.39	C73
0.00	0.00	0.00	4.07	0.00	0.00	6.85	0.00	0.23	0.16	0.16	0.00	0.02	C74
4.13	3.80	4.62	0.00	8.84	8.02	0.00	0.00	1.95	1.68	1.51	0.12	0.16	C75
0.00	0.00	3.08	2.03	2.95	0.00	0.00	0.00	0.38	0.32	0.37	0.02	0.05	C81
2.07	3.80	7.71	14.24	14.73	8.02	6.85	0.00	2.55	1.94	2.00	0.11	0.25	C82-86;C96
0.00	0.00	0.00	0.00	0.00	0.00	0.00	0.00	0.00	0.00	0.00	0.00	0.00	C88
0.00	1.27	4.62	2.03	0.00	4.01	0.00	0.00	0.45	0.31	0.34	0.03	0.04	C90
0.00	1.27	0.00	2.03	0.00	0.00	0.00	0.00	0.68	0.66	0.72	0.04	0.05	C91
1.03	5.07	1.54	6.10	0.00	0.00	0.00	0.00	1.20	1.06	1.03	0.07	0.10	C92-94,D45-47
5.16	3.80	6.16	8.13	11.78	8.02	6.85	10.53	2.70	2.08	2.32	0.14	0.24	C95
3.10	0.00	9.25	8.13	2.95	4.01	13.70	10.53	1.73	1.27	1.29	0.08	0.14	O&U
332.60	310.74	625.66	738.23	1157.45	1271.15	1349.59	947.67	218.33	159.97	156.39	8.87	18.35	C00-96
331.57	300.59	621.04	726.02	1145.67	1263.13	1322.19	926.61	216.08	158.45	154.83	8.80	18.15	C00-96 exc. C44

附表 1-8 2016 年宁夏农村肿瘤登记地区男性恶性肿瘤发病主要指标

部位	病例数	构成（%）	年龄组（岁）										
			0~	1~4	5~9	10~14	15~19	20~24	25~29	30~34	35~39	40~44	45~49
唇	3	0.20	0.00	0.00	0.00	0.00	0.00	0.00	0.00	0.00	0.00	0.00	0.00
舌	1	0.07	0.00	0.00	0.00	0.00	0.00	0.00	0.00	0.00	0.00	0.00	0.00
口	4	0.26	0.00	0.00	0.00	0.00	0.00	0.00	0.00	0.00	3.72	0.00	1.54
唾液腺	4	0.26	0.00	0.00	0.00	0.00	0.00	0.00	0.00	0.00	0.00	0.00	0.00
扁桃腺	2	0.13	0.00	0.00	0.00	0.00	0.00	0.00	0.00	0.00	0.00	1.65	0.00
其他口咽	1	0.07	0.00	0.00	0.00	0.00	0.00	0.00	1.95	0.00	0.00	0.00	0.00
鼻咽	6	0.39	0.00	0.00	0.00	0.00	0.00	0.00	0.00	0.00	3.72	0.00	0.00
下咽	0	0.00	0.00	0.00	0.00	0.00	0.00	0.00	0.00	0.00	0.00	0.00	0.00
咽，部位不明	2	0.13	0.00	0.00	0.00	0.00	0.00	0.00	0.00	0.00	0.00	0.00	0.00
食管	102	6.69	0.00	0.00	0.00	0.00	0.00	0.00	1.95	0.00	0.00	1.65	4.63
胃	294	19.29	0.00	0.00	0.00	0.00	0.00	0.00	0.00	4.12	3.72	9.91	21.62
小肠	3	0.20	0.00	0.00	0.00	0.00	0.00	2.00	0.00	0.00	0.00	0.00	0.00
结肠	47	3.08	0.00	0.00	0.00	0.00	0.00	2.00	1.95	0.00	1.86	1.65	1.54
直肠	69	4.53	0.00	0.00	0.00	0.00	0.00	0.00	1.95	2.06	0.00	3.30	6.18
肛门	1	0.07	0.00	0.00	0.00	0.00	0.00	0.00	1.95	0.00	0.00	0.00	0.00
肝脏	230	15.09	13.16	0.00	0.00	0.00	0.00	2.00	0.00	2.06	7.43	19.82	32.43
胆囊及其他	15	0.98	0.00	0.00	0.00	0.00	0.00	0.00	0.00	0.00	0.00	0.00	3.09
胰腺	44	2.89	0.00	0.00	0.00	0.00	0.00	0.00	0.00	2.06	0.00	0.00	1.54
鼻、鼻窦及其他	2	0.13	0.00	0.00	0.00	0.00	0.00	0.00	0.00	0.00	0.00	1.65	0.00
喉	15	0.98	0.00	0.00	0.00	0.00	0.00	0.00	0.00	0.00	1.86	0.00	3.09
气管、支气管、肺	310	20.34	0.00	0.00	0.00	0.00	0.00	0.00	0.00	2.06	1.86	16.51	12.35
其他胸腔器官	1	0.07	0.00	0.00	0.00	0.00	0.00	0.00	0.00	0.00	0.00	0.00	0.00
骨	23	1.51	0.00	3.27	0.00	0.00	2.22	2.00	0.00	2.06	5.57	0.00	3.09
皮肤黑色素瘤	4	0.26	0.00	0.00	0.00	0.00	0.00	0.00	0.00	0.00	1.86	1.65	0.00
皮肤其他	17	1.12	0.00	0.00	0.00	0.00	0.00	0.00	0.00	0.00	0.00	0.00	0.00
间皮瘤	0	0.00	0.00	0.00	0.00	0.00	0.00	0.00	0.00	0.00	0.00	0.00	0.00
卡波氏肉瘤	0	0.00	0.00	0.00	0.00	0.00	0.00	0.00	0.00	0.00	0.00	0.00	0.00
结缔组织、软组织	5	0.33	0.00	0.00	0.00	0.00	0.00	0.00	0.00	0.00	0.00	0.00	1.54
乳腺	4	0.26	0.00	0.00	0.00	0.00	0.00	0.00	0.00	0.00	0.00	1.65	0.00
外阴	0	0.00	0.00	0.00	0.00	0.00	0.00	0.00	0.00	0.00	0.00	0.00	0.00
阴道	0	0.00	0.00	0.00	0.00	0.00	0.00	0.00	0.00	0.00	0.00	0.00	0.00
子宫颈	0	0.00	0.00	0.00	0.00	0.00	0.00	0.00	0.00	0.00	0.00	0.00	0.00
子宫体	0	0.00	0.00	0.00	0.00	0.00	0.00	0.00	0.00	0.00	0.00	0.00	0.00
子宫，部位不明	0	0.00	0.00	0.00	0.00	0.00	0.00	0.00	0.00	0.00	0.00	0.00	0.00
卵巢	0	0.00	0.00	0.00	0.00	0.00	0.00	0.00	0.00	0.00	0.00	0.00	0.00
其他女性生殖器	0	0.00	0.00	0.00	0.00	0.00	0.00	0.00	0.00	0.00	0.00	0.00	0.00
胎盘	0	0.00	0.00	0.00	0.00	0.00	0.00	0.00	0.00	0.00	0.00	0.00	0.00
阴茎	6	0.39	0.00	0.00	0.00	0.00	0.00	0.00	0.00	0.00	0.00	1.65	0.00
前列腺	55	3.61	0.00	0.00	0.00	0.00	0.00	0.00	0.00	0.00	0.00	0.00	0.00
睾丸	3	0.20	0.00	0.00	0.00	0.00	0.00	0.00	0.00	4.12	0.00	0.00	1.54
其他男性生殖器	0	0.00	0.00	0.00	0.00	0.00	0.00	0.00	0.00	0.00	0.00	0.00	0.00
肾	22	1.44	0.00	0.00	0.00	0.00	0.00	0.00	1.95	0.00	0.00	1.65	6.18
肾盂	4	0.26	0.00	0.00	0.00	0.00	0.00	0.00	0.00	0.00	0.00	0.00	0.00
输尿管	2	0.13	0.00	0.00	0.00	0.00	0.00	0.00	0.00	0.00	0.00	0.00	0.00
膀胱	55	3.61	0.00	0.00	0.00	0.00	2.22	0.00	0.00	0.00	1.86	1.65	7.72
其他泌尿器官	1	0.07	0.00	0.00	0.00	0.00	0.00	0.00	0.00	0.00	0.00	0.00	1.54
眼	1	0.07	0.00	0.00	0.00	0.00	0.00	0.00	0.00	0.00	0.00	0.00	0.00
脑、神经系统	62	4.07	0.00	0.00	5.03	0.00	0.00	2.00	3.89	6.18	9.29	9.91	10.81
甲状腺	12	0.79	0.00	0.00	0.00	0.00	0.00	0.00	0.00	2.06	0.00	3.30	1.54
肾上腺	2	0.13	0.00	0.00	0.00	0.00	0.00	0.00	0.00	0.00	0.00	0.00	0.00
其他内分泌腺	14	0.92	0.00	0.00	0.00	0.00	0.00	2.00	1.95	6.18	0.00	1.65	1.54
霍奇金淋巴瘤	3	0.20	0.00	0.00	2.51	0.00	0.00	0.00	0.00	0.00	0.00	0.00	0.00
非霍奇金淋巴瘤	21	1.38	0.00	3.27	0.00	0.00	0.00	0.00	0.00	2.06	0.00	3.30	3.09
免疫增生性疾病	0	0.00	0.00	0.00	0.00	0.00	0.00	0.00	0.00	0.00	0.00	0.00	0.00
多发性骨髓瘤	3	0.20	0.00	0.00	0.00	0.00	0.00	0.00	0.00	0.00	0.00	0.00	0.00
淋巴样白血病	7	0.46	0.00	3.27	2.51	0.00	0.00	0.00	3.89	0.00	0.00	0.00	1.54
髓样白血病	9	0.59	0.00	0.00	0.00	0.00	0.00	0.00	5.84	0.00	1.86	0.00	1.54
白血病，未特指	23	1.51	0.00	3.27	2.51	0.00	2.22	2.00	0.00	0.00	0.00	1.65	6.18
其他或未指明部位	10	0.66	0.00	0.00	0.00	2.41	0.00	0.00	0.00	0.00	0.00	1.65	1.54
所有部位合计	1524	100.00	13.16	13.10	12.57	2.41	6.65	14.02	27.25	35.01	44.58	85.87	137.44
所有部位除外 C44	1507	98.88	13.16	13.10	12.57	2.41	6.65	14.02	27.25	35.01	44.58	85.87	137.44

50~54	55~59	60~64	65~69	70~74	75~79	80~84	85+	粗率 (1/10⁵)	中国人口标化率 (1/10⁵)	世界人口标化率 (1/10⁵)	累积率(%) 0~64岁	0~74岁	ICD10
0.00	0.00	0.00	0.00	0.00	8.49	14.24	21.28	0.44	0.27	0.26	0.00	0.00	C00
0.00	0.00	0.00	4.11	0.00	0.00	0.00	0.00	0.15	0.11	0.12	0.00	0.02	C01-02
0.00	0.00	3.08	0.00	0.00	0.00	0.00	0.00	0.59	0.54	0.44	0.04	0.04	C03-06
0.00	4.98	0.00	4.11	0.00	0.00	14.24	0.00	0.59	0.39	0.39	0.02	0.05	C07-08
0.00	0.00	3.08	0.00	0.00	0.00	0.00	0.00	0.29	0.21	0.22	0.02	0.02	C09
0.00	0.00	0.00	0.00	0.00	0.00	0.00	0.00	0.15	0.18	0.16	0.01	0.01	C10
0.00	2.49	3.08	0.00	12.26	0.00	0.00	0.00	0.88	0.78	0.69	0.05	0.11	C11
0.00	0.00	0.00	0.00	0.00	0.00	0.00	0.00	0.00	0.00	0.00	0.00	0.00	C12-13
2.05	0.00	0.00	4.11	0.00	0.00	0.00	0.00	0.29	0.22	0.23	0.01	0.03	C14
12.30	12.46	61.69	69.80	98.08	152.88	170.92	63.84	15.02	11.01	10.87	0.47	1.31	C15
43.06	49.85	120.29	192.98	337.15	433.16	341.83	276.65	43.30	31.96	31.28	1.26	3.91	C16
0.00	0.00	0.00	0.00	0.00	8.49	14.24	0.00	0.44	0.35	0.32	0.01	0.01	C17
6.15	12.46	27.76	12.32	42.91	84.93	28.49	63.84	6.92	5.13	5.07	0.28	0.55	C18
10.25	14.95	43.18	20.53	98.08	33.97	113.94	63.84	10.16	7.53	7.49	0.41	1.00	C19-20
0.00	0.00	0.00	0.00	0.00	0.00	0.00	0.00	0.15	0.18	0.16	0.01	0.01	C21
75.87	57.33	111.04	156.03	140.99	144.39	185.16	63.84	33.87	24.94	24.90	1.55	3.04	C22
2.05	2.49	9.25	16.42	18.39	8.49	0.00	0.00	2.21	1.67	1.70	0.08	0.26	C23-24
4.10	17.45	33.93	20.53	42.91	76.44	14.24	0.00	6.48	4.85	4.79	0.30	0.61	C25
0.00	0.00	0.00	0.00	6.13	0.00	0.00	0.00	0.29	0.23	0.22	0.01	0.04	C30-31
4.10	0.00	3.08	16.42	0.00	8.49	28.49	42.56	2.21	1.58	1.56	0.06	0.14	C32
47.16	47.36	160.39	205.30	337.15	467.13	199.40	468.18	45.65	33.32	33.55	1.44	4.15	C33-34
2.05	0.00	0.00	0.00	0.00	0.00	0.00	0.00	0.15	0.10	0.10	0.01	0.01	C37-38
0.00	4.98	9.25	4.11	12.26	25.48	42.73	0.00	3.39	2.86	2.72	0.16	0.24	C40-41
0.00	0.00	3.08	0.00	0.00	8.49	0.00	0.00	0.59	0.48	0.42	0.03	0.03	C43
0.00	14.95	9.25	8.21	12.26	16.99	28.49	0.00	2.50	1.75	1.77	0.12	0.22	C44
0.00	0.00	0.00	0.00	0.00	0.00	0.00	0.00	0.00	0.00	0.00	0.00	0.00	C45
0.00	0.00	0.00	0.00	0.00	0.00	0.00	0.00	0.00	0.00	0.00	0.00	0.00	C46
4.10	0.00	3.08	0.00	0.00	8.49	0.00	0.00	0.74	0.53	0.51	0.04	0.04	C47;C49
0.00	2.49	6.17	0.00	0.00	0.00	0.00	0.00	0.59	0.41	0.45	0.05	0.05	C50
0.00	0.00	0.00	0.00	0.00	0.00	0.00	0.00	0.00	0.00	0.00	0.00	0.00	C51
0.00	0.00	0.00	0.00	0.00	0.00	0.00	0.00	0.00	0.00	0.00	0.00	0.00	C52
0.00	0.00	0.00	0.00	0.00	0.00	0.00	0.00	0.00	0.00	0.00	0.00	0.00	C53
0.00	0.00	0.00	0.00	0.00	0.00	0.00	0.00	0.00	0.00	0.00	0.00	0.00	C54
0.00	0.00	0.00	0.00	0.00	0.00	0.00	0.00	0.00	0.00	0.00	0.00	0.00	C55
0.00	0.00	0.00	0.00	0.00	0.00	0.00	0.00	0.00	0.00	0.00	0.00	0.00	C56
0.00	0.00	0.00	0.00	0.00	0.00	0.00	0.00	0.00	0.00	0.00	0.00	0.00	C57
0.00	0.00	0.00	0.00	0.00	0.00	0.00	0.00	0.00	0.00	0.00	0.00	0.00	C58
4.10	0.00	0.00	8.21	0.00	8.49	0.00	0.00	0.88	0.66	0.64	0.03	0.07	C60
2.05	2.49	12.34	24.64	91.95	118.91	156.67	63.84	8.10	5.93	5.57	0.08	0.67	C61
0.00	0.00	0.00	0.00	0.00	0.00	0.00	0.00	0.44	0.53	0.34	0.03	0.03	C62
0.00	0.00	0.00	0.00	0.00	0.00	0.00	0.00	0.00	0.00	0.00	0.00	0.00	C63
2.05	7.48	15.42	4.11	12.26	16.99	14.24	21.28	3.24	2.36	2.36	0.17	0.26	C64
0.00	2.49	6.17	0.00	0.00	8.49	0.00	0.00	0.59	0.41	0.43	0.04	0.04	C65
0.00	0.00	0.00	0.00	12.26	0.00	0.00	0.00	0.29	0.25	0.25	0.00	0.06	C66
4.10	12.46	27.76	32.85	55.17	67.95	56.97	42.56	8.10	6.02	5.95	0.29	0.73	C67
0.00	0.00	0.00	0.00	0.00	0.00	0.00	0.00	0.15	0.11	0.09	0.01	0.01	C68
0.00	0.00	0.00	0.00	6.13	0.00	0.00	0.00	0.15	0.13	0.12	0.00	0.03	C69
18.45	22.43	12.34	8.21	49.04	8.49	14.24	42.56	9.13	7.49	7.06	0.50	0.79	C70-72,D32-33,D42-43
6.15	2.49	6.17	4.11	0.00	8.49	0.00	0.00	1.77	1.37	1.28	0.11	0.13	C73
0.00	0.00	0.00	4.11	0.00	0.00	14.24	0.00	0.29	0.21	0.19	0.00	0.02	C74
4.10	4.98	3.08	0.00	6.13	8.49	0.00	0.00	2.06	1.92	1.61	0.13	0.16	C75
0.00	0.00	3.08	0.00	6.13	0.00	0.00	0.00	0.44	0.41	0.50	0.03	0.06	C81
2.05	4.98	9.25	12.32	30.65	8.49	0.00	0.00	3.09	2.47	2.56	0.14	0.35	C82-86;C96
0.00	0.00	0.00	0.00	0.00	0.00	0.00	0.00	0.00	0.00	0.00	0.00	0.00	C88
0.00	2.49	3.08	0.00	0.00	8.49	0.00	0.00	0.44	0.31	0.31	0.03	0.03	C90
0.00	2.49	0.00	4.11	0.00	0.00	0.00	0.00	1.03	1.01	1.19	0.07	0.09	C91
2.05	4.98	0.00	4.11	0.00	0.00	0.00	0.00	1.33	1.23	1.10	0.08	0.10	C92-94,D45-47
8.20	4.98	6.17	12.32	12.26	0.00	0.00	21.28	3.39	2.67	2.97	0.18	0.31	C95
4.10	0.00	9.25	0.00	0.00	8.49	14.24	0.00	1.47	1.18	1.14	0.09	0.09	O&U
270.66	319.03	724.84	854.03	1440.57	1758.11	1467.03	1255.59	224.43	168.24	166.04	8.47	19.94	C00-96
270.66	304.08	715.59	845.82	1428.31	1741.12	1438.54	1255.59	221.93	166.49	164.26	8.35	19.72	C00-96 exc. C44

附表 1-9 2016 年宁夏农村肿瘤登记地区女性恶性肿瘤发病主要指标

部位	病例数	构成（%）	年龄组（岁）										
			0~	1~4	5~9	10~14	15~19	20~24	25~29	30~34	35~39	40~44	45~49
唇	0	0.00	0.00	0.00	0.00	0.00	0.00	0.00	0.00	0.00	0.00	0.00	0.00
舌	0	0.00	0.00	0.00	0.00	0.00	0.00	0.00	0.00	0.00	0.00	0.00	0.00
口	2	0.14	0.00	0.00	0.00	0.00	0.00	0.00	0.00	0.00	0.00	0.00	0.00
唾液腺	2	0.14	0.00	0.00	0.00	0.00	0.00	0.00	0.00	0.00	0.00	1.75	0.00
扁桃腺	0	0.00	0.00	0.00	0.00	0.00	0.00	0.00	0.00	0.00	0.00	0.00	0.00
其他口咽	1	0.07	0.00	0.00	0.00	0.00	0.00	0.00	0.00	0.00	0.00	0.00	0.00
鼻咽	7	0.51	0.00	0.00	0.00	0.00	0.00	0.00	0.00	0.00	0.00	0.00	7.79
下咽	0	0.00	0.00	0.00	0.00	0.00	0.00	0.00	0.00	0.00	0.00	0.00	0.00
咽，部位不明	0	0.00	0.00	0.00	0.00	0.00	0.00	0.00	0.00	0.00	0.00	0.00	0.00
食管	50	3.61	0.00	0.00	0.00	0.00	0.00	0.00	0.00	0.00	0.00	0.00	0.00
胃	126	9.10	0.00	0.00	0.00	0.00	0.00	0.00	0.00	6.43	6.02	5.24	15.58
小肠	7	0.51	0.00	0.00	0.00	0.00	0.00	0.00	0.00	2.14	0.00	0.00	0.00
结肠	41	2.96	0.00	0.00	0.00	0.00	0.00	0.00	0.00	0.00	0.00	3.50	3.12
直肠	65	4.69	0.00	0.00	0.00	0.00	0.00	0.00	1.99	4.28	0.00	0.00	7.79
肛门	0	0.00	0.00	0.00	0.00	0.00	0.00	0.00	0.00	0.00	0.00	0.00	0.00
肝脏	97	7.00	14.62	0.00	0.00	0.00	0.00	0.00	0.00	0.00	0.00	6.99	9.35
胆囊及其他	26	1.88	0.00	0.00	0.00	0.00	0.00	0.00	0.00	0.00	0.00	3.50	3.12
胰腺	34	2.45	0.00	0.00	0.00	0.00	0.00	0.00	0.00	0.00	0.00	5.24	1.56
鼻、鼻窦及其他	5	0.36	0.00	0.00	0.00	0.00	2.38	0.00	0.00	0.00	0.00	0.00	0.00
喉	0	0.00	0.00	0.00	0.00	0.00	0.00	0.00	0.00	0.00	0.00	0.00	0.00
气管、支气管、肺	171	12.35	0.00	0.00	0.00	0.00	0.00	0.00	0.00	2.14	8.03	3.50	20.26
其他胸腔器官	3	0.22	0.00	0.00	0.00	0.00	0.00	2.09	0.00	0.00	0.00	0.00	1.56
骨	15	1.08	0.00	0.00	0.00	0.00	0.00	0.00	0.00	2.14	0.00	1.75	1.56
皮肤黑色素瘤	2	0.14	0.00	0.00	0.00	0.00	0.00	0.00	0.00	0.00	0.00	0.00	0.00
皮肤其他	13	0.94	0.00	0.00	0.00	0.00	0.00	0.00	0.00	0.00	0.00	0.00	0.00
间皮瘤	3	0.22	0.00	0.00	0.00	0.00	0.00	0.00	0.00	2.14	0.00	0.00	0.00
卡波氏肉瘤	0	0.00	0.00	0.00	0.00	0.00	0.00	0.00	0.00	0.00	0.00	0.00	0.00
结缔组织、软组织	9	0.65	0.00	0.00	0.00	2.68	0.00	0.00	0.00	0.00	0.00	1.75	3.12
乳腺	219	15.81	0.00	0.00	0.00	0.00	0.00	2.09	5.98	8.57	30.10	55.93	71.67
外阴	6	0.43	0.00	0.00	0.00	0.00	0.00	0.00	0.00	0.00	0.00	1.75	0.00
阴道	1	0.07	0.00	0.00	0.00	0.00	0.00	0.00	0.00	0.00	0.00	0.00	0.00
子宫颈	127	9.17	0.00	0.00	0.00	0.00	0.00	0.00	3.98	12.85	8.03	33.21	43.63
子宫体	44	3.18	0.00	0.00	0.00	0.00	0.00	0.00	0.00	2.14	2.01	10.49	12.47
子宫，部位不明	11	0.79	0.00	0.00	0.00	0.00	0.00	0.00	0.00	0.00	0.00	1.75	1.56
卵巢	47	3.39	0.00	0.00	0.00	0.00	0.00	2.09	1.99	0.00	6.02	6.99	9.35
其他女性生殖器	0	0.00	0.00	0.00	0.00	0.00	0.00	0.00	0.00	0.00	0.00	0.00	0.00
胎盘	0	0.00	0.00	0.00	0.00	0.00	0.00	0.00	0.00	0.00	0.00	0.00	0.00
阴茎	0	0.00	0.00	0.00	0.00	0.00	0.00	0.00	0.00	0.00	0.00	0.00	0.00
前列腺	0	0.00	0.00	0.00	0.00	0.00	0.00	0.00	0.00	0.00	0.00	0.00	0.00
睾丸	0	0.00	0.00	0.00	0.00	0.00	0.00	0.00	0.00	0.00	0.00	0.00	0.00
其他男性生殖器	0	0.00	0.00	0.00	0.00	0.00	0.00	0.00	0.00	0.00	0.00	0.00	0.00
肾	15	1.08	0.00	3.63	0.00	0.00	0.00	0.00	0.00	0.00	0.00	1.75	0.00
肾盂	3	0.22	0.00	0.00	0.00	0.00	0.00	0.00	0.00	0.00	0.00	0.00	0.00
输尿管	1	0.07	0.00	0.00	0.00	0.00	0.00	0.00	0.00	0.00	0.00	0.00	0.00
膀胱	18	1.30	0.00	0.00	0.00	0.00	0.00	0.00	0.00	0.00	0.00	0.00	1.56
其他泌尿器官	0	0.00	0.00	0.00	0.00	0.00	0.00	0.00	0.00	0.00	0.00	0.00	0.00
眼	1	0.07	0.00	0.00	0.00	0.00	0.00	0.00	0.00	0.00	0.00	0.00	0.00
脑、神经系统	87	6.28	14.62	3.63	8.22	5.36	2.38	6.28	1.99	2.14	8.03	10.49	4.67
甲状腺	60	4.33	0.00	0.00	0.00	0.00	0.00	4.19	1.99	8.57	12.04	10.49	20.26
肾上腺	1	0.07	0.00	0.00	0.00	0.00	0.00	0.00	0.00	0.00	0.00	0.00	0.00
其他内分泌腺	12	0.87	0.00	0.00	0.00	0.00	2.38	0.00	0.00	0.00	2.01	1.75	1.56
霍奇金淋巴瘤	2	0.14	0.00	0.00	0.00	0.00	0.00	0.00	0.00	0.00	0.00	0.00	0.00
非霍奇金淋巴瘤	13	0.94	0.00	0.00	0.00	0.00	0.00	2.09	0.00	0.00	0.00	0.00	3.12
免疫增生性疾病	0	0.00	0.00	0.00	0.00	0.00	0.00	0.00	0.00	0.00	0.00	0.00	0.00
多发性骨髓瘤	3	0.22	0.00	0.00	0.00	0.00	0.00	0.00	0.00	0.00	0.00	0.00	0.00
淋巴样白血病	2	0.14	0.00	0.00	0.00	0.00	0.00	0.00	0.00	0.00	2.01	1.75	0.00
髓样白血病	7	0.51	0.00	0.00	0.00	0.00	2.38	2.09	0.00	0.00	0.00	0.00	0.00
白血病，未特指	13	0.94	0.00	3.63	0.00	0.00	0.00	2.09	0.00	0.00	0.00	0.00	1.56
其他或未指明部位	13	0.94	0.00	0.00	0.00	0.00	0.00	0.00	0.00	0.00	0.00	0.00	3.12
所有部位合计	1385	100.00	29.23	10.90	8.22	8.04	9.52	23.02	17.93	53.55	84.27	169.55	249.30
所有部位除外 C44	1372	99.06	29.23	10.90	8.22	8.04	9.52	23.02	17.93	53.55	84.27	169.55	249.30

50~54	55~59	60~64	65~69	70~74	75~79	80~84	85+	粗率 ($1/10^5$)	中国人口标化率 ($1/10^5$)	世界人口标化率 ($1/10^5$)	累积率(%) 0~64岁	累积率(%) 0~74岁	ICD10
0.00	0.00	0.00	0.00	0.00	0.00	0.00	0.00	0.00	0.00	0.00	0.00	0.00	C00
0.00	0.00	0.00	0.00	0.00	0.00	0.00	0.00	0.00	0.00	0.00	0.00	0.00	C01-02
0.00	5.16	0.00	0.00	0.00	0.00	0.00	0.00	0.31	0.19	0.21	0.03	0.03	C03-06
0.00	0.00	0.00	0.00	5.67	0.00	0.00	0.00	0.31	0.23	0.22	0.01	0.04	C07-08
0.00	0.00	0.00	0.00	0.00	0.00	0.00	0.00	0.00	0.00	0.00	0.00	0.00	C09
0.00	0.00	0.00	0.00	0.00	0.00	13.20	0.00	0.15	0.08	0.07	0.00	0.00	C10
0.00	0.00	3.08	4.03	0.00	0.00	0.00	0.00	1.07	0.75	0.71	0.05	0.07	C11
0.00	0.00	0.00	0.00	0.00	0.00	0.00	0.00	0.00	0.00	0.00	0.00	0.00	C12-13
0.00	0.00	0.00	0.00	0.00	0.00	0.00	0.00	0.00	0.00	0.00	0.00	0.00	C14
2.08	5.16	18.48	48.35	79.36	53.18	92.40	20.84	7.65	5.25	5.19	0.13	0.77	C15
18.73	28.41	58.52	40.29	124.71	121.54	171.59	145.89	19.29	13.41	12.92	0.69	1.52	C16
2.08	2.58	3.08	8.06	5.67	0.00	0.00	0.00	1.07	0.87	0.81	0.05	0.12	C17
10.41	10.33	9.24	36.27	34.01	30.39	52.80	41.68	6.28	4.25	4.24	0.18	0.53	C18
12.49	12.91	21.56	40.29	73.69	45.58	105.60	41.68	9.95	7.05	6.76	0.31	0.88	C19-20
0.00	0.00	0.00	0.00	0.00	0.00	0.00	0.00	0.00	0.00	0.00	0.00	0.00	C21
27.06	23.24	64.68	48.35	62.35	53.18	132.00	62.53	14.85	10.05	10.40	0.67	1.22	C22
6.24	5.16	9.24	12.09	34.01	15.19	39.60	0.00	3.98	2.75	2.68	0.14	0.37	C23-24
2.08	7.75	21.56	24.18	5.67	53.18	52.80	20.84	5.20	3.45	3.42	0.19	0.34	C25
0.00	0.00	3.08	0.00	17.01	0.00	0.00	0.00	0.77	0.65	0.68	0.03	0.11	C30-31
0.00	0.00	0.00	0.00	0.00	0.00	0.00	0.00	0.00	0.00	0.00	0.00	0.00	C32
20.81	28.41	64.68	52.38	192.73	220.30	329.99	166.74	26.17	17.75	16.91	0.74	1.96	C33-34
0.00	0.00	0.00	0.00	0.00	0.00	13.20	0.00	0.46	0.35	0.33	0.02	0.02	C37-38
4.16	5.16	6.16	8.06	5.67	7.60	26.40	0.00	2.30	1.66	1.55	0.10	0.17	C40-41
0.00	0.00	6.16	0.00	0.00	0.00	0.00	0.00	0.31	0.21	0.25	0.03	0.03	C43
2.08	5.16	0.00	16.12	11.34	0.00	26.40	41.68	1.99	1.29	1.36	0.04	0.17	C44
0.00	0.00	0.00	0.00	0.00	7.60	13.20	0.00	0.46	0.40	0.27	0.01	0.01	C45
0.00	0.00	0.00	0.00	0.00	0.00	0.00	0.00	0.00	0.00	0.00	0.00	0.00	C46
2.08	0.00	6.16	0.00	5.67	0.00	0.00	20.84	1.38	1.10	1.10	0.08	0.11	C47;C49
101.99	46.48	55.44	56.41	45.35	60.77	39.60	0.00	33.52	25.17	23.20	1.89	2.40	C50
4.16	0.00	3.08	4.03	0.00	7.60	0.00	0.00	0.92	0.64	0.63	0.04	0.07	C51
0.00	0.00	0.00	0.00	5.67	0.00	0.00	0.00	0.15	0.12	0.11	0.00	0.03	C52
54.12	33.57	36.96	24.18	34.01	22.79	26.40	0.00	19.44	14.66	13.47	1.13	1.42	C53
29.14	15.49	6.16	12.09	5.67	15.19	0.00	0.00	6.73	4.86	4.58	0.39	0.48	C54
6.24	5.16	3.08	4.03	0.00	7.60	13.20	0.00	1.68	1.13	1.10	0.09	0.11	C55
22.90	12.91	21.56	20.15	11.34	15.19	0.00	0.00	7.19	5.34	5.18	0.42	0.58	C56
0.00	0.00	0.00	0.00	0.00	0.00	0.00	0.00	0.00	0.00	0.00	0.00	0.00	C57
0.00	0.00	0.00	0.00	0.00	0.00	0.00	0.00	0.00	0.00	0.00	0.00	0.00	C58
0.00	0.00	0.00	0.00	0.00	0.00	0.00	0.00	0.00	0.00	0.00	0.00	0.00	C60
0.00	0.00	0.00	0.00	0.00	0.00	0.00	0.00	0.00	0.00	0.00	0.00	0.00	C61
0.00	0.00	0.00	0.00	0.00	0.00	0.00	0.00	0.00	0.00	0.00	0.00	0.00	C62
0.00	0.00	0.00	0.00	0.00	0.00	0.00	0.00	0.00	0.00	0.00	0.00	0.00	C63
2.08	2.58	3.08	24.18	5.67	15.19	0.00	20.84	2.30	1.64	1.88	0.06	0.21	C64
0.00	0.00	0.00	0.00	5.67	15.19	0.00	0.00	0.46	0.31	0.27	0.00	0.03	C65
0.00	2.58	0.00	0.00	0.00	0.00	0.00	0.00	0.15	0.10	0.10	0.01	0.01	C66
2.08	7.75	15.40	20.15	17.01	0.00	0.00	0.00	2.76	1.93	2.07	0.13	0.32	C67
0.00	0.00	0.00	0.00	0.00	0.00	0.00	0.00	0.00	0.00	0.00	0.00	0.00	C68
0.00	0.00	0.00	0.00	0.00	0.00	13.20	0.00	0.15	0.08	0.07	0.00	0.00	C69
22.90	15.49	30.80	56.41	68.02	37.98	13.20	41.68	13.32	10.72	11.10	0.62	1.25	C70-72,D32-33,D42-43
29.14	7.75	15.40	8.06	11.34	0.00	26.40	0.00	9.18	7.44	6.56	0.55	0.65	C73
0.00	0.00	0.00	4.03	0.00	0.00	0.00	0.00	0.15	0.11	0.12	0.00	0.02	C74
4.16	2.58	6.16	0.00	11.34	7.60	0.00	0.00	1.84	1.44	1.39	0.10	0.16	C75
0.00	0.00	3.08	4.03	0.00	0.00	0.00	0.00	0.31	0.22	0.24	0.02	0.04	C81
2.08	2.58	6.16	16.12	0.00	7.60	13.20	0.00	1.99	1.42	1.43	0.08	0.16	C82-86;C96
0.00	0.00	0.00	0.00	0.00	0.00	0.00	0.00	0.00	0.00	0.00	0.00	0.00	C88
0.00	0.00	6.16	4.03	0.00	0.00	0.00	0.00	0.46	0.32	0.37	0.03	0.05	C90
0.00	0.00	0.00	0.00	0.00	0.00	0.00	0.00	0.31	0.29	0.23	0.02	0.02	C91
0.00	5.16	3.08	8.06	0.00	0.00	0.00	0.00	1.07	0.88	0.95	0.06	0.10	C92-94,D45-47
2.08	2.58	6.16	4.03	11.34	15.19	13.20	0.00	1.99	1.46	1.63	0.09	0.16	C95
2.08	0.00	9.24	16.12	5.67	0.00	13.20	20.84	1.99	1.35	1.43	0.07	0.18	O&U
395.47	302.15	526.64	624.57	895.64	835.61	1240.76	646.10	211.99	153.37	148.19	9.31	16.91	C00-96
393.39	296.98	526.64	608.45	884.30	835.61	1214.36	604.42	210.00	152.08	146.83	9.27	16.74	C00-96 exc. C44

附表 1-10 2016 年宁夏肿瘤登记地区男女合计恶性肿瘤死亡主要指标

部位	病例数	构成（%）	年龄组（岁）										
			0~	1~4	5~9	10~14	15~19	20~24	25~29	30~34	35~39	40~44	45~49
唇	0	0.00	0.00	0.00	0.00	0.00	0.00	0.00	0.00	0.00	0.00	0.00	0.00
舌	3	0.08	0.00	0.00	0.00	0.00	0.00	0.00	0.00	0.00	0.00	0.00	0.33
口	9	0.24	0.00	0.00	0.00	0.00	0.00	0.00	0.00	0.00	0.00	0.00	0.00
唾液腺	3	0.08	0.00	0.00	0.00	0.00	0.00	0.00	0.00	0.00	0.00	0.00	0.33
扁桃腺	0	0.00	0.00	0.00	0.00	0.00	0.00	0.00	0.00	0.00	0.00	0.00	0.00
其他口咽	5	0.13	0.00	0.00	0.00	0.00	0.00	0.00	0.36	0.00	0.00	0.70	0.00
鼻咽	17	0.46	0.00	0.00	0.00	0.00	0.49	0.00	0.00	0.00	0.71	0.70	0.33
下咽	1	0.03	0.00	0.00	0.00	0.00	0.00	0.00	0.00	0.00	0.00	0.00	0.00
咽，部位不明	4	0.11	0.00	0.00	0.00	0.00	0.00	0.00	0.36	0.00	0.00	0.00	0.00
食管	203	5.45	0.00	0.00	0.00	0.00	0.00	0.00	0.00	0.00	0.00	0.00	0.33
胃	565	15.16	0.00	0.00	0.00	0.00	0.00	0.00	0.00	1.84	2.85	2.78	6.33
小肠	22	0.59	0.00	0.00	0.00	0.00	0.00	0.41	0.00	0.37	0.00	0.00	0.00
结肠	125	3.35	0.00	0.00	0.00	0.00	0.00	0.00	0.00	0.00	0.36	1.39	2.00
直肠	166	4.46	0.00	0.00	0.00	0.00	0.00	0.00	0.00	0.74	0.36	0.35	3.00
肛门	4	0.11	0.00	0.00	0.00	0.00	0.00	0.00	0.36	0.00	0.00	0.00	0.00
肝脏	591	15.86	0.00	0.00	0.00	0.00	0.00	0.41	0.71	1.47	2.49	10.78	18.33
胆囊及其他	80	2.15	0.00	0.00	0.00	0.00	0.00	0.00	0.00	0.00	0.00	0.70	1.00
胰腺	153	4.11	0.00	0.00	0.00	0.00	0.00	0.00	0.00	0.00	0.00	0.35	0.33
鼻、鼻窦及其他	6	0.16	0.00	0.00	0.00	0.00	0.49	0.00	0.00	0.00	0.00	0.00	0.00
喉	9	0.24	0.00	0.00	0.00	0.00	0.00	0.00	0.00	0.00	0.00	0.00	0.00
气管、支气管、肺	849	22.79	0.00	0.00	0.00	0.00	0.00	0.00	0.36	0.74	0.36	4.87	12.33
其他胸腔器官	5	0.13	0.00	0.00	0.00	0.00	0.00	0.00	0.36	0.00	0.00	0.00	0.00
骨	50	1.34	0.00	0.00	0.00	1.04	0.00	0.41	0.36	0.00	0.36	0.00	1.00
皮肤黑色素瘤	8	0.21	0.00	0.00	0.00	0.00	0.00	0.00	0.00	0.00	0.00	0.35	0.00
皮肤其他	17	0.46	0.00	0.00	0.00	0.00	0.00	0.00	0.00	0.00	0.00	0.35	0.00
间皮瘤	1	0.03	0.00	0.00	0.00	0.00	0.00	0.00	0.00	0.00	0.00	0.00	0.00
卡波氏肉瘤	0	0.00	0.00	0.00	0.00	0.00	0.00	0.00	0.00	0.00	0.00	0.00	0.00
结缔组织、软组织	11	0.30	0.00	0.00	0.00	0.52	0.00	0.00	0.00	0.00	0.00	0.00	0.33
乳腺	108	2.98	0.00	0.00	0.00	0.00	0.00	0.00	0.70	0.75	4.35	7.02	8.69
外阴	6	0.16	0.00	0.00	0.00	0.00	0.00	0.00	0.00	0.00	0.00	0.00	0.00
阴道	3	0.08	0.00	0.00	0.00	0.00	0.00	0.00	0.00	0.00	0.00	0.00	0.00
子宫颈	65	1.74	0.00	0.00	0.00	0.00	0.00	0.00	0.00	0.74	0.00	1.74	2.33
子宫体	23	0.62	0.00	0.00	0.00	0.00	0.00	0.00	0.00	0.00	0.36	0.00	0.67
子宫，部位不明	8	0.21	0.00	0.00	0.00	0.00	0.00	0.00	0.00	0.00	0.00	0.00	0.33
卵巢	37	0.99	0.00	0.00	0.00	0.00	0.00	0.00	0.36	0.00	0.36	0.70	0.33
其他女性生殖器	1	0.03	0.00	0.00	0.00	0.00	0.00	0.00	0.00	0.00	0.00	0.00	0.00
胎盘	0	0.00	0.00	0.00	0.00	0.00	0.00	0.00	0.00	0.00	0.00	0.00	0.00
阴茎	4	0.11	0.00	0.00	0.00	0.00	0.00	0.00	0.00	0.00	0.00	0.00	0.00
前列腺	63	1.69	0.00	0.00	0.00	0.00	0.00	0.00	0.00	0.00	0.00	0.35	0.00
睾丸	0	0.00	0.00	0.00	0.00	0.00	0.00	0.00	0.00	0.00	0.00	0.00	0.00
其他男性生殖器	0	0.00	0.00	0.00	0.00	0.00	0.00	0.00	0.00	0.00	0.00	0.00	0.00
肾	39	1.05	0.00	0.00	0.00	0.00	0.00	0.00	0.00	0.00	0.00	0.00	1.33
肾盂	3	0.08	0.00	0.00	0.00	0.00	0.00	0.00	0.00	0.00	0.00	0.00	0.67
输尿管	4	0.11	0.00	0.00	0.00	0.00	0.00	0.00	0.00	0.00	0.00	0.00	0.00
膀胱	57	1.53	0.00	0.00	0.00	0.00	0.00	0.00	0.00	0.00	0.00	0.35	0.00
其他泌尿器官	1	0.03	0.00	0.00	0.00	0.00	0.00	0.00	0.00	0.00	0.00	0.00	0.00
眼	2	0.05	0.00	0.00	0.00	0.00	0.00	0.00	0.00	0.00	0.00	0.00	0.00
脑、神经系统	134	3.60	2.56	0.67	1.04	0.52	1.46	0.41	1.43	1.47	0.71	1.74	4.33
甲状腺	14	0.38	0.00	0.00	0.00	0.00	0.00	0.00	0.00	0.00	0.00	0.00	0.00
肾上腺	7	0.19	0.00	0.00	0.00	0.00	0.00	0.00	0.00	0.00	0.00	0.00	0.00
其他内分泌腺	4	0.11	0.00	0.00	0.00	0.00	0.00	0.00	0.00	0.00	0.00	0.00	0.00
霍奇金淋巴瘤	9	0.24	0.00	0.00	0.00	0.00	0.00	0.00	0.36	0.00	0.00	0.00	0.33
非霍奇金淋巴瘤	36	0.97	0.00	0.00	0.00	0.00	0.49	0.41	0.36	0.37	0.36	0.70	0.00
免疫增生性疾病	0	0.00	0.00	0.00	0.00	0.00	0.00	0.00	0.00	0.00	0.00	0.00	0.00
多发性骨髓瘤	17	0.46	0.00	0.00	0.00	0.00	0.00	0.00	0.00	0.00	0.00	0.00	0.67
淋巴样白血病	17	0.46	0.00	0.00	0.00	0.52	0.00	0.41	0.71	0.00	0.36	0.00	0.67
髓样白血病	18	0.48	0.00	0.00	0.00	0.52	0.00	0.00	1.07	0.00	0.00	0.35	0.00
白血病，未特指	46	1.23	0.00	0.67	0.52	1.04	0.00	1.23	1.07	0.37	0.36	0.70	1.33
其他或未指明部位	90	2.42	0.00	0.00	0.00	0.52	0.00	0.00	0.36	1.10	1.07	1.74	1.33
所有部位合计	3726	100.00	2.56	1.33	1.56	4.66	2.92	3.70	8.91	9.56	13.18	35.46	64.64
所有部位除外 C44	3709	99.54	2.56	1.33	1.56	4.66	2.92	3.70	8.91	9.56	13.18	35.11	64.64

50~54	55~59	60~64	65~69	70~74	75~79	80~84	85+	粗率 (1/10^5)	中国人口标化率 (1/10^5)	世界人口标化率 (1/10^5)	累积率(%) 0~64岁	累积率(%) 0~74岁	ICD10
0.00	0.00	0.00	0.00	0.00	0.00	0.00	0.00	0.00	0.00	0.00	0.00	0.00	C00
0.44	0.00	0.73	0.00	0.00	0.00	0.00	0.00	0.09	0.07	0.07	0.01	0.01	C01-02
0.00	1.71	2.92	0.00	1.25	0.00	2.89	0.00	0.27	0.21	0.22	0.02	0.03	C03-06
0.44	0.57	0.00	0.00	0.00	0.00	0.00	0.00	0.09	0.07	0.06	0.01	0.01	C07-08
0.00	0.00	0.00	0.00	0.00	0.00	0.00	0.00	0.00	0.00	0.00	0.00	0.00	C09
0.00	0.57	0.73	0.00	0.00	0.00	0.00	0.00	0.15	0.12	0.12	0.01	0.01	C10
0.44	1.71	0.73	0.00	3.75	3.35	0.00	4.76	0.52	0.42	0.40	0.03	0.04	C11
0.00	0.00	0.73	0.00	0.00	0.00	0.00	0.00	0.03	0.02	0.03	0.00	0.00	C12-13
0.00	1.71	0.00	0.00	0.00	0.00	0.00	0.00	0.12	0.10	0.10	0.01	0.01	C14
3.09	3.43	16.05	33.54	56.18	73.71	92.40	52.33	6.18	4.65	4.54	0.11	0.56	C15
16.33	21.12	46.70	62.29	109.87	196.01	207.90	214.09	17.21	12.79	12.49	0.49	1.35	C16
1.32	1.14	2.92	0.00	4.99	5.03	5.78	9.52	0.67	0.51	0.51	0.03	0.06	C17
4.85	1.71	10.22	7.67	24.97	58.63	40.43	42.82	3.81	2.79	2.68	0.10	0.27	C18
2.65	6.28	13.13	11.50	36.21	60.31	89.51	47.58	5.06	3.71	3.53	0.13	0.37	C19-20
0.00	0.00	0.00	0.96	2.50	0.00	0.00	0.00	0.12	0.11	0.11	0.00	0.02	C21
36.62	41.10	64.94	64.20	73.66	92.14	127.05	104.67	18.00	13.66	13.63	0.88	1.57	C22
3.53	2.28	13.13	6.71	14.98	20.10	28.88	19.03	2.44	1.82	1.84	0.10	0.21	C23-24
5.74	6.28	18.24	22.04	34.96	48.58	43.31	33.30	4.66	3.53	3.54	0.15	0.44	C25
0.00	0.57	0.73	0.00	0.00	3.35	2.89	0.00	0.18	0.15	0.14	0.01	0.01	C30-31
0.44	0.00	0.00	0.96	3.75	1.68	2.89	9.52	0.27	0.20	0.20	0.00	0.03	C32
21.18	31.97	80.26	106.37	168.55	311.60	262.76	271.18	25.86	19.28	19.02	0.76	2.13	C33-34
0.44	0.00	0.00	1.92	0.00	0.00	2.89	0.00	0.15	0.13	0.12	0.00	0.01	C37-38
1.32	1.14	2.92	7.67	12.49	10.05	17.33	14.27	1.52	1.24	1.20	0.04	0.14	C40-41
0.44	0.00	0.73	0.00	2.50	3.35	2.89	0.00	0.24	0.18	0.17	0.01	0.02	C43
0.00	0.00	2.19	1.92	2.50	3.35	11.55	14.27	0.52	0.36	0.38	0.01	0.03	C44
0.00	0.00	0.00	0.96	0.00	0.00	0.00	0.00	0.03	0.03	0.03	0.00	0.00	C45
0.00	0.00	0.00	0.00	0.00	0.00	0.00	0.00	0.00	0.00	0.00	0.00	0.00	C46
0.44	1.14	0.00	0.96	1.25	1.68	8.66	0.00	0.34	0.27	0.25	0.01	0.02	C47;C49
17.85	10.39	19.07	13.02	28.21	12.81	63.63	9.91	6.64	5.07	4.83	0.34	0.55	C50
0.44	0.00	1.46	0.96	0.00	1.68	0.00	4.76	0.18	0.14	0.15	0.01	0.01	C51
0.00	1.14	0.00	0.00	0.00	1.68	0.00	0.00	0.09	0.06	0.06	0.01	0.01	C52
3.53	6.85	6.57	5.75	4.99	11.73	11.55	4.76	1.98	1.51	1.47	0.11	0.16	C53
3.09	1.14	2.92	3.83	1.25	1.68	2.89	0.00	0.70	0.55	0.55	0.04	0.07	C54
0.44	0.00	0.00	2.87	0.00	3.35	2.89	0.00	0.24	0.19	0.18	0.00	0.02	C55
3.97	2.85	6.57	0.96	3.75	6.70	2.89	0.00	1.13	0.87	0.87	0.08	0.10	C56
0.00	0.00	0.73	0.00	0.00	0.00	0.00	0.00	0.03	0.02	0.03	0.00	0.00	C57
0.00	0.00	0.00	0.00	0.00	0.00	0.00	0.00	0.00	0.00	0.00	0.00	0.00	C58
0.00	0.00	0.00	0.00	2.50	1.68	2.89	0.00	0.12	0.09	0.08	0.00	0.01	C60
0.00	0.00	1.46	3.83	7.49	31.83	49.09	66.61	1.92	1.27	1.24	0.01	0.07	C61
0.00	0.00	0.00	0.00	0.00	0.00	0.00	0.00	0.00	0.00	0.00	0.00	0.00	C62
0.00	0.00	0.00	0.00	0.00	0.00	0.00	0.00	0.00	0.00	0.00	0.00	0.00	C63
1.32	2.28	6.57	1.92	4.99	10.05	11.55	14.27	1.19	0.87	0.89	0.06	0.09	C64
0.00	0.00	0.00	0.00	0.00	1.68	0.00	0.00	0.09	0.07	0.06	0.00	0.00	C65
0.44	0.00	0.00	0.96	1.25	0.00	0.00	4.76	0.12	0.09	0.10	0.00	0.01	C66
1.76	0.57	4.38	9.58	12.49	18.43	20.21	33.30	1.74	1.28	1.30	0.04	0.15	C67
0.00	0.00	0.00	0.00	0.00	0.00	2.89	0.00	0.03	0.02	0.01	0.00	0.00	C68
0.00	0.00	0.00	0.00	0.00	1.68	2.89	0.00	0.06	0.04	0.03	0.00	0.00	C69
6.18	6.28	8.76	12.46	26.22	23.45	20.21	23.79	4.08	3.34	3.31	0.18	0.37	C70-72,D32-33,D42-43
0.88	0.00	2.19	0.96	3.75	3.35	8.66	0.00	0.43	0.32	0.31	0.02	0.04	C73
0.44	0.57	0.73	0.96	0.00	3.35	2.89	0.00	0.21	0.16	0.15	0.01	0.01	C74
0.44	0.00	1.46	0.00	0.00	1.68	0.00	0.00	0.12	0.09	0.10	0.01	0.01	C75
0.00	1.14	0.73	0.96	2.50	0.00	0.00	4.76	0.27	0.22	0.23	0.01	0.03	C81
1.32	1.71	5.84	3.83	8.74	3.35	5.78	0.00	1.10	0.91	0.91	0.06	0.12	C82-86;C96
0.00	0.00	0.00	0.00	0.00	0.00	0.00	0.00	0.00	0.00	0.00	0.00	0.00	C88
0.88	1.71	1.46	1.92	2.50	6.70	0.00	0.00	0.52	0.39	0.39	0.02	0.05	C90
0.00	0.57	2.19	1.92	1.25	1.68	5.78	0.00	0.52	0.46	0.44	0.03	0.04	C91
0.44	0.57	2.19	2.87	1.25	1.68	8.66	0.00	0.55	0.48	0.46	0.03	0.05	C92-94,D45-47
1.32	1.71	2.92	6.71	6.24	8.38	2.89	0.00	1.40	1.24	1.23	0.07	0.13	C95
3.09	3.43	5.84	10.54	12.49	25.13	34.65	19.03	2.74	2.14	2.00	0.09	0.21	O&U
138.55	162.69	352.43	411.10	672.96	1070.50	1180.99	1018.13	113.48	85.85	84.43	4.00	9.42	C00-96
138.55	162.69	350.24	409.18	670.46	1067.14	1169.44	1003.85	112.96	85.49	84.05	3.99	9.38	C00-96exc.C44

附表 1-11 2016 年宁夏肿瘤登记地区男性恶性肿瘤死亡主要指标

部位	病例数	构成（%）	年龄组（岁）										
			0~	1~4	5~9	10~14	15~19	20~24	25~29	30~34	35~39	40~44	45~49
唇	0	0.00	0.00	0.00	0.00	0.00	0.00	0.00	0.00	0.00	0.00	0.00	0.00
舌	1	0.04	0.00	0.00	0.00	0.00	0.00	0.00	0.00	0.00	0.00	0.00	0.00
口	7	0.31	0.00	0.00	0.00	0.00	0.00	0.00	0.00	0.00	0.00	0.00	0.00
唾液腺	1	0.04	0.00	0.00	0.00	0.00	0.00	0.00	0.00	0.00	0.00	0.00	0.00
扁桃腺	0	0.00	0.00	0.00	0.00	0.00	0.00	0.00	0.00	0.00	0.00	0.00	0.00
其他口咽	3	0.13	0.00	0.00	0.00	0.00	0.00	0.00	0.72	0.00	0.00	0.69	0.00
鼻咽	8	0.35	0.00	0.00	0.00	0.00	0.00	0.00	0.00	0.00	1.40	0.69	0.00
下咽	1	0.04	0.00	0.00	0.00	0.00	0.00	0.00	0.00	0.00	0.00	0.00	0.00
咽，部位不明	4	0.18	0.00	0.00	0.00	0.00	0.00	0.00	0.72	0.00	0.00	0.00	0.00
食管	144	6.39	0.00	0.00	0.00	0.00	0.00	0.00	0.00	0.00	0.00	0.00	0.66
胃	398	17.66	0.00	0.00	0.00	0.00	0.00	0.00	0.00	2.16	2.10	2.07	4.65
小肠	12	0.53	0.00	0.00	0.00	0.00	0.00	0.83	0.00	0.00	0.00	0.00	0.00
结肠	66	2.93	0.00	0.00	0.00	0.00	0.00	0.00	0.00	0.00	0.70	0.69	1.99
直肠	93	4.13	0.00	0.00	0.00	0.00	0.00	0.00	0.00	0.00	0.70	0.00	3.98
肛门	3	0.13	0.00	0.00	0.00	0.00	0.00	0.00	0.72	0.00	0.00	0.00	0.00
肝脏	410	18.19	0.00	0.00	0.00	0.00	0.00	0.83	0.72	2.16	4.21	15.16	28.56
胆囊及其他	39	1.73	0.00	0.00	0.00	0.00	0.00	0.00	0.00	0.00	0.00	0.00	0.00
胰腺	84	3.73	0.00	0.00	0.00	0.00	0.00	0.00	0.00	0.00	0.00	0.00	0.66
鼻、鼻窦及其他	3	0.13	0.00	0.00	0.00	0.00	0.00	0.00	0.00	0.00	0.00	0.00	0.00
喉	8	0.35	0.00	0.00	0.00	0.00	0.00	0.00	0.00	0.00	0.00	0.00	0.00
气管、支气管、肺	558	24.76	0.00	0.00	0.00	0.00	0.00	0.00	0.72	0.72	0.70	5.51	12.62
其他胸腔器官	2	0.09	0.00	0.00	0.00	0.00	0.00	0.00	0.00	0.00	0.00	0.00	0.00
骨	25	1.11	0.00	0.00	0.00	1.00	0.00	0.00	0.72	0.00	0.00	0.00	0.66
皮肤黑色素瘤	5	0.22	0.00	0.00	0.00	0.00	0.00	0.00	0.00	0.00	0.00	0.69	0.00
皮肤其他	12	0.53	0.00	0.00	0.00	0.00	0.00	0.00	0.00	0.00	0.00	0.00	0.00
间皮瘤	0	0.00	0.00	0.00	0.00	0.00	0.00	0.00	0.00	0.00	0.00	0.00	0.00
卡波氏肉瘤	0	0.00	0.00	0.00	0.00	0.00	0.00	0.00	0.00	0.00	0.00	0.00	0.00
结缔组织、软组织	9	0.40	0.00	0.00	0.00	0.00	0.00	0.00	0.00	0.00	0.00	0.00	0.66
乳腺	3	0.13	0.00	0.00	0.00	0.00	0.00	0.00	0.00	0.00	0.00	0.69	0.00
外阴	0	0.00	0.00	0.00	0.00	0.00	0.00	0.00	0.00	0.00	0.00	0.00	0.00
阴道	0	0.00	0.00	0.00	0.00	0.00	0.00	0.00	0.00	0.00	0.00	0.00	0.00
子宫颈	0	0.00	0.00	0.00	0.00	0.00	0.00	0.00	0.00	0.00	0.00	0.00	0.00
子宫体	0	0.00	0.00	0.00	0.00	0.00	0.00	0.00	0.00	0.00	0.00	0.00	0.00
子宫，部位不明	0	0.00	0.00	0.00	0.00	0.00	0.00	0.00	0.00	0.00	0.00	0.00	0.00
卵巢	0	0.00	0.00	0.00	0.00	0.00	0.00	0.00	0.00	0.00	0.00	0.00	0.00
其他女性生殖器	0	0.00	0.00	0.00	0.00	0.00	0.00	0.00	0.00	0.00	0.00	0.00	0.00
胎盘	0	0.00	0.00	0.00	0.00	0.00	0.00	0.00	0.00	0.00	0.00	0.00	0.00
阴茎	4	0.18	0.00	0.00	0.00	0.00	0.00	0.00	0.00	0.00	0.00	0.00	0.00
前列腺	63	2.80	0.00	0.00	0.00	0.00	0.00	0.00	0.00	0.00	0.00	0.69	0.00
睾丸	0	0.00	0.00	0.00	0.00	0.00	0.00	0.00	0.00	0.00	0.00	0.00	0.00
其他男性生殖器	0	0.00	0.00	0.00	0.00	0.00	0.00	0.00	0.00	0.00	0.00	0.00	0.00
肾	28	1.24	0.00	0.00	0.00	0.00	0.00	0.00	0.00	0.00	0.00	0.00	1.99
肾盂	2	0.09	0.00	0.00	0.00	0.00	0.00	0.00	0.00	0.00	0.00	0.00	0.66
输尿管	2	0.09	0.00	0.00	0.00	0.00	0.00	0.00	0.00	0.00	0.00	0.00	0.00
膀胱	44	1.95	0.00	0.00	0.00	0.00	0.00	0.00	0.00	0.00	0.00	0.69	0.00
其他泌尿器官	1	0.04	0.00	0.00	0.00	0.00	0.00	0.00	0.00	0.00	0.00	0.00	0.00
眼	1	0.04	0.00	0.00	0.00	0.00	0.00	0.00	0.00	0.00	0.00	0.00	0.00
脑、神经系统	66	2.93	0.00	0.00	1.00	0.00	0.95	0.00	1.45	1.44	1.40	2.07	5.98
甲状腺	4	0.18	0.00	0.00	0.00	0.00	0.00	0.00	0.00	0.00	0.00	0.00	0.00
肾上腺	4	0.18	0.00	0.00	0.00	0.00	0.00	0.00	0.00	0.00	0.00	0.00	0.00
其他内分泌腺	3	0.13	0.00	0.00	0.00	0.00	0.00	0.00	0.00	0.00	0.00	0.00	0.00
霍奇金淋巴瘤	5	0.22	0.00	0.00	0.00	0.00	0.00	0.00	0.72	0.00	0.00	0.00	0.66
非霍奇金淋巴瘤	26	1.15	0.00	0.00	0.00	0.00	0.95	0.00	0.72	0.72	0.70	1.38	0.00
免疫增生性疾病	0	0.00	0.00	0.00	0.00	0.00	0.00	0.00	0.00	0.00	0.00	0.00	0.00
多发性骨髓瘤	12	0.53	0.00	0.00	0.00	0.00	0.00	0.00	0.00	0.00	0.00	0.00	0.66
淋巴样白血病	8	0.35	0.00	0.00	0.00	0.00	0.00	0.83	1.45	0.00	0.00	0.00	0.66
髓样白血病	12	0.53	0.00	0.00	0.00	0.00	0.00	0.00	2.17	0.00	0.00	0.69	0.00
白血病，未特指	27	1.20	0.00	1.28	1.00	1.00	0.00	0.83	2.17	0.00	0.70	1.38	1.99
其他或未指明部位	43	1.91	0.00	0.00	0.00	1.00	0.00	0.00	0.72	1.44	0.70	2.07	0.00
所有部位合计	2254	100.00	0.00	1.28	1.99	2.99	1.89	3.31	13.75	8.65	13.32	35.15	67.08
所有部位除外 C44	2242	99.47	0.00	1.28	1.99	2.99	1.89	3.31	13.75	8.65	13.32	35.15	67.08

50~54	55~59	60~64	65~69	70~74	75~79	80~84	85+	粗率 $(1/10^5)$	中国人口标化率 $(1/10^5)$	世界人口标化率 $(1/10^5)$	累积率(%) 0~64岁	累积率(%) 0~74岁	ICD10
0.00	0.00	0.00	0.00	0.00	0.00	0.00	0.00	0.00	0.00	0.00	0.00	0.00	C00
0.87	0.00	0.00	0.00	0.00	0.00	0.00	0.00	0.06	0.04	0.04	0.00	0.00	C01-02
0.00	2.26	4.35	0.00	2.66	0.00	5.77	0.00	0.42	0.32	0.35	0.03	0.05	C03-06
0.00	1.13	0.00	0.00	0.00	0.00	0.00	0.00	0.06	0.04	0.05	0.01	0.01	C07-08
0.00	0.00	0.00	0.00	0.00	0.00	0.00	0.00	0.00	0.00	0.00	0.00	0.00	C09
0.00	0.00	1.45	0.00	0.00	0.00	0.00	0.00	0.18	0.16	0.16	0.01	0.01	C10
0.87	1.13	0.00	0.00	2.66	3.51	0.00	9.15	0.48	0.38	0.35	0.02	0.03	C11
0.00	0.00	1.45	0.00	0.00	0.00	0.00	0.00	0.06	0.05	0.06	0.01	0.01	C12-13
0.00	3.39	0.00	0.00	0.00	0.00	0.00	0.00	0.24	0.19	0.19	0.02	0.02	C14
5.24	6.77	23.23	41.50	69.23	119.43	144.13	82.34	8.68	6.65	6.46	0.18	0.73	C15
24.44	28.22	71.13	102.75	162.43	326.67	270.97	247.03	24.00	18.49	18.04	0.67	2.00	C16
0.87	1.13	4.35	0.00	0.00	7.03	11.53	18.30	0.72	0.52	0.55	0.04	0.04	C17
5.24	1.13	10.16	7.90	29.29	56.20	46.12	73.19	3.98	2.97	2.90	0.10	0.29	C18
0.87	11.29	13.06	7.90	45.27	84.30	80.71	64.04	5.61	4.20	4.01	0.15	0.42	C19-20
0.00	0.00	0.00	1.98	2.66	0.00	0.00	0.00	0.18	0.18	0.17	0.00	0.03	C21
54.12	56.44	94.36	90.90	101.18	108.89	149.90	146.39	24.73	19.17	19.19	1.28	2.24	C22
4.36	1.13	14.52	9.88	23.96	10.54	28.83	9.15	2.35	1.87	1.92	0.10	0.27	C23-24
6.98	10.16	24.68	23.71	34.62	49.18	28.83	45.75	5.07	3.95	4.05	0.21	0.50	C25
0.00	1.13	0.00	0.00	0.00	7.03	0.00	0.00	0.18	0.13	0.12	0.01	0.01	C30-31
0.87	0.00	0.00	1.98	5.33	3.51	5.77	18.30	0.48	0.35	0.36	0.00	0.04	C32
29.68	38.38	110.33	169.94	229.00	421.51	311.33	347.67	33.65	26.07	25.85	0.99	2.99	C33-34
0.00	0.00	0.00	3.95	0.00	0.00	0.00	0.00	0.12	0.11	0.12	0.00	0.02	C37-38
1.75	2.26	2.90	5.93	15.98	7.03	23.06	9.15	1.51	1.25	1.21	0.05	0.16	C40-41
0.00	0.00	0.00	0.00	2.66	7.03	5.77	0.00	0.30	0.23	0.19	0.00	0.02	C43
0.00	0.00	2.90	3.95	2.66	7.03	23.06	9.15	0.72	0.53	0.52	0.01	0.05	C44
0.00	0.00	0.00	0.00	0.00	0.00	0.00	0.00	0.00	0.00	0.00	0.00	0.00	C45
0.00	0.00	0.00	0.00	0.00	0.00	0.00	0.00	0.00	0.00	0.00	0.00	0.00	C46
0.87	2.26	0.00	1.98	2.66	0.00	17.30	0.00	0.54	0.40	0.37	0.02	0.04	C47;C49
0.00	1.13	0.00	1.98	0.00	0.00	0.00	0.00	0.18	0.14	0.15	0.01	0.02	C50
0.00	0.00	0.00	0.00	0.00	0.00	0.00	0.00	0.00	0.00	0.00	0.00	0.00	C51
0.00	0.00	0.00	0.00	0.00	0.00	0.00	0.00	0.00	0.00	0.00	0.00	0.00	C52
0.00	0.00	0.00	0.00	0.00	0.00	0.00	0.00	0.00	0.00	0.00	0.00	0.00	C53
0.00	0.00	0.00	0.00	0.00	0.00	0.00	0.00	0.00	0.00	0.00	0.00	0.00	C54
0.00	0.00	0.00	0.00	0.00	0.00	0.00	0.00	0.00	0.00	0.00	0.00	0.00	C55
0.00	0.00	0.00	0.00	0.00	0.00	0.00	0.00	0.00	0.00	0.00	0.00	0.00	C56
0.00	0.00	0.00	0.00	0.00	0.00	0.00	0.00	0.00	0.00	0.00	0.00	0.00	C57
0.00	0.00	0.00	0.00	0.00	0.00	0.00	0.00	0.00	0.00	0.00	0.00	0.00	C58
0.00	0.00	0.00	0.00	5.33	3.51	5.77	0.00	0.24	0.19	0.17	0.00	0.03	C60
0.00	0.00	2.90	7.90	15.98	66.74	98.01	128.09	3.80	2.59	2.51	0.02	0.14	C61
0.00	0.00	0.00	0.00	0.00	0.00	0.00	0.00	0.00	0.00	0.00	0.00	0.00	C62
0.00	0.00	0.00	0.00	0.00	0.00	0.00	0.00	0.00	0.00	0.00	0.00	0.00	C63
1.75	2.26	11.61	1.98	5.33	14.05	23.06	18.30	1.69	1.25	1.27	0.09	0.12	C64
0.00	0.00	0.00	0.00	0.00	3.51	0.00	0.00	0.12	0.09	0.07	0.00	0.00	C65
0.00	0.00	0.00	0.00	2.66	0.00	0.00	9.15	0.12	0.08	0.10	0.00	0.01	C66
2.62	1.13	5.81	9.88	21.30	31.61	40.36	54.89	2.65	1.97	1.96	0.05	0.21	C67
0.00	0.00	0.00	0.00	0.00	0.00	5.77	0.00	0.06	0.04	0.03	0.00	0.00	C68
0.00	0.00	0.00	0.00	0.00	3.51	0.00	0.00	0.06	0.05	0.04	0.00	0.00	C69
6.98	4.52	7.26	9.88	26.63	28.10	17.30	27.45	3.98	3.26	3.11	0.17	0.35	C70-72,D32-33,D42-43
0.87	0.00	1.45	0.00	2.66	0.00	5.77	0.00	0.24	0.19	0.18	0.01	0.02	C73
0.00	0.00	0.00	1.98	0.00	7.03	5.77	0.00	0.24	0.18	0.16	0.00	0.01	C74
0.87	0.00	1.45	0.00	0.00	3.51	0.00	0.00	0.18	0.14	0.14	0.01	0.01	C75
0.00	1.13	1.45	0.00	0.00	0.00	0.00	9.15	0.30	0.23	0.25	0.02	0.02	C81
1.75	3.39	10.16	3.95	10.65	3.51	5.77	0.00	1.57	1.34	1.34	0.10	0.17	C82-86;C96
0.00	0.00	0.00	0.00	0.00	0.00	0.00	0.00	0.00	0.00	0.00	0.00	0.00	C88
0.87	3.39	1.45	1.98	5.33	10.54	0.00	0.00	0.72	0.57	0.55	0.03	0.07	C90
0.00	1.13	1.45	1.98	0.00	0.00	5.77	0.00	0.48	0.43	0.41	0.03	0.04	C91
0.00	0.00	4.35	1.98	2.66	3.51	11.53	0.00	0.72	0.63	0.59	0.04	0.06	C92-94,D45-47
0.87	0.00	4.35	11.86	5.33	3.51	5.77	0.00	1.63	1.50	1.54	0.08	0.16	C95
4.36	4.52	7.26	15.81	7.99	17.56	28.83	0.00	2.59	2.17	2.04	0.11	0.23	O&U
158.00	190.77	439.85	545.39	844.10	1419.09	1412.51	1326.62	135.94	105.30	103.83	4.69	11.64	C00-96
158.00	190.77	436.95	541.44	841.43	1412.06	1389.45	1317.47	135.21	104.77	103.31	4.67	11.59	C00-96exc. C44

附表 1-12 2016 年宁夏肿瘤登记地区女性恶性肿瘤死亡主要指标

部位	病例数	构成（%）	年龄组（岁）										
			0~	1~4	5~9	10~14	15~19	20~24	25~29	30~34	35~39	40~44	45~49
唇	0	0.00	0.00	0.00	0.00	0.00	0.00	0.00	0.00	0.00	0.00	0.00	0.00
舌	2	0.14	0.00	0.00	0.00	0.00	0.00	0.00	0.00	0.00	0.00	0.00	0.67
口	2	0.14	0.00	0.00	0.00	0.00	0.00	0.00	0.00	0.00	0.00	0.00	0.00
唾液腺	2	0.14	0.00	0.00	0.00	0.00	0.00	0.00	0.00	0.00	0.00	0.00	0.67
扁桃腺	0	0.00	0.00	0.00	0.00	0.00	0.00	0.00	0.00	0.00	0.00	0.00	0.00
其他口咽	2	0.14	0.00	0.00	0.00	0.00	0.00	0.00	0.00	0.00	0.00	0.70	0.00
鼻咽	9	0.61	0.00	0.00	0.00	0.00	1.00	0.00	0.00	0.00	0.00	0.70	0.67
下咽	0	0.00	0.00	0.00	0.00	0.00	0.00	0.00	0.00	0.00	0.00	0.00	0.00
咽，部位不明	0	0.00	0.00	0.00	0.00	0.00	0.00	0.00	0.00	0.00	0.00	0.00	0.00
食管	59	4.01	0.00	0.00	0.00	0.00	0.00	0.00	0.00	0.00	0.00	0.00	0.00
胃	167	11.35	0.00	0.00	0.00	0.00	0.00	0.00	0.00	1.50	3.62	3.51	8.02
小肠	10	0.68	0.00	0.00	0.00	0.00	0.00	0.00	0.00	0.75	0.00	0.00	0.00
结肠	59	4.01	0.00	0.00	0.00	0.00	0.00	0.00	0.00	0.00	0.00	2.10	2.01
直肠	73	4.96	0.00	0.00	0.00	0.00	0.00	0.00	0.00	1.50	0.00	0.70	2.01
肛门	1	0.07	0.00	0.00	0.00	0.00	0.00	0.00	0.00	0.00	0.00	0.00	0.00
肝脏	181	12.30	0.00	0.00	0.00	0.00	0.00	0.00	0.70	0.75	0.72	6.31	8.02
胆囊及其他	41	2.79	0.00	0.00	0.00	0.00	0.00	0.00	0.00	0.00	0.00	1.40	2.01
胰腺	69	4.69	0.00	0.00	0.00	0.00	0.00	0.00	0.00	0.00	0.00	0.70	0.00
鼻、鼻窦及其他	3	0.20	0.00	0.00	0.00	0.00	1.00	0.00	0.00	0.00	0.00	0.00	0.00
喉	1	0.07	0.00	0.00	0.00	0.00	0.00	0.00	0.00	0.00	0.00	0.00	0.00
气管、支气管、肺	291	19.77	0.00	0.00	0.00	0.00	0.00	0.00	0.00	0.75	0.00	4.21	12.04
其他胸腔器官	3	0.20	0.00	0.00	0.00	0.00	0.00	0.00	0.70	0.00	0.00	0.00	0.00
骨	25	1.70	0.00	0.00	0.00	1.08	0.00	0.82	0.00	0.00	0.72	0.00	1.34
皮肤黑色素瘤	3	0.20	0.00	0.00	0.00	0.00	0.00	0.00	0.00	0.00	0.00	0.00	0.00
皮肤其他	5	0.34	0.00	0.00	0.00	0.00	0.00	0.00	0.00	0.00	0.00	0.70	0.00
间皮瘤	1	0.07	0.00	0.00	0.00	0.00	0.00	0.00	0.00	0.00	0.00	0.00	0.00
卡波氏肉瘤	0	0.00	0.00	0.00	0.00	0.00	0.00	0.00	0.00	0.00	0.00	0.00	0.00
结缔组织、软组织	2	0.14	0.00	0.00	0.00	1.08	0.00	0.00	0.00	0.00	0.00	0.00	0.00
乳腺	108	7.34	0.00	0.00	0.00	0.00	0.00	0.00	0.70	0.75	4.35	7.02	8.69
外阴	6	0.41	0.00	0.00	0.00	0.00	0.00	0.00	0.00	0.00	0.00	0.00	0.00
阴道	3	0.20	0.00	0.00	0.00	0.00	0.00	0.00	0.00	0.00	0.00	0.00	0.00
子宫颈	65	4.42	0.00	0.00	0.00	0.00	0.00	0.00	0.00	1.50	0.00	3.51	4.68
子宫体	23	1.56	0.00	0.00	0.00	0.00	0.00	0.00	0.00	0.00	0.72	0.00	1.34
子宫，部位不明	8	0.54	0.00	0.00	0.00	0.00	0.00	0.00	0.00	0.00	0.00	0.00	0.67
卵巢	37	2.51	0.00	0.00	0.00	0.00	0.00	0.00	0.70	0.00	0.72	1.40	0.67
其他女性生殖器	1	0.07	0.00	0.00	0.00	0.00	0.00	0.00	0.00	0.00	0.00	0.00	0.00
胎盘	0	0.00	0.00	0.00	0.00	0.00	0.00	0.00	0.00	0.00	0.00	0.00	0.00
阴茎	0	0.00	0.00	0.00	0.00	0.00	0.00	0.00	0.00	0.00	0.00	0.00	0.00
前列腺	0	0.00	0.00	0.00	0.00	0.00	0.00	0.00	0.00	0.00	0.00	0.00	0.00
睾丸	0	0.00	0.00	0.00	0.00	0.00	0.00	0.00	0.00	0.00	0.00	0.00	0.00
其他男性生殖器	0	0.00	0.00	0.00	0.00	0.00	0.00	0.00	0.00	0.00	0.00	0.00	0.00
肾	11	0.75	0.00	0.00	0.00	0.00	0.00	0.00	0.00	0.00	0.00	0.00	0.67
肾盂	1	0.07	0.00	0.00	0.00	0.00	0.00	0.00	0.00	0.00	0.00	0.00	0.67
输尿管	2	0.14	0.00	0.00	0.00	0.00	0.00	0.00	0.00	0.00	0.00	0.00	0.00
膀胱	13	0.88	0.00	0.00	0.00	0.00	0.00	0.00	0.00	0.00	0.00	0.00	0.00
其他泌尿器官	0	0.00	0.00	0.00	0.00	0.00	0.00	0.00	0.00	0.00	0.00	0.00	0.00
眼	1	0.07	0.00	0.00	0.00	0.00	0.00	0.00	0.00	0.00	0.00	0.00	0.00
脑、神经系统	68	4.62	5.37	1.39	1.08	1.08	2.01	0.82	1.40	1.50	0.00	1.40	2.67
甲状腺	10	0.68	0.00	0.00	0.00	0.00	0.00	0.00	0.00	0.00	0.00	0.00	0.00
肾上腺	3	0.20	0.00	0.00	0.00	0.00	0.00	0.00	0.00	0.00	0.00	0.00	0.00
其他内分泌腺	1	0.07	0.00	0.00	0.00	0.00	0.00	0.00	0.00	0.00	0.00	0.00	0.00
霍奇金淋巴瘤	4	0.27	0.00	0.00	0.00	0.00	0.00	0.00	0.00	0.00	0.00	0.00	0.00
非霍奇金淋巴瘤	10	0.68	0.00	0.00	0.00	0.00	0.00	0.82	0.00	0.00	0.00	0.00	0.00
免疫增生性疾病	0	0.00	0.00	0.00	0.00	0.00	0.00	0.00	0.00	0.00	0.00	0.00	0.00
多发性骨髓瘤	5	0.34	0.00	0.00	0.00	0.00	0.00	0.00	0.00	0.00	0.00	0.00	0.67
淋巴样白血病	9	0.61	0.00	0.00	0.00	1.08	0.00	0.00	0.00	0.00	0.72	0.00	0.67
髓样白血病	6	0.41	0.00	0.00	0.00	1.08	0.00	0.00	0.00	0.00	0.00	0.00	0.00
白血病，未特指	19	1.29	0.00	0.00	0.00	1.08	0.00	1.63	0.00	0.75	0.00	0.00	0.67
其他或未指明部位	47	3.19	0.00	0.00	0.00	0.00	0.00	0.00	0.00	0.75	1.45	1.40	2.67
所有部位合计	1472	100.00	5.37	1.39	1.08	6.47	4.02	4.09	4.21	10.51	13.04	35.78	62.18
所有部位除外 C44	1467	99.66	5.37	1.39	1.08	6.47	4.02	4.09	4.21	10.51	13.04	35.08	62.18

50~54	55~59	60~64	65~69	70~74	75~79	80~84	85+	粗率 ($1/10^5$)	中国人口标化率 ($1/10^5$)	世界人口标化率 ($1/10^5$)	累积率（%） 0~64岁	累积率（%） 0~74岁	ICD10
0.00	0.00	0.00	0.00	0.00	0.00	0.00	0.00	0.00	0.00	0.00	0.00	0.00	C00
0.00	0.00	1.47	0.00	0.00	0.00	0.00	0.00	0.12	0.10	0.10	0.01	0.01	C01-02
0.00	1.15	1.47	0.00	0.00	0.00	0.00	0.00	0.12	0.09	0.10	0.01	0.01	C03-06
0.89	0.00	0.00	0.00	0.00	0.00	0.00	0.00	0.12	0.09	0.08	0.01	0.01	C07-08
0.00	0.00	0.00	0.00	0.00	0.00	0.00	0.00	0.00	0.00	0.00	0.00	0.00	C09
0.00	1.15	0.00	0.00	0.00	0.00	0.00	0.00	0.12	0.09	0.09	0.01	0.01	C10
0.00	2.31	1.47	0.00	4.70	3.20	0.00	0.00	0.55	0.45	0.45	0.03	0.05	C11
0.00	0.00	0.00	0.00	0.00	0.00	0.00	0.00	0.00	0.00	0.00	0.00	0.00	C12-13
0.00	0.00	0.00	0.00	0.00	0.00	0.00	0.00	0.00	0.00	0.00	0.00	0.00	C14
0.89	0.00	8.80	26.05	44.66	32.03	40.49	19.82	3.63	2.72	2.69	0.05	0.40	C15
8.03	13.86	22.01	24.19	63.47	76.87	144.62	178.41	10.27	7.39	7.21	0.30	0.74	C16
1.78	1.15	1.47	0.00	9.40	3.20	0.00	0.00	0.62	0.49	0.46	0.03	0.07	C17
4.46	2.31	10.27	7.44	21.16	60.85	34.71	9.91	3.63	2.61	2.45	0.11	0.25	C18
4.46	1.15	13.20	14.88	28.21	38.43	98.34	29.74	4.49	3.27	3.09	0.12	0.33	C19-20
0.00	0.00	0.00	0.00	2.35	0.00	0.00	0.00	0.06	0.05	0.05	0.00	0.01	C21
18.74	25.41	35.21	39.07	49.37	76.87	104.12	59.47	11.14	8.21	8.11	0.48	0.92	C22
2.68	3.46	11.74	3.72	7.05	28.82	28.92	29.74	2.52	1.79	1.78	0.11	0.16	C23-24
4.46	2.31	11.74	20.47	35.26	48.04	57.85	19.82	4.25	3.10	3.01	0.10	0.37	C25
0.00	0.00	1.47	0.00	0.00	0.00	5.78	0.00	0.18	0.17	0.18	0.01	0.01	C30-31
0.00	0.00	0.00	0.00	2.35	0.00	0.00	0.00	0.06	0.05	0.05	0.00	0.01	C32
12.49	25.41	49.88	46.51	115.19	211.38	214.03	188.32	17.90	12.80	12.48	0.52	1.33	C33-34
0.89	0.00	0.00	0.00	0.00	0.00	5.78	0.00	0.18	0.15	0.13	0.01	0.01	C37-38
0.89	0.00	2.93	9.30	9.40	12.81	11.57	19.82	1.54	1.23	1.20	0.04	0.13	C40-41
0.89	0.00	1.47	0.00	2.35	0.00	0.00	0.00	0.18	0.14	0.15	0.01	0.02	C43
0.00	0.00	1.47	0.00	2.35	0.00	0.00	19.82	0.31	0.21	0.25	0.01	0.02	C44
0.00	0.00	0.00	1.86	0.00	0.00	0.00	0.00	0.06	0.05	0.06	0.00	0.01	C45
0.00	0.00	0.00	0.00	0.00	0.00	0.00	0.00	0.00	0.00	0.00	0.00	0.00	C46
0.00	0.00	0.00	0.00	0.00	3.20	0.00	0.00	0.12	0.15	0.13	0.01	0.01	C47;C49
17.85	10.39	19.07	13.02	28.21	12.81	63.63	9.91	6.64	5.07	4.83	0.34	0.55	C50
0.89	0.00	2.93	1.86	0.00	3.20	0.00	9.91	0.37	0.27	0.30	0.02	0.03	C51
0.00	2.31	0.00	0.00	0.00	3.20	0.00	0.00	0.18	0.13	0.12	0.01	0.01	C52
7.14	13.86	13.20	11.16	9.40	22.42	23.14	9.91	4.00	3.00	2.93	0.22	0.32	C53
6.25	2.31	5.87	7.44	2.35	3.20	5.78	0.00	1.42	1.09	1.09	0.08	0.13	C54
0.89	0.00	0.00	5.58	0.00	6.41	5.78	0.00	0.49	0.37	0.35	0.01	0.04	C55
8.03	5.77	13.20	1.86	7.05	12.81	5.78	0.00	2.28	1.73	1.74	0.15	0.20	C56
0.00	0.00	1.47	0.00	0.00	0.00	0.00	0.00	0.06	0.05	0.06	0.01	0.01	C57
0.00	0.00	0.00	0.00	0.00	0.00	0.00	0.00	0.00	0.00	0.00	0.00	0.00	C58
0.00	0.00	0.00	0.00	0.00	0.00	0.00	0.00	0.00	0.00	0.00	0.00	0.00	C60
0.00	0.00	0.00	0.00	0.00	0.00	0.00	0.00	0.00	0.00	0.00	0.00	0.00	C61
0.00	0.00	0.00	0.00	0.00	0.00	0.00	0.00	0.00	0.00	0.00	0.00	0.00	C62
0.00	0.00	0.00	0.00	0.00	0.00	0.00	0.00	0.00	0.00	0.00	0.00	0.00	C63
0.89	2.31	1.47	1.86	4.70	6.41	0.00	9.91	0.68	0.49	0.50	0.03	0.06	C64
0.00	0.00	0.00	0.00	0.00	0.00	0.00	0.00	0.06	0.05	0.04	0.00	0.00	C65
0.89	0.00	0.00	1.86	0.00	0.00	0.00	0.00	0.12	0.10	0.10	0.00	0.01	C66
0.89	0.00	2.93	9.30	4.70	6.41	0.00	9.91	0.80	0.62	0.65	0.02	0.09	C67
0.00	0.00	0.00	0.00	0.00	0.00	0.00	0.00	0.00	0.00	0.00	0.00	0.00	C68
0.00	0.00	0.00	0.00	0.00	0.00	5.78	0.00	0.06	0.04	0.03	0.00	0.00	C69
5.35	8.08	10.27	14.88	25.86	19.22	23.14	19.82	4.18	3.43	3.53	0.19	0.39	C70-72,D32-33,D42-43
0.89	0.00	2.93	1.86	4.70	6.41	11.57	0.00	0.62	0.45	0.43	0.02	0.05	C73
0.89	1.15	1.47	0.00	0.00	0.00	0.00	0.00	0.18	0.14	0.15	0.02	0.02	C74
0.00	0.00	1.47	0.00	0.00	0.00	0.00	0.00	0.06	0.05	0.06	0.01	0.01	C75
0.00	1.15	0.00	1.86	4.70	0.00	0.00	0.00	0.25	0.19	0.20	0.01	0.04	C81
0.89	0.00	1.47	3.72	7.05	3.20	5.78	0.00	0.62	0.48	0.48	0.02	0.07	C82-86;C96
0.00	0.00	0.00	0.00	0.00	0.00	0.00	0.00	0.00	0.00	0.00	0.00	0.00	C88
0.89	0.00	1.47	1.86	0.00	3.20	0.00	0.00	0.31	0.23	0.23	0.02	0.02	C90
0.00	0.00	2.93	1.86	2.35	3.20	5.78	0.00	0.55	0.50	0.46	0.03	0.05	C91
0.89	1.15	0.00	3.72	0.00	0.00	5.78	0.00	0.37	0.34	0.33	0.02	0.03	C92-94,D45-47
1.78	3.46	1.47	1.86	7.05	12.81	0.00	0.00	1.17	0.99	0.92	0.05	0.10	C95
1.78	2.31	4.40	5.58	16.46	32.03	40.49	39.65	2.89	2.10	1.95	0.07	0.18	O&U
118.67	133.96	264.08	284.66	521.87	752.65	948.69	683.91	90.57	67.30	65.79	3.30	7.33	C00-96
118.67	133.96	262.61	284.66	519.52	752.65	948.69	664.09	90.26	67.10	65.54	3.29	7.31	C00-96 exc. C44

附表 1-13 2016 年宁夏城市肿瘤登记地区男女合计恶性肿瘤死亡主要指标

部位	病例数	构成（%）	年龄组（岁）										
			0~	1~4	5~9	10~14	15~19	20~24	25~29	30~34	35~39	40~44	45~49
唇	0	0.00	0.00	0.00	0.00	0.00	0.00	0.00	0.00	0.00	0.00	0.00	0.00
舌	3	0.15	0.00	0.00	0.00	0.00	0.00	0.00	0.00	0.00	0.00	0.00	0.58
口	5	0.25	0.00	0.00	0.00	0.00	0.00	0.00	0.00	0.00	0.00	0.00	0.00
唾液腺	1	0.05	0.00	0.00	0.00	0.00	0.00	0.00	0.00	0.00	0.00	0.00	0.58
扁桃腺	0	0.00	0.00	0.00	0.00	0.00	0.00	0.00	0.00	0.00	0.00	0.00	0.00
其他口咽	2	0.10	0.00	0.00	0.00	0.00	0.00	0.00	0.00	0.00	0.00	0.00	0.00
鼻咽	6	0.30	0.00	0.00	0.00	0.00	0.85	0.00	0.00	0.00	0.00	1.18	0.00
下咽	1	0.05	0.00	0.00	0.00	0.00	0.00	0.00	0.00	0.00	0.00	0.00	0.00
咽，部位不明	3	0.15	0.00	0.00	0.00	0.00	0.00	0.00	0.56	0.00	0.00	0.00	0.00
食管	88	4.42	0.00	0.00	0.00	0.00	0.00	0.00	0.00	0.00	0.00	0.00	0.00
胃	259	13.00	0.00	0.00	0.00	0.00	0.00	0.00	0.00	1.70	1.13	1.77	2.92
小肠	13	0.65	0.00	0.00	0.00	0.00	0.00	0.00	0.00	0.00	0.00	0.00	0.00
结肠	78	3.92	0.00	0.00	0.00	0.00	0.00	0.00	0.00	0.00	0.00	0.59	1.75
直肠	93	4.67	0.00	0.00	0.00	0.00	0.00	0.00	0.00	0.00	0.57	0.59	2.34
肛门	2	0.10	0.00	0.00	0.00	0.00	0.00	0.00	0.00	0.00	0.00	0.00	0.00
肝脏	317	15.91	0.00	0.00	0.00	0.00	0.00	0.69	0.56	1.70	1.70	10.01	16.94
胆囊及其他	47	2.36	0.00	0.00	0.00	0.00	0.00	0.00	0.00	0.00	0.00	0.59	0.58
胰腺	93	4.67	0.00	0.00	0.00	0.00	0.00	0.00	0.00	0.00	0.00	0.00	0.00
鼻、鼻窦及其他	3	0.15	0.00	0.00	0.00	0.00	0.85	0.00	0.00	0.00	0.00	0.00	0.00
喉	6	0.30	0.00	0.00	0.00	0.00	0.00	0.00	0.00	0.00	0.00	0.00	0.00
气管、支气管、肺	480	24.10	0.00	0.00	0.00	0.00	0.00	0.00	0.00	1.13	0.57	4.12	15.19
其他胸腔器官	2	0.10	0.00	0.00	0.00	0.00	0.00	0.00	0.00	0.00	0.00	0.00	0.00
骨	31	1.56	0.00	0.00	0.00	1.75	0.00	0.69	0.56	0.00	0.57	0.00	1.17
皮肤黑色素瘤	4	0.20	0.00	0.00	0.00	0.00	0.00	0.00	0.00	0.00	0.00	0.00	0.00
皮肤其他	10	0.50	0.00	0.00	0.00	0.00	0.00	0.00	0.00	0.00	0.00	0.59	0.00
间皮瘤	1	0.05	0.00	0.00	0.00	0.00	0.00	0.00	0.00	0.00	0.00	0.00	0.00
卡波氏肉瘤	0	0.00	0.00	0.00	0.00	0.00	0.00	0.00	0.00	0.00	0.00	0.00	0.00
结缔组织、软组织	8	0.40	0.00	0.00	0.00	0.88	0.00	0.00	0.00	0.00	0.00	0.00	0.58
乳腺	61	3.16	0.00	0.00	0.00	0.00	0.00	0.00	0.00	1.16	1.13	4.69	10.54
外阴	1	0.05	0.00	0.00	0.00	0.00	0.00	0.00	0.00	0.00	0.00	0.00	0.00
阴道	3	0.15	0.00	0.00	0.00	0.00	0.00	0.00	0.00	0.00	0.00	0.00	0.00
子宫颈	32	1.61	0.00	0.00	0.00	0.00	0.00	0.00	0.00	0.57	0.00	2.35	0.00
子宫体	15	0.75	0.00	0.00	0.00	0.00	0.00	0.00	0.00	0.00	0.57	0.00	0.58
子宫，部位不明	3	0.15	0.00	0.00	0.00	0.00	0.00	0.00	0.00	0.00	0.00	0.00	0.00
卵巢	26	1.31	0.00	0.00	0.00	0.00	0.00	0.00	0.00	0.00	0.57	1.18	0.00
其他女性生殖器	1	0.05	0.00	0.00	0.00	0.00	0.00	0.00	0.00	0.00	0.00	0.00	0.00
胎盘	0	0.00	0.00	0.00	0.00	0.00	0.00	0.00	0.00	0.00	0.00	0.00	0.00
阴茎	3	0.15	0.00	0.00	0.00	0.00	0.00	0.00	0.00	0.00	0.00	0.00	0.00
前列腺	31	1.56	0.00	0.00	0.00	0.00	0.00	0.00	0.00	0.00	0.00	0.00	0.00
睾丸	0	0.00	0.00	0.00	0.00	0.00	0.00	0.00	0.00	0.00	0.00	0.00	0.00
其他男性生殖器	0	0.00	0.00	0.00	0.00	0.00	0.00	0.00	0.00	0.00	0.00	0.00	0.00
肾	22	1.10	0.00	0.00	0.00	0.00	0.00	0.00	0.00	0.00	0.00	0.00	2.34
肾盂	1	0.05	0.00	0.00	0.00	0.00	0.00	0.00	0.00	0.00	0.00	0.00	0.58
输尿管	4	0.20	0.00	0.00	0.00	0.00	0.00	0.00	0.00	0.00	0.00	0.00	0.00
膀胱	28	1.41	0.00	0.00	0.00	0.00	0.00	0.00	0.00	0.00	0.00	0.00	0.00
其他泌尿器官	0	0.00	0.00	0.00	0.00	0.00	0.00	0.00	0.00	0.00	0.00	0.00	0.00
眼	1	0.05	0.00	0.00	0.00	0.00	0.00	0.00	0.00	0.00	0.00	0.00	0.00
脑、神经系统	63	3.16	0.00	0.00	0.00	0.00	1.69	0.00	1.12	1.13	0.57	1.18	4.09
甲状腺	6	0.30	0.00	0.00	0.00	0.00	0.00	0.00	0.00	0.00	0.00	0.00	0.00
肾上腺	3	0.15	0.00	0.00	0.00	0.00	0.00	0.00	0.00	0.00	0.00	0.00	0.00
其他内分泌腺	2	0.10	0.00	0.00	0.00	0.00	0.00	0.00	0.00	0.00	0.00	0.00	0.00
霍奇金淋巴瘤	6	0.30	0.00	0.00	0.00	0.00	0.00	0.00	0.56	0.00	0.00	0.00	0.00
非霍奇金淋巴瘤	14	0.70	0.00	0.00	0.00	0.00	0.85	0.69	0.56	0.00	0.57	0.59	0.00
免疫增生性疾病	0	0.00	0.00	0.00	0.00	0.00	0.00	0.00	0.00	0.00	0.00	0.00	0.00
多发性骨髓瘤	6	0.30	0.00	0.00	0.00	0.00	0.00	0.00	0.00	0.00	0.00	0.00	0.58
淋巴样白血病	9	0.45	0.00	0.00	0.00	0.88	0.00	0.00	0.00	0.00	0.57	0.00	0.58
髓样白血病	7	0.35	0.00	0.00	0.00	0.88	0.00	0.00	0.00	0.00	0.00	0.00	0.00
白血病，未特指	19	0.95	0.00	0.00	0.00	0.00	0.00	1.37	1.12	0.57	0.57	0.00	0.58
其他或未指明部位	67	3.36	0.00	0.00	0.00	0.00	0.00	0.00	0.56	1.70	1.13	2.94	1.17
所有部位合计	1992	100.00	0.00	0.00	0.00	4.38	4.23	3.44	5.58	9.06	9.61	30.61	58.41
所有部位除外 C44	1982	99.50	0.00	0.00	0.00	4.38	4.23	3.44	5.58	9.06	9.61	30.02	58.41

50~54	55~59	60~64	65~69	70~74	75~79	80~84	85+	粗率 (1/10^5)	中国人口标化率 (1/10^5)	世界人口标化率 (1/10^5)	累积率（%） 0~64岁	0~74岁	ICD10
0.00	0.00	0.00	0.00	0.00	0.00	0.00	0.00	0.00	0.00	0.00	0.00	0.00	C00
0.77	0.00	1.39	0.00	0.00	0.00	0.00	0.00	0.15	0.13	0.13	0.01	0.01	C01-02
0.00	2.08	2.77	0.00	0.00	0.00	4.99	0.00	0.26	0.20	0.22	0.02	0.02	C03-06
0.00	0.00	0.00	0.00	0.00	0.00	0.00	0.00	0.05	0.04	0.04	0.00	0.00	C07-08
0.00	0.00	0.00	0.00	0.00	0.00	0.00	0.00	0.00	0.00	0.00	0.00	0.00	C09
0.00	1.04	1.39	0.00	0.00	0.00	0.00	0.00	0.10	0.09	0.10	0.01	0.01	C10
0.77	0.00	0.00	0.00	2.17	2.88	0.00	0.00	0.31	0.27	0.26	0.01	0.02	C11
0.00	0.00	1.39	0.00	0.00	0.00	0.00	0.00	0.05	0.05	0.06	0.01	0.01	C12-13
0.00	2.08	0.00	0.00	0.00	0.00	0.00	0.00	0.15	0.13	0.13	0.01	0.01	C14
3.85	5.19	15.24	25.37	32.51	51.79	74.87	43.40	4.51	3.57	3.53	0.12	0.41	C15
14.64	23.87	42.96	45.30	86.69	161.13	164.71	164.90	13.27	10.38	10.21	0.44	1.10	C16
1.54	1.04	2.77	0.00	6.50	8.63	4.99	8.68	0.67	0.51	0.51	0.03	0.06	C17
5.39	1.04	8.32	7.25	28.18	86.32	49.91	26.04	4.00	3.05	2.81	0.09	0.26	C18
3.08	4.15	15.24	14.50	30.34	66.18	94.83	34.72	4.77	3.67	3.49	0.13	0.35	C19-20
0.00	0.00	0.00	0.00	4.33	0.00	0.00	0.00	0.10	0.09	0.09	0.00	0.02	C21
32.35	42.56	62.36	50.74	62.85	100.71	129.77	147.54	16.25	12.89	12.91	0.84	1.41	C22
2.31	1.04	11.09	10.87	19.51	25.90	29.95	26.04	2.41	1.92	1.93	0.08	0.23	C23-24
8.47	4.15	20.79	28.99	39.01	43.16	44.92	43.40	4.77	3.88	3.94	0.17	0.51	C25
0.00	1.04	0.00	0.00	0.00	2.88	0.00	0.00	0.15	0.15	0.15	0.01	0.01	C30-31
0.00	0.00	0.00	0.00	6.50	2.88	4.99	8.68	0.31	0.23	0.23	0.00	0.03	C32
16.95	26.99	76.22	112.36	158.21	319.39	299.48	303.77	24.60	19.31	18.98	0.71	2.06	C33-34
0.77	0.00	0.00	1.81	0.00	0.00	0.00	0.00	0.10	0.09	0.09	0.00	0.01	C37-38
2.31	0.00	2.77	9.06	13.00	8.63	14.97	17.36	1.59	1.41	1.37	0.05	0.16	C40-41
0.77	0.00	0.00	0.00	2.17	2.88	4.99	0.00	0.21	0.15	0.14	0.00	0.01	C43
0.00	0.00	2.77	0.00	2.17	2.88	19.97	8.68	0.51	0.37	0.36	0.02	0.03	C44
0.00	0.00	0.00	1.81	0.00	0.00	0.00	0.00	0.05	0.05	0.05	0.00	0.01	C45
0.00	0.00	0.00	0.00	0.00	0.00	0.00	0.00	0.00	0.00	0.00	0.00	0.00	C46
0.00	2.08	0.00	1.81	2.17	2.88	4.99	0.00	0.41	0.37	0.35	0.02	0.04	C47;C49
18.74	12.53	22.41	13.83	24.10	11.07	72.08	18.90	6.28	4.97	4.85	0.36	0.55	C50
0.00	0.00	1.39	0.00	0.00	0.00	0.00	0.00	0.05	0.05	0.06	0.01	0.01	C51
0.00	2.08	0.00	0.00	0.00	2.88	0.00	0.00	0.15	0.11	0.11	0.01	0.01	C52
5.39	7.27	4.16	5.44	6.50	8.63	4.99	0.00	1.64	1.33	1.31	0.10	0.16	C53
1.54	1.04	5.54	5.44	2.17	2.88	4.99	0.00	0.77	0.66	0.67	0.05	0.08	C54
0.77	0.00	0.00	1.81	0.00	2.88	0.00	0.00	0.15	0.13	0.12	0.00	0.01	C55
5.39	4.15	8.32	0.00	6.50	5.75	4.99	0.00	1.33	1.07	1.09	0.10	0.13	C56
0.00	0.00	1.39	0.00	0.00	0.00	0.00	0.00	0.05	0.05	0.06	0.01	0.01	C57
0.00	0.00	0.00	0.00	0.00	0.00	0.00	0.00	0.00	0.00	0.00	0.00	0.00	C58
0.00	0.00	0.00	0.00	4.33	0.00	4.99	0.00	0.15	0.12	0.11	0.00	0.02	C60
0.00	0.00	0.00	3.62	0.00	31.65	44.92	78.11	1.59	1.05	1.04	0.00	0.02	C61
0.00	0.00	0.00	0.00	0.00	0.00	0.00	0.00	0.00	0.00	0.00	0.00	0.00	C62
0.00	0.00	0.00	0.00	0.00	0.00	0.00	0.00	0.00	0.00	0.00	0.00	0.00	C63
1.54	3.11	6.93	1.81	2.17	5.75	9.98	17.36	1.13	0.88	0.91	0.07	0.09	C64
0.00	0.00	0.00	0.00	0.00	0.00	0.00	0.00	0.05	0.04	0.04	0.00	0.00	C65
0.77	0.00	0.00	1.81	2.17	0.00	0.00	8.68	0.21	0.16	0.18	0.00	0.02	C66
2.31	0.00	2.77	10.87	17.34	5.75	14.97	34.72	1.44	1.15	1.21	0.03	0.17	C67
0.00	0.00	0.00	0.00	0.00	0.00	0.00	0.00	0.00	0.00	0.00	0.00	0.00	C68
0.00	0.00	0.00	0.00	0.00	2.88	0.00	0.00	0.05	0.04	0.03	0.00	0.00	C69
6.93	5.19	6.93	10.87	21.67	14.39	24.96	17.36	3.23	2.70	2.61	0.14	0.31	C70-72,D32-33,D42-43
0.00	0.00	2.77	1.81	2.17	5.75	0.00	0.00	0.31	0.26	0.27	0.01	0.03	C73
0.00	1.04	1.39	0.00	0.00	2.88	0.00	0.00	0.15	0.12	0.13	0.01	0.01	C74
0.00	0.00	2.77	0.00	0.00	0.00	0.00	0.00	0.10	0.09	0.11	0.01	0.01	C75
0.00	1.04	1.39	0.00	4.33	0.00	0.00	8.68	0.31	0.26	0.27	0.01	0.04	C81
1.54	1.04	5.54	1.81	0.00	0.00	4.99	0.00	0.72	0.65	0.66	0.06	0.07	C82-86;C96
0.00	0.00	0.00	0.00	0.00	0.00	0.00	0.00	0.00	0.00	0.00	0.00	0.00	C88
0.77	0.00	0.00	3.62	2.17	2.88	0.00	0.00	0.31	0.26	0.25	0.01	0.04	C90
0.00	0.00	2.77	3.62	0.00	0.00	9.98	0.00	0.46	0.44	0.42	0.02	0.04	C91
0.77	0.00	2.77	0.00	2.17	0.00	9.98	0.00	0.36	0.33	0.32	0.02	0.03	C92-94,D45-47
2.31	2.08	1.39	3.62	4.33	2.88	4.99	0.00	0.97	0.86	0.81	0.05	0.09	C95
3.08	3.11	6.93	16.31	15.17	34.53	54.90	26.04	3.43	2.75	2.56	0.10	0.26	O&U
136.34	155.70	343.69	391.43	602.51	1027.22	1182.93	1032.81	102.10	81.12	79.89	3.81	8.78	C00-96
136.34	155.70	340.92	391.43	600.35	1024.34	1162.96	1024.13	101.58	80.75	79.53	3.79	8.75	C00-96 exc. C44

附表 1-14 2016 年宁夏城市肿瘤登记地区男性恶性肿瘤死亡主要指标

部位	病例数	构成（%）	年龄组（岁）										
			0~	1~4	5~9	10~14	15~19	20~24	25~29	30~34	35~39	40~44	45~49
唇	0	0.00	0.00	0.00	0.00	0.00	0.00	0.00	0.00	0.00	0.00	0.00	0.00
舌	1	0.08	0.00	0.00	0.00	0.00	0.00	0.00	0.00	0.00	0.00	0.00	0.00
口	5	0.42	0.00	0.00	0.00	0.00	0.00	0.00	0.00	0.00	0.00	0.00	0.00
唾液腺	0	0.00	0.00	0.00	0.00	0.00	0.00	0.00	0.00	0.00	0.00	0.00	0.00
扁桃腺	0	0.00	0.00	0.00	0.00	0.00	0.00	0.00	0.00	0.00	0.00	0.00	0.00
其他口咽	1	0.08	0.00	0.00	0.00	0.00	0.00	0.00	0.00	0.00	0.00	0.00	0.00
鼻咽	2	0.17	0.00	0.00	0.00	0.00	0.00	0.00	0.00	0.00	0.00	1.18	0.00
下咽	1	0.08	0.00	0.00	0.00	0.00	0.00	0.00	0.00	0.00	0.00	0.00	0.00
咽，部位不明	3	0.25	0.00	0.00	0.00	0.00	0.00	0.00	1.15	0.00	0.00	0.00	0.00
食管	65	5.51	0.00	0.00	0.00	0.00	0.00	0.00	0.00	0.00	0.00	0.00	0.00
胃	189	16.02	0.00	0.00	0.00	0.00	0.00	0.00	0.00	3.33	1.13	1.18	0.00
小肠	8	0.68	0.00	0.00	0.00	0.00	0.00	0.00	0.00	0.00	0.00	0.00	0.00
结肠	40	3.39	0.00	0.00	0.00	0.00	0.00	0.00	0.00	0.00	0.00	0.00	2.33
直肠	55	4.66	0.00	0.00	0.00	0.00	0.00	0.00	0.00	0.00	1.13	0.00	3.50
肛门	1	0.08	0.00	0.00	0.00	0.00	0.00	0.00	0.00	0.00	0.00	0.00	0.00
肝脏	215	18.22	0.00	0.00	0.00	0.00	0.00	1.41	0.00	3.33	2.25	14.19	26.80
胆囊及其他	23	1.95	0.00	0.00	0.00	0.00	0.00	0.00	0.00	0.00	0.00	0.00	0.00
胰腺	49	4.15	0.00	0.00	0.00	0.00	0.00	0.00	0.00	0.00	0.00	0.00	0.00
鼻、鼻窦及其他	2	0.17	0.00	0.00	0.00	0.00	0.00	0.00	0.00	0.00	0.00	0.00	0.00
喉	5	0.42	0.00	0.00	0.00	0.00	0.00	0.00	0.00	0.00	0.00	0.00	0.00
气管、支气管、肺	312	26.44	0.00	0.00	0.00	0.00	0.00	0.00	0.00	1.11	1.13	5.91	15.15
其他胸腔器官	1	0.08	0.00	0.00	0.00	0.00	0.00	0.00	0.00	0.00	0.00	0.00	0.00
骨	14	1.19	0.00	0.00	0.00	1.70	0.00	0.00	1.15	0.00	0.00	0.00	1.17
皮肤黑色素瘤	2	0.17	0.00	0.00	0.00	0.00	0.00	0.00	0.00	0.00	0.00	0.00	0.00
皮肤其他	6	0.51	0.00	0.00	0.00	0.00	0.00	0.00	0.00	0.00	0.00	0.00	0.00
间皮瘤	0	0.00	0.00	0.00	0.00	0.00	0.00	0.00	0.00	0.00	0.00	0.00	0.00
卡波氏肉瘤	0	0.00	0.00	0.00	0.00	0.00	0.00	0.00	0.00	0.00	0.00	0.00	0.00
结缔组织、软组织	6	0.51	0.00	0.00	0.00	0.00	0.00	0.00	0.00	0.00	0.00	0.00	1.17
乳腺	2	0.17	0.00	0.00	0.00	0.00	0.00	0.00	0.00	0.00	0.00	1.18	0.00
外阴	0	0.00	0.00	0.00	0.00	0.00	0.00	0.00	0.00	0.00	0.00	0.00	0.00
阴道	0	0.00	0.00	0.00	0.00	0.00	0.00	0.00	0.00	0.00	0.00	0.00	0.00
子宫颈	0	0.00	0.00	0.00	0.00	0.00	0.00	0.00	0.00	0.00	0.00	0.00	0.00
子宫体	0	0.00	0.00	0.00	0.00	0.00	0.00	0.00	0.00	0.00	0.00	0.00	0.00
子宫，部位不明	0	0.00	0.00	0.00	0.00	0.00	0.00	0.00	0.00	0.00	0.00	0.00	0.00
卵巢	0	0.00	0.00	0.00	0.00	0.00	0.00	0.00	0.00	0.00	0.00	0.00	0.00
其他女性生殖器	0	0.00	0.00	0.00	0.00	0.00	0.00	0.00	0.00	0.00	0.00	0.00	0.00
胎盘	0	0.00	0.00	0.00	0.00	0.00	0.00	0.00	0.00	0.00	0.00	0.00	0.00
阴茎	3	0.25	0.00	0.00	0.00	0.00	0.00	0.00	0.00	0.00	0.00	0.00	0.00
前列腺	31	2.63	0.00	0.00	0.00	0.00	0.00	0.00	0.00	0.00	0.00	0.00	0.00
睾丸	0	0.00	0.00	0.00	0.00	0.00	0.00	0.00	0.00	0.00	0.00	0.00	0.00
其他男性生殖器	0	0.00	0.00	0.00	0.00	0.00	0.00	0.00	0.00	0.00	0.00	0.00	0.00
肾	15	1.27	0.00	0.00	0.00	0.00	0.00	0.00	0.00	0.00	0.00	0.00	3.50
肾盂	1	0.08	0.00	0.00	0.00	0.00	0.00	0.00	0.00	0.00	0.00	0.00	1.17
输尿管	2	0.17	0.00	0.00	0.00	0.00	0.00	0.00	0.00	0.00	0.00	0.00	0.00
膀胱	18	1.53	0.00	0.00	0.00	0.00	0.00	0.00	0.00	0.00	0.00	0.00	0.00
其他泌尿器官	0	0.00	0.00	0.00	0.00	0.00	0.00	0.00	0.00	0.00	0.00	0.00	0.00
眼	1	0.08	0.00	0.00	0.00	0.00	0.00	0.00	0.00	0.00	0.00	0.00	0.00
脑、神经系统	36	3.05	0.00	0.00	0.00	0.00	1.65	0.00	2.30	1.11	1.13	2.37	5.83
甲状腺	0	0.00	0.00	0.00	0.00	0.00	0.00	0.00	0.00	0.00	0.00	0.00	0.00
肾上腺	1	0.08	0.00	0.00	0.00	0.00	0.00	0.00	0.00	0.00	0.00	0.00	0.00
其他内分泌腺	1	0.08	0.00	0.00	0.00	0.00	0.00	0.00	0.00	0.00	0.00	0.00	0.00
霍奇金淋巴瘤	3	0.25	0.00	0.00	0.00	0.00	0.00	0.00	1.15	0.00	0.00	0.00	0.00
非霍奇金淋巴瘤	11	0.93	0.00	0.00	0.00	0.00	1.65	0.00	1.15	0.00	1.13	1.18	0.00
免疫增生性疾病	0	0.00	0.00	0.00	0.00	0.00	0.00	0.00	0.00	0.00	0.00	0.00	0.00
多发性骨髓瘤	4	0.34	0.00	0.00	0.00	0.00	0.00	0.00	0.00	0.00	0.00	0.00	0.00
淋巴样白血病	2	0.17	0.00	0.00	0.00	0.00	0.00	0.00	0.00	0.00	0.00	0.00	0.00
髓样白血病	4	0.34	0.00	0.00	0.00	0.00	0.00	0.00	0.00	0.00	0.00	0.00	0.00
白血病，未特指	9	0.76	0.00	0.00	0.00	0.00	0.00	1.41	2.30	0.00	1.13	0.00	0.00
其他或未指明部位	30	2.54	0.00	0.00	0.00	0.00	0.00	0.00	1.15	2.22	0.00	3.55	0.00
所有部位合计	1180	100.00	0.00	0.00	0.00	1.70	3.30	2.82	10.37	11.10	9.01	30.75	60.59
所有部位除外 C44	1174	99.49	0.00	0.00	0.00	1.70	3.30	2.82	10.37	11.10	9.01	30.75	60.59

50~54	55~59	60~64	65~69	70~74	75~79	80~84	85+	粗率 ($1/10^5$)	中国人口标化率 ($1/10^5$)	世界人口标化率 ($1/10^5$)	累积率（%） 0~64岁	0~74岁	ICD10
0.00	0.00	0.00	0.00	0.00	0.00	0.00	0.00	0.00	0.00	0.00	0.00	0.00	C00
1.52	0.00	0.00	0.00	0.00	0.00	0.00	0.00	0.10	0.08	0.08	0.01	0.01	C01-02
0.00	4.13	5.48	0.00	0.00	0.00	9.69	0.00	0.51	0.40	0.43	0.05	0.05	C03-06
0.00	0.00	0.00	0.00	0.00	0.00	0.00	0.00	0.00	0.00	0.00	0.00	0.00	C07-08
0.00	0.00	0.00	0.00	0.00	0.00	0.00	0.00	0.00	0.00	0.00	0.00	0.00	C09
0.00	0.00	2.74	0.00	0.00	0.00	0.00	0.00	0.10	0.09	0.11	0.01	0.01	C10
1.52	0.00	0.00	0.00	0.00	0.00	0.00	0.00	0.20	0.15	0.15	0.01	0.01	C11
0.00	0.00	2.74	0.00	0.00	0.00	0.00	0.00	0.10	0.09	0.11	0.01	0.01	C12-13
0.00	4.13	0.00	0.00	0.00	0.00	0.00	0.00	0.31	0.26	0.26	0.03	0.03	C14
7.60	10.32	21.94	30.48	37.66	83.86	125.92	64.20	6.64	5.23	5.13	0.20	0.54	C15
24.32	33.01	65.81	76.19	131.81	281.52	203.41	192.59	19.30	15.58	15.22	0.64	1.68	C16
1.52	2.06	5.48	0.00	0.00	11.98	9.69	16.05	0.82	0.61	0.63	0.05	0.05	C17
6.08	2.06	8.23	7.62	23.54	77.87	67.80	48.15	4.09	3.11	2.91	0.09	0.25	C18
0.00	6.19	13.71	15.24	37.66	107.82	106.55	32.10	5.62	4.40	4.06	0.12	0.39	C19-20
0.00	0.00	0.00	0.00	4.71	0.00	0.00	0.00	0.10	0.10	0.09	0.00	0.02	C21
45.60	57.77	101.46	60.95	89.45	107.82	125.92	208.63	21.96	17.71	17.93	1.26	2.02	C22
1.52	0.00	13.71	15.24	37.66	11.98	29.06	0.00	2.35	2.08	2.10	0.08	0.34	C23-24
10.64	6.19	24.68	30.48	28.25	47.92	38.74	64.20	5.00	4.11	4.24	0.21	0.50	C25
0.00	2.06	0.00	0.00	0.00	5.99	0.00	0.00	0.20	0.15	0.14	0.01	0.01	C30-31
0.00	0.00	0.00	0.00	9.42	5.99	9.69	16.05	0.51	0.38	0.38	0.00	0.05	C32
19.76	33.01	93.24	175.23	230.68	449.24	348.70	369.12	31.87	25.85	25.39	0.85	2.88	C33-34
0.00	0.00	0.00	3.81	0.00	0.00	0.00	0.00	0.10	0.11	0.11	0.00	0.02	C37-38
3.04	0.00	5.48	7.62	14.12	0.00	19.37	0.00	1.43	1.33	1.29	0.06	0.17	C40-41
0.00	0.00	0.00	0.00	0.00	5.99	9.69	0.00	0.20	0.14	0.11	0.00	0.00	C43
0.00	0.00	2.74	0.00	0.00	5.99	38.74	0.00	0.61	0.42	0.36	0.01	0.01	C44
0.00	0.00	0.00	0.00	0.00	0.00	0.00	0.00	0.00	0.00	0.00	0.00	0.00	C45
0.00	0.00	0.00	0.00	0.00	0.00	0.00	0.00	0.00	0.00	0.00	0.00	0.00	C46
0.00	4.13	0.00	3.81	4.71	0.00	9.69	0.00	0.61	0.50	0.49	0.03	0.07	C47;C49
0.00	0.00	0.00	3.81	0.00	0.00	0.00	0.00	0.20	0.18	0.19	0.01	0.02	C50
0.00	0.00	0.00	0.00	0.00	0.00	0.00	0.00	0.00	0.00	0.00	0.00	0.00	C51
0.00	0.00	0.00	0.00	0.00	0.00	0.00	0.00	0.00	0.00	0.00	0.00	0.00	C52
0.00	0.00	0.00	0.00	0.00	0.00	0.00	0.00	0.00	0.00	0.00	0.00	0.00	C53
0.00	0.00	0.00	0.00	0.00	0.00	0.00	0.00	0.00	0.00	0.00	0.00	0.00	C54
0.00	0.00	0.00	0.00	0.00	0.00	0.00	0.00	0.00	0.00	0.00	0.00	0.00	C55
0.00	0.00	0.00	0.00	0.00	0.00	0.00	0.00	0.00	0.00	0.00	0.00	0.00	C56
0.00	0.00	0.00	0.00	0.00	0.00	0.00	0.00	0.00	0.00	0.00	0.00	0.00	C57
0.00	0.00	0.00	0.00	0.00	0.00	0.00	0.00	0.00	0.00	0.00	0.00	0.00	C58
0.00	0.00	0.00	0.00	9.42	0.00	9.69	0.00	0.31	0.26	0.24	0.00	0.05	C60
0.00	0.00	0.00	7.62	0.00	65.89	87.18	144.44	3.17	2.08	2.05	0.00	0.04	C61
0.00	0.00	0.00	0.00	0.00	0.00	0.00	0.00	0.00	0.00	0.00	0.00	0.00	C62
0.00	0.00	0.00	0.00	0.00	0.00	0.00	0.00	0.00	0.00	0.00	0.00	0.00	C63
1.52	2.06	10.97	3.81	4.71	5.99	19.37	16.05	1.53	1.22	1.25	0.09	0.13	C64
0.00	0.00	0.00	0.00	0.00	0.00	0.00	0.00	0.10	0.08	0.07	0.01	0.01	C65
0.00	0.00	0.00	0.00	4.71	0.00	0.00	16.05	0.20	0.15	0.17	0.00	0.02	C66
3.04	0.00	2.74	7.62	28.25	5.99	29.06	48.15	1.84	1.46	1.50	0.03	0.21	C67
0.00	0.00	0.00	0.00	0.00	0.00	0.00	0.00	0.00	0.00	0.00	0.00	0.00	C68
0.00	0.00	0.00	0.00	0.00	5.99	0.00	0.00	0.10	0.08	0.06	0.00	0.00	C69
9.12	4.13	8.23	3.81	18.83	23.96	29.06	16.05	3.68	3.06	2.86	0.18	0.29	C70-72,D32-33,D42-43
0.00	0.00	0.00	0.00	0.00	0.00	0.00	0.00	0.00	0.00	0.00	0.00	0.00	C73
0.00	0.00	0.00	0.00	0.00	5.99	0.00	0.00	0.10	0.08	0.06	0.00	0.00	C74
0.00	0.00	2.74	0.00	0.00	0.00	0.00	0.00	0.10	0.09	0.11	0.01	0.01	C75
0.00	0.00	2.74	0.00	0.00	0.00	0.00	16.05	0.31	0.25	0.28	0.02	0.02	C81
1.52	2.06	8.23	3.81	0.00	0.00	9.69	0.00	1.12	1.02	1.03	0.08	0.10	C82-86;C96
0.00	0.00	0.00	0.00	0.00	0.00	0.00	0.00	0.00	0.00	0.00	0.00	0.00	C88
1.52	0.00	0.00	3.81	4.71	5.99	0.00	0.00	0.41	0.36	0.34	0.01	0.05	C90
0.00	0.00	0.00	3.81	0.00	0.00	9.69	0.00	0.20	0.17	0.16	0.00	0.02	C91
0.00	0.00	5.48	0.00	4.71	0.00	9.69	0.00	0.41	0.34	0.36	0.03	0.05	C92-94,D45-47
1.52	0.00	2.74	7.62	0.00	0.00	9.69	0.00	0.92	0.87	0.83	0.05	0.08	C95
4.56	4.13	8.23	22.86	9.42	23.96	38.74	0.00	3.06	2.62	2.47	0.12	0.28	O&U
145.92	177.44	419.57	495.22	734.39	1347.71	1404.49	1267.85	120.52	97.25	95.75	4.36	10.51	C00-96
145.92	177.44	416.83	495.22	734.39	1341.72	1365.75	1267.85	119.91	96.83	95.39	4.35	10.50	C00-96 exc. C44

附表 1-15 2016 年宁夏城市肿瘤登记地区女性恶性肿瘤死亡主要指标

部位	病例数	构成（%）	年龄组（岁）										
			0~	1~4	5~9	10~14	15~19	20~24	25~29	30~34	35~39	40~44	45~49
唇	0	0.00	0.00	0.00	0.00	0.00	0.00	0.00	0.00	0.00	0.00	0.00	0.00
舌	2	0.25	0.00	0.00	0.00	0.00	0.00	0.00	0.00	0.00	0.00	0.00	1.17
口	0	0.00	0.00	0.00	0.00	0.00	0.00	0.00	0.00	0.00	0.00	0.00	0.00
唾液腺	1	0.12	0.00	0.00	0.00	0.00	0.00	0.00	0.00	0.00	0.00	0.00	1.17
扁桃腺	0	0.00	0.00	0.00	0.00	0.00	0.00	0.00	0.00	0.00	0.00	0.00	0.00
其他口咽	1	0.12	0.00	0.00	0.00	0.00	0.00	0.00	0.00	0.00	0.00	0.00	0.00
鼻咽	4	0.49	0.00	0.00	0.00	0.00	1.74	0.00	0.00	0.00	0.00	1.17	0.00
下咽	0	0.00	0.00	0.00	0.00	0.00	0.00	0.00	0.00	0.00	0.00	0.00	0.00
咽，部位不明	0	0.00	0.00	0.00	0.00	0.00	0.00	0.00	0.00	0.00	0.00	0.00	0.00
食管	23	2.83	0.00	0.00	0.00	0.00	0.00	0.00	0.00	0.00	0.00	0.00	0.00
胃	70	8.62	0.00	0.00	0.00	0.00	0.00	0.00	0.00	0.00	1.13	2.34	5.86
小肠	5	0.62	0.00	0.00	0.00	0.00	0.00	0.00	0.00	0.00	0.00	0.00	0.00
结肠	38	4.68	0.00	0.00	0.00	0.00	0.00	0.00	0.00	0.00	0.00	1.17	1.17
直肠	38	4.68	0.00	0.00	0.00	0.00	0.00	0.00	0.00	0.00	0.00	1.17	1.17
肛门	1	0.12	0.00	0.00	0.00	0.00	0.00	0.00	0.00	0.00	0.00	0.00	0.00
肝脏	102	12.56	0.00	0.00	0.00	0.00	0.00	0.00	1.08	0.00	1.13	5.86	7.03
胆囊及其他	24	2.96	0.00	0.00	0.00	0.00	0.00	0.00	0.00	0.00	0.00	1.17	1.17
胰腺	44	5.42	0.00	0.00	0.00	0.00	0.00	0.00	0.00	0.00	0.00	0.00	0.00
鼻、鼻窦及其他	1	0.12	0.00	0.00	0.00	0.00	1.74	0.00	0.00	0.00	0.00	0.00	0.00
喉	1	0.12	0.00	0.00	0.00	0.00	0.00	0.00	0.00	0.00	0.00	0.00	0.00
气管、支气管、肺	168	20.69	0.00	0.00	0.00	0.00	0.00	0.00	0.00	1.16	0.00	2.34	15.23
其他胸腔器官	1	0.12	0.00	0.00	0.00	0.00	0.00	0.00	0.00	0.00	0.00	0.00	0.00
骨	17	2.09	0.00	0.00	0.00	1.81	0.00	1.34	0.00	0.00	1.13	0.00	1.17
皮肤黑色素瘤	2	0.25	0.00	0.00	0.00	0.00	0.00	0.00	0.00	0.00	0.00	0.00	0.00
皮肤其他	4	0.49	0.00	0.00	0.00	0.00	0.00	0.00	0.00	0.00	0.00	1.17	0.00
间皮瘤	1	0.12	0.00	0.00	0.00	0.00	0.00	0.00	0.00	0.00	0.00	0.00	0.00
卡波氏肉瘤	0	0.00	0.00	0.00	0.00	0.00	0.00	0.00	0.00	0.00	0.00	0.00	0.00
结缔组织、软组织	2	0.25	0.00	0.00	0.00	1.81	0.00	0.00	0.00	0.00	0.00	0.00	0.00
乳腺	61	7.51	0.00	0.00	0.00	0.00	0.00	0.00	0.00	1.16	1.13	4.69	10.54
外阴	1	0.12	0.00	0.00	0.00	0.00	0.00	0.00	0.00	0.00	0.00	0.00	0.00
阴道	3	0.37	0.00	0.00	0.00	0.00	0.00	0.00	0.00	0.00	0.00	0.00	0.00
子宫颈	32	3.94	0.00	0.00	0.00	0.00	0.00	0.00	0.00	1.16	0.00	4.69	0.00
子宫体	15	1.85	0.00	0.00	0.00	0.00	0.00	0.00	0.00	0.00	1.13	0.00	1.17
子宫，部位不明	3	0.37	0.00	0.00	0.00	0.00	0.00	0.00	0.00	0.00	0.00	0.00	0.00
卵巢	26	3.20	0.00	0.00	0.00	0.00	0.00	0.00	0.00	0.00	1.13	2.34	0.00
其他女性生殖器	1	0.12	0.00	0.00	0.00	0.00	0.00	0.00	0.00	0.00	0.00	0.00	0.00
胎盘	0	0.00	0.00	0.00	0.00	0.00	0.00	0.00	0.00	0.00	0.00	0.00	0.00
阴茎	0	0.00	0.00	0.00	0.00	0.00	0.00	0.00	0.00	0.00	0.00	0.00	0.00
前列腺	0	0.00	0.00	0.00	0.00	0.00	0.00	0.00	0.00	0.00	0.00	0.00	0.00
睾丸	0	0.00	0.00	0.00	0.00	0.00	0.00	0.00	0.00	0.00	0.00	0.00	0.00
其他男性生殖器	0	0.00	0.00	0.00	0.00	0.00	0.00	0.00	0.00	0.00	0.00	0.00	0.00
肾	7	0.86	0.00	0.00	0.00	0.00	0.00	0.00	0.00	0.00	0.00	0.00	1.17
肾盂	0	0.00	0.00	0.00	0.00	0.00	0.00	0.00	0.00	0.00	0.00	0.00	0.00
输尿管	2	0.25	0.00	0.00	0.00	0.00	0.00	0.00	0.00	0.00	0.00	0.00	0.00
膀胱	10	1.23	0.00	0.00	0.00	0.00	0.00	0.00	0.00	0.00	0.00	0.00	0.00
其他泌尿器官	0	0.00	0.00	0.00	0.00	0.00	0.00	0.00	0.00	0.00	0.00	0.00	0.00
眼	0	0.00	0.00	0.00	0.00	0.00	0.00	0.00	0.00	0.00	0.00	0.00	0.00
脑、神经系统	27	3.33	0.00	0.00	0.00	0.00	1.74	0.00	0.00	1.16	0.00	0.00	2.34
甲状腺	6	0.74	0.00	0.00	0.00	0.00	0.00	0.00	0.00	0.00	0.00	0.00	0.00
肾上腺	2	0.25	0.00	0.00	0.00	0.00	0.00	0.00	0.00	0.00	0.00	0.00	0.00
其他内分泌腺	1	0.12	0.00	0.00	0.00	0.00	0.00	0.00	0.00	0.00	0.00	0.00	0.00
霍奇金淋巴瘤	3	0.37	0.00	0.00	0.00	0.00	0.00	0.00	0.00	0.00	0.00	0.00	0.00
非霍奇金淋巴瘤	3	0.37	0.00	0.00	0.00	0.00	0.00	1.34	0.00	0.00	0.00	0.00	0.00
免疫增生性疾病	0	0.00	0.00	0.00	0.00	0.00	0.00	0.00	0.00	0.00	0.00	0.00	0.00
多发性骨髓瘤	2	0.25	0.00	0.00	0.00	0.00	0.00	0.00	0.00	0.00	0.00	0.00	1.17
淋巴样白血病	7	0.86	0.00	0.00	0.00	1.81	0.00	0.00	0.00	0.00	1.13	0.00	1.17
髓样白血病	3	0.37	0.00	0.00	0.00	1.81	0.00	0.00	0.00	0.00	0.00	0.00	0.00
白血病，未特指	10	1.23	0.00	0.00	0.00	0.00	0.00	1.34	0.00	1.16	0.00	0.00	1.17
其他或未指明部位	37	4.56	0.00	0.00	0.00	0.00	0.00	0.00	0.00	1.16	2.27	2.34	2.34
所有部位合计	812	100.00	0.00	0.00	0.00	7.22	5.21	4.02	1.08	6.94	10.21	30.47	56.22
所有部位除外 C44	808	99.51	0.00	0.00	0.00	7.22	5.21	4.02	1.08	6.94	10.21	29.30	56.22

50~54	55~59	60~64	65~69	70~74	75~79	80~84	85+	粗率 (1/10⁵)	中国人口标化率 (1/10⁵)	世界人口标化率 (1/10⁵)	累积率（%） 0~64岁	累积率（%） 0~74岁	ICD10
0.00	0.00	0.00	0.00	0.00	0.00	0.00	0.00	0.00	0.00	0.00	0.00	0.00	C00
0.00	0.00	2.80	0.00	0.00	0.00	0.00	0.00	0.21	0.17	0.18	0.02	0.02	C01-02
0.00	0.00	0.00	0.00	0.00	0.00	0.00	0.00	0.00	0.00	0.00	0.00	0.00	C03-06
0.00	0.00	0.00	0.00	0.00	0.00	0.00	0.00	0.10	0.08	0.07	0.01	0.01	C07-08
0.00	0.00	0.00	0.00	0.00	0.00	0.00	0.00	0.00	0.00	0.00	0.00	0.00	C09
0.00	2.09	0.00	0.00	0.00	0.00	0.00	0.00	0.10	0.08	0.08	0.01	0.01	C10
0.00	0.00	0.00	0.00	4.02	5.54	0.00	0.00	0.41	0.37	0.36	0.01	0.03	C11
0.00	0.00	0.00	0.00	0.00	0.00	0.00	0.00	0.00	0.00	0.00	0.00	0.00	C12-13
0.00	0.00	0.00	0.00	0.00	0.00	0.00	0.00	0.00	0.00	0.00	0.00	0.00	C14
0.00	0.00	8.41	20.74	28.11	22.15	20.60	18.90	2.37	1.92	1.94	0.04	0.29	C15
4.69	14.62	19.61	17.28	48.20	49.84	123.57	132.30	7.20	5.43	5.42	0.24	0.57	C16
1.56	0.00	0.00	0.00	12.05	5.54	0.00	0.00	0.51	0.40	0.37	0.01	0.07	C17
4.69	0.00	8.41	6.91	32.13	94.14	30.89	0.00	3.91	2.94	2.66	0.08	0.27	C18
6.25	2.09	16.81	13.83	24.10	27.69	82.38	37.80	3.91	3.01	2.98	0.14	0.33	C19-20
0.00	0.00	0.00	0.00	4.02	0.00	0.00	0.00	0.10	0.08	0.08	0.00	0.02	C21
18.74	27.16	22.41	41.48	40.16	94.14	133.87	75.60	10.49	8.09	7.88	0.42	0.83	C22
3.12	2.09	8.41	6.91	4.02	38.76	30.89	56.70	2.47	1.83	1.83	0.08	0.13	C23-24
6.25	2.09	16.81	27.65	48.20	38.76	51.49	18.90	4.53	3.62	3.60	0.13	0.50	C25
0.00	0.00	0.00	0.00	0.00	0.00	0.00	0.00	0.10	0.14	0.16	0.01	0.01	C30-31
0.00	0.00	0.00	0.00	4.02	0.00	0.00	0.00	0.10	0.08	0.08	0.00	0.02	C32
14.06	20.89	58.84	55.30	96.39	199.35	247.14	226.80	17.28	13.20	12.97	0.56	1.32	C33-34
1.56	0.00	0.00	0.00	0.00	0.00	0.00	0.00	0.10	0.08	0.08	0.01	0.01	C37-38
1.56	0.00	0.00	10.37	12.05	16.61	10.30	37.80	1.75	1.48	1.44	0.04	0.15	C40-41
1.56	0.00	0.00	0.00	4.02	0.00	0.00	0.00	0.21	0.16	0.16	0.01	0.03	C43
0.00	0.00	2.80	0.00	4.02	0.00	0.00	18.90	0.41	0.31	0.36	0.02	0.04	C44
0.00	0.00	0.00	3.46	0.00	0.00	0.00	0.00	0.10	0.10	0.10	0.00	0.02	C45
0.00	0.00	0.00	0.00	0.00	0.00	0.00	0.00	0.00	0.00	0.00	0.00	0.00	C46
0.00	0.00	0.00	0.00	0.00	5.54	0.00	0.00	0.21	0.25	0.22	0.01	0.01	C47;C49
18.74	12.53	22.41	13.83	24.10	11.07	72.08	18.90	6.28	4.97	4.85	0.36	0.55	C50
0.00	0.00	2.80	0.00	0.00	0.00	0.00	0.00	0.10	0.09	0.11	0.01	0.01	C51
0.00	4.18	0.00	0.00	0.00	5.54	0.00	0.00	0.31	0.23	0.22	0.02	0.02	C52
10.93	14.62	8.41	10.37	12.05	16.61	10.30	0.00	3.29	2.63	2.59	0.20	0.31	C53
3.12	2.09	11.21	10.37	4.02	5.54	10.30	0.00	1.54	1.30	1.32	0.09	0.17	C54
1.56	0.00	0.00	3.46	0.00	5.54	0.00	0.00	0.31	0.25	0.24	0.01	0.03	C55
10.93	8.36	16.81	0.00	12.05	11.07	10.30	0.00	2.67	2.14	2.17	0.20	0.26	C56
0.00	0.00	2.80	0.00	0.00	0.00	0.00	0.00	0.10	0.09	0.11	0.01	0.01	C57
0.00	0.00	0.00	0.00	0.00	0.00	0.00	0.00	0.00	0.00	0.00	0.00	0.00	C58
0.00	0.00	0.00	0.00	0.00	0.00	0.00	0.00	0.00	0.00	0.00	0.00	0.00	C60
0.00	0.00	0.00	0.00	0.00	0.00	0.00	0.00	0.00	0.00	0.00	0.00	0.00	C61
0.00	0.00	0.00	0.00	0.00	0.00	0.00	0.00	0.00	0.00	0.00	0.00	0.00	C62
0.00	0.00	0.00	0.00	0.00	0.00	0.00	0.00	0.00	0.00	0.00	0.00	0.00	C63
1.56	4.18	2.80	0.00	0.00	5.54	0.00	18.90	0.72	0.54	0.58	0.05	0.05	C64
0.00	0.00	0.00	0.00	0.00	0.00	0.00	0.00	0.00	0.00	0.00	0.00	0.00	C65
1.56	0.00	0.00	3.46	0.00	0.00	0.00	0.00	0.21	0.18	0.18	0.01	0.03	C66
1.56	0.00	2.80	13.83	8.03	5.54	0.00	18.90	1.03	0.86	0.92	0.02	0.13	C67
0.00	0.00	0.00	0.00	0.00	0.00	0.00	0.00	0.00	0.00	0.00	0.00	0.00	C68
0.00	0.00	0.00	0.00	0.00	0.00	0.00	0.00	0.00	0.00	0.00	0.00	0.00	C69
4.69	6.27	5.60	17.28	24.10	5.54	20.60	18.90	2.78	2.33	2.33	0.11	0.32	C70-72,D32-33,D42-43
0.00	0.00	5.60	3.46	4.02	11.07	0.00	0.00	0.62	0.51	0.52	0.03	0.07	C73
0.00	2.09	2.80	0.00	0.00	0.00	0.00	0.00	0.21	0.17	0.20	0.02	0.02	C74
0.00	0.00	2.80	0.00	0.00	0.00	0.00	0.00	0.10	0.09	0.11	0.01	0.01	C75
0.00	2.09	0.00	0.00	8.03	0.00	0.00	0.00	0.31	0.24	0.24	0.01	0.05	C81
1.56	0.00	2.80	0.00	0.00	0.00	0.00	0.00	0.31	0.28	0.30	0.03	0.03	C82-86;C96
0.00	0.00	0.00	0.00	0.00	0.00	0.00	0.00	0.00	0.00	0.00	0.00	0.00	C88
0.00	0.00	0.00	3.46	0.00	0.00	0.00	0.00	0.21	0.18	0.17	0.01	0.02	C90
0.00	0.00	5.60	3.46	0.00	0.00	10.30	0.00	0.72	0.71	0.68	0.05	0.07	C91
1.56	0.00	0.00	0.00	0.00	0.00	10.30	0.00	0.31	0.33	0.29	0.02	0.02	C92-94,D45-47
3.12	4.18	0.00	0.00	8.03	5.54	0.00	0.00	1.03	0.85	0.79	0.05	0.10	C95
1.56	2.09	5.60	10.37	20.08	44.30	72.08	56.70	3.81	2.90	2.67	0.09	0.24	O&U
126.51	133.69	266.17	297.26	490.00	730.94	947.38	756.00	83.54	65.71	64.62	3.24	7.18	C00-96
126.51	133.69	263.36	297.26	485.98	730.94	947.38	737.10	83.13	65.39	64.26	3.22	7.14	C00-96 exc. C44

附表 1-16 2016 年宁夏农村肿瘤登记地区男女合计恶性肿瘤死亡主要指标

部位	病例数	构成（%）	年龄组（岁）										
			0~	1~4	5~9	10~14	15~19	20~24	25~29	30~34	35~39	40~44	45~49
唇	0	0.00	0.00	0.00	0.00	0.00	0.00	0.00	0.00	0.00	0.00	0.00	0.00
舌	0	0.00	0.00	0.00	0.00	0.00	0.00	0.00	0.00	0.00	0.00	0.00	0.00
口	4	0.23	0.00	0.00	0.00	0.00	0.00	0.00	0.00	0.00	0.00	0.00	0.00
唾液腺	2	0.12	0.00	0.00	0.00	0.00	0.00	0.00	0.00	0.00	0.00	0.00	0.00
扁桃腺	0	0.00	0.00	0.00	0.00	0.00	0.00	0.00	0.00	0.00	0.00	0.00	0.00
其他口咽	3	0.17	0.00	0.00	0.00	0.00	0.00	0.00	0.98	0.00	0.00	1.70	0.00
鼻咽	11	0.63	0.00	0.00	0.00	0.00	0.00	0.00	0.00	0.00	1.93	0.00	0.78
下咽	0	0.00	0.00	0.00	0.00	0.00	0.00	0.00	0.00	0.00	0.00	0.00	0.00
咽，部位不明	1	0.06	0.00	0.00	0.00	0.00	0.00	0.00	0.00	0.00	0.00	0.00	0.00
食管	115	6.63	0.00	0.00	0.00	0.00	0.00	0.00	0.00	0.00	0.00	0.00	0.78
胃	306	17.65	0.00	0.00	0.00	0.00	0.00	0.00	0.00	2.10	5.79	4.25	10.86
小肠	9	0.52	0.00	0.00	0.00	0.00	0.00	1.02	0.00	1.05	0.00	0.00	0.00
结肠	47	2.71	0.00	0.00	0.00	0.00	0.00	0.00	0.00	0.00	0.96	2.55	2.33
直肠	73	4.21	0.00	0.00	0.00	0.00	0.00	0.00	0.00	2.10	0.00	0.00	3.88
肛门	2	0.12	0.00	0.00	0.00	0.00	0.00	0.00	0.98	0.00	0.00	0.00	0.00
肝脏	274	15.80	0.00	0.00	0.00	0.00	0.00	0.00	0.98	1.05	3.86	11.89	20.17
胆囊及其他	33	1.90	0.00	0.00	0.00	0.00	0.00	0.00	0.00	0.00	0.00	0.85	1.55
胰腺	60	3.46	0.00	0.00	0.00	0.00	0.00	0.00	0.00	0.00	0.00	0.85	0.78
鼻、鼻窦及其他	3	0.17	0.00	0.00	0.00	0.00	0.00	0.00	0.00	0.00	0.00	0.00	0.00
喉	3	0.17	0.00	0.00	0.00	0.00	0.00	0.00	0.00	0.00	0.00	0.00	0.00
气管、支气管、肺	369	21.28	0.00	0.00	0.00	0.00	0.00	0.00	0.98	0.00	0.00	5.94	8.53
其他胸腔器官	3	0.17	0.00	0.00	0.00	0.00	0.00	0.00	0.98	0.00	0.00	0.00	0.00
骨	19	1.10	0.00	0.00	0.00	0.00	0.00	0.00	0.00	0.00	0.00	0.00	0.78
皮肤黑色素瘤	4	0.23	0.00	0.00	0.00	0.00	0.00	0.00	0.00	0.00	0.00	0.85	0.00
皮肤其他	7	0.40	0.00	0.00	0.00	0.00	0.00	0.00	0.00	0.00	0.00	0.00	0.00
间皮瘤	0	0.00	0.00	0.00	0.00	0.00	0.00	0.00	0.00	0.00	0.00	0.00	0.00
卡波氏肉瘤	0	0.00	0.00	0.00	0.00	0.00	0.00	0.00	0.00	0.00	0.00	0.00	0.00
结缔组织、软组织	3	0.17	0.00	0.00	0.00	0.00	0.00	0.00	0.00	0.00	0.00	0.00	0.00
乳腺	47	2.77	0.00	0.00	0.00	0.00	0.00	0.00	1.99	0.00	10.03	10.49	6.23
外阴	5	0.29	0.00	0.00	0.00	0.00	0.00	0.00	0.00	0.00	0.00	0.00	0.00
阴道	0	0.00	0.00	0.00	0.00	0.00	0.00	0.00	0.00	0.00	0.00	0.00	0.00
子宫颈	33	1.90	0.00	0.00	0.00	0.00	0.00	0.00	0.00	1.05	0.00	0.85	5.43
子宫体	8	0.46	0.00	0.00	0.00	0.00	0.00	0.00	0.00	0.00	0.00	0.00	0.78
子宫，部位不明	5	0.29	0.00	0.00	0.00	0.00	0.00	0.00	0.00	0.00	0.00	0.00	0.78
卵巢	11	0.63	0.00	0.00	0.00	0.00	0.00	0.00	0.98	0.00	0.00	0.00	0.78
其他女性生殖器	0	0.00	0.00	0.00	0.00	0.00	0.00	0.00	0.00	0.00	0.00	0.00	0.00
胎盘	0	0.00	0.00	0.00	0.00	0.00	0.00	0.00	0.00	0.00	0.00	0.00	0.00
阴茎	1	0.06	0.00	0.00	0.00	0.00	0.00	0.00	0.00	0.00	0.00	0.00	0.00
前列腺	32	1.85	0.00	0.00	0.00	0.00	0.00	0.00	0.00	0.00	0.00	0.85	0.00
睾丸	0	0.00	0.00	0.00	0.00	0.00	0.00	0.00	0.00	0.00	0.00	0.00	0.00
其他男性生殖器	0	0.00	0.00	0.00	0.00	0.00	0.00	0.00	0.00	0.00	0.00	0.00	0.00
肾	17	0.98	0.00	0.00	0.00	0.00	0.00	0.00	0.00	0.00	0.00	0.00	0.00
肾盂	2	0.12	0.00	0.00	0.00	0.00	0.00	0.00	0.00	0.00	0.00	0.00	0.78
输尿管	0	0.00	0.00	0.00	0.00	0.00	0.00	0.00	0.00	0.00	0.00	0.00	0.00
膀胱	29	1.67	0.00	0.00	0.00	0.00	0.00	0.00	0.00	0.00	0.00	0.85	0.00
其他泌尿器官	1	0.06	0.00	0.00	0.00	0.00	0.00	0.00	0.00	0.00	0.00	0.00	0.00
眼	1	0.06	0.00	0.00	0.00	0.00	0.00	0.00	0.00	0.00	0.00	0.00	0.00
脑、神经系统	71	4.09	6.93	1.72	2.62	1.27	1.15	1.02	1.97	2.10	0.96	2.55	4.65
甲状腺	8	0.46	0.00	0.00	0.00	0.00	0.00	0.00	0.00	0.00	0.00	0.00	0.00
肾上腺	4	0.23	0.00	0.00	0.00	0.00	0.00	0.00	0.00	0.00	0.00	0.00	0.00
其他内分泌腺	2	0.12	0.00	0.00	0.00	0.00	0.00	0.00	0.00	0.00	0.00	0.00	0.00
霍奇金淋巴瘤	3	0.17	0.00	0.00	0.00	0.00	0.00	0.00	0.00	0.00	0.00	0.00	0.78
非霍奇金淋巴瘤	22	1.27	0.00	0.00	0.00	0.00	0.00	0.00	0.00	1.05	0.00	0.85	0.00
免疫增生性疾病	0	0.00	0.00	0.00	0.00	0.00	0.00	0.00	0.00	0.00	0.00	0.00	0.00
多发性骨髓瘤	11	0.63	0.00	0.00	0.00	0.00	0.00	0.00	0.00	0.00	0.00	0.00	0.78
淋巴样白血病	8	0.46	0.00	0.00	0.00	0.00	0.00	1.02	1.97	0.00	0.00	0.00	0.78
髓样白血病	11	0.63	0.00	0.00	0.00	0.00	0.00	0.00	2.95	0.00	0.00	0.85	0.00
白血病，未特指	27	1.56	0.00	1.72	1.31	2.54	0.00	1.02	0.98	0.00	0.00	1.70	2.33
其他或未指明部位	23	1.33	0.00	0.00	0.00	1.27	0.00	0.00	0.00	0.00	0.96	0.00	1.55
所有部位合计	1734	100.00	6.93	3.44	3.93	5.07	1.15	4.09	14.77	10.50	19.29	42.46	72.90
所有部位除外 C44	1727	99.60	6.93	3.44	3.93	5.07	1.15	4.09	14.77	10.50	19.29	42.46	72.90

50~54	55~59	60~64	65~69	70~74	75~79	80~84	85+	粗率 $(1/10^5)$	中国人口标化率 $(1/10^5)$	世界人口标化率 $(1/10^5)$	累积率(%) 0~64岁	累积率(%) 0~74岁	ICD10
0.00	0.00	0.00	0.00	0.00	0.00	0.00	0.00	0.00	0.00	0.00	0.00	0.00	C00
0.00	0.00	0.00	0.00	0.00	0.00	0.00	0.00	0.00	0.00	0.00	0.00	0.00	C01-02
0.00	1.27	3.08	0.00	2.95	0.00	0.00	0.00	0.30	0.21	0.23	0.02	0.04	C03-06
1.03	1.27	0.00	0.00	0.00	0.00	0.00	0.00	0.15	0.10	0.10	0.01	0.01	C07-08
0.00	0.00	0.00	0.00	0.00	0.00	0.00	0.00	0.00	0.00	0.00	0.00	0.00	C09
0.00	0.00	0.00	0.00	0.00	0.00	0.00	0.00	0.23	0.20	0.18	0.01	0.01	C10
0.00	3.80	1.54	0.00	5.89	4.01	0.00	10.53	0.83	0.62	0.59	0.04	0.07	C11
0.00	0.00	0.00	0.00	0.00	0.00	0.00	0.00	0.00	0.00	0.00	0.00	0.00	C12-13
0.00	1.27	0.00	0.00	0.00	0.00	0.00	0.00	0.08	0.05	0.05	0.01	0.01	C14
2.07	1.27	16.95	42.71	88.35	104.26	116.46	63.18	8.63	6.08	5.87	0.11	0.76	C15
18.59	17.76	50.85	81.35	141.37	244.61	267.18	273.77	22.97	15.99	15.47	0.55	1.66	C16
1.03	1.27	3.08	0.00	2.95	0.00	6.85	10.53	0.68	0.53	0.52	0.04	0.05	C17
4.13	2.54	12.33	8.13	20.62	20.05	27.40	63.18	3.53	2.42	2.46	0.12	0.27	C18
2.07	8.88	10.79	8.13	44.18	52.13	82.21	63.18	5.48	3.82	3.62	0.14	0.40	C19-20
0.00	0.00	0.00	2.03	0.00	0.00	0.00	0.00	0.15	0.15	0.14	0.00	0.02	C21
42.35	39.32	67.81	79.31	88.35	80.20	123.31	52.65	20.56	14.63	14.53	0.94	1.78	C22
5.16	3.80	15.41	2.03	8.84	12.03	27.40	10.53	2.48	1.69	1.72	0.13	0.19	C23-24
2.07	8.88	15.41	14.24	29.45	56.14	41.10	21.06	4.50	3.12	3.06	0.14	0.36	C25
0.00	0.00	1.54	0.00	0.00	4.01	6.85	0.00	0.23	0.15	0.14	0.01	0.01	C30-31
1.03	0.00	0.00	2.03	0.00	0.00	0.00	10.53	0.23	0.14	0.17	0.01	0.02	C32
26.86	38.05	84.76	99.65	182.60	300.75	212.37	231.65	27.69	19.22	19.07	0.83	2.24	C33-34
0.00	0.00	0.00	2.03	0.00	0.00	6.85	0.00	0.23	0.19	0.17	0.00	0.02	C37-38
0.00	2.54	3.08	6.10	11.78	12.03	20.55	10.53	1.43	0.98	0.97	0.03	0.12	C40-41
0.00	0.00	1.54	0.00	2.95	4.01	0.00	0.00	0.30	0.22	0.21	0.01	0.03	C43
0.00	0.00	1.54	4.07	2.95	4.01	0.00	21.06	0.53	0.35	0.39	0.01	0.04	C44
0.00	0.00	0.00	0.00	0.00	0.00	0.00	0.00	0.00	0.00	0.00	0.00	0.00	C45
0.00	0.00	0.00	0.00	0.00	0.00	0.00	0.00	0.00	0.00	0.00	0.00	0.00	C46
1.03	0.00	0.00	0.00	0.00	0.00	13.70	0.00	0.23	0.14	0.12	0.01	0.01	C47;C49
16.65	7.75	15.40	12.09	34.01	15.19	52.80	0.00	7.19	5.41	4.98	0.34	0.57	C50
1.03	0.00	1.54	2.03	0.00	4.01	0.00	10.53	0.38	0.25	0.27	0.01	0.02	C51
0.00	0.00	0.00	0.00	0.00	0.00	0.00	0.00	0.00	0.00	0.00	0.00	0.00	C52
1.03	6.34	9.25	6.10	2.95	16.04	20.55	10.53	2.48	1.74	1.67	0.12	0.16	C53
5.16	1.27	0.00	2.03	0.00	0.00	0.00	0.00	0.60	0.42	0.42	0.04	0.05	C54
0.00	0.00	0.00	4.07	0.00	4.01	6.85	0.00	0.38	0.26	0.24	0.00	0.02	C55
2.07	1.27	4.62	2.03	0.00	8.02	0.00	0.00	0.83	0.61	0.61	0.05	0.06	C56
0.00	0.00	0.00	0.00	0.00	0.00	0.00	0.00	0.00	0.00	0.00	0.00	0.00	C57
0.00	0.00	0.00	0.00	0.00	0.00	0.00	0.00	0.00	0.00	0.00	0.00	0.00	C58
0.00	0.00	0.00	0.00	0.00	4.01	0.00	0.00	0.08	0.05	0.04	0.00	0.00	C60
0.00	0.00	3.08	4.07	17.67	32.08	54.81	52.65	2.40	1.57	1.51	0.02	0.13	C61
0.00	0.00	0.00	0.00	0.00	0.00	0.00	0.00	0.00	0.00	0.00	0.00	0.00	C62
0.00	0.00	0.00	0.00	0.00	0.00	0.00	0.00	0.00	0.00	0.00	0.00	0.00	C63
1.03	1.27	6.16	2.03	8.84	16.04	13.70	10.53	1.28	0.87	0.87	0.04	0.10	C64
0.00	0.00	0.00	0.00	0.00	4.01	0.00	0.00	0.15	0.10	0.09	0.00	0.00	C65
0.00	0.00	0.00	0.00	0.00	0.00	0.00	0.00	0.00	0.00	0.00	0.00	0.00	C66
1.03	1.27	6.16	8.13	5.89	36.09	27.40	31.59	2.18	1.45	1.42	0.05	0.12	C67
0.00	0.00	0.00	0.00	0.00	0.00	6.85	0.00	0.08	0.04	0.03	0.00	0.00	C68
0.00	0.00	0.00	0.00	0.00	0.00	6.85	0.00	0.08	0.04	0.03	0.00	0.00	C69
5.16	7.61	10.79	14.24	32.40	36.09	13.70	31.59	5.33	4.24	4.32	0.22	0.46	C70-72,D32-33,D42-43
2.07	0.00	1.54	0.00	5.89	0.00	20.55	0.00	0.60	0.41	0.39	0.02	0.05	C73
1.03	0.00	0.00	2.03	0.00	4.01	6.85	0.00	0.30	0.20	0.19	0.01	0.02	C74
1.03	0.00	0.00	0.00	0.00	4.01	0.00	0.00	0.15	0.10	0.09	0.01	0.01	C75
0.00	1.27	0.00	2.03	0.00	0.00	0.00	0.00	0.23	0.16	0.16	0.01	0.02	C81
1.03	2.54	6.16	6.10	20.62	8.02	6.85	0.00	1.65	1.26	1.22	0.06	0.19	C82-86;C96
0.00	0.00	0.00	0.00	0.00	0.00	0.00	0.00	0.00	0.00	0.00	0.00	0.00	C88
1.03	3.80	3.08	0.00	2.95	12.03	0.00	0.00	0.83	0.57	0.55	0.04	0.06	C90
0.00	1.27	1.54	0.00	2.95	4.01	0.00	0.00	0.60	0.53	0.50	0.03	0.05	C91
0.00	1.27	1.54	6.10	0.00	4.01	6.85	0.00	0.83	0.70	0.66	0.03	0.06	C92-94,D45-47
0.00	1.27	4.62	10.17	8.84	16.04	0.00	0.00	2.03	1.74	1.80	0.09	0.18	C95
3.10	3.80	4.62	4.07	8.84	12.03	6.85	10.53	1.73	1.30	1.26	0.08	0.14	O&U
141.51	171.22	362.15	433.17	768.69	1130.80	1178.32	1000.32	130.14	92.39	90.65	4.27	10.28	C00-96
141.51	171.22	360.60	429.11	765.74	1126.79	1178.32	979.26	129.62	92.04	90.26	4.26	10.23	C00-96 exc. C44

附表 1-17 2016 年宁夏农村肿瘤登记地区男性恶性肿瘤死亡主要指标

部位	病例数	构成（%）	年龄组（岁）										
			0~	1~4	5~9	10~14	15~19	20~24	25~29	30~34	35~39	40~44	45~49
唇	0	0.00	0.00	0.00	0.00	0.00	0.00	0.00	0.00	0.00	0.00	0.00	0.00
舌	0	0.00	0.00	0.00	0.00	0.00	0.00	0.00	0.00	0.00	0.00	0.00	0.00
口	2	0.19	0.00	0.00	0.00	0.00	0.00	0.00	0.00	0.00	0.00	0.00	0.00
唾液腺	1	0.09	0.00	0.00	0.00	0.00	0.00	0.00	0.00	0.00	0.00	0.00	0.00
扁桃腺	0	0.00	0.00	0.00	0.00	0.00	0.00	0.00	0.00	0.00	0.00	0.00	0.00
其他口咽	2	0.19	0.00	0.00	0.00	0.00	0.00	0.00	1.95	0.00	0.00	1.65	0.00
鼻咽	6	0.56	0.00	0.00	0.00	0.00	0.00	0.00	0.00	0.00	3.72	0.00	0.00
下咽	0	0.00	0.00	0.00	0.00	0.00	0.00	0.00	0.00	0.00	0.00	0.00	0.00
咽，部位不明	1	0.09	0.00	0.00	0.00	0.00	0.00	0.00	0.00	0.00	0.00	0.00	0.00
食管	79	7.36	0.00	0.00	0.00	0.00	0.00	0.00	0.00	0.00	0.00	0.00	1.54
胃	209	19.46	0.00	0.00	0.00	0.00	0.00	0.00	0.00	0.00	3.72	3.30	10.81
小肠	4	0.37	0.00	0.00	0.00	0.00	0.00	2.00	0.00	0.00	0.00	0.00	0.00
结肠	26	2.42	0.00	0.00	0.00	0.00	0.00	0.00	0.00	0.00	1.86	1.65	1.54
直肠	38	3.54	0.00	0.00	0.00	0.00	0.00	0.00	0.00	0.00	0.00	0.00	4.63
肛门	2	0.19	0.00	0.00	0.00	0.00	0.00	0.00	1.95	0.00	0.00	0.00	0.00
肝脏	195	18.16	0.00	0.00	0.00	0.00	0.00	0.00	1.95	0.00	7.43	16.51	30.89
胆囊及其他	16	1.49	0.00	0.00	0.00	0.00	0.00	0.00	0.00	0.00	0.00	0.00	0.00
胰腺	35	3.26	0.00	0.00	0.00	0.00	0.00	0.00	0.00	0.00	0.00	0.00	1.54
鼻、鼻窦及其他	1	0.09	0.00	0.00	0.00	0.00	0.00	0.00	0.00	0.00	0.00	0.00	0.00
喉	3	0.28	0.00	0.00	0.00	0.00	0.00	0.00	0.00	0.00	0.00	0.00	0.00
气管、支气管、肺	246	22.91	0.00	0.00	0.00	0.00	0.00	0.00	1.95	0.00	0.00	4.95	9.27
其他胸腔器官	1	0.09	0.00	0.00	0.00	0.00	0.00	0.00	0.00	0.00	0.00	0.00	0.00
骨	11	1.02	0.00	0.00	0.00	0.00	0.00	0.00	0.00	0.00	0.00	0.00	0.00
皮肤黑色素瘤	3	0.28	0.00	0.00	0.00	0.00	0.00	0.00	0.00	0.00	0.00	1.65	0.00
皮肤其他	6	0.56	0.00	0.00	0.00	0.00	0.00	0.00	0.00	0.00	0.00	0.00	0.00
间皮瘤	0	0.00	0.00	0.00	0.00	0.00	0.00	0.00	0.00	0.00	0.00	0.00	0.00
卡波氏肉瘤	0	0.00	0.00	0.00	0.00	0.00	0.00	0.00	0.00	0.00	0.00	0.00	0.00
结缔组织、软组织	3	0.28	0.00	0.00	0.00	0.00	0.00	0.00	0.00	0.00	0.00	0.00	0.00
乳腺	1	0.09	0.00	0.00	0.00	0.00	0.00	0.00	0.00	0.00	0.00	0.00	0.00
外阴	0	0.00	0.00	0.00	0.00	0.00	0.00	0.00	0.00	0.00	0.00	0.00	0.00
阴道	0	0.00	0.00	0.00	0.00	0.00	0.00	0.00	0.00	0.00	0.00	0.00	0.00
子宫颈	0	0.00	0.00	0.00	0.00	0.00	0.00	0.00	0.00	0.00	0.00	0.00	0.00
子宫体	0	0.00	0.00	0.00	0.00	0.00	0.00	0.00	0.00	0.00	0.00	0.00	0.00
子宫，部位不明	0	0.00	0.00	0.00	0.00	0.00	0.00	0.00	0.00	0.00	0.00	0.00	0.00
卵巢	0	0.00	0.00	0.00	0.00	0.00	0.00	0.00	0.00	0.00	0.00	0.00	0.00
其他女性生殖器	0	0.00	0.00	0.00	0.00	0.00	0.00	0.00	0.00	0.00	0.00	0.00	0.00
胎盘	0	0.00	0.00	0.00	0.00	0.00	0.00	0.00	0.00	0.00	0.00	0.00	0.00
阴茎	1	0.09	0.00	0.00	0.00	0.00	0.00	0.00	0.00	0.00	0.00	0.00	0.00
前列腺	32	2.98	0.00	0.00	0.00	0.00	0.00	0.00	0.00	0.00	0.00	1.65	0.00
睾丸	0	0.00	0.00	0.00	0.00	0.00	0.00	0.00	0.00	0.00	0.00	0.00	0.00
其他男性生殖器	0	0.00	0.00	0.00	0.00	0.00	0.00	0.00	0.00	0.00	0.00	0.00	0.00
肾	13	1.21	0.00	0.00	0.00	0.00	0.00	0.00	0.00	0.00	0.00	0.00	0.00
肾盂	1	0.09	0.00	0.00	0.00	0.00	0.00	0.00	0.00	0.00	0.00	0.00	0.00
输尿管	0	0.00	0.00	0.00	0.00	0.00	0.00	0.00	0.00	0.00	0.00	0.00	0.00
膀胱	26	2.42	0.00	0.00	0.00	0.00	0.00	0.00	0.00	0.00	0.00	1.65	0.00
其他泌尿器官	1	0.09	0.00	0.00	0.00	0.00	0.00	0.00	0.00	0.00	0.00	0.00	0.00
眼	0	0.00	0.00	0.00	0.00	0.00	0.00	0.00	0.00	0.00	0.00	0.00	0.00
脑、神经系统	30	2.79	0.00	0.00	2.51	0.00	0.00	0.00	0.00	2.06	1.86	1.65	6.18
甲状腺	4	0.37	0.00	0.00	0.00	0.00	0.00	0.00	0.00	0.00	0.00	0.00	0.00
肾上腺	3	0.28	0.00	0.00	0.00	0.00	0.00	0.00	0.00	0.00	0.00	0.00	0.00
其他内分泌腺	2	0.19	0.00	0.00	0.00	0.00	0.00	0.00	0.00	0.00	0.00	0.00	0.00
霍奇金淋巴瘤	2	0.19	0.00	0.00	0.00	0.00	0.00	0.00	0.00	0.00	0.00	0.00	1.54
非霍奇金淋巴瘤	15	1.40	0.00	0.00	0.00	0.00	0.00	0.00	0.00	2.06	0.00	1.65	0.00
免疫增生性疾病	0	0.00	0.00	0.00	0.00	0.00	0.00	0.00	0.00	0.00	0.00	0.00	0.00
多发性骨髓瘤	8	0.74	0.00	0.00	0.00	0.00	0.00	0.00	0.00	0.00	0.00	0.00	1.54
淋巴样白血病	6	0.56	0.00	0.00	0.00	0.00	0.00	2.00	3.89	0.00	0.00	0.00	1.54
髓样白血病	8	0.74	0.00	0.00	0.00	0.00	0.00	0.00	5.84	0.00	0.00	1.65	0.00
白血病，未特指	18	1.68	0.00	3.27	2.51	2.41	0.00	0.00	1.95	0.00	0.00	3.30	4.63
其他或未指明部位	13	1.21	0.00	0.00	0.00	2.41	0.00	0.00	0.00	0.00	1.86	0.00	0.00
所有部位合计	1074	100.00	0.00	3.27	5.03	4.82	0.00	4.00	19.47	4.12	20.43	41.28	75.67
所有部位除外 C44	1068	99.44	0.00	3.27	5.03	4.82	0.00	4.00	19.47	4.12	20.43	41.28	75.67

50~54	55~59	60~64	65~69	70~74	75~79	80~84	85+	粗率 (1/10^5)	中国人口标化率 (1/10^5)	世界人口标化率 (1/10^5)	累积率(%) 0~64岁	累积率(%) 0~74岁	ICD10
0.00	0.00	0.00	0.00	0.00	0.00	0.00	0.00	0.00	0.00	0.00	0.00	0.00	C00
0.00	0.00	0.00	0.00	0.00	0.00	0.00	0.00	0.00	0.00	0.00	0.00	0.00	C01-02
0.00	0.00	3.08	0.00	6.13	0.00	0.00	0.00	0.29	0.23	0.25	0.02	0.05	C03-06
0.00	2.49	0.00	0.00	0.00	0.00	0.00	0.00	0.15	0.09	0.10	0.01	0.01	C07-08
0.00	0.00	0.00	0.00	0.00	0.00	0.00	0.00	0.00	0.00	0.00	0.00	0.00	C09
0.00	0.00	0.00	0.00	0.00	0.00	0.00	0.00	0.29	0.29	0.25	0.02	0.02	C10
0.00	2.49	0.00	0.00	6.13	8.49	0.00	21.28	0.88	0.72	0.64	0.03	0.06	C11
0.00	0.00	0.00	0.00	0.00	0.00	0.00	0.00	0.00	0.00	0.00	0.00	0.00	C12-13
0.00	2.49	0.00	0.00	0.00	0.00	0.00	0.00	0.15	0.09	0.10	0.01	0.01	C14
2.05	2.49	24.68	53.38	110.34	169.87	170.92	106.41	11.63	8.52	8.18	0.15	0.97	C15
24.61	22.43	77.11	131.39	202.29	390.69	370.32	319.22	30.78	22.22	21.62	0.71	2.38	C16
0.00	0.00	3.08	0.00	0.00	0.00	14.24	21.28	0.59	0.42	0.46	0.03	0.03	C17
4.10	0.00	12.34	8.21	36.78	25.48	14.24	106.41	3.83	2.75	2.84	0.11	0.33	C18
2.05	17.45	12.34	0.00	55.17	50.96	42.73	106.41	5.60	3.89	3.93	0.18	0.46	C19-20
0.00	0.00	0.00	4.11	0.00	0.00	0.00	0.00	0.29	0.30	0.28	0.01	0.03	C21
65.62	54.83	86.36	123.18	116.47	110.41	185.16	63.84	28.72	20.99	20.75	1.32	2.52	C22
8.20	2.49	15.42	4.11	6.13	8.49	28.49	21.28	2.36	1.63	1.71	0.13	0.18	C23-24
2.05	14.95	24.68	16.42	42.91	50.96	14.24	21.28	5.15	3.75	3.82	0.22	0.51	C25
0.00	0.00	0.00	0.00	0.00	8.49	0.00	0.00	0.15	0.11	0.08	0.00	0.00	C30-31
2.05	0.00	0.00	4.11	0.00	0.00	0.00	21.28	0.44	0.29	0.33	0.01	0.03	C32
43.06	44.86	129.55	164.24	226.81	382.20	256.37	319.22	36.23	26.20	26.30	1.17	3.12	C33-34
0.00	0.00	0.00	4.11	0.00	0.00	0.00	0.00	0.15	0.11	0.12	0.00	0.02	C37-38
0.00	4.98	0.00	4.11	18.39	16.99	28.49	21.28	1.62	1.15	1.11	0.02	0.14	C40-41
0.00	0.00	0.00	0.00	6.13	8.49	0.00	0.00	0.44	0.34	0.31	0.01	0.04	C43
0.00	0.00	3.08	8.21	6.13	8.49	0.00	21.28	0.88	0.64	0.68	0.02	0.09	C44
0.00	0.00	0.00	0.00	0.00	0.00	0.00	0.00	0.00	0.00	0.00	0.00	0.00	C45
0.00	0.00	0.00	0.00	0.00	0.00	0.00	0.00	0.00	0.00	0.00	0.00	0.00	C46
2.05	0.00	0.00	0.00	0.00	0.00	28.49	0.00	0.44	0.29	0.24	0.01	0.01	C47;C49
0.00	2.49	0.00	0.00	0.00	0.00	0.00	0.00	0.15	0.09	0.10	0.01	0.01	C50
0.00	0.00	0.00	0.00	0.00	0.00	0.00	0.00	0.00	0.00	0.00	0.00	0.00	C51
0.00	0.00	0.00	0.00	0.00	0.00	0.00	0.00	0.00	0.00	0.00	0.00	0.00	C52
0.00	0.00	0.00	0.00	0.00	0.00	0.00	0.00	0.00	0.00	0.00	0.00	0.00	C53
0.00	0.00	0.00	0.00	0.00	0.00	0.00	0.00	0.00	0.00	0.00	0.00	0.00	C54
0.00	0.00	0.00	0.00	0.00	0.00	0.00	0.00	0.00	0.00	0.00	0.00	0.00	C55
0.00	0.00	0.00	0.00	0.00	0.00	0.00	0.00	0.00	0.00	0.00	0.00	0.00	C56
0.00	0.00	0.00	0.00	0.00	0.00	0.00	0.00	0.00	0.00	0.00	0.00	0.00	C57
0.00	0.00	0.00	0.00	0.00	0.00	0.00	0.00	0.00	0.00	0.00	0.00	0.00	C58
0.00	0.00	0.00	0.00	0.00	8.49	0.00	0.00	0.15	0.11	0.08	0.00	0.00	C60
0.00	0.00	6.17	8.21	36.78	67.95	113.94	106.41	4.71	3.25	3.11	0.04	0.26	C61
0.00	0.00	0.00	0.00	0.00	0.00	0.00	0.00	0.00	0.00	0.00	0.00	0.00	C62
0.00	0.00	0.00	0.00	0.00	0.00	0.00	0.00	0.00	0.00	0.00	0.00	0.00	C63
2.05	2.49	12.34	0.00	6.13	25.48	28.49	21.28	1.91	1.32	1.32	0.08	0.12	C64
0.00	0.00	0.00	0.00	0.00	8.49	0.00	0.00	0.15	0.11	0.08	0.00	0.00	C65
0.00	0.00	0.00	0.00	0.00	0.00	0.00	0.00	0.00	0.00	0.00	0.00	0.00	C66
2.05	2.49	9.25	12.32	12.26	67.95	56.97	63.84	3.83	2.66	2.57	0.08	0.20	C67
0.00	0.00	0.00	0.00	0.00	0.00	14.24	0.00	0.15	0.09	0.07	0.00	0.00	C68
0.00	0.00	0.00	0.00	0.00	0.00	0.00	0.00	0.00	0.00	0.00	0.00	0.00	C69
4.10	4.98	6.17	16.42	36.78	33.97	0.00	42.56	4.42	3.48	3.39	0.15	0.41	C70-72,D32-33,D42-43
2.05	0.00	3.08	0.00	6.13	0.00	14.24	0.00	0.59	0.43	0.42	0.03	0.06	C73
0.00	0.00	0.00	4.11	0.00	8.49	14.24	0.00	0.44	0.32	0.28	0.00	0.02	C74
2.05	0.00	0.00	0.00	0.00	8.49	0.00	0.00	0.29	0.21	0.19	0.01	0.01	C75
0.00	2.49	0.00	0.00	0.00	0.00	0.00	0.00	0.29	0.20	0.19	0.02	0.02	C81
2.05	4.98	12.34	4.11	24.52	8.49	0.00	0.00	2.21	1.75	1.72	0.12	0.26	C82-86;C96
0.00	0.00	0.00	0.00	0.00	0.00	0.00	0.00	0.00	0.00	0.00	0.00	0.00	C88
0.00	7.48	3.08	0.00	6.13	16.99	0.00	0.00	1.18	0.83	0.81	0.06	0.09	C90
0.00	2.49	3.08	0.00	0.00	0.00	0.00	0.00	0.88	0.82	0.79	0.07	0.07	C91
0.00	0.00	3.08	4.11	0.00	8.49	14.24	0.00	1.18	1.08	0.97	0.05	0.07	C92-94,D45-47
0.00	0.00	6.17	16.42	12.26	8.49	0.00	0.00	2.65	2.32	2.48	0.12	0.26	C95
4.10	4.98	6.17	8.21	6.13	8.49	14.24	0.00	1.91	1.56	1.50	0.10	0.17	O&U
174.29	206.87	462.66	599.47	986.94	1520.30	1424.30	1404.55	158.16	115.65	114.18	5.11	13.04	C00-96
174.29	206.87	459.58	591.25	980.81	1511.81	1424.30	1383.27	157.28	115.02	113.50	5.09	12.95	C00-96 exc. C44

附表 1-18 2016 年宁夏农村肿瘤登记地区女性恶性肿瘤死亡主要指标

部位	病例数	构成（%）	年龄组（岁）										
			0~	1~4	5~9	10~14	15~19	20~24	25~29	30~34	35~39	40~44	45~49
唇	0	0.00	0.00	0.00	0.00	0.00	0.00	0.00	0.00	0.00	0.00	0.00	0.00
舌	0	0.00	0.00	0.00	0.00	0.00	0.00	0.00	0.00	0.00	0.00	0.00	0.00
口	2	0.30	0.00	0.00	0.00	0.00	0.00	0.00	0.00	0.00	0.00	0.00	0.00
唾液腺	1	0.15	0.00	0.00	0.00	0.00	0.00	0.00	0.00	0.00	0.00	0.00	0.00
扁桃腺	0	0.00	0.00	0.00	0.00	0.00	0.00	0.00	0.00	0.00	0.00	0.00	0.00
其他口咽	1	0.15	0.00	0.00	0.00	0.00	0.00	0.00	0.00	0.00	0.00	1.75	0.00
鼻咽	5	0.76	0.00	0.00	0.00	0.00	0.00	0.00	0.00	0.00	0.00	0.00	1.56
下咽	0	0.00	0.00	0.00	0.00	0.00	0.00	0.00	0.00	0.00	0.00	0.00	0.00
咽，部位不明	0	0.00	0.00	0.00	0.00	0.00	0.00	0.00	0.00	0.00	0.00	0.00	0.00
食管	36	5.45	0.00	0.00	0.00	0.00	0.00	0.00	0.00	0.00	0.00	0.00	0.00
胃	97	14.70	0.00	0.00	0.00	0.00	0.00	0.00	0.00	4.28	8.03	5.24	10.91
小肠	5	0.76	0.00	0.00	0.00	0.00	0.00	0.00	0.00	2.14	0.00	0.00	0.00
结肠	21	3.18	0.00	0.00	0.00	0.00	0.00	0.00	0.00	0.00	0.00	3.50	3.12
直肠	35	5.30	0.00	0.00	0.00	0.00	0.00	0.00	0.00	4.28	0.00	0.00	3.12
肛门	0	0.00	0.00	0.00	0.00	0.00	0.00	0.00	0.00	0.00	0.00	0.00	0.00
肝脏	79	11.97	0.00	0.00	0.00	0.00	0.00	0.00	0.00	2.14	0.00	6.99	9.35
胆囊及其他	17	2.58	0.00	0.00	0.00	0.00	0.00	0.00	0.00	0.00	0.00	1.75	3.12
胰腺	25	3.79	0.00	0.00	0.00	0.00	0.00	0.00	0.00	0.00	0.00	1.75	0.00
鼻、鼻窦及其他	2	0.30	0.00	0.00	0.00	0.00	0.00	0.00	0.00	0.00	0.00	0.00	0.00
喉	0	0.00	0.00	0.00	0.00	0.00	0.00	0.00	0.00	0.00	0.00	0.00	0.00
气管、支气管、肺	123	18.64	0.00	0.00	0.00	0.00	0.00	0.00	0.00	0.00	0.00	6.99	7.79
其他胸腔器官	2	0.30	0.00	0.00	0.00	0.00	0.00	0.00	1.99	0.00	0.00	0.00	0.00
骨	8	1.21	0.00	0.00	0.00	0.00	0.00	0.00	0.00	0.00	0.00	0.00	1.56
皮肤黑色素瘤	1	0.15	0.00	0.00	0.00	0.00	0.00	0.00	0.00	0.00	0.00	0.00	0.00
皮肤其他	1	0.15	0.00	0.00	0.00	0.00	0.00	0.00	0.00	0.00	0.00	0.00	0.00
间皮瘤	0	0.00	0.00	0.00	0.00	0.00	0.00	0.00	0.00	0.00	0.00	0.00	0.00
卡波氏肉瘤	0	0.00	0.00	0.00	0.00	0.00	0.00	0.00	0.00	0.00	0.00	0.00	0.00
结缔组织、软组织	0	0.00	0.00	0.00	0.00	0.00	0.00	0.00	0.00	0.00	0.00	0.00	0.00
乳腺	47	7.12	0.00	0.00	0.00	0.00	0.00	0.00	1.99	0.00	10.03	10.49	6.23
外阴	5	0.76	0.00	0.00	0.00	0.00	0.00	0.00	0.00	0.00	0.00	0.00	0.00
阴道	0	0.00	0.00	0.00	0.00	0.00	0.00	0.00	0.00	0.00	0.00	0.00	0.00
子宫颈	33	5.00	0.00	0.00	0.00	0.00	0.00	0.00	0.00	2.14	0.00	1.75	10.91
子宫体	8	1.21	0.00	0.00	0.00	0.00	0.00	0.00	0.00	0.00	0.00	0.00	1.56
子宫，部位不明	5	0.76	0.00	0.00	0.00	0.00	0.00	0.00	0.00	0.00	0.00	0.00	1.56
卵巢	11	1.67	0.00	0.00	0.00	0.00	0.00	0.00	1.99	0.00	0.00	0.00	1.56
其他女性生殖器	0	0.00	0.00	0.00	0.00	0.00	0.00	0.00	0.00	0.00	0.00	0.00	0.00
胎盘	0	0.00	0.00	0.00	0.00	0.00	0.00	0.00	0.00	0.00	0.00	0.00	0.00
阴茎	0	0.00	0.00	0.00	0.00	0.00	0.00	0.00	0.00	0.00	0.00	0.00	0.00
前列腺	0	0.00	0.00	0.00	0.00	0.00	0.00	0.00	0.00	0.00	0.00	0.00	0.00
睾丸	0	0.00	0.00	0.00	0.00	0.00	0.00	0.00	0.00	0.00	0.00	0.00	0.00
其他男性生殖器	0	0.00	0.00	0.00	0.00	0.00	0.00	0.00	0.00	0.00	0.00	0.00	0.00
肾	4	0.61	0.00	0.00	0.00	0.00	0.00	0.00	0.00	0.00	0.00	0.00	0.00
肾盂	1	0.15	0.00	0.00	0.00	0.00	0.00	0.00	0.00	0.00	0.00	0.00	1.56
输尿管	0	0.00	0.00	0.00	0.00	0.00	0.00	0.00	0.00	0.00	0.00	0.00	0.00
膀胱	3	0.45	0.00	0.00	0.00	0.00	0.00	0.00	0.00	0.00	0.00	0.00	0.00
其他泌尿器官	0	0.00	0.00	0.00	0.00	0.00	0.00	0.00	0.00	0.00	0.00	0.00	0.00
眼	1	0.15	0.00	0.00	0.00	0.00	0.00	0.00	0.00	0.00	0.00	0.00	0.00
脑、神经系统	41	6.21	14.62	3.63	2.74	2.68	2.38	2.09	3.98	2.14	0.00	3.50	3.12
甲状腺	4	0.61	0.00	0.00	0.00	0.00	0.00	0.00	0.00	0.00	0.00	0.00	0.00
肾上腺	1	0.15	0.00	0.00	0.00	0.00	0.00	0.00	0.00	0.00	0.00	0.00	0.00
其他内分泌腺	0	0.00	0.00	0.00	0.00	0.00	0.00	0.00	0.00	0.00	0.00	0.00	0.00
霍奇金淋巴瘤	1	0.15	0.00	0.00	0.00	0.00	0.00	0.00	0.00	0.00	0.00	0.00	0.00
非霍奇金淋巴瘤	7	1.06	0.00	0.00	0.00	0.00	0.00	0.00	0.00	0.00	0.00	0.00	0.00
免疫增生性疾病	0	0.00	0.00	0.00	0.00	0.00	0.00	0.00	0.00	0.00	0.00	0.00	0.00
多发性骨髓瘤	3	0.45	0.00	0.00	0.00	0.00	0.00	0.00	0.00	0.00	0.00	0.00	0.00
淋巴样白血病	2	0.30	0.00	0.00	0.00	0.00	0.00	0.00	0.00	0.00	0.00	0.00	0.00
髓样白血病	3	0.45	0.00	0.00	0.00	0.00	0.00	0.00	0.00	0.00	0.00	0.00	0.00
白血病，未特指	9	1.36	0.00	0.00	0.00	2.68	0.00	2.09	0.00	0.00	0.00	0.00	0.00
其他或未指明部位	10	1.52	0.00	0.00	0.00	0.00	0.00	0.00	0.00	0.00	0.00	0.00	3.12
所有部位合计	660	100.00	14.62	3.63	2.74	5.36	2.38	4.19	9.96	17.13	18.06	43.70	70.12
所有部位除外 C44	659	99.85	14.62	3.63	2.74	5.36	2.38	4.19	9.96	17.13	18.06	43.70	70.12

50~54	55~59	60~64	65~69	70~74	75~79	80~84	85+	粗率 (1/10^5)	中国人口标化率 (1/10^5)	世界人口标化率 (1/10^5)	累积率(%) 0~64岁	0~74岁	ICD10
0.00	0.00	0.00	0.00	0.00	0.00	0.00	0.00	0.00	0.00	0.00	0.00	0.00	C00
0.00	0.00	0.00	0.00	0.00	0.00	0.00	0.00	0.00	0.00	0.00	0.00	0.00	C01-02
0.00	2.58	3.08	0.00	0.00	0.00	0.00	0.00	0.31	0.20	0.23	0.03	0.03	C03-06
2.08	0.00	0.00	0.00	0.00	0.00	0.00	0.00	0.15	0.11	0.10	0.01	0.01	C07-08
0.00	0.00	0.00	0.00	0.00	0.00	0.00	0.00	0.00	0.00	0.00	0.00	0.00	C09
0.00	0.00	0.00	0.00	0.00	0.00	0.00	0.00	0.15	0.11	0.10	0.01	0.01	C10
0.00	5.16	3.08	0.00	5.67	0.00	0.00	0.00	0.77	0.52	0.54	0.05	0.08	C11
0.00	0.00	0.00	0.00	0.00	0.00	0.00	0.00	0.00	0.00	0.00	0.00	0.00	C12-13
0.00	0.00	0.00	0.00	0.00	0.00	0.00	0.00	0.00	0.00	0.00	0.00	0.00	C14
2.08	0.00	9.24	32.24	68.02	45.58	66.00	20.84	5.51	3.79	3.69	0.06	0.56	C15
12.49	12.91	24.64	32.24	85.03	113.95	171.59	229.26	14.85	10.14	9.65	0.39	0.98	C16
2.08	2.58	3.08	0.00	5.67	0.00	0.00	0.00	0.77	0.64	0.57	0.05	0.08	C17
4.16	5.16	12.32	8.06	5.67	15.19	39.60	20.84	3.21	2.12	2.11	0.14	0.21	C18
2.08	0.00	9.24	16.12	34.01	53.18	118.80	20.84	5.36	3.73	3.31	0.09	0.34	C19-20
0.00	0.00	0.00	0.00	0.00	0.00	0.00	0.00	0.00	0.00	0.00	0.00	0.00	C21
18.73	23.24	49.28	36.27	62.35	53.18	66.00	41.68	12.09	8.33	8.35	0.55	1.04	C22
2.08	5.16	15.40	0.00	11.34	15.19	26.40	0.00	2.60	1.74	1.73	0.14	0.19	C23-24
2.08	2.58	6.16	12.09	17.01	60.77	66.00	20.84	3.83	2.48	2.30	0.06	0.21	C25
0.00	0.00	3.08	0.00	0.00	0.00	13.20	0.00	0.31	0.19	0.19	0.02	0.02	C30-31
0.00	0.00	0.00	0.00	0.00	0.00	0.00	0.00	0.00	0.00	0.00	0.00	0.00	C32
10.41	30.99	40.04	36.27	141.72	227.89	171.59	145.89	18.83	12.45	12.04	0.48	1.37	C33-34
0.00	0.00	0.00	0.00	0.00	0.00	13.20	0.00	0.31	0.27	0.23	0.01	0.01	C37-38
0.00	0.00	6.16	8.06	5.67	7.60	13.20	0.00	1.22	0.84	0.84	0.04	0.11	C40-41
0.00	0.00	3.08	0.00	0.00	0.00	0.00	0.00	0.15	0.10	0.12	0.02	0.02	C43
0.00	0.00	0.00	0.00	0.00	0.00	0.00	20.84	0.15	0.07	0.10	0.00	0.00	C44
0.00	0.00	0.00	0.00	0.00	0.00	0.00	0.00	0.00	0.00	0.00	0.00	0.00	C45
0.00	0.00	0.00	0.00	0.00	0.00	0.00	0.00	0.00	0.00	0.00	0.00	0.00	C46
0.00	0.00	0.00	0.00	0.00	0.00	0.00	0.00	0.00	0.00	0.00	0.00	0.00	C47;C49
16.65	7.75	15.40	12.09	34.01	15.19	52.80	0.00	7.19	5.41	4.98	0.34	0.57	C50
2.08	0.00	3.08	4.03	0.00	7.60	0.00	20.84	0.77	0.49	0.53	0.03	0.05	C51
0.00	0.00	0.00	0.00	0.00	0.00	0.00	0.00	0.00	0.00	0.00	0.00	0.00	C52
2.08	12.91	18.48	12.09	5.67	30.39	39.60	20.84	5.05	3.46	3.33	0.24	0.33	C53
10.41	2.58	0.00	4.03	0.00	0.00	0.00	0.00	1.22	0.85	0.84	0.07	0.09	C54
0.00	0.00	0.00	8.06	0.00	7.60	13.20	0.00	0.77	0.52	0.48	0.01	0.05	C55
4.16	2.58	9.24	4.03	0.00	15.19	0.00	0.00	1.68	1.22	1.21	0.10	0.12	C56
0.00	0.00	0.00	0.00	0.00	0.00	0.00	0.00	0.00	0.00	0.00	0.00	0.00	C57
0.00	0.00	0.00	0.00	0.00	0.00	0.00	0.00	0.00	0.00	0.00	0.00	0.00	C58
0.00	0.00	0.00	0.00	0.00	0.00	0.00	0.00	0.00	0.00	0.00	0.00	0.00	C60
0.00	0.00	0.00	0.00	0.00	0.00	0.00	0.00	0.00	0.00	0.00	0.00	0.00	C61
0.00	0.00	0.00	0.00	0.00	0.00	0.00	0.00	0.00	0.00	0.00	0.00	0.00	C62
0.00	0.00	0.00	0.00	0.00	0.00	0.00	0.00	0.00	0.00	0.00	0.00	0.00	C63
0.00	0.00	0.00	4.03	11.34	7.60	0.00	0.00	0.61	0.44	0.42	0.00	0.08	C64
0.00	0.00	0.00	0.00	0.00	0.00	0.00	0.00	0.15	0.11	0.09	0.01	0.01	C65
0.00	0.00	0.00	0.00	0.00	0.00	0.00	0.00	0.00	0.00	0.00	0.00	0.00	C66
0.00	0.00	3.08	4.03	0.00	7.60	0.00	0.00	0.46	0.31	0.32	0.02	0.04	C67
0.00	0.00	0.00	0.00	0.00	0.00	0.00	0.00	0.00	0.00	0.00	0.00	0.00	C68
0.00	0.00	0.00	0.00	0.00	0.00	13.20	0.00	0.15	0.08	0.07	0.00	0.00	C69
6.24	10.33	15.40	12.09	28.34	37.98	26.40	20.84	6.28	5.05	5.33	0.30	0.50	C70-72,D32-33,D42-43
2.08	0.00	0.00	0.00	5.67	0.00	26.40	0.00	0.61	0.39	0.35	0.01	0.04	C73
2.08	0.00	0.00	0.00	0.00	0.00	0.00	0.00	0.15	0.11	0.10	0.01	0.01	C74
0.00	0.00	0.00	0.00	0.00	0.00	0.00	0.00	0.00	0.00	0.00	0.00	0.00	C75
0.00	0.00	0.00	4.03	0.00	0.00	0.00	0.00	0.15	0.11	0.12	0.00	0.02	C81
0.00	0.00	0.00	8.06	17.01	7.60	13.20	0.00	1.07	0.76	0.72	0.00	0.13	C82-86;C96
0.00	0.00	0.00	0.00	0.00	0.00	0.00	0.00	0.00	0.00	0.00	0.00	0.00	C88
2.08	0.00	3.08	0.00	0.00	7.60	0.00	0.00	0.46	0.31	0.30	0.03	0.03	C90
0.00	0.00	0.00	0.00	5.67	7.60	0.00	0.00	0.31	0.21	0.19	0.00	0.03	C91
0.00	2.58	0.00	8.06	0.00	0.00	0.00	0.00	0.46	0.32	0.35	0.01	0.05	C92-94,D45-47
0.00	2.58	3.08	4.03	5.67	22.79	0.00	0.00	1.38	1.15	1.10	0.05	0.10	C95
2.08	2.58	3.08	0.00	11.34	15.19	0.00	20.84	1.53	1.02	1.00	0.05	0.11	O&U
108.23	134.29	261.78	269.98	566.86	782.44	950.37	604.42	101.02	70.17	68.03	3.42	7.60	C00-96
108.23	134.29	261.78	269.98	566.86	782.44	950.37	583.58	100.87	70.10	67.93	3.42	7.60	C00-96 exc. C44

附录 2 各肿瘤登记地区恶性肿瘤发病与死亡结果

附表 2-1 2016 年银川市兴庆区恶性肿瘤发病和死亡主要指标

部位	男性						女性						ICD10
	病例数	构成(%)	粗率($1/10^5$)	世标率($1/10^5$)	累计率(%) 0~64岁	累计率(%) 0~74岁	病例数	构成(%)	粗率($1/10^5$)	世标率($1/10^5$)	累计率(%) 0~64岁	累计率(%) 0~74岁	
发病													
口腔和咽喉(除外鼻咽癌)	11	1.47	2.98	3.15	0.26	0.41	9	1.16	2.45	2.66	0.18	0.42	C00-10,C12-14
鼻咽癌	4	0.54	1.08	0.84	0.06	0.06	5	0.65	1.36	1.01	0.04	0.16	C11
食管	28	3.75	7.59	8.68	0.39	0.86	7	0.91	1.90	2.16	0.06	0.29	C15
胃	105	14.06	28.45	32.40	1.82	4.02	35	4.53	9.52	8.96	0.44	0.92	C16
结直肠肛门	97	12.99	26.29	27.09	1.57	3.02	57	7.37	15.51	16.70	0.82	2.37	C18-21
肝脏	77	10.31	20.87	23.57	1.64	2.81	37	4.79	10.07	11.39	0.70	1.19	C22
胆囊及其他	20	2.68	5.42	6.31	0.39	0.93	18	2.33	4.90	4.57	0.20	0.38	C23-24
胰腺	18	2.41	4.88	5.62	0.35	0.67	21	2.72	5.71	6.70	0.49	0.84	C25
喉	5	0.67	1.35	1.74	0.19	0.19	4	0.52	1.09	1.15	0.12	0.12	C32
气管，支气管,肺	148	19.81	40.11	44.98	2.09	5.15	79	10.22	21.50	22.53	1.26	2.22	C33-34
其他的胸腔器官	3	0.40	0.81	0.82	0.03	0.11	2	0.26	0.54	0.52	0.05	0.05	C37-38
骨	11	1.47	2.98	3.23	0.19	0.34	3	0.39	0.82	0.82	0.05	0.11	C40-41
皮肤的黑色素瘤	0	0.00	0.00	0.00	0.00	0.00	0	0.00	0.00	0.00	0.00	0.00	C43
乳腺	5	0.67	1.35	1.77	0.15	0.23	162	20.96	44.09	41.14	3.40	4.43	C50
子宫颈	-	-	-	-	-	-	89	11.51	24.22	23.23	2.17	2.53	C53
子宫体及子宫部位不明	-	-	-	-	-	-	35	4.53	9.52	9.41	0.88	1.06	C54-55
卵巢	-	-	-	-	-	-	30	3.88	8.16	8.06	0.62	0.92	C56
前列腺	39	5.22	10.57	13.41	0.44	1.92	-	-	-	-	-	-	C61
睾丸	2	0.27	0.54	0.74	0.02	0.10	-	-	-	-	-	-	C62
肾及泌尿系统不明	25	3.35	6.77	8.54	0.45	1.00	18	2.33	4.90	4.64	0.20	0.79	C64-66,68
膀胱	40	5.35	10.84	13.22	0.48	1.42	10	1.29	2.72	2.67	0.18	0.30	C67
脑,神经系统	30	4.02	8.13	7.98	0.49	0.80	28	3.62	7.62	8.54	0.68	0.99	C70-72,D32-33,D42-43
甲状腺	25	3.35	6.77	6.14	0.51	0.59	66	8.54	17.96	15.68	1.42	1.48	C73
淋巴瘤	7	0.94	1.90	1.70	0.13	0.13	6	0.78	1.63	1.32	0.08	0.08	C81-86,88,90,96
白血病	1	0.13	0.27	0.26	0.02	0.02	5	0.65	1.36	1.79	0.15	0.21	C91-95,D45-47
不明及其他恶性肿瘤	46	6.16	12.47	14.25	0.68	1.78	47	6.08	12.79	13.17	0.80	1.22	A_O
所有部位合计	747	100.00	202.43	226.43	12.34	26.57	773	100.00	210.36	208.80	14.98	23.07	C00-C96
所有部位除外皮肤	732	97.99	198.36	221.12	12.11	25.86	764	98.84	207.91	206.02	14.78	22.75	C00-96 exc. C44
死亡													
口腔和咽喉(除外鼻咽癌)	3	0.88	0.81	1.13	0.14	0.14	1	0.45	0.27	0.46	0.06	0.06	C00-10,C12-14
鼻咽癌	0	0.00	0.00	0.00	0.00	0.00	1	0.45	0.27	0.44	0.02	0.02	C11
食管	25	7.31	6.77	7.52	0.32	1.01	6	2.73	1.63	1.58	0.00	0.24	C15
胃	46	13.45	12.47	12.31	0.40	1.26	20	9.09	5.44	5.35	0.20	0.32	C16
结直肠肛门	31	9.06	8.40	8.36	0.40	0.71	23	10.45	6.26	5.20	0.15	0.62	C18-21
肝脏	49	14.33	13.28	13.68	0.88	1.57	26	11.82	7.08	7.31	0.35	0.65	C22
胆囊及其他	8	2.34	2.17	2.70	0.14	0.44	10	4.55	2.72	2.40	0.09	0.09	C23-24
胰腺	19	5.56	5.15	5.90	0.22	0.69	7	3.18	1.90	2.27	0.12	0.30	C25
喉	0	0.00	0.00	0.00	0.00	0.00	1	0.45	0.27	0.23	0.00	0.06	C32
气管，支气管,肺	96	28.07	26.01	27.67	0.89	2.92	43	19.55	11.70	12.37	0.62	1.21	C33-34
其他的胸腔器官	1	0.29	0.27	0.48	0.00	0.08	1	0.45	0.27	0.31	0.03	0.03	C37-38
骨	5	1.46	1.35	1.62	0.08	0.31	2	0.91	0.54	0.55	0.01	0.08	C40-41
皮肤的黑色素瘤	0	0.00	0.00	0.00	0.00	0.00	0	0.00	0.00	0.00	0.00	0.00	C43
乳腺	1	0.29	0.27	0.48	0.00	0.08	25	11.36	6.80	7.30	0.56	0.80	C50
子宫颈	-	-	-	-	-	-	10	4.55	2.72	2.47	0.16	0.28	C53
子宫体及子宫部位不明	-	-	-	-	-	-	5	2.27	1.36	1.45	0.12	0.18	C54-55
卵巢	-	-	-	-	-	-	4	1.82	1.09	1.08	0.11	0.11	C56
前列腺	6	1.75	1.63	1.51	0.00	0.00	-	-	-	-	-	-	C61
睾丸	0	0.00	0.00	0.00	0.00	0.00	-	-	-	-	-	-	C62
肾及泌尿系统不明	3	0.88	0.81	1.00	0.09	0.16	3	1.36	0.82	1.02	0.12	0.12	C64-66,68
膀胱	9	2.63	2.44	2.86	0.08	0.24	2	0.91	0.54	0.55	0.00	0.06	C67
脑,神经系统	8	2.34	2.17	2.19	0.10	0.25	6	2.73	1.63	1.77	0.12	0.12	C70-72,D32-33,D42-43
甲状腺	0	0.00	0.00	0.00	0.00	0.00	2	0.91	0.54	0.83	0.06	0.12	C73
淋巴瘤	3	0.88	0.81	1.22	0.05	0.21	2	0.91	0.54	0.77	0.09	0.09	C81-86,88,90,96
白血病	3	0.88	0.81	0.89	0.05	0.13	0	0.00	0.00	0.00	0.00	0.00	C91-95,D45-47
不明及其他恶性肿瘤	26	7.60	7.05	7.23	0.37	0.84	20	9.09	5.44	5.86	0.19	0.61	A_O
所有部位合计	342	100.00	92.68	98.76	4.21	11.06	220	100.00	59.87	61.56	3.17	6.15	C00-96
所有部位除外皮肤	340	99.42	92.14	98.17	4.16	11.00	219	99.55	59.60	61.33	3.17	6.09	C00-96exc.C44

附表 2-2 2016 年银川市西夏区恶性肿瘤发病和死亡主要指标

部位	男性						女性						ICD10
	病例数	构成(%)	粗率($1/10^5$)	世标率($1/10^5$)	累计率(%)		病例数	构成(%)	粗率($1/10^5$)	世标率($1/10^5$)	累计率(%)		
					0~64岁	0~74岁					0~64岁	0~74岁	
发病													
口腔和咽喉(除外鼻咽癌)	5	1.76	4.16	3.03	0.36	0.36	3	0.94	2.54	1.12	0.08	0.08	C00-10,C12-14
鼻咽癌	4	1.41	3.33	1.68	0.16	0.16	1	0.31	0.85	0.52	0.00	0.13	C11
食管	15	5.28	12.49	5.48	0.18	0.67	6	1.88	5.08	2.38	0.00	0.39	C15
胃	39	13.73	32.47	16.14	0.82	1.89	18	5.64	15.24	8.40	0.42	1.11	C16
结直肠肛门	31	10.92	25.81	14.08	0.85	1.72	24	7.52	20.32	11.88	0.26	1.94	C18-21
肝脏	31	10.92	25.81	14.28	0.97	1.76	17	5.33	14.39	8.41	0.35	1.21	C22
胆囊及其他	1	0.35	0.83	0.54	0.00	0.13	4	1.25	3.39	1.53	0.06	0.19	C23-24
胰腺	8	2.82	6.66	3.79	0.23	0.45	12	3.76	10.16	4.91	0.18	0.65	C25
喉	7	2.46	5.83	2.63	0.13	0.13	0	0.00	0.00	0.00	0.00	0.00	C32
气管，支气管,肺	68	23.94	56.61	29.66	1.61	3.57	40	12.54	33.86	16.49	0.91	1.81	C33-34
其他的胸腔器官	0	0.00	0.00	0.00	0.00	0.00	0	0.00	0.00	0.00	0.00	0.00	C37-38
骨	4	1.41	3.33	2.69	0.09	0.09	3	0.94	2.54	1.56	0.11	0.11	C40-41
皮肤的黑色素瘤	1	0.35	0.83	0.35	0.00	0.00	0	0.00	0.00	0.00	0.00	0.00	C43
乳腺	2	0.70	1.67	1.58	0.14	0.14	67	21.00	56.72	33.88	2.22	4.33	C50
子宫颈	-	-	-	-	-	-	24	7.52	20.32	12.10	1.08	1.16	C53
子宫体及子宫部位不明	-	-	-	-	-	-	19	5.96	16.08	10.24	0.80	1.27	C54-55
卵巢	-	-	-	-	-	-	19	5.96	16.08	9.26	0.76	1.11	C56
前列腺	5	1.76	4.16	1.56	0.00	0.08	-	-	-	-	-	-	C61
睾丸	1	0.35	0.83	0.56	0.05	0.05	-	-	-	-	-	-	C62
肾及泌尿系统不明	11	3.87	9.16	5.14	0.48	0.57	4	1.25	3.39	1.39	0.04	0.17	C64-66,68
膀胱	18	6.34	14.99	7.84	0.31	0.83	5	1.57	4.23	1.81	0.04	0.22	C67
脑,神经系统	12	4.23	9.99	6.37	0.48	0.65	15	4.70	12.70	5.65	0.27	0.61	C70-72,D32-33,D42-43
甲状腺	3	1.06	2.50	1.68	0.16	0.16	11	3.45	9.31	5.51	0.45	0.67	C73
淋巴瘤	4	1.41	3.33	1.85	0.08	0.21	7	2.19	5.93	3.49	0.10	0.57	C81-86,88,90,96
白血病	5	1.76	4.16	3.12	0.16	0.33	3	0.94	2.54	1.68	0.05	0.31	C91-95,D45-47
不明及其他恶性肿瘤	9	3.17	7.49	4.24	0.23	0.59	17	5.33	14.39	18.18	0.99	1.50	A_O
所有部位合计	284	100.00	236.44	128.30	7.49	14.54	319	100.00	270.03	160.38	9.16	19.54	C00-96
所有部位除外皮肤	283	99.65	235.61	128.10	7.49	14.54	314	98.43	265.80	156.98	8.89	19.14	C00-96 exc. C44
死亡													
口腔和咽喉(除外鼻咽癌)	0	0.00	0.00	0.00	0.00	0.00	0	0.00	0.00	0.00	0.00	0.00	C00-10,C12-14
鼻咽癌	1	1.14	0.83	0.43	0.04	0.04	0	0.00	0.00	0.00	0.00	0.00	C11
食管	4	4.55	3.33	0.85	0.00	0.00	2	3.33	1.69	0.52	0.00	0.00	C15
胃	9	10.23	7.49	3.30	0.11	0.24	5	8.33	4.23	2.35	0.10	0.35	C16
结直肠肛门	9	10.23	7.49	3.83	0.08	0.62	6	10.00	5.08	2.42	0.00	0.47	C18-21
肝脏	14	15.91	11.66	5.71	0.34	0.64	6	10.00	5.08	3.00	0.12	0.43	C22
胆囊及其他	1	1.14	0.83	0.35	0.00	0.00	1	1.67	0.85	0.52	0.00	0.13	C23-24
胰腺	4	4.55	3.33	1.43	0.00	0.13	2	3.33	1.69	1.07	0.12	0.12	C25
喉	2	2.27	1.67	0.54	0.00	0.00	0	0.00	0.00	0.00	0.00	0.00	C32
气管，支气管,肺	28	31.82	23.31	11.44	0.24	1.44	11	18.33	9.31	3.23	0.04	0.17	C33-34
其他的胸腔器官	0	0.00	0.00	0.00	0.00	0.00	0	0.00	0.00	0.00	0.00	0.00	C37-38
骨	2	2.27	1.67	1.82	0.09	0.09	1	1.67	0.85	0.24	0.00	0.00	C40-41
皮肤的黑色素瘤	0	0.00	0.00	0.00	0.00	0.00	0	0.00	0.00	0.00	0.00	0.00	C43
乳腺	0	0.00	0.00	0.00	0.00	0.00	6	10.00	5.08	3.18	0.26	0.39	C50
子宫颈	-	-	-	-	-	-	3	5.00	2.54	1.15	0.10	0.10	C53
子宫体及子宫部位不明	-	-	-	-	-	-	1	1.67	0.85	0.65	0.08	0.08	C54-55
卵巢	-	-	-	-	-	-	5	8.33	4.23	2.55	0.18	0.44	C56
前列腺	4	4.55	3.33	0.72	0.00	0.00	-	-	-	-	-	-	C61
睾丸	0	0.00	0.00	0.00	0.00	0.00	-	-	-	-	-	-	C62
肾及泌尿系统不明	3	3.41	2.50	1.16	0.08	0.08	0	0.00	0.00	0.00	0.00	0.00	C64-66,68
膀胱	0	0.00	0.00	0.00	0.00	0.00	1	1.67	0.85	0.42	0.04	0.04	C67
脑,神经系统	2	2.27	1.67	0.78	0.04	0.04	2	3.33	1.69	0.87	0.10	0.10	C70-72,D32-33,D42-43
甲状腺	0	0.00	0.00	0.00	0.00	0.00	0	0.00	0.00	0.00	0.00	0.00	C73
淋巴瘤	0	0.00	0.00	0.00	0.00	0.00	1	1.67	0.85	0.52	0.04	0.04	C81-86,88,90,96
白血病	0	0.00	0.00	0.00	0.00	0.00	1	1.67	0.85	1.74	0.10	0.10	C91-95,D45-47
不明及其他恶性肿瘤	5	5.68	4.16	2.49	0.10	0.24	6	10.00	5.08	3.05	0.26	0.39	A_O
所有部位合计	88	100.00	73.26	34.85	1.13	3.57	60	100.00	50.79	27.48	1.55	3.35	C00-96
所有部位除外皮肤	87	98.86	72.43	34.50	1.13	3.57	58	96.67	49.10	26.18	1.41	3.22	C00-96 exc. C44

附表 2-3 2016 年银川市金凤区恶性肿瘤发病和死亡主要指标

部位	男性						女性						ICD10
	病例数	构成(%)	粗率($1/10^5$)	世标率($1/10^5$)	累计率(%)		病例数	构成(%)	粗率($1/10^5$)	世标率($1/10^5$)	累计率(%)		
					0~64岁	0~74岁					0~64岁	0~74岁	
发病													
口腔和咽喉(除外鼻咽癌)	3	0.84	1.97	1.30	0.08	0.08	4	0.89	2.52	2.64	0.00	0.42	C00-10,C12-14
鼻咽癌	2	0.56	1.31	1.03	0.11	0.11	3	0.67	1.89	1.95	0.04	0.29	C11
食管	15	4.20	9.84	9.65	0.19	1.33	7	1.56	4.42	4.11	0.15	0.49	C15
胃	47	13.17	30.82	29.38	1.38	4.21	47	10.49	29.65	26.19	1.44	3.05	C16
结直肠肛门	39	10.92	25.58	24.37	0.77	3.58	36	8.04	22.71	20.42	1.09	2.70	C18-21
肝脏	49	13.73	32.13	26.20	1.60	2.79	24	5.36	15.14	12.68	0.75	1.46	C22
胆囊及其他	8	2.24	5.25	5.08	0.23	0.77	6	1.34	3.79	3.49	0.08	0.50	C23-24
胰腺	18	5.04	11.80	10.60	0.67	1.19	17	3.79	10.73	10.11	0.19	1.58	C25
喉	1	0.28	0.66	0.58	0.07	0.07	1	0.22	0.63	0.76	0.00	0.13	C32
气管，支气管,肺	71	19.89	46.56	41.94	2.31	5.42	34	7.59	21.45	18.60	0.71	2.23	C33-34
其他的胸腔器官	2	0.56	1.31	1.42	0.00	0.13	0	0.00	0.00	0.00	0.00	0.00	C37-38
骨	1	0.28	0.66	0.46	0.00	0.00	6	1.34	3.79	3.48	0.19	0.32	C40-41
皮肤的黑色素瘤	2	0.56	1.31	1.38	0.08	0.21	0	0.00	0.00	0.00	0.00	0.00	C43
乳腺	0	0.00	0.00	0.00	0.00	0.00	77	17.19	48.58	38.28	3.08	3.89	C50
子宫颈	-	-	-	-	-	-	41	9.15	25.87	19.55	1.78	2.08	C53
子宫体及子宫部位不明	-	-	-	-	-	-	16	3.57	10.09	8.23	0.73	1.02	C54-55
卵巢	-	-	-	-	-	-	13	2.90	8.20	5.98	0.53	0.53	C56
前列腺	14	3.92	9.18	9.26	0.29	1.15	-	-	-	-	-	-	C61
睾丸	0	0.00	0.00	0.00	0.00	0.00	-	-	-	-	-	-	C62
肾及泌尿系统不明	12	3.36	7.87	6.92	0.49	0.88	8	1.79	5.05	5.12	0.30	0.56	C64-66,68
膀胱	13	3.64	8.53	7.11	0.74	0.74	6	1.34	3.79	3.68	0.07	0.50	C67
脑,神经系统	16	4.48	10.49	8.73	0.51	0.92	22	4.91	13.88	11.02	0.64	1.23	C70-72,D32-33,D42-43
甲状腺	13	3.64	8.53	7.12	0.45	0.78	50	11.16	31.55	22.82	2.17	2.30	C73
淋巴瘤	6	1.68	3.93	3.71	0.19	0.60	4	0.89	2.52	2.33	0.07	0.32	C81-86,88,90,96
白血病	5	1.40	3.28	3.94	0.06	0.53	7	1.56	4.42	3.78	0.26	0.39	C91-95,D45-47
不明及其他恶性肿瘤	20	5.60	13.12	12.37	0.40	1.54	19	4.24	11.99	11.89	0.56	1.53	A_O
所有部位合计	357	100.00	234.11	212.56	10.63	27.02	448	100.00	282.65	237.11	14.83	27.51	C00-96
所有部位除外皮肤	350	98.04	229.52	208.02	10.45	26.43	445	99.33	280.76	235.17	14.79	27.21	C00-96 exc. C44
死亡													
口腔和咽喉(除外鼻咽癌)	3	1.70	1.97	1.62	0.15	0.15	2	1.12	1.26	1.04	0.11	0.11	C00-10,C12-14
鼻咽癌	1	0.57	0.66	0.44	0.04	0.04	0	0.00	0.00	0.00	0.00	0.00	C11
食管	5	2.84	3.28	3.56	0.15	0.61	1	0.56	0.63	0.68	0.00	0.17	C15
胃	28	15.91	18.36	16.87	0.79	2.08	11	6.15	6.94	6.09	0.30	0.60	C16
结直肠肛门	17	9.66	11.15	9.51	0.22	0.69	26	14.53	16.40	12.70	0.34	0.63	C18-21
肝脏	32	18.18	20.98	16.63	1.13	1.33	24	13.41	15.14	11.91	0.67	1.10	C22
胆囊及其他	4	2.27	2.62	2.77	0.15	0.48	3	1.68	1.89	1.46	0.12	0.12	C23-24
胰腺	8	4.55	5.25	4.97	0.34	0.60	18	10.06	11.36	10.49	0.16	1.60	C25
喉	0	0.00	0.00	0.00	0.00	0.00	0	0.00	0.00	0.00	0.00	0.00	C32
气管，支气管,肺	46	26.14	30.17	26.36	0.87	2.96	28	15.64	17.67	14.60	0.80	1.68	C33-34
其他的胸腔器官	0	0.00	0.00	0.00	0.00	0.00	0	0.00	0.00	0.00	0.00	0.00	C37-38
骨	0	0.00	0.00	0.00	0.00	0.00	4	2.23	2.52	2.64	0.04	0.29	C40-41
皮肤的黑色素瘤	0	0.00	0.00	0.00	0.00	0.00	0	0.00	0.00	0.00	0.00	0.00	C43
乳腺	1	0.57	0.66	0.44	0.04	0.04	12	6.70	7.57	5.95	0.53	0.53	C50
子宫颈	-	-	-	-	-	-	5	2.79	3.15	2.27	0.23	0.23	C53
子宫体及子宫部位不明	-	-	-	-	-	-	4	2.23	2.52	2.69	0.04	0.42	C54-55
卵巢	-	-	-	-	-	-	6	3.35	3.79	2.92	0.23	0.40	C56
前列腺	7	3.98	4.59	3.29	0.00	0.00	-	-	-	-	-	-	C61
睾丸	0	0.00	0.00	0.00	0.00	0.00	-	-	-	-	-	-	C62
肾及泌尿系统不明	3	1.70	1.97	1.30	0.04	0.04	2	1.12	1.26	1.04	0.11	0.11	C64-66,68
膀胱	1	0.57	0.66	0.64	0.00	0.00	3	1.68	1.89	2.11	0.07	0.33	C67
脑,神经系统	7	3.98	4.59	3.84	0.23	0.43	5	2.79	3.15	2.83	0.11	0.45	C70-72,D32-33,D42-43
甲状腺	0	0.00	0.00	0.00	0.00	0.00	0	0.00	0.00	0.00	0.00	0.00	C73
淋巴瘤	1	0.57	0.66	0.45	0.04	0.04	2	1.12	1.26	1.36	0.08	0.20	C81-86,88,90,96
白血病	3	1.70	1.97	1.98	0.00	0.26	7	3.91	4.42	3.41	0.19	0.32	C91-95,D45-47
不明及其他恶性肿瘤	9	5.11	5.90	4.72	0.26	0.39	16	8.94	10.09	8.75	0.56	1.02	A_O
所有部位合计	176	100.00	115.42	99.40	4.43	10.13	179	100.00	112.93	94.95	4.71	10.33	C00-96
所有部位除外皮肤	175	99.43	114.76	98.98	4.43	10.13	179	100.00	112.93	94.95	4.71	10.33	C00-96 exc. C44

附表 2-4 2016 年银川市贺兰县恶性肿瘤发病和死亡主要指标

部位	男性						女性						ICD10
	病例数	构成(%)	粗率($1/10^5$)	世标率($1/10^5$)	累计率(%)		病例数	构成(%)	粗率($1/10^5$)	世标率($1/10^5$)	累计率(%)		
					0~64岁	0~74岁					0~64岁	0~74岁	
发病													
口腔和咽喉(除外鼻咽癌)	3	1.12	2.58	2.09	0.23	0.23	0	0.37	0.87	0.80	0.10	0.10	C00-10，C12-14
鼻咽癌	1	0.37	0.86	0.80	0.00	0.20	0	0.00	0.00	0.00	0.00	0.00	C11
食管	17	6.37	14.60	11.07	0.58	1.35	9	3.35	7.83	6.36	0.10	0.94	C15
胃	48	17.98	41.24	33.57	1.37	5.45	21	7.81	18.27	13.81	0.96	1.92	C16
结直肠肛门	23	8.61	19.76	15.61	0.71	1.63	21	7.81	18.27	13.07	0.81	1.71	C18-21
肝脏	26	9.74	22.34	16.19	1.27	1.95	15	5.58	13.05	10.35	1.03	1.03	C22
胆囊及其他	2	0.75	1.72	1.36	0.05	0.25	4	1.49	3.48	2.40	0.10	0.28	C23-24
胰腺	10	3.75	8.59	6.61	0.39	0.79	6	2.23	5.22	3.90	0.25	0.37	C25
喉	2	0.75	1.72	1.28	0.00	0.12	0	0.00	0.00	0.00	0.00	0.00	C32
气管，支气管,肺	52	19.48	44.67	35.09	1.70	4.39	32	11.90	27.83	20.29	1.01	2.75	C33-34
其他的胸腔器官	0	0.00	0.00	0.00	0.00	0.00	1	0.37	0.87	0.99	0.06	0.06	C37-38
骨	5	1.87	4.30	4.13	0.30	0.30	1	0.37	0.87	0.80	0.10	0.10	C40-41
皮肤的黑色素瘤	1	0.37	0.86	0.64	0.08	0.08	0	0.00	0.00	0.00	0.00	0.00	C43
乳腺	3	1.12	2.58	2.06	0.26	0.26	41	15.24	35.66	25.68	2.11	2.82	C50
子宫颈	-	-	-	-	-	-	31	11.52	26.96	18.43	1.64	1.76	C53
子宫体及子宫部位不明	-	-	-	-	-	-	12	4.46	10.44	7.80	0.72	0.84	C54-55
卵巢	-	-	-	-	-	-	7	2.60	6.09	4.61	0.46	0.64	C56
前列腺	7	2.62	6.01	4.72	0.08	0.28	-	-	-	-	-	-	C61
睾丸	1	0.37	0.86	0.62	0.05	0.05	-	-	-	-	-	-	C62
肾及泌尿系统不明	9	3.37	7.73	5.62	0.48	0.48	3	1.12	2.61	2.12	0.18	0.30	C64-66,68
膀胱	12	4.49	10.31	8.56	0.32	1.48	4	1.49	3.48	2.63	0.33	0.33	C67
脑,神经系统	13	4.87	11.17	10.50	0.75	0.95	17	6.32	14.79	13.83	0.70	1.66	C70-72,D32-33,D42-43
甲状腺	4	1.50	3.44	2.46	0.15	0.27	15	5.58	13.05	8.99	0.83	0.83	C73
淋巴瘤	5	1.87	4.30	3.48	0.32	0.44	4	1.49	3.48	2.81	0.29	0.29	C81-86,88,90,96
白血病	9	3.37	7.73	8.44	0.52	0.84	9	3.35	7.83	7.71	0.49	0.79	C91-95,D45-47
不明及其他恶性肿瘤	14	5.24	12.03	8.87	0.82	0.82	15	5.58	13.05	9.66	0.66	1.13	A_O
所有部位合计	267	100.00	229.38	183.78	10.44	22.63	269	100.00	233.97	177.03	12.91	20.65	C00-C96
除外皮所有部位肤	260	97.38	223.37	178.92	9.91	22.10	267	99.26	232.23	175.78	12.85	20.48	C00-96 exc. C44
死亡													
口腔和咽喉(除外鼻咽癌)	0	0.00	0.00	0.00	0.00	0.00	0	0.00	0.00	0.00	0.00	0.00	C00-10,C12-14
鼻咽癌	1	0.56	0.86	0.80	0.00	0.20	1	0.96	0.87	0.72	0.00	0.18	C11
食管	14	7.91	12.03	9.83	0.16	1.57	6	5.77	5.22	3.76	0.08	0.56	C15
胃	29	16.38	24.91	19.31	0.84	2.45	10	9.62	8.70	6.11	0.15	0.75	C16
结直肠肛门	18	10.17	15.46	12.68	0.69	1.69	11	10.58	9.57	6.59	0.38	0.68	C18-21
肝脏	37	20.90	31.79	23.52	1.71	2.92	14	13.46	12.18	9.06	0.80	1.10	C22
胆囊及其他	3	1.69	2.58	1.68	0.18	0.18	5	4.81	4.35	3.01	0.21	0.39	C23-24
胰腺	6	3.39	5.15	3.90	0.34	0.34	6	5.77	5.22	3.32	0.00	0.18	C25
喉	0	0.00	0.00	0.00	0.00	0.00	0	0.00	0.00	0.00	0.00	0.00	C32
气管，支气管,肺	33	18.64	28.35	22.66	0.99	2.96	11	10.58	9.57	7.37	0.30	0.96	C33-34
其他的胸腔器官	0	0.00	0.00	0.00	0.00	0.00	0	0.00	0.00	0.00	0.00	0.00	C37-38
骨	2	1.13	1.72	1.32	0.10	0.10	2	1.92	1.74	1.22	0.15	0.15	C40-41
皮肤的黑色素瘤	1	0.56	0.86	0.80	0.00	0.20	0	0.00	0.00	0.00	0.00	0.00	C43
乳腺	0	0.00	0.00	0.00	0.00	0.00	14	13.46	12.18	8.98	0.68	1.16	C50
子宫颈	-	-	-	-	-	-	8	7.69	6.96	5.17	0.57	0.57	C53
子宫体及子宫部位不明	-	-	-	-	-	-	0	0.00	0.00	0.00	0.00	0.00	C54-55
卵巢	-	-	-	-	-	-	3	2.88	2.61	1.94	0.23	0.23	C56
前列腺	5	2.82	4.30	3.38	0.08	0.48	-	-	-	-	-	-	C61
睾丸	0	0.00	0.00	0.00	0.00	0.00	-	-	-	-	-	-	C62
肾及泌尿系统不明	1	0.56	0.86	0.64	0.08	0.08	0	0.00	0.00	0.00	0.00	0.00	C64-C66,68
膀胱	4	2.26	3.44	2.48	0.16	0.16	0	0.00	0.00	0.00	0.00	0.00	C67
脑,神经系统	3	1.69	2.58	1.88	0.10	0.30	7	6.73	6.09	5.34	0.38	0.49	C70-72,D32-33,D42-43
甲状腺	0	0.00	0.00	0.00	0.00	0.00	0	0.00	0.00	0.00	0.00	0.00	C73
淋巴瘤	5	2.82	4.30	3.31	0.37	0.37	1	0.96	0.87	0.61	0.08	0.08	C81-86,88,90,96
白血病	8	4.52	6.87	5.56	0.31	0.63	1	0.96	0.87	0.80	0.10	0.10	C91-95,D45-47
不明及其他恶性肿瘤	7	3.95	6.01	4.75	0.27	0.39	4	3.85	3.48	2.60	0.28	0.28	A_O
所有部位合计	177	100.00	152.06	118.50	6.38	15.00	104	100.00	90.46	66.62	4.38	7.87	C00-96
所有部位除外皮肤	175	98.87	150.34	116.96	6.38	15.00	104	100.00	90.46	66.62	4.38	7.87	C00-96exc.C44

附表 2-5 2016 年石嘴山市大武口区恶性肿瘤发病和死亡主要指标

部位	男性						女性						ICD10
	病例数	构成(%)	粗率(1/10⁵)	世标率(1/10⁵)	累计率(%)		病例数	构成(%)	粗率(1/10⁵)	世标率(1/10⁵)	累计率(%)		
					0~64岁	0~74岁					0~64岁	0~74岁	
发病													
口腔和咽喉(除外鼻咽癌)	3	0.83	2.29	1.52	0.05	0.18	1	0.26	0.76	0.41	0.03	0.03	C00-10,C12-14
鼻咽癌	1	0.28	0.76	0.47	0.04	0.04	1	0.26	0.76	0.94	0.06	0.06	C11
食管	15	4.14	11.47	6.99	0.41	0.78	7	1.84	5.33	3.30	0.15	0.44	C15
胃	62	17.13	47.41	27.25	1.35	3.21	14	3.67	10.65	6.47	0.42	0.92	C16
结直肠肛门	40	11.05	30.59	18.73	0.95	2.31	30	7.87	22.82	13.83	0.69	1.77	C18-21
肝脏	49	13.54	37.47	24.11	1.91	2.85	32	8.40	24.35	14.23	0.50	1.77	C22
胆囊及其他	6	1.66	4.59	2.20	0.07	0.20	8	2.10	6.09	3.69	0.12	0.50	C23-24
胰腺	9	2.49	6.88	4.29	0.15	0.63	12	3.15	9.13	5.63	0.37	0.66	C25
喉	3	0.83	2.29	1.20	0.04	0.17	0	0.00	0.00	0.00	0.00	0.00	C32
气管，支气管,肺	86	23.76	65.76	40.93	1.80	5.01	53	13.91	40.32	21.88	0.89	2.07	C33-34
其他的胸腔器官	0	0.00	0.00	0.00	0.00	0.00	0	0.00	0.00	0.00	0.00	0.00	C37-38
骨	3	0.83	2.29	2.12	0.18	0.18	4	1.05	3.04	2.42	0.16	0.26	C40-41
皮肤的黑色素瘤	1	0.28	0.76	0.58	0.07	0.07	2	0.52	1.52	0.81	0.04	0.14	C43
乳腺	1	0.28	0.76	0.63	0.05	0.05	69	18.11	52.50	32.98	2.80	3.79	C50
子宫颈	-	-	-	-	-	-	22	5.77	16.74	10.89	0.88	1.27	C53
子宫体及子宫部位不明	-	-	-	-	-	-	13	3.41	9.89	5.43	0.38	0.48	C54-55
卵巢	-	-	-	-	-	-	17	4.46	12.93	8.81	0.59	1.09	C56
前列腺	14	3.87	10.71	5.99	0.07	0.72	-	-	-	-	-	-	C61
睾丸	1	0.28	0.76	0.91	0.06	0.06	-	-	-	-	-	-	C62
肾及泌尿系统不明	7	1.93	5.35	3.38	0.23	0.36	15	3.94	11.41	7.34	0.32	1.00	C64-66,68
膀胱	9	2.49	6.88	4.71	0.07	0.66	9	2.36	6.85	4.07	0.34	0.44	C67
脑,神经系统	16	4.42	12.24	7.92	0.45	0.92	22	5.77	16.74	10.91	0.70	1.48	C70-72,D32-33,D42-43
甲状腺	6	1.66	4.59	3.51	0.37	0.37	23	6.04	17.50	12.06	1.10	1.30	C73
淋巴瘤	12	3.31	9.18	8.05	0.43	0.54	7	1.84	5.33	3.32	0.23	0.43	C81-86,88,90,96
白血病	7	1.93	5.35	5.84	0.34	0.45	7	1.84	5.33	4.14	0.28	0.38	C91-95,D45-47
不明及其他恶性肿瘤	11	3.04	8.41	4.77	0.22	0.48	13	3.41	9.89	5.45	0.20	0.80	A_O
所有部位合计	362	100.00	276.82	176.11	9.30	20.22	381	100.00	289.87	179.02	11.23	21.07	C00-96
所有部位除外皮肤	359	99.17	274.53	174.99	9.23	20.15	377	98.95	286.83	176.86	11.11	20.75	C00-96 exc. C44
死亡													
口腔和咽喉(除外鼻咽癌)	1	0.36	0.76	0.73	0.05	0.05	0	0.00	0.00	0.00	0.00	0.00	C00-10,C12-14
鼻咽癌	0	0.00	0.00	0.00	0.00	0.00	2	1.17	1.52	0.85	0.04	0.14	C11
食管	18	6.57	13.76	7.35	0.34	0.56	3	1.75	2.28	1.37	0.00	0.30	C15
胃	48	17.52	36.71	22.63	1.15	2.79	13	7.60	9.89	5.48	0.30	0.60	C16
结直肠肛门	24	8.76	18.35	8.11	0.12	0.61	11	6.43	8.37	4.97	0.24	0.62	C18-21
肝脏	46	16.79	35.18	23.69	1.68	2.74	22	12.87	16.74	9.57	0.40	1.19	C22
胆囊及其他	6	2.19	4.59	2.38	0.00	0.39	6	3.51	4.56	3.19	0.07	0.17	C23-24
胰腺	9	3.28	6.88	4.37	0.27	0.64	8	4.68	6.09	3.50	0.07	0.57	C25
喉	2	0.73	1.53	0.80	0.00	0.13	0	0.00	0.00	0.00	0.00	0.00	C32
气管，支气管,肺	74	27.01	56.59	32.44	1.31	3.35	44	25.73	33.48	18.81	0.70	1.88	C33-34
其他的胸腔器官	0	0.00	0.00	0.00	0.00	0.00	0	0.00	0.00	0.00	0.00	0.00	C37-38
骨	0	0.00	0.00	0.00	0.00	0.00	5	2.92	3.80	3.57	0.18	0.28	C40-41
皮肤的黑色素瘤	1	0.36	0.76	0.28	0.00	0.00	1	0.58	0.76	0.41	0.04	0.04	C43
乳腺	0	0.00	0.00	0.00	0.00	0.00	12	7.02	9.13	5.11	0.29	0.58	C50
子宫颈	-	-	-	-	-	-	3	1.75	2.28	1.65	0.20	0.20	C53
子宫体及子宫部位不明	-	-	-	-	-	-	3	1.75	2.28	1.28	0.12	0.12	C54-55
卵巢	-	-	-	-	-	-	7	4.09	5.33	3.44	0.35	0.35	C56
前列腺	8	2.92	6.12	3.51	0.00	0.11	-	-	-	-	-	-	C61
睾丸	0	0.00	0.00	0.00	0.00	0.00	-	-	-	-	-	-	C62
肾及泌尿系统不明	6	2.19	4.59	3.02	0.11	0.35	3	1.75	2.28	1.59	0.00	0.10	C64-66,68
膀胱	2	0.73	1.53	0.80	0.00	0.13	1	0.58	0.76	0.40	0.00	0.10	C67
脑,神经系统	9	3.28	6.88	4.86	0.37	0.37	7	4.09	5.33	3.35	0.20	0.50	C70-72,D32-33,D42-43
甲状腺	0	0.00	0.00	0.00	0.00	0.00	4	2.34	3.04	1.55	0.07	0.17	C73
淋巴瘤	9	3.28	6.88	5.40	0.28	0.38	0	0.00	0.00	0.00	0.00	0.00	C81-86,88,90,96
白血病	4	1.46	3.06	2.80	0.18	0.29	7	4.09	5.33	4.28	0.29	0.39	C91-95,D45-47
不明及其他恶性肿瘤	7	2.55	5.35	3.01	0.11	0.35	9	5.26	6.85	3.70	0.07	0.27	A_O
所有部位合计	274	100.00	209.53	126.17	5.97	13.25	171	100.00	130.10	78.06	3.63	8.55	C00-96
所有部位除外皮肤	273	99.64	208.76	125.89	5.97	13.25	170	99.42	129.34	77.33	3.63	8.55	C00-96 exc. C44

附表 2-6 2016 年石嘴山市惠农区恶性肿瘤发病和死亡主要指标

部位	男性						女性						ICD10
	病例数	构成(%)	粗率(1/10^5)	世标率(1/10^5)	累计率(%) 0~64岁	累计率(%) 0~74岁	病例数	构成(%)	粗率(1/10^5)	世标率(1/10^5)	累计率(%) 0~64岁	累计率(%) 0~74岁	
发病													
口腔和咽喉(除外鼻咽癌)	1	0.38	1.13	1.37	0.09	0.09	1	0.40	1.15	0.20	0.00	0.00	C00-10,C12-14
鼻咽癌	2	0.75	2.26	1.83	0.18	0.18	1	0.40	1.15	0.65	0.05	0.05	C11
食管	17	6.39	19.25	7.99	0.60	0.79	9	3.59	10.36	4.20	0.10	0.66	C15
胃	32	12.03	36.23	16.44	0.48	1.93	14	5.58	16.12	8.69	0.65	1.06	C16
结直肠肛门	30	11.28	33.97	15.55	0.88	1.75	23	9.16	26.49	10.72	0.42	1.00	C18-21
肝脏	45	16.92	50.95	26.26	1.76	3.36	19	7.57	21.88	8.41	0.35	1.01	C22
胆囊及其他	2	0.75	2.26	1.36	0.14	0.14	2	0.80	2.30	0.48	0.00	0.00	C23-24
胰腺	7	2.63	7.93	4.38	0.30	0.53	9	3.59	10.36	4.12	0.12	0.49	C25
喉	6	2.26	6.79	3.03	0.14	0.26	0	0.00	0.00	0.00	0.00	0.00	C32
气管，支气管,肺	66	24.81	74.72	34.70	1.41	4.22	38	15.14	43.76	19.17	1.08	2.39	C33-34
其他的胸腔器官	0	0.00	0.00	0.00	0.00	0.00	1	0.40	1.15	0.20	0.00	0.00	C37-38
骨	2	0.75	2.26	0.73	0.00	0.00	2	0.80	2.30	0.78	0.05	0.05	C40-41
皮肤的黑色素瘤	1	0.38	1.13	1.10	0.09	0.09	0	0.00	0.00	0.00	0.00	0.00	C43
乳腺	0	0.00	0.00	0.00	0.00	0.00	62	24.70	71.40	41.36	3.48	4.33	C50
子宫颈	-	-	-	-	-	-	18	7.17	20.73	11.86	0.98	1.43	C53
子宫体及子宫部位不明	-	-	-	-	-	-	5	1.99	5.76	3.52	0.25	0.40	C54-55
卵巢	-	-	-	-	-	-	8	3.19	9.21	6.74	0.53	0.64	C56
前列腺	14	5.26	15.85	5.88	0.00	0.68	-	-	-	-	-	-	C61
睾丸	0	0.00	0.00	0.00	0.00	0.00	-	-	-	-	-	-	C62
肾及泌尿系统不明	2	0.75	2.26	1.26	0.06	0.25	3	1.20	3.45	1.77	0.07	0.22	C64-66,68
膀胱	9	3.38	10.19	5.10	0.17	0.73	0	0.00	0.00	0.00	0.00	0.00	C67
脑,神经系统	6	2.26	6.79	3.31	0.24	0.43	5	1.99	5.76	3.21	0.10	0.50	C70-72,D32-33,D42-43
甲状腺	4	1.50	4.53	2.46	0.24	0.24	15	5.98	17.27	12.40	1.12	1.12	C73
淋巴瘤	6	2.26	6.79	4.07	0.21	0.70	2	0.80	2.30	1.29	0.00	0.22	C81-86,88,90,96
白血病	4	1.50	4.53	2.10	0.12	0.23	5	1.99	5.76	3.71	0.30	0.30	C91-95,D45-47
不明及其他恶性肿瘤	10	3.76	11.32	8.80	0.47	0.59	9	3.59	10.36	5.16	0.22	0.73	A_O
所有部位合计	266	100.00	301.16	147.74	7.59	17.18	251	100.00	289.06	148.63	9.88	16.61	C00-96
所有部位除外皮肤	261	98.12	295.50	145.74	7.52	17.00	250	99.60	287.91	148.09	9.81	16.54	C00-96 exc. C44
死亡													
口腔和咽喉(除外鼻咽癌)	1	0.48	1.13	1.37	0.09	0.09	3	2.29	3.45	1.94	0.19	0.19	C00-10,C12-14
鼻咽癌	2	0.97	2.26	1.36	0.09	0.09	1	0.76	1.15	0.65	0.05	0.05	C11
食管	16	7.73	18.12	7.39	0.14	1.08	6	4.58	6.91	2.43	0.05	0.35	C15
胃	27	13.04	30.57	12.36	0.15	1.37	12	9.16	13.82	5.15	0.28	0.43	C16
结直肠肛门	13	6.28	14.72	6.22	0.33	0.63	15	11.45	17.27	6.36	0.40	0.51	C18-21
肝脏	37	17.87	41.89	21.96	1.43	3.09	18	13.74	20.73	9.21	0.32	1.39	C22
胆囊及其他	2	0.97	2.26	1.47	0.18	0.18	1	0.76	1.15	0.20	0.00	0.00	C23-24
胰腺	6	2.90	6.79	3.44	0.26	0.37	6	4.58	6.91	2.52	0.07	0.28	C25
喉	1	0.48	1.13	0.26	0.00	0.00	0	0.00	0.00	0.00	0.00	0.00	C32
气管，支气管,肺	62	29.95	70.20	30.86	1.75	3.32	32	24.43	36.85	15.84	0.89	2.04	C33-34
其他的胸腔器官	1	0.48	1.13	0.70	0.00	0.12	1	0.76	1.15	0.20	0.00	0.00	C37-38
骨	1	0.48	1.13	0.37	0.00	0.00	1	0.76	1.15	0.28	0.00	0.00	C40-41
皮肤的黑色素瘤	1	0.48	1.13	0.84	0.07	0.07	0	0.00	0.00	0.00	0.00	0.00	C43
乳腺	0	0.00	0.00	0.00	0.00	0.00	8	6.11	9.21	6.41	0.50	0.65	C50
子宫颈	-	-	-	-	-	-	6	4.58	6.91	3.28	0.30	0.30	C53
子宫体及子宫部位不明	-	-	-	-	-	-	1	0.76	1.15	0.65	0.05	0.05	C54-55
卵巢	-	-	-	-	-	-	2	1.53	2.30	1.71	0.09	0.09	C56
前列腺	5	2.42	5.66	1.47	0.00	0.00	-	-	-	-	-	-	C61
睾丸	0	0.00	0.00	0.00	0.00	0.00	-	-	-	-	-	-	C62
肾及泌尿系统不明	3	1.45	3.40	0.94	0.00	0.00	1	0.76	1.15	0.60	0.00	0.15	C64-66,68
膀胱	7	3.38	7.93	3.02	0.00	0.30	0	0.00	0.00	0.00	0.00	0.00	C67
脑,神经系统	5	2.42	5.66	3.45	0.23	0.42	7	5.34	8.06	3.30	0.15	0.41	C70-72,D32-33,D42-43
甲状腺	2	0.97	2.26	0.96	0.00	0.19	0	0.00	0.00	0.00	0.00	0.00	C73
淋巴瘤	7	3.38	7.93	4.48	0.29	0.78	4	3.05	4.61	2.49	0.00	0.51	C81-86,88,90,96
白血病	1	0.48	1.13	1.54	0.10	0.10	3	2.29	3.45	2.19	0.10	0.10	C91-95,D45-47
不明及其他恶性肿瘤	7	3.38	7.93	6.06	0.24	0.36	3	2.29	3.45	1.08	0.00	0.15	A_O
所有部位合计	207	100.00	234.36	110.53	5.36	12.56	131	100.00	150.86	66.47	3.45	7.68	C00-96
所有部位除外皮肤	206	99.52	233.23	109.83	5.36	12.45	131	100.00	150.86	66.47	3.45	7.68	C00-96 exc. C44

附表 2-7 2016 年石嘴山市平罗县恶性肿瘤发病和死亡主要指标

部位	男性						女性						ICD10
	病例数	构成(%)	粗率(1/10^5)	世标率(1/10^5)	累计率(%) 0~64岁	累计率(%) 0~74岁	病例数	构成(%)	粗率(1/10^5)	世标率(1/10^5)	累计率(%) 0~64岁	累计率(%) 0~74岁	
发病													
口腔和咽喉(除外鼻咽癌)	1	0.34	0.63	0.36	0.00	0.00	0	0.00	0.00	0.00	0.00	0.00	C00-10,C12-14
鼻咽癌	1	0.34	0.63	0.46	0.06	0.06	1	0.38	0.65	0.43	0.04	0.04	C11
食管	24	8.25	15.22	10.45	0.47	1.42	12	4.58	7.77	4.62	0.11	0.65	C15
胃	43	14.78	27.26	18.13	0.59	2.30	18	6.87	11.66	6.76	0.44	0.57	C16
结直肠肛门	16	5.50	10.14	7.32	0.46	0.99	22	8.40	14.25	9.64	0.55	1.45	C18-21
肝脏	48	16.49	30.43	20.46	1.17	2.62	20	7.63	12.96	8.48	0.59	1.13	C22
胆囊及其他	6	2.06	3.80	2.64	0.11	0.40	9	3.44	5.83	3.81	0.28	0.48	C23-24
胰腺	12	4.12	7.61	5.31	0.38	0.71	4	1.53	2.59	1.71	0.19	0.19	C25
喉	3	1.03	1.90	1.28	0.13	0.13	0	0.00	0.00	0.00	0.00	0.00	C32
气管，支气管,肺	56	19.24	35.51	24.52	0.99	3.29	24	9.16	15.55	9.36	0.46	0.92	C33-34
其他的胸腔器官	0	0.00	0.00	0.00	0.00	0.00	1	0.38	0.65	0.43	0.04	0.04	C37-38
骨	3	1.03	1.90	2.40	0.10	0.23	1	0.38	0.65	0.46	0.04	0.04	C40-41
皮肤的黑色素瘤	1	0.34	0.63	0.43	0.04	0.04	2	0.76	1.30	0.87	0.11	0.11	C43
乳腺	1	0.34	0.63	0.43	0.04	0.04	34	12.98	22.03	15.15	1.34	1.41	C50
子宫颈	-	-	-	-	-	-	26	9.92	16.84	11.74	0.95	1.15	C53
子宫体及子宫部位不明	-	-	-	-	-	-	13	4.96	8.42	5.40	0.54	0.54	C54-55
卵巢	-	-	-	-	-	-	15	5.73	9.72	7.08	0.39	0.80	C56
前列腺	7	2.41	4.44	2.94	0.06	0.46	-	-	-	-	-	-	C61
睾丸	1	0.34	0.63	0.43	0.04	0.04	-	-	-	-	-	-	C62
肾及泌尿系统不明	6	2.06	3.80	2.70	0.25	0.37	5	1.91	3.24	1.96	0.00	0.22	C64-66,68
膀胱	15	5.15	9.51	6.21	0.38	0.63	5	1.91	3.24	2.22	0.10	0.37	C67
脑,神经系统	16	5.50	10.14	7.29	0.46	0.86	20	7.63	12.96	10.41	0.84	0.96	C70-72,D32-33,D42-43
甲状腺	3	1.03	1.90	1.20	0.11	0.11	12	4.58	7.77	5.39	0.50	0.50	C73
淋巴瘤	3	1.03	1.90	2.07	0.06	0.26	2	0.76	1.30	0.76	0.04	0.04	C81-86,88,90,96
白血病	3	1.03	1.90	1.58	0.08	0.20	1	0.38	0.65	0.43	0.00	0.07	C91-95,D45-47
不明及其他恶性肿瘤	22	7.56	13.95	9.70	0.58	1.13	15	5.73	9.72	6.49	0.34	0.61	A_O
所有部位合计	291	100.00	184.51	128.32	6.54	16.27	262	100.00	169.72	113.61	7.88	12.26	C00-96
所有部位除外皮肤	289	99.31	183.24	127.37	6.54	16.07	259	98.85	167.78	112.47	7.82	12.20	C00-96 exc. C44
死亡													
口腔和咽喉(除外鼻咽癌)	0	0.00	0.00	0.00	0.00	0.00	0	0.00	0.00	0.00	0.00	0.00	C00-10,C12-14
鼻咽癌	0	0.00	0.00	0.00	0.00	0.00	1	0.74	0.65	0.48	0.06	0.06	C11
食管	24	9.64	15.22	9.57	0.23	0.77	10	7.41	6.48	3.90	0.00	0.63	C15
胃	47	18.88	29.80	19.26	0.65	1.81	18	13.33	11.66	6.90	0.40	0.53	C16
结直肠肛门	17	6.83	10.78	7.72	0.27	0.98	9	6.67	5.83	3.48	0.18	0.25	C18-21
肝脏	44	17.67	27.90	18.49	1.14	2.10	13	9.63	8.42	5.54	0.41	0.68	C22
胆囊及其他	6	2.41	3.80	2.46	0.15	0.23	6	4.44	3.89	2.50	0.25	0.25	C23-24
胰腺	10	4.02	6.34	4.71	0.34	0.73	2	1.48	1.30	0.74	0.00	0.12	C25
喉	1	0.40	0.63	0.39	0.04	0.04	0	0.00	0.00	0.00	0.00	0.00	C32
气管，支气管,肺	51	20.48	32.34	21.75	0.84	2.76	25	18.52	16.19	10.04	0.41	1.24	C33-34
其他的胸腔器官	0	0.00	0.00	0.00	0.00	0.00	1	0.74	0.65	0.63	0.04	0.04	C37-38
骨	2	0.80	1.27	0.81	0.00	0.13	2	1.48	1.30	0.87	0.04	0.11	C40-41
皮肤的黑色素瘤	0	0.00	0.00	0.00	0.00	0.00	1	0.74	0.65	0.43	0.05	0.05	C43
乳腺	1	0.40	0.63	0.46	0.06	0.06	11	8.15	7.13	4.88	0.43	0.56	C50
子宫颈	-	-	-	-	-	-	7	5.19	4.53	2.83	0.23	0.23	C53
子宫体及子宫部位不明	-	-	-	-	-	-	4	2.96	2.59	1.64	0.11	0.19	C54-55
卵巢	-	-	-	-	-	-	4	2.96	2.59	1.74	0.14	0.22	C56
前列腺	5	2.01	3.17	2.13	0.06	0.26	-	-	-	-	-	-	C61
睾丸	0	0.00	0.00	0.00	0.00	0.00	-	-	-	-	-	-	C62
肾及泌尿系统不明	1	0.40	0.63	0.46	0.06	0.06	2	1.48	1.30	0.76	0.04	0.04	C64-66,68
膀胱	9	3.61	5.71	3.67	0.15	0.35	1	0.74	0.65	0.43	0.05	0.05	C67
脑,神经系统	10	4.02	6.34	5.06	0.17	0.45	7	5.19	4.53	4.52	0.27	0.39	C70-72,D32-33,D42-43
甲状腺	0	0.00	0.00	0.00	0.00	0.00	2	1.48	1.30	0.64	0.04	0.04	C73
淋巴瘤	3	1.20	1.90	1.43	0.11	0.24	1	0.74	0.65	0.49	0.00	0.12	C81-86,88,90,96
白血病	6	2.41	3.80	2.87	0.11	0.38	2	1.48	1.30	0.91	0.06	0.13	C91-95,D45-47
不明及其他恶性肿瘤	12	4.82	7.61	4.74	0.19	0.46	6	4.44	3.89	2.42	0.17	0.30	A_O
所有部位合计	249	100.00	157.88	105.95	4.57	11.80	135	100.00	87.45	56.77	3.40	6.22	C00-96
所有部位除外皮肤	247	99.20	156.61	105.06	4.51	11.67	135	100.00	87.45	56.77	3.40	6.22	C00-96 exc. C44

附表 2-8 2016 年吴忠青铜峡市恶性肿瘤发病和死亡主要指标

部位	男性						女性						ICD10
	病例数	构成(%)	粗率($1/10^5$)	世标率($1/10^5$)	累计率(%) 0~64岁	累计率(%) 0~74岁	病例数	构成(%)	粗率($1/10^5$)	世标率($1/10^5$)	累计率(%) 0~64岁	累计率(%) 0~74岁	
发病													
口腔和咽喉(除外鼻咽癌)	10	2.78	6.68	5.94	0.19	0.53	1	0.30	0.74	0.43	0.05	0.05	C00-10,C12-14
鼻咽癌	1	0.28	0.67	0.57	0.00	0.14	0	0.00	0.00	0.00	0.00	0.00	C11
食管	23	6.39	15.36	13.46	0.42	1.47	8	2.43	5.90	4.56	0.15	0.56	C15
胃	80	22.22	53.43	43.90	1.66	4.23	34	10.33	25.08	21.95	0.74	1.86	C16
结直肠肛门	26	7.22	17.36	15.79	0.79	2.27	22	6.69	16.23	13.54	0.39	2.19	C18-21
肝脏	48	13.33	32.06	27.54	1.72	3.26	17	5.17	12.54	9.88	0.52	1.28	C22
胆囊及其他	2	0.56	1.34	1.00	0.05	0.20	5	1.52	3.69	3.06	0.27	0.42	C23-24
胰腺	9	2.50	6.01	4.47	0.27	0.41	4	1.22	2.95	2.20	0.17	0.17	C25
喉	4	1.11	2.67	2.20	0.03	0.26	0	0.00	0.00	0.00	0.00	0.00	C32
气管，支气管,肺	56	15.56	37.40	34.70	1.62	3.49	40	12.16	29.50	21.94	0.79	2.06	C33-34
其他的胸腔器官	1	0.28	0.67	0.64	0.06	0.06	0	0.00	0.00	0.00	0.00	0.00	C37-38
骨	8	2.22	5.34	4.17	0.23	0.49	7	2.13	5.16	4.26	0.34	0.46	C40-41
皮肤的黑色素瘤	1	0.28	0.67	0.43	0.00	0.00	0	0.00	0.00	0.00	0.00	0.00	C43
乳腺	0	0.00	0.00	0.00	0.00	0.00	48	14.59	35.40	25.67	1.82	2.70	C50
子宫颈	-	-	-	-	-	-	27	8.21	19.91	15.49	1.46	1.46	C53
子宫体及子宫部位不明	-	-	-	-	-	-	15	4.56	11.06	8.36	0.69	0.80	C54-55
卵巢	-	-	-	-	-	-	12	3.65	8.85	6.85	0.72	0.72	C56
前列腺	14	3.89	9.35	8.26	0.28	0.93	-	-	-	-	-	-	C61
睾丸	1	0.28	0.67	0.56	0.05	0.05	-	-	-	-	-	-	C62
肾及泌尿系统不明	10	2.78	6.68	5.80	0.35	0.75	6	1.82	4.43	4.94	0.12	0.50	C64-66,68
膀胱	11	3.06	7.35	6.95	0.36	0.82	6	1.82	4.43	3.52	0.17	0.55	C67
脑,神经系统	18	5.00	12.02	9.41	0.73	1.15	30	9.12	22.13	19.56	1.00	2.55	C70-72,D32-33,D42-43
甲状腺	1	0.28	0.67	0.44	0.05	0.05	16	4.86	11.80	8.80	0.56	0.97	C73
淋巴瘤	7	1.94	4.68	3.85	0.29	0.57	5	1.52	3.69	2.91	0.16	0.39	C81-86,88,90,96
白血病	16	4.44	10.69	10.12	0.72	0.95	5	1.52	3.69	2.62	0.09	0.36	C91-95,D45-47
不明及其他恶性肿瘤	13	3.61	8.68	6.56	0.47	0.89	21	6.38	15.49	14.65	0.75	1.87	A_O
所有部位合计	360	100.00	240.43	206.76	10.34	22.99	329	100.00	242.65	195.20	10.96	21.91	C00-96
所有部位除外皮肤	357	99.17	238.43	205.32	10.23	22.74	324	98.48	238.96	191.64	10.96	21.39	C00-96exc.C44
死亡													
口腔和咽喉(除外鼻咽癌)	4	1.93	2.67	2.08	0.19	0.33	1	0.73	0.74	0.68	0.08	0.08	C00-10,C12-14
鼻咽癌	2	0.97	1.34	0.86	0.05	0.05	0	0.00	0.00	0.00	0.00	0.00	C11
食管	14	6.76	9.35	7.63	0.17	0.85	5	3.65	3.69	3.00	0.00	0.53	C15
胃	51	24.64	34.06	28.32	0.83	2.54	29	21.17	21.39	19.57	0.45	1.36	C16
结直肠肛门	8	3.86	5.34	4.86	0.18	0.43	9	6.57	6.64	5.44	0.12	0.71	C18-21
肝脏	34	16.43	22.71	18.57	0.90	2.05	15	10.95	11.06	8.21	0.64	0.90	C22
胆囊及其他	1	0.48	0.67	0.44	0.05	0.05	4	2.92	2.95	2.23	0.21	0.21	C23-24
胰腺	8	3.86	5.34	4.19	0.13	0.53	3	2.19	2.21	1.51	0.07	0.07	C25
喉	1	0.48	0.67	0.69	0.00	0.12	0	0.00	0.00	0.00	0.00	0.00	C32
气管，支气管,肺	43	20.77	28.72	25.95	0.94	2.71	25	18.25	18.44	13.30	0.46	1.14	C33-34
其他的胸腔器官	0	0.00	0.00	0.00	0.00	0.00	0	0.00	0.00	0.00	0.00	0.00	C37-38
骨	3	1.45	2.00	1.83	0.00	0.40	1	0.73	0.74	0.49	0.00	0.00	C40-C41
皮肤的黑色素瘤	1	0.48	0.67	0.43	0.00	0.00	0	0.00	0.00	0.00	0.00	0.00	C43
乳腺	0	0.00	0.00	0.00	0.00	0.00	4	2.92	2.95	2.20	0.00	0.26	C50
子宫颈	-	-	-	-	-	-	6	4.38	4.43	3.09	0.14	0.26	C53
子宫体及子宫部位不明	-	-	-	-	-	-	3	2.19	2.21	1.76	0.19	0.19	C54-55
卵巢	-	-	-	-	-	-	1	0.73	0.74	0.67	0.07	0.07	C56
前列腺	8	3.86	5.34	4.28	0.00	0.14	-	-	-	-	-	-	C61
睾丸	0	0.00	0.00	0.00	0.00	0.00	-	-	-	-	-	-	C62
肾及泌尿系统不明	5	2.42	3.34	2.95	0.22	0.37	2	1.46	1.48	1.29	0.00	0.26	C64-66,68
膀胱	3	1.45	2.00	1.88	0.00	0.00	1	0.73	0.74	0.42	0.00	0.00	C67
脑,神经系统	2	0.97	1.34	1.20	0.08	0.22	14	10.22	10.33	8.41	0.51	0.96	C70-72,D32-33,D42-43
甲状腺	2	0.97	1.34	1.28	0.14	0.14	1	0.73	0.74	0.59	0.00	0.15	C73
淋巴瘤	5	2.42	3.34	2.60	0.11	0.40	3	2.19	2.21	1.51	0.07	0.07	C81-86,88,90,96
白血病	9	4.35	6.01	5.70	0.29	0.41	5	3.65	3.69	3.43	0.06	0.44	C91-95,D45-47
不明及其他恶性肿瘤	3	1.45	2.00	2.10	0.12	0.12	5	3.65	3.69	4.04	0.08	0.08	A_O
所有部位合计	207	100.00	138.25	117.85	4.42	11.87	137	100.00	101.04	81.86	3.15	7.74	C00-96
所有部位除外皮肤	207	100.00	138.25	117.85	4.42	11.87	136	99.27	100.30	80.88	3.15	7.74	C00-96exc.C44

附表 2-9 2016 年中卫市沙坡头区恶性肿瘤发病和死亡主要指标

部位	男性						女性						ICD10
	病例数	构成(%)	粗率($1/10^5$)	世标率($1/10^5$)	累计率(%) 0~64岁	累计率(%) 0~74岁	病例数	构成(%)	粗率($1/10^5$)	世标率($1/10^5$)	累计率(%) 0~64岁	累计率(%) 0~74岁	
发病													
口腔和咽喉(除外鼻咽癌)	6	1.10	2.90	2.36	0.18	0.29	6	1.31	3.05	2.51	0.20	0.31	C00-10,C12-14
鼻咽癌	3	0.55	1.45	1.33	0.04	0.13	3	0.66	1.53	1.29	0.08	0.08	C11
食管	33	6.07	15.97	15.26	0.63	1.50	10	2.18	5.09	4.19	0.00	0.61	C15
胃	122	22.43	59.03	55.28	2.26	6.12	50	10.92	25.45	22.79	0.92	2.79	C16
结直肠肛门	54	9.93	26.13	23.93	1.53	2.71	36	7.86	18.32	15.54	0.84	1.99	C18-21
肝脏	87	15.99	42.09	38.36	2.93	4.27	39	8.52	19.85	16.63	0.97	1.62	C22
胆囊及其他	6	1.10	2.90	3.07	0.10	0.39	7	1.53	3.56	3.08	0.14	0.25	C23-24
胰腺	9	1.65	4.35	4.02	0.26	0.45	14	3.06	7.13	6.20	0.32	0.66	C25
喉	5	0.92	2.42	2.26	0.10	0.38	0	0.00	0.00	0.00	0.00	0.00	C32
气管，支气管,肺	94	17.28	45.48	41.97	1.67	4.64	49	10.70	24.94	21.61	0.73	1.82	C33-34
其他的胸腔器官	1	0.18	0.48	0.56	0.07	0.07	0	0.00	0.00	0.00	0.00	0.00	C37-38
骨	11	2.02	5.32	4.84	0.33	0.50	10	2.18	5.09	4.44	0.27	0.58	C40-41
皮肤的黑色素瘤	0	0.00	0.00	0.00	0.00	0.00	2	0.44	1.02	0.97	0.10	0.10	C43
乳腺	0	0.00	0.00	0.00	0.00	0.00	57	12.45	29.01	22.71	1.92	2.45	C50
子宫颈	-	-	-	-	-	-	54	11.79	27.49	22.65	1.66	2.61	C53
子宫体及子宫部位不明	-	-	-	-	-	-	25	5.46	12.72	10.34	0.77	1.16	C54-55
卵巢	-	-	-	-	-	-	13	2.84	6.62	5.12	0.40	0.63	C56
前列腺	9	1.65	4.35	3.76	0.07	0.29	-	-	-	-	-	-	C61
睾丸	0	0.00	0.00	0.00	0.00	0.00	-	-	-	-	-	-	C62
肾及泌尿系统不明	6	1.10	2.90	2.62	0.30	0.30	8	1.75	4.07	3.63	0.21	0.52	C64-66,68
膀胱	20	3.68	9.68	8.81	0.37	1.28	5	1.09	2.54	2.39	0.04	0.24	C67
脑,神经系统	22	4.04	10.64	9.96	0.63	1.05	23	5.02	11.71	10.21	0.64	1.21	C70-72,D32-33,D42-43
甲状腺	8	1.47	3.87	3.73	0.40	0.51	14	3.06	7.13	6.28	0.51	0.59	C73
淋巴瘤	9	1.65	4.35	4.45	0.26	0.46	7	1.53	3.56	2.91	0.22	0.44	C81-86,88,90,96
白血病	11	2.02	5.32	6.05	0.35	0.35	6	1.31	3.05	2.29	0.16	0.27	C91-95,D45-47
不明及其他恶性肿瘤	28	5.15	13.55	12.28	0.82	1.54	20	4.37	10.18	9.13	0.49	0.97	A_O
所有部位合计	544	100.00	263.21	244.88	13.30	27.24	458	100.00	233.11	196.91	11.60	21.90	C00-96
所有部位除外皮肤	536	98.53	259.34	241.57	13.14	26.64	454	99.13	231.08	195.32	11.47	21.77	C00-96 exc. C44
死亡													
口腔和咽喉(除外鼻咽癌)	4	1.33	1.94	1.89	0.23	0.23	1	0.55	0.51	0.43	0.04	0.04	C00-10,C12-14
鼻咽癌	0	0.00	0.00	0.00	0.00	0.00	1	0.55	0.51	0.32	0.00	0.00	C11
食管	13	4.33	6.29	6.04	0.14	0.34	11	6.04	5.60	5.13	0.20	0.68	C15
胃	58	19.33	28.06	26.26	0.94	2.47	21	11.54	10.69	9.72	0.34	1.14	C16
结直肠肛门	15	5.00	7.26	6.10	0.18	0.70	11	6.04	5.60	5.24	0.35	0.65	C18-21
肝脏	74	24.67	35.80	32.09	2.39	3.68	24	13.19	12.22	10.39	0.65	0.94	C22
胆囊及其他	4	1.33	1.94	2.05	0.07	0.35	4	2.20	2.04	1.74	0.09	0.18	C23-24
胰腺	9	3.00	4.35	4.35	0.23	0.40	9	4.95	4.58	3.94	0.18	0.46	C25
喉	1	0.33	0.48	0.44	0.00	0.11	0	0.00	0.00	0.00	0.00	0.00	C32
气管，支气管,肺	68	22.67	32.90	31.65	0.89	3.80	42	23.08	21.38	18.14	0.66	1.72	C33-34
其他的胸腔器官	0	0.00	0.00	0.00	0.00	0.00	0	0.00	0.00	0.00	0.00	0.00	C37-38
骨	7	2.33	3.39	3.35	0.18	0.35	5	2.75	2.54	1.96	0.00	0.22	C40-41
皮肤的黑色素瘤	1	0.33	0.48	0.38	0.00	0.00	1	0.55	0.51	0.44	0.00	0.11	C43
乳腺	0	0.00	0.00	0.00	0.00	0.00	6	3.30	3.05	2.53	0.15	0.34	C50
子宫颈	-	-	-	-	-	-	11	6.04	5.60	4.84	0.29	0.68	C53
子宫体及子宫部位不明	-	-	-	-	-	-	5	2.75	2.54	2.11	0.13	0.21	C54-55
卵巢	-	-	-	-	-	-	4	2.20	2.04	1.73	0.16	0.16	C56
前列腺	6	2.00	2.90	2.68	0.00	0.09	-	-	-	-	-	-	C61
睾丸	0	0.00	0.00	0.00	0.00	0.00	-	-	-	-	-	-	C62
肾及泌尿系统不明	3	1.00	1.45	1.53	0.17	0.17	1	0.55	0.51	0.42	0.04	0.04	C64-66,68
膀胱	6	2.00	2.90	2.66	0.04	0.56	3	1.65	1.53	1.65	0.00	0.20	C67
脑,神经系统	10	3.33	4.84	4.46	0.28	0.49	7	3.85	3.56	3.46	0.03	0.59	C70-72,D32-33,D42-43
甲状腺	0	0.00	0.00	0.00	0.00	0.00	0	0.00	0.00	0.00	0.00	0.00	C73
淋巴瘤	5	1.67	2.42	2.47	0.26	0.26	3	1.65	1.53	1.43	0.03	0.26	C81-86,88,90,96
白血病	5	1.67	2.42	2.42	0.18	0.18	5	2.75	2.54	2.32	0.18	0.29	C91-95,D45-47
不明及其他恶性肿瘤	11	3.67	5.32	4.86	0.21	0.40	7	3.85	3.56	2.51	0.08	0.08	A_O
所有部位合计	300	100.00	145.15	135.68	6.37	14.60	182	100.00	92.64	80.46	3.60	8.99	C00-96
所有部位除外皮肤	299	99.67	144.67	135.27	6.37	14.60	182	100.00	92.64	80.46	3.60	8.99	C00-96exc.C44

附表 2-10 2016 年中卫市中宁县恶性肿瘤发病和死亡主要指标

部位	男性 病例数	男性 构成(%)	男性 粗率(1/10^5)	男性 世标率(1/10^5)	男性 累计率(%) 0~64岁	男性 累计率(%) 0~74岁	女性 病例数	女性 构成(%)	女性 粗率(1/10^5)	女性 世标率(1/10^5)	女性 累计率(%) 0~64岁	女性 累计率(%) 0~74岁	ICD10
发病													
口腔和咽喉(除外鼻咽癌)	2	0.59	1.20	1.09	0.12	0.12	2	0.73	1.24	0.92	0.04	0.16	C00-10,C12-14
鼻咽癌	1	0.29	0.60	0.45	0.04	0.04	5	1.82	3.09	2.41	0.18	0.28	C11
食管	21	6.18	12.58	12.01	0.35	1.42	12	4.38	7.43	7.11	0.26	1.15	C15
胃	91	26.76	54.53	51.20	2.41	6.06	39	14.23	24.14	20.19	0.85	2.48	C16
结直肠肛门	22	6.47	13.18	12.58	0.89	1.54	18	6.57	11.14	9.54	0.33	0.87	C18-21
肝脏	63	18.53	37.75	35.21	2.13	4.10	26	9.49	16.09	14.25	0.86	1.56	C22
胆囊及其他	3	0.88	1.80	1.58	0.06	0.19	6	2.19	3.71	3.26	0.00	0.58	C23-24
胰腺	6	1.76	3.60	3.35	0.10	0.58	11	4.01	6.81	6.80	0.29	0.61	C25
喉	0	0.00	0.00	0.00	0.00	0.00	0	0.00	0.00	0.00	0.00	0.00	C32
气管，支气管,肺	80	23.53	47.94	46.04	1.75	5.88	37	13.50	22.90	18.91	0.59	2.13	C33-34
其他的胸腔器官	0	0.00	0.00	0.00	0.00	0.00	0	0.00	0.00	0.00	0.00	0.00	C37-38
骨	5	1.47	3.00	2.54	0.18	0.18	4	1.46	2.48	2.02	0.03	0.26	C40-41
皮肤的黑色素瘤	0	0.00	0.00	0.00	0.00	0.00	0	0.00	0.00	0.00	0.00	0.00	C43
乳腺	0	0.00	0.00	0.00	0.00	0.00	34	12.41	21.04	17.52	1.49	1.72	C50
子宫颈	-	-	-	-	-	-	25	9.12	15.47	13.29	0.94	1.60	C53
子宫体及子宫部位不明	-	-	-	-	-	-	10	3.65	6.19	5.09	0.30	0.51	C54-55
卵巢	-	-	-	-	-	-	5	1.82	3.09	2.71	0.24	0.24	C56
前列腺	13	3.82	7.79	6.67	0.00	0.91	-	-	-	-	-	-	C61
睾丸	0	0.00	0.00	0.00	0.00	0.00	-	-	-	-	-	-	C62
肾及泌尿系统不明	2	0.59	1.20	1.28	0.00	0.00	2	0.73	1.24	1.04	0.06	0.06	C64-66,68
膀胱	8	2.35	4.79	4.64	0.15	0.26	3	1.09	1.86	1.81	0.09	0.31	C67
脑,神经系统	9	2.65	5.39	4.37	0.35	0.49	15	5.47	9.28	9.24	0.42	0.77	C70-72,D32-33,D42-43
甲状腺	0	0.00	0.00	0.00	0.00	0.00	2	0.73	1.24	1.16	0.00	0.10	C73
淋巴瘤	6	1.76	3.60	3.65	0.17	0.31	5	1.82	3.09	3.17	0.17	0.38	C81-86,88,90,96
白血病	7	2.06	4.19	4.08	0.26	0.37	2	0.73	1.24	1.23	0.12	0.12	C91-95,D45-47
不明及其他恶性肿瘤	1	0.29	0.60	0.52	0.00	0.00	11	4.01	6.81	5.90	0.27	0.73	A_O
所有部位合计	340	100.00	203.74	191.26	8.97	22.45	274	100.00	169.59	147.57	7.52	16.61	C00-96
所有部位除外皮肤	340	100.00	203.74	191.26	8.97	22.45	272	99.27	168.35	146.40	7.52	16.50	C00-96 exc. C44
死亡													
口腔和咽喉(除外鼻咽癌)	1	0.43	0.60	0.42	0.03	0.03	0	0.00	0.00	0.00	0.00	0.00	C00-10,C12-14
鼻咽癌	1	0.43	0.60	0.45	0.04	0.04	2	1.31	1.24	1.15	0.14	0.14	C11
食管	11	4.70	6.59	6.22	0.00	0.72	9	5.88	5.57	5.12	0.17	0.73	C15
胃	55	23.50	32.96	30.62	1.08	3.66	28	18.30	17.33	15.03	0.64	1.83	C16
结直肠肛门	10	4.27	5.99	5.28	0.23	0.63	12	7.84	7.43	6.33	0.17	0.73	C18-21
肝脏	43	18.38	25.77	23.76	1.59	2.82	19	12.42	11.76	11.20	0.71	1.28	C22
胆囊及其他	4	1.71	2.40	2.10	0.06	0.19	1	0.65	0.62	0.49	0.00	0.12	C23-24
胰腺	5	2.14	3.00	2.87	0.00	0.48	8	5.23	4.95	4.82	0.21	0.44	C25
喉	0	0.00	0.00	0.00	0.00	0.00	0	0.00	0.00	0.00	0.00	0.00	C32
气管，支气管,肺	57	24.36	34.16	33.21	1.57	4.11	30	19.61	18.57	16.36	0.50	1.57	C33-34
其他的胸腔器官	0	0.00	0.00	0.00	0.00	0.00	0	0.00	0.00	0.00	0.00	0.00	C37-38
骨	3	1.28	1.80	1.72	0.05	0.05	2	1.31	1.24	1.12	0.00	0.23	C40-41
皮肤的黑色素瘤	0	0.00	0.00	0.00	0.00	0.00	0	0.00	0.00	0.00	0.00	0.00	C43
乳腺	0	0.00	0.00	0.00	0.00	0.00	10	6.54	6.19	5.09	0.23	0.45	C50
子宫颈	-	-	-	-	-	-	6	3.92	3.71	3.41	0.09	0.42	C53
子宫体及子宫部位不明	-	-	-	-	-	-	5	3.27	3.09	2.83	0.06	0.27	C54-55
卵巢	-	-	-	-	-	-	1	0.65	0.62	0.44	0.00	0.00	C56
前列腺	9	3.85	5.39	4.90	0.03	0.41	-	-	-	-	-	-	C61
睾丸	0	0.00	0.00	0.00	0.00	0.00	-	-	-	-	-	-	C62
肾及泌尿系统不明	5	2.14	3.00	2.68	0.05	0.05	0	0.00	0.00	0.00	0.00	0.00	C64-66,68
膀胱	3	1.28	1.80	1.76	0.06	0.17	1	0.65	0.62	0.63	0.00	0.10	C67
脑,神经系统	10	4.27	5.99	5.32	0.18	0.66	6	3.92	3.71	4.05	0.14	0.24	C70-72,D32-33,D42-43
甲状腺	0	0.00	0.00	0.00	0.00	0.00	1	0.65	0.62	0.54	0.00	0.00	C73
淋巴瘤	5	2.14	3.00	2.74	0.19	0.19	2	1.31	1.24	1.16	0.00	0.10	C81-86,88,90,96
白血病	8	3.42	4.79	4.80	0.33	0.43	3	1.96	1.86	1.62	0.09	0.21	C91-95,D45-47
不明及其他恶性肿瘤	4	1.71	2.40	2.39	0.09	0.33	7	4.58	4.33	4.14	0.29	0.52	A_O
所有部位合计	234	100.00	140.22	131.22	5.59	14.99	153	100.00	94.70	85.52	3.43	9.40	C00-96
所有部位除外皮肤	233	99.57	139.62	130.69	5.59	14.86	153	100.00	94.70	85.52	3.43	9.40	C00-96 exc. C44